MONOGRAPHIEN AUS DEM GESAMTGEBIETE DER NEUROLOGIE UND PSYCHIATRIE

HERAUSGEGEBEN VON

A. ALZHEIMER-MÜNCHEN UND M. LEWANDOWSKY-BERLIN

HEFT 2

DIE MIGRÄNE

VON

EDWARD FLATAU

IN WARSCHAU

MIT 1 TEXTFIGUR UND 1 FARBIGEN TAFEL

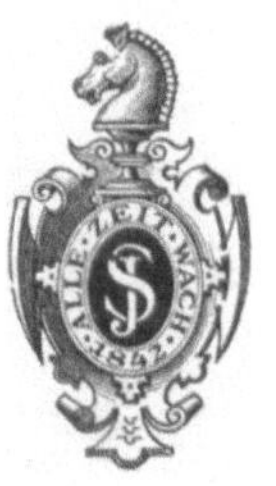

SPRINGER-VERLAG BERLIN HEIDELBERG GMBH

1912

ISBN 978-3-662-34324-1   ISBN 978-3-662-34595-5 (eBook)
DOI 10.1007/978-3-662-34595-5

Copyright 1912 by Springer-Verlag Berlin Heidelberg
Ursprünglich erschienen bei Julius Springer in Berlin 1912.

Vorwort.

Die Migräne stellt sicherlich eines der qualvollsten Leiden in der Serie
der Neurosen dar und befällt ebenso häufig die leidende Menschheit, wie die
Epilepsie, mit welcher sie manche Berührungspunkte besitzt. Das Leiden
interessierte mich seit langer Zeit und als mir die Bearbeitung dieses Themas
für das Lewandowskysche Handbuch anvertraut wurde, ergriff ich gerne
die Gelegenheit, um gleichzeitig den ganzen Stoff ganz ausführlich mono-
graphisch zu bearbeiten.

In der nun vorliegenden Bearbeitung der Migräne habe ich mich bemüht,
das im Laufe der Jahrhunderte angesammelte und oft unter dem Staub der
Vergessenheit ruhende Material aufzufrischen, zusammenzufassen und in einer
geordneten Form darzustellen. Ferner beabsichtigte ich die neuen anatomischen, physiologischen, pathologischen und klinischen Kenntnisse, die zu einer
Errungenschaft der modernen Neurologie geworden sind, auch für den Begriff
der Migräne in vollstem Maße auszunützen und somit gewissermaßen eine
Synthese unserer diesbezüglichen Kenntnisse auf dem Gebiete der Hemikranie
vorzubereiten.

Der klinische Stoff ist in dieser Monographie nach symptomatologi-
schen Prinzipien eingeteilt worden, wobei die besonders prägnanten Syndrome
die einzelnen Abarten der Migräne stempeln. Demgemäß zerfällt das Gesamtbild der Migräne in vulgäre, ophthalmische, epileptische, psychische, ophthalmoplegische und facioplegische Formen. Die Symptome selbst sind nach einem
gewissen System angeordnet worden (vertebrales, prävertebrales sympathisches
System usw.). Einer speziellen Würdigung sind aber die Begleit- und Interparoxysmalsymptome unterzogen worden, da das Leiden sich keineswegs mit
der hemikranischen Attacke erschöpft. Es wurde vielmehr der Zweck verfolgt,
das Alltagsleben eines migränösen Menschen zu schildern. Ein gemeinsamer Zug geht durch die ganze Schilderung und das ist die Zugehörigkeit
sämtlicher Abarten derselben zu einer großen migränösen Familie. Diese
letztere stellt aber keine autonome Krankheit dar, sondern nur ein Syndrom
und gleichzeitig eines der Glieder in der großen Kette des krankhaft veränderten
Neurometabolismus, deren Grundzüge die chemischen und endokrinen Vorgänge bilden. Der migränöse Anfall stellt den Ausdruck einer Hirnalteration
dar, wobei aber der eigentliche Mechanismus der Attacke heutzutage erst
geahnt werden kann und sich noch keineswegs in bestimmten und scharfen

anatomisch-physiologischen Linien herausarbeiten läßt. Die Kräfte, die diesen supponierten Mechanismus in Gang setzen sollen, bleiben ebenfalls unbekannt und können nur vermutungsweise angedeutet werden.

Trotzalledem hat sich der eminente Fortschritt, der sich in der gesamten Neurologie in der letzten Hälfte des 19. Jahrhunderts vollzogen hat, auch auf dem Gebiet der Migräne abgespiegelt und so konnte auch deren Begriff einen festeren, auf anatomisch-physiologischen Tatsachen ruhenden Boden erhalten.

Die Grundideen, die diese Monographie enthält, wurden in der Sitzung der mathematisch-naturwissenschaftlichen Klasse der Warschauer Gesellschaft der Wissenschaften am 7. März 1912 vorgelegt und werden als eine Monographie von derselben Gesellschaft herausgegeben werden.

Warschau, den 20. März 1912.

E. Flatau.

Inhaltsverzeichnis.

I. Historische Einleitung.

Der Begriff der Migräne und deren Theorien spiegeln deutlich den Gang und die Entwickelung der medizinischen Wissenschaft im Laufe der Jahrhunderte wieder[1]). In der hippokratischen Zeit findet sich noch keine Beschreibung der Migräne. Hippokrates hat noch keine klinische Trennung verschiedener Arten von Kopfschmerz durchgeführt. Der erste, der eine klare Schilderung der „Heterokranie" gab, war Aretaeus aus Cappadocien (2. Jahrh. n. Chr.). Er unterschied dieselbe von anderen Cephalalgien durch ihren halbseitigen Sitz und intermittierenden Charakter. Galen (2. Jahrh. n. Chr.) gab außer einer Beschreibung der Migräne bereits eine Theorie derselben. „Im gesunden Zustande gäbe es Verbindungen zwischen den Gefäßen innerhalb und außerhalb des Schädels, durch die die übermäßigen Dünste und Flüssigkeiten nach außen entweichen können. Ist aber die Verbindung gestört, so schicken gewisse Körperteile dem Gehirn mit dem Blute Flüssigkeiten oder Dünste schlechter Art"[2]). In diesem Satze findet man somit deutliche Anklänge an die von Hippokrates begründete und von Galen weiter geführte Humoralpathologie. Dieser war es, der eine falsche Mischung der Säfte als die häufigste Erkrankung aufstellte.

In der Schilderung der Migräne, die wir bei Galen finden, mit dieser ersten Aufstellung einer Theorie, schließt eigentlich die Geschichte der Migräne nicht nur für das Altertum, sondern auch fast für das ganze Mittelalter ab. Sowohl bei den Ärzten der nachhippokratischen Zeit, wie auch bei den Byzantinern und Arabern findet man kaum etwas neues. Nur hin und wieder wird eine Ergänzung des klinischen Bildes gebracht. Nirgends begegnet man einer neuen Auffassung der Migräne. So wiederholt Caelius Aurelianus (etwa 4. Jahrh. n. Chr.) die Schilderung von Aretaeus. Er bemerkt, daß die Schmerzen auch tief in der Orbita sitzen, nach dem Halse ausstrahlen und ferner von visuellen Störungen begleitet werden können. Als Ursache der Migräne gilt die Erkältung, die Sonnenbestrahlung und das prolongierte Wachen. Alexander aus Tralles (6.—7. Jahrh.) differenziert die Migräne von der Cephalalgie und der Cephalie. Er scheint auch der erste gewesen zu sein, der dieses Leiden als eine Fernwirkung der gestörten Magenfunktion aufgefaßt hat. Von den übrigen Byzantinern ist Oribasius (4.—5. Jahrh.) zu nennen, der aber nur den Galen abschreibt und als Therapie des Leidens die von letzterem angegebene Einreibung loco dolenti

---

[1]) Die historischen Daten sind den Werken von Thomas, dann denjenigen von Pagel und Schwalbe entlehnt.

[2]) Zitat nach Möbius.

empfiehlt. Von den Arabern wird Serapion (9.—10. Jahrh.) erwähnt, der
sich ebenfalls an Galen anlehnt. Nach ihm spielt der Verdauungstraktus die
Hauptrolle, denn von hier aus steigen die Vapores nach dem Perikranium.
Nichts wesentlich neues findet man bei Abulkasim und bei Avicenna
(10.—11. Jahrh.). Der erstere empfahl die Behandlung mit dem Brenneisen.
Der Portugiese Valescus a Taranta (15. Jahrh.) meinte, daß die Hirnven-
trikel der Sitz des Schmerzes wären. Der Schmerz selbst könne entweder durch
schädliche Dünste, oder aber durch eine unbekannte Kachexie verursacht
werden.

Aus dieser kurzen Skizze ist ersichtlich, daß die Kenntnisse über die
Migräne zur Zeit der Renaissance nicht wesentlich über diejenigen der nachhippokratischen Zeit und speziell diejenigen von Galen hinausgingen.

Erst seit Anfang des 16. Jahrhunderts und der ganzen Reformationszeit,
seit den großen Entdeckungen von Vessal und Harvey, findet man einen
frischeren Geist auch auf diesem Gebiete aufblühen. Namentlich haben hier
die Theorien der Jatrophysiker und Jatrochemiker fruchttragend gewirkt. Die
Untersuchungen von Sanctorius Sanctorinus, der zum ersten Mal den
Stoffwechsel beim Menschen wissenschaftlich erfaßt hat, die Ansichten von
Sylvius, der zuerst die Verdauung im Magen auf eine „Fermentation" zurück-
führte und diese als einen chemischen Vorgang betrachtete, die Aufstellung
seines Prinzips, man müsse, um die Natur der Krankheit zu erkennen, die
Abweichung der Körpersäfte und Organe bezüglich physikalischer und chemi-
scher Vorgänge eruieren, die Ansichten Sydenhams (Krankheiten als Abnormitäten der Säfte), alles dies und ähnliches wirkte maßgebend auf den Begriff und die Theorien, die man auch über die Migräne aufzustellen begann. Nicht
ohne Einfluß blieben auch die Ansichten des größten Jatrophysikers Borrelli
(17. Jahrh.), der sein Augenmerk auf das Nervensystem lenkte und in diesem
sogar die Hauptrolle bei der Entstehung von Krankheiten erblicken wollte.
Dann kam Haller mit seiner Entdeckung der Irritabilität der Muskeln und
der Sensibilität der Nerven und die Lehre von Cullen, der das Nervensystem
als die Urquelle des Lebens aufstellte und von ihm alle vitalen Erscheinungen
herleitete.

Es war aber vor allem die Methodik des naturwissenschaftlichen Denkens
und die Befreiung von der mittelalterlichen Scholastik, welche erfrischend und
befreiend auf die Art der klinischen Forschung der Migräne, auf deren Schilderung, Begriffsbestimmung und Erklärung maßgebend gewirkt hat. Die
Einführung der mikroskopischen Anatomie (Malpighi), der experimentellen
Physiologie (Haller), der allgemeinen Pathologie (Bichat) haben endlich
den Schleier heruntergerissen, der die Augen und die Geister der scholastischen
Zeit bedeckt hat.

Thomas führt in seiner historischen Betrachtung die Namen folgender
Ärzte aus jener Zeit an: Fernel, Jesse Lomn, Peter Foreest, Rivière,
Bartholin, Horst, Charles Lepois, Anhalt, Eger, Fordyce, Schobelt,
Forestier. Richa, Junker, Sauvages, Wepfer, Viridet, Lazerme und
Lentin.

Bereits bei Fernel (1485—1558) findet man eine ausgezeichnete Schilderung der Migräne. Er hat zum ersten Male den Gedanken ausgesprochen,
dem wir auch heutzutage huldigen, daß die Migräne keine eigentliche Krank-

heit, sondern ein Symptom darstellt. Eine mustergültige Beschreibung der Migräne findet man ferner bei Charles Lepois (17. Jahrh.), welcher das Leiden an sich selbst studierte. Eine ebenso klare klinische Darstellung findet man ferner bei Forestier (1776). Auch Beobachtungen feinerer Art trifft man hin und wieder. So schildert z. B. Richa einen Greis, bei welchem ein Schlaganfall mehrere Monate vorher durch hemikranische Attacken angekündigt worden war. Auch bei einer hysterischen Frau sollen migränische Anfälle vor ihren Krisen aufgetreten sein. Vater (1723) beschrieb zum ersten Male drei Fälle von passagerer Hemianopsie und Viridet (1736) schilderte dieselbe in seiner Abhandlung über den guten Chylus. Charles Lepois erwähnte bereits ähnliche Begleiterscheinungen der Migräne (Wirbelschmerz und Somnolenz).

Was die theoretische Betrachtung der Migräne anbelangt, so findet man noch sehr oft Anklänge an die Humoral-, z. T. auch an die Solidarpathologie, obgleich bereits die große Rolle des Gehirns, seiner Häute und z. T. auch des Gefäßsystems geahnt wurde.

So beschuldigt Fernel in pathogenetischer Beziehung die Galle. Der Sitz der Migräne wäre das Gehirn. Als Ursprungsort der Hemikranie wird das Epigastrium und die darunter liegenden Organe bezeichnet. Ein Schüler Fernels, Jesse Lomn, meint, daß die Migräne durch Sympathie mit den Hypochondrien und den Därmen entsteht und mit dem Klopfen der Schläfenarterien beginnt.

Nach Charles Lepois (1618) soll die Migräne in einer serösen Ausschwitzung bestehen, weil deren Ausscheidung den Anfall kupiert. Auch wird schon eine Sympathie erwähnt, worunter man eine Intoxikation verstand, in Form einer Noxe, die ins Blut geraten, nach dem Gehirn übertragen werden sollte.

Anhalt (1724) hat die Theorie des Transportes der Noxe nach dem Gehirn verworfen und an deren Stelle Verdauungsstörungen gestellt, die durch folgenden Mechanismus entstehen sollen: Die Gefäße, die durch einen schlechten Chylus ernährt werden, verlieren ihre regelmäßige Form, sie werden entweder erweitert oder verengt in der Weise, daß dadurch eine Erregung und ein Schmerz gesetzt wird. Zur Erklärung des halbseitigen Sitzes des Kopfschmerzes wird hier, wie es scheint, zum ersten Male eine kongenitale Schwäche herangezogen.

Eger versetzt den Schmerz in die Meningen.

Willis (1622—1675) hebt die Sympathie zwischen dem Kopf und den Bauchorganen hervor und meint, daß die Migräne nicht nur von den Gedärmen, sondern auch von der Milz und der Leber herstamme.

Richa betrachtet die Migräne als ein Symptom bald einer Hirnstörung, bald als den Ausdruck einer allgemeinen Neurose.

Junker hat, wie es scheint, zum ersten Male die Migräne mit den gichtischen und spasmodischen Störungen in Zusammenhang gebracht, wogegen die übrigen Kopfschmerzen den Boden einer Diathese entbehren sollten und nur auf Grund einer lokalen Kongestion zustande kämen.

Bei Wepfer (1620—1695) findet man bereits die Ahnung einer Gefäßtheorie, deren Spuren man bei Anhalt bemerken konnte. Er meint, daß das Blutserum dadurch einseitige Kopfschmerzen verursacht, weil es dort

stagniert. Damit beginnt das Arterienklopfen und das unausgesetzte Zufließen von Blut vergrößert nur die lokale Störung. Der Anfall der Migräne
dauert um so länger und wird um so heftiger, je schlaffer die Gefäße sind, weil
unter solchen Bedingungen die Resorption des extravasierten Serums um so
schwieriger wird. Thomas, dem wir diese Schilderung entnehmen, meint
mit Recht, daß man in diesen Gedanken die Anfänge der modernen (vasomotorischen) Auffassung der Migräne erblicken kann.

Die Klassifizierung der Migräne war zu jener Zeit noch eine sehr mangelhafte. Vereinzelte Autoren begannen zwar die Migräne von anderen Kopfschmerzen abzutrennen, allein diese Differenzierung war wenig begründet
und andererseits kannte man noch keine Abarten der Hemikranie. Manche
Versuche waren dagegen ganz abenteuerlich, so z. B. derjenige von Sauvages,
der die Migräne in zehn Arten auflösen wollte (Migraine oculaire, odontologique, de sinus, coryzale, hémorrhoidale, hystérique, purulente, inséctale,
néphralgique et lunatique).

Auch in Bezug auf die Ätiologie des Leidens sind bereits zu jener Zeit
Ansichten ausgesprochen worden, die sich der modernen Auffassung näherten.
So hob z. B. Junker die kausale Bedeutung der Diät, der Emotionen und der
Erkältung hervor; Willis wies auf den Zusammenhang der Migräne mit
Atheromatose intrakranieller Gefäße hin; Schobelt sprach von Rheumatismus; Rivière von Malaria usw. Allerdings läßt sich noch ein starker Anteil
von ganz unbewiesenen und naiven Ansichten entdecken. Charles Lepois
meinte, daß die Westwinde und die Annäherung des Regens auf die Attacken
auslösend wirkt. Richa betrachtete die Migräne als eine Saisonkrankheit,
zu welcher gewisse organische Krankheiten die nötige Veranlagung geben.
Fordyce glaubte ja sogar an Epidemien der Migräne und an deren Kontagiosität.
Einen ganz abenteuerlichen Gedanken findet man bei Lentin, der die Migräne
mit verminderter Speichelabsonderung in Zusammenhang brachte und darauf
eine entsprechende Therapie (Quecksilberbehandlung) fundierte. Auch die
Angabe von Horst über die Beziehung der Hemikranie zum Skorbut entbehrt
eines wissenschaftlichen Bodens.

Wenn also die Epoche der Reformation einen weitgehenden Fortschritt
in der klinischen und zum Teil auch theoretischen Auffassung der Hemikranie
bedeutet, so brachte erst das 19. Jahrhundert die volle Entwickelung des klinischen Bildes und eine reifere theoretische Begründung des Leidens. Es zeigten
sich hunderte von Abhandlungen, die sich teils mit der Symptomatologie der
Migräne befaßten, dabei spezielle Abarten derselben schilderten, teils aber neue
theoretische Ansichten über dieselbe glossierten. Im 19. Jahrhundert entwickelte sich doch die eigentliche Neuropathologie. Es entstand die moderne
Klassifizierung der Krankheiten, die auf pathologisch-anatomischer Basis fußten.
Man lernte, funktionelle Syndrome von den organischen zu trennen und andererseits analogen Syndromen sowohl bei funktionellen, wie auch bei organischen
Krankheiten zu begegnen. Man drang immer tiefer in die Erforschung der
Neurosen (vor allem der Hysterie und Epilepsie) und Psychosen ein, und
man lernte deren feinere Nuancierungen zu erkennen usw.

Dadurch vertiefte sich auch wesentlich die Kenntnis nicht nur der vulgären Migräne, sondern das Bild derselben umfaßte immer größere Horizonte.
Es entstanden klassische Beschreibungen der Augenmigräne und der oph-

thalmoplegischen Form, es wurden die Beziehungen der Hemikranie zur Epilepsie und zu Psychosen hervorgehoben, man schilderte die Begleiterscheinungen der Migräne und die interparoxysmalen Symptome, es entstand eine richtige klinische Auffassung des migränösen Syndroms bei organischen Krankheiten (symptomatische Migräne) usw. Die modernen Ansichten über die Bedeutung der Stoffwechselkrankheiten und die neuesten Arbeiten über endokrine Drüsen haben auch die theoretische Seite wesentlich gefördert und erweitert. Man muß aber zugeben, daß auch heutzutage gerade die Pathogenese der Migräne noch große Mängel aufweist und daß es wahrscheinlich noch lange dauern wird, ehe der eigentliche Mechanismus des Leidens in allen seinen Details voll zutage treten wird.

Im Beginn des 19. Jahrhunderts begegnet man einer Persönlichkeit, die eine gute, zusammenfassende Beschreibung der Migräne gab und das war Tissot (1813). Er unterschied vier Arten von Kopfschmerz: die Cephalalgie (der gewöhnliche Kopfschmerz, an welchem zahlreiche Menschen leiden), die Cephalie (heftiger, fast kontinuierlicher und sehr hartnäckiger Kopfschmerz), die Migräne (heftiger, periodischer, halbseitiger Schmerz, hauptsächlich in der Stirn-, Augen- und Schläfengegend) und den Clou (Schmerz, auf einen kleinen Fleck des Kopfes beschränkt).

Die späteren Arbeiten fußten hauptsächlich auf Tissot. Erst in der zweiten Hälfte des vorigen Jahrhunderts wurde die Lehre von der Migräne durch bedeutungsvolle Arbeiten über die Augenmigräne und die ophthalmoplegische Form gefördert. Danach entstanden auch die großen Monographien über die Migräne, vor allem die klassische Monographie Liveings (1873), dann diejenige von Thomas (1887), der eine treffliche historische Entwickelung der Migräne gibt, von Möbius (1894) und von Kovalevsky (1902).

Der **klinische Begriff** der Migräne wurde, wie man sieht, von Tissot in der Weise präzisiert, daß dieselbe einen heftigen, periodischen und halbseitigen Typus aufweist. Im Laufe der Zeit verlor aber diese Definition an ihrer apodiktischen Schärfe. Bereits Symonds machte darauf aufmerksam, daß eine große Anzahl der an Kopfschmerz Leidenden eine deutliche Ähnlichkeit mit den Migränikern zeigen. Liveing (1873) meint sogar, daß eine Reihe dieser Fälle unzweideutige Migräne darstellen und daß überhaupt eine große Anzahl von Kopfschmerzen, die auch nicht besonders heftig sind und nicht mit anderen Symptomen der Migräne einhergehen, doch zu dieser letzteren gehören und nur abgeschwächte Formen derselben darstellen. Liveing lehnte sich somit an Labarraque (1837) an, der die essentielle oder idiopathische Cephalalgie als ein Synonym der Migräne auffaßte. Liveing will in der Halbseitigkeit der Kopfschmerzen kein kardinales Symptom der Migräne erblicken. Dieselbe Stellung nimmt auch Gowers ein, indem er sagt, daß das Wort Migräne seine ursprüngliche Bedeutung verlieren müsse, da sowohl die halbseitigen, wie auch die allgemeinen Kopfschmerzen mit den gleichen Begleiterscheinungen auftreten und denselben Verlauf zeigen. Auch Quincke wies auf alle möglichen Varianten der Migräne hin, indem nebst den typischen auch atypische und ganz verschwommene Formen derselben auftreten können.

Wenn also ein bisher als kardinales Symptom der Migräne geltendes Symptom, nämlich deren Halbseitigkeit, an Bedeutung verlor, so traten allmählich andere Erscheinungen in Vordergrund, nämlich die visuellen Störungen,

die als Aura zu den Kardinalsymptomen der Migräne gezählt wurden. Dank
den Untersuchungen von Pelletan, Piorry, Fothergill, Wollaston, Airy,
Galęzowski, dann von Charcot, Féré u. a. rückte die Augenmigräne in den
Vordergrund. Die visuellen Störungen, die man bei dieser Form merkte, er-
langten eine spezielle Bedeutung und man fing an, überhaupt nur diejenigen
Fälle als zur Migräne gehörige aufzufassen, in denen visuelle Auraerscheinungen
aufzudecken waren. Das Buch von Liveing übte hier einen großen Einfluß
auf die späteren Beobachter, so daß sogar der kritische Möbius diesen Ansichten stark huldigte und derselbe Gedanke herrscht noch in der modernen
Arbeit von Head (1898). Dieser letztere Autor sagt nämlich: Ich schlage
vor, das Wort Migräne ganz allein für einen Kopfschmerz zu gebrauchen,
welcher folgende Charakteristika darbietet: Er kommt bei denjenigen Menschen
vor, welche sich mit intellektueller Arbeit beschäftigen; er beginnt häufig
mit einer schweren Sehstörung, wie z. B. Skotom, Hemiopie oder Fortifikations-
figur, danach folgt ein intensiver, mehr oder weniger lokalisierter Kopfschmerz,
welcher allmählich eine gewisse Intensität erreicht und dann häufig in heftigem
Erbrechen gipfelt usw.

Allmählich überzeugte man sich aber immer mehr, daß die visuellen Störungen keineswegs zu den Kardinalerscheinungen des Begriffes der Migräne
zugezählt werden können.

In der modernen Begriffsbestimmung der Migräne gewinnt deren Perio-
dizität, Verbindung mit gastrischen und psychischen Störungen immer mehr
an Bedeutung. Oppenheim meint, daß das wichtigste und oft das einzige
Symptom der Migräne periodische, heftige Kopfschmerzen wären, die in der Regel
mit gastrischen Störungen verknüpft sind. Derselben Ansicht huldigen auch
Lasègue, Grasset und Rauzier, Gubler und Bordier, Thiemich (bei
Schilderung der Migräne bei Kindern) u. a., obgleich dabei einerseits auf die
Mitbeteiligung auch anderer (Sinnes)Organe, andererseits auf die Häufigkeit
der Unilateralität des Kopfschmerzes hingewiesen wird.

Wenn somit der klinische Begriff der Migräne eine wesentliche Um-
grenzung erfuhr und bis auf wenige kardinale Symptome umkreist wurde,
so erfuhr andererseits die **Symptomatologie** nicht nur des hemikranischen Anfalles, sondern auch der interparoxymalen Symptome eine vielseitige Vervoll-
ständigung und Erweiterung.

Bereits ältere Autoren machten auf Symptome aufmerksam, die später
als sympathische erklärt worden sind. So sah bereits Fordyce (1758),
daß das Auge eingezogen und klein werden könne; Monro (1771, 1775)
merkte Rötung, Tränenträufeln und Einziehung des Auges; Tissot beschrieb die Anspannung der Schläfen-Hirnschlagadern, dabei auch Hitze im
Gesicht.

Der Sympatikus, dessen anatomische und pathologische Kenntnis be-
reits in das 18. Jahrhundert zurückreicht (Haller, Vinslow, Bichat), wurde
bekanntlich erst gegen 1840 von Henle und Stilling experimentell studiert.
Den klassischen Arbeiten von Claude Bernard, welcher den Einfluß der
Sympathikotomie (im Halsteil) studiert hat, folgten die Untersuchungen von
Brown-Séquard, Donders, Budge und Walter, die die Theorie von Du
Bois Reymond (1860) ermöglichten.

Diese letztere Theorie übte dann einen entscheidenden Einfluß auf die Entdeckung zahlreicher, bisher wenig beachteter Begleitsymptome der Migräne. Durch die Arbeiten von Du Bois Reymond, Möllendorf (1867), Eulenburg (1868—1873), Berger (1871—1874), Holovtschiner (1885), traten die sympathischen Erscheinungen am Kopf in den Vordergrund. Man erinnerte sich an die früheren Beobachtungen von Manget, Borrelli, Anhalt, Forestier, Tissot, Calmeil, Labarraque, es traten neue Beobachtungen von Teed, Liveing, Cornu, Nicati-Robiolis, Féré, E. Mendel, Oppenheim u. a. hinzu und so entstand allmählich das volle Bild der Begleiterscheinungen der Migräne seitens des gesamten Sympathikussystems. Es zeigte sich, daß dabei nicht nur vasomotorische, sondern auch sekretorische und pilomotorische Störungen erscheinen können (Tissot, Liveing).

In der weiteren Ausbildung der Symptomatologie hat man auch auf die Erscheinungen seitens des Herzens, der Atmungsorgane, der Nieren, der Blase und der Genitalorgane hingewiesen, die ebenfalls den hemikranischen Anfall begleiten können (Forestier, Anhalt, Wepfer, Calmeil, Gubler-Bordier, Jones, Thomas, H. Curschmann u. a.). Man verwies auf die Überempfindlichkeit der Sinnesorgane und auf die Erscheinungen seitens der Hirnnerven (Fothergill (1778—vertigo), Liveing, Féré, Grasset-Rauzier, Chaumier, Cornu), auf die Hirnrindenerscheinungen, wie Zuckungen, Aphasie, halbseitige Parästhesien (Colini, Tissot, Labarraque, Pison, Piorry, Liveing, Féré, Bordoni, Hinde, Chaumier, Escat, Oppenheim, Pick, Meige u. a.), auf Kleinhirnsymptome (Oppenheim), auf psychische Alterationen (Lebert, Agostini, Liveing, Möbius, Cornu) und noch andere Symptome von einer geringeren Bedeutung.

Außer den Begleiterscheinungen widmete man denjenigen Erscheinungen große Aufmerksamkeit, die in den sog. freien Intervallen auftreten können (interparoxysmale Erscheinungen). Es zeigte sich, daß sich dieselben wesentlich auf denselben Gebieten abspielen, in welchen auch die Begleiterscheinungen auftreten (Trousseau, Liveing, Chaumier, Bouchard, Gueneau de Mussy, Kovalevsky, Oppenheim, Lamacq, S. Freud, E. Mendel, H. Curschmann u. a.). Einer speziellen Analyse wurden die sog. Äquivalente der Migräne unterzogen (Liveing, Möbius, Kovalevsky, S. Freud, E. Mendel, Bary, Pezzi). Ferner hat man manche Dauersymptome bei der Migräne vermerkt (Entwickelungsstörungen — Dobisch, Schüller, Stern; erworbene und zu stationären gewordene Erscheinungen, wie Hemiplegien—Liveing, Oppenheim, Meige, Infeld; persistierende Hemianopsien — Thomas, Féré, Schröder; anhaltende Aphasien — Féré usw.).

Eine genaue Kenntnis sowohl der Begleit- wie auch der interparoxysmalen Erscheinungen führte dann zu einem besseren Verständnis der zahlreichen Beziehungen der Migräne zu anderen Krankheiten, so vor allem zu den Stoffwechselkrankheiten und speziell zu der Gicht (Holland, Scudamore, Junker, Brétonneau, Récamier, Trousseau, Bouchard, Malherbe, Lancereaux, Séguin, Charcot, Möbius, Möllendorf, Gowers, Cornu, Soula, Rendu, Kovalevsky, Dejerine, Ebstein, Haig u. a.), dann zur Arteriosklerose, zu Erkrankungen der Nieren (W. Ebstein, Haig), des Verdauungstraktus, Hautkrankheiten und zu Neurosen und Psychosen usw.

Es war gerade die Erkenntnis dieser Verbindungen der Migräne mit anderen Krankheiten, die zur Aufstellung der sog. symptomatischen Migräne führte. Sander (1876), Parinaud, Lemos, Marie, Charcot, Blocq, Sommer, Krafft-Ebing, Karplus u. a. haben darauf hingewiesen, daß die Migräne als Vorbote der progressiven Paralyse auftreten kann. Auf die Verbindung der Migräne mit Tabes hat bereits Duchenne (1858—1859), dann aber Pierret (1876), Féré, Berger und Oppenheim, Krafft-Ebing, Karplus, Halban und Pappenheim hingewiesen. Halban (1901) meinte, daß die Migräne als einziges Symptom der hereditären Lues gelten könne. Es wurde ferner auf die große Bedeutung der symptomatischen Migräne bei Hirntumoren hingewiesen (Abercrombie, Lebert, Liveing, Wernicke, Thomas, Möbius, Oppenheim, Frankl-Hochwart, Schüller, Karplus, Spitzer u. a.).

Was aber die klinische Forschung der zweiten Hälfte des vorigen Jahrhunderts auszeichnet, das ist die Aufstellung von scharf umschriebenen Bildern verschiedener Migräneabarten und vor allem der ophthalmischen und der ophthalmoplegischen Form derselben.

In bezug auf die Augenmigräne wird im allgemeinen angenommen, daß es Vater und Hennicke waren, die im Jahre 1723 zum ersten Male die Augenmigräne beschrieben haben. Nach den Angaben von Thomas wußte bereits Wepfer von den visuellen Erscheinungen bei Migräne. Dann erschienen die Arbeiten von Viridet (1736), Demours (1762), Fothergill (1778), Plenck (1783), Stoll (1795), Tissot (1813), in welchen Benebelung, Hemiopie und temporäre Amaurose beschrieben worden sind. Es folgten die Autobiographien von Parry und Wollaston (1824), aber erst im Jahre 1831 gab Piorry eine exakte Schilderung des Scotoma scintillans und erklärte dasselbe als ein prodromales Symptom der Migräne.

Von gewissem historischen Interesse ist es, daß der berühmte Mirabeau eine präzise Beschreibung an eigener Person abgab, zu der Zeit, als er im Gefängnis zu Vincennes (1779) saß. Er schrieb: „Il m'est arrivé aujourd'hui à six heures du matin de rester environ un quart d'heure avec une cécité absolue. Rien n'a précédé cet accident, qu'une douleur de tête très habituelle, mais beaucoup plus forte en me levant. Aujourd'hui, quand ma cécité momentannée s'est dissipée, j'ai cru voir les objets à travers un brouillard; je ne distinguais rien nettement[1].‟

Es erschienen dann die Arbeiten und Einzeluntersuchungen von Benjamin Brodie (1837), Labarraque (1837), Herschel (1858), Listing (1867), Forster (1867), Mannhardt, Liebreich, Airy (1870), Quaglino (1871), Szokalski, Brunner, Gepner (1872), Mauthner (1872), Latham, Liveing (1873), Dianoux, Foerster (1877), Gałęzowski (1878), Féré (1881), Raullet, Sarda (1883), Robiolis (1884), Thomas (1887), Antonelli (1892), Möbius, (1894), Cornu (1902), Kovalevsky (1902), Jolly (1902) u. a.

---

[1] Nach Thomas.

Charcot und besonders Féré (1881) beschrieben die formes frustes der Augenmigräne, ferner die formes dissociées und accompagnées.

Über die Beziehungen der Augenmigräne zur Epilepsie findet man Angaben bei Charcot, Féré, Raullet, Galęzowski, Kovalevsky, Berbez u. a. Charcot, Féré (1883), Schröder (1884), Renner (1894) u. a. verwiesen auf organische Erscheinungen bei Augenmigräne.

Der Brennpunkt der Diskussion über die Stellung und Bedeutung der Augenmigräne bestand darin, daß einige Autoren diese Form als ein autonomes Leiden aufstellen wollten (Galęzowski, Féré, Raullet, Sarda, Kovalevsky u. a.), während andere dasselbe nur als eine Abart der Migräne aufgefaßt haben (Armangué, Robiolis, Thomas). Dieser letztere unterzog die Ansichten von Féré einer strengen Kritik und stellte fest, daß es nur eine Migräne gäbe. Dieser Ansicht huldigen auch die meisten modernen Forscher.

Die an zweitwichtigste Form der Migräne, nämlich die ophthalmoplegische, wurde zum ersten Male im Jahre 1860 von Gubler beschrieben. Seit jener Zeit erschien eine große Anzahl von Untersuchungen, die immer mehr anwachsen. Während Mauthner die Zahl der Einzelbeobachtungen bis zum Jahre 1889 nur auf 14 angeben konnte, beträgt dieselbe heutzutage 97 (bis Ende 1911). In chronologischer Reihenfolge sind es folgende Arbeiten: 1860 Gubler; 1882 und 1885 Saundby; 1883 Hasner; 1884 Möbius, Remak, Thomsen; 1885 Beevor, Clark, Manz, Ormerod, Snell, Weiß; 1886 Parinaud und Marie; 1887 Hinde, Hinde und Moyer, Suckling, Wadsworth; 1888 Joachim, Senator; 1889 Bernhardt, Charcot, Findeisen, Joachim, Vissering, Ziehen; 1890 Charcot, Darkschewitsch; 1891 Cantalamessa, Massalongo, Nason; 1892 Kayser; 1893 Borthen, Jack, Snell, Steenhuisen; 1894 Anderson und Jack, Knapp, Parenteau; 1895 Ballet, Chabbert, Chiarini, Karplus, Ormerod und Spicer, R. Russel, Schweinitz; 1896 Ahlström, Chiarini, Romano; 1897 Bouchaud, Charcot, Giebler, Kljatschkin, Luzenberger, Mingazzini, Strzeminski; 1898 Schmidt-Rimpler, Stock; 1899 Demicheri, Karplus, Paderstein, Schaw, Trömner; 1900 Seifert; 1901 Mathis; 1902 Bernheimer, Karplus; 1903 Lapersonne, Molon, Rothmann, J. W. Russel, Schilling; 1904 Kollarits, Leclézio; 1905 Hudoverning, Spiller und Posey; 1907 Bornstein, Plavec, Sil; 1909 Dydyński und Bronowski; 1911 Shionoya.

(Es kommen noch Fälle hinzu, bei denen ich die Jahreszahl nicht feststellen konnte, nämlich diejenigen von Brissaud, Darquier, Fürst, Graefe, Lafon und Villemonte, E. Mendel, Ryba.)

Eine spezielle und ausführliche Beschreibung findet man vor allem in den Arbeiten von Möbius, Mingazzini und Plavec.

Auch bei dieser Form entstand die Frage, ob dieselbe eine autonome, wiederkehrende Okulomotoriuslähmung (Möbius 1884) darstellt, die von der echten Migräne getrennt werden soll, oder aber ob auch die ophthalmoplegische Migräne nur als eine Abart der einfachen (Charcot 1890) zu betrachten wäre. Senator (1888) wollte dagegen eine Trennung der Fälle in rein periodische Okulomotoriuslähmungen und periodisch-exazerbierende gemacht wissen, eine Annahme, die aber eines festen klinischen Bodens entbehrt. Die Analyse

der Fälle zeigte, daß Charcot recht hatte und daß die ophthalmoplegische
Migräne nur eine Abart der Hauptgruppe und kein autonomes Leiden darbietet.

Außer diesen zwei Hauptformen der Migräne wurden noch andere Kombinationen der letzteren mit Epilepsie, Psychosen und Gesichtslähmung
geschildert. Ich nenne diese Abarten epileptische, psychische und fazioplegische Migränen.

Was zunächst die epileptische Form anbelangt, so wurde diese Kombination von Liveing (1873) beschrieben. Dieser Forscher verweist bereits auf
die Fälle von Parry, Tissot, Marshall Hall, Sieveking und Prichard.
Möbius hat dann im Jahre 1885, ohne damals Liveing zu kennen, die Migräne
der Epilepsie an die Seite gestellt und dabei als Gegenstück des Status epilepticus den Status hemicranicus geschildert. Es erschien dann eine ganze Anzahl
von Arbeiten, in welchen auf einer Seite die Unabhängigkeit der Migräne von
der Epilepsie verteidigt wurde (Krafft-Ebing, 1897, Bernhardt, Mc. C. Hamill, Hubbell, E. Mendel, Strohmayer, Gowers), auf der anderen dagegen für den nahen Zusammenhang beider Erkrankungen plaidoyiert wird
(Jackson 1875, Wernicke 1881, Haig, Féré, Mingazzini, Harris, Sihle,
Kovalevsky, Cornu, Horstmann, L. Epstein). Manche, wie z. B.
Sihle, meinten sogar, daß die beiden Erkrankungen identisch miteinander
wären.

Eine etwas vermittelnde Stellung nahmen Spiller (1900), Spitzer
(1901), Hudovernig (1907) und Oppenheim ein, indem sie die Beziehungen
zwischen Migräne und Epilepsie zwar für unbestreitbar halten und Übergangs-
formen akzeptieren, jedoch dieselben für voneinander unabhängige Krankheiten erachten.

Über psychische Störungen bei Epilepsie findet man bereits bei
Liveing (1873) Angaben. Er teilte dieselben in intellektuelle und emotionelle
und rechnete zu den ersteren Abschwächung des Gedächtnisses, Konfusionen,
zusammenhangloses oder chaotisches Denken, selten Halluzinationen, zu
den letzteren — Depression und Angstgefühl. Liveing beruft sich bereits
auf die Arbeiten von Lebert und Parry. Es zeigten sich dann Arbeiten,
welche auf die Verbindung der Migräne mit einer richtigen Psychose hindeuteten.
Es waren dies die Abhandlungen von Löwenfeld (1882), Zacher (1892),
Sciamanna (1893), Wood (1894), Mingazzini (1893—1899), Krafft-
Ebing (1895—1902), Boekhoudt (1896), Determann (1896), Brockmann
(1897), Féré (1897), J. K. Mitchell (1897), Agostini, Bordoni (1898),
Köppen (1898), Ziehen (1899), Cornu (1902), Kovalevsky (1902), Hoeflmayer (1903), Comsiglio (1905), Pappenheim (1908), Hauber (1909),
Zylberlast (1911). Auch hier entstand ein Streit, ob ein direkter Zusammen-
hang zwischen der Migräne und Psychose anzunehmen wäre (Féré, Zacher,
Sciamanna, Mingazzini) oder aber ob hier eine zufällige Kombination
besteht, eventuell ob man doch nicht mit einer larvierten Epilepsie zu tun
hätte (Krafft-Ebing).

Mingazzini stellte eine Dysphrenia hemicranica auf.

Es wurde außerdem speziell auf die Beziehung der Migräne zur Hysterie hingewiesen (Charcot, Babinski [1890], Fink [1891], Antonelli
[1892], Auld [1903]). Die frühere Ansicht, daß es eine „hysterische Migräne“

gäbe, wird von den modernen Forschern scharf verfochten (Möbius, Krafft-Ebing, Karplus, Spitzer).

Zuletzt soll noch an die Arbeit von Bernhardt (1889) erinnert werden, welcher die von Eulenburg, Möbius, Neumann und von ihm selbst beobachtete rezidivierende Fazialislähmung an das Tageslicht brachte. In dem Falle von Neumann und dann in der Beobachtung von Winkler (1894) war auch Migräne vorhanden. Rossolimo (1901) beschrieb dann eine Fazialislähmung bei der Migräne und Hatschek (1894) fand diese Kombination auch bei organischer Grundlage des Leidens (bei einem Basaltumor). Alle diese Tatsachen lassen die fazioplegische Migräne an die Seite der ophthalmoplegischen hinstellen.

Die modernen Theorien der Migräne fallen fast ausschließlich in die zweite Hälfte des vorigen Jahrhunderts, da überhaupt erst zu jener Zeit eine tiefere Einsicht in den migränösen Prozeß gewonnen wurde. Im Kapitel über die Pathogenese der Migräne werden die Theorien in 1. reflektorische, 2. vasomotorische (sympathische), 3. zentrale und 4. metabolische zergliedert. Mit Ausnahme der Reflextheorien, deren Spuren man bereits in der nachhippokratischen Zeit auffindet, wurden die sämtlichen übrigen Theorien fast ausschließlich erst im vorigen Jahrhundert aufgebaut.

Die Reflextheorie der Migräne entstand, wie gesagt, bereits sehr frühe und man findet deren Spuren bei Galen. Die Magen- und Gallentheorie wurde dann von Carolus Piso, Fothergill u. a. vertreten. Es war aber besonders Tissot (1813), der meinte, daß die Ursache der Migräne in einer Reizung des Magens bestehe, die auf Nervenverzweigungen wirkt, die sich im Kopf, besonders aber im Supraorbitalisgebiet verästeln. Die Magentheorie wird, wenn auch selten und modifiziert, auch in der Neuzeit vertreten (Wesphalen 1891, Jacquet-Jourdanet 1909).

Außer dem Magen wurden dann als reflexauslösende Organe die Gebärmutter (uterine, menstruelle Migräne [Tissot, Calmeil, Labarraque, Symonds, van der Linden]), das Auge (ophthalmische Reflextheorie) beschuldigt, wobei entweder die Iris (Irisalgie von Piorry 1850, die Retina (Brewster 1865, Quaglino 1871), vor allem aber die Akkomodations- und Refraktionsstörungen — Sinclair 1887, Martin, Jessop 1888, Seguin 1892, Gradle, Siegrist 1894, Hinshelwood 1900, Colman W. Cutler 1904, Lopez 1906, Emerson 1907, Alger 1908 u. a.) gemeint wurden, ferner die Nase (Hack 1882, M. Schäfer 1884, Schech 1884, Ziem 1886, Renous 1892, Scheinmann 1893 u. a.). Es wurden schließlich auch die Muskeln als auslösendes Moment der Migräne beschuldigt (Rosenbach 1860, Peritz 1906).

Die Reflextheorie hielt einer kritischen Analyse nicht Stand und wurde mit der Zeit immer weniger beachtet.

Von einer eminenten Bedeutung für das Verständnis des migränösen Prozesses war aber die von Du Bois Reymond im Jahre 1860 aufgestellte sympathische Theorie. Allerdings hat Liveing darauf aufmerksam gemacht, daß diese Idee nicht ganz neu wäre, indem bereits Robert Whytt vor Du Bois Reymond das Gefäßsystem der Kopfgefäße als Ursache der Kopfschmerzen angesehen hat. [Die früheren Theorien von Parry (aktive Hirnhyperämie) und Marshall Hall (passive Hirnhyperämie) haben heutzutage wohl nur historisches

Interesse.] Als Begründer der modernen (sympathischen) Gefäßtheorie der Migräne muß doch Du Bois Reymond angesehen werden. Er hat zum ersten Male den migränösen Prozeß mit dem Tetanus der vom Halssympathicus innervierten Hirn- und Kopfgefäße einer Seite in Zusammenhang gebracht (Hemicrania sympathico-tonica). Im Jahre 1867 stellte dann Möllendorf seine Theorie der Halssympathikuslähmung auf. Latham (1873) nahm eine vermittelnde Stellung ein. Es kamen dann die Arbeiten von Eulenburg (1873), Berger (1874), die dasselbe Thema weiter entwickelten.

Gegen diese Sympathikustheorie wurde scharf gekämpft (Brown-Séquard, Liveing, Möbius u. a.) und doch behielt sie auch jetzt ihre Anhänger (s. Pathogenese), wozu auch die modernen experimentellen Untersuchungen über die Halssympathikusnerven (Hürthle, Wiechowsky) beigeholfen haben.

Viel weiter an den Grundvorgang der Migräne kam aber die zentrale Theorie heran. Zunächst dachte man dabei, daß die Migräne auf eine Reizung der Dura zurückzuführen wäre (bei Wernicke 1881 findet man darüber Angaben). Andere moderne Forscher (Neftel 1890, Möbius 1894, Bernhardt 1897, Krafft-Ebing 1895—1902 u. a.) waren geneigt, den Prozeß in die Hirnrinde zu versetzen. Krafft-Ebing wollte sogar die Migräne als eine Neurose kortikaler Felder aufgefaßt wissen. Andere versetzten wiederum den migränösen Prozeß in die Kerne der Medulla oblongata. Obgleich man diesen Gedanken bereits bei Teed (1876) und bei Kovalevsky (1902) auffindet, so war es besonders Bonnier (1903), der das Syndrom des Deitersschen Kernes bis ins Detail ausgearbeitet hat und auf den Irradiationsvorgang seitens dieses Kernes auf andere Kerne des Hirnstammes hingewiesen hat. Diese Theorie wurde dann von L. Lévi (1905) weiter entwickelt und dieser Forscher ging sogar so weit, daß er ein „Hemikraniezentrum" supponierte. Der Wert dieser Theorien bestand darin, daß sie in systematischer Weise und auf anatomisch-physiologische Tatsachen gestützt, das Ziel verfolgten, den migränösen Mechanismus auf ein eng begrenztes Hirngebiet zurückzuführen.

Es kamen aber zu jener Zeit auch andere Theorien zur Geltung, die den migränösen Mechanismus als einen diffusen Hirnprozeß aufgestellt haben. Spitzer (1901) stellt eine mechanische Theorie der Migräne auf, indem er die absolute oder relative Stenose des foramen Monroi als eine für die Migräne zugrunde liegende, dauernde pathologische Veränderung, als die wesentliche pathologische Bedingung des Anfalles, sogar als das pathologisch-anatomische Substrat der Migränekonstitution hält. Quincke (1897 bis 1910) erhob wiederum in seinen zahlreichen Arbeiten über die Meningitis serosa die große Bedeutung des Liquor cerebrospinalis und der intrakraniellen Schwankungen für die Entstehung der Kopfschmerzen. Quincke spricht von einer angioneurotischen Sekretion der Zerebrospinalflüssigkeit, führt den Begriff des angioneurotischen Hydrocephalus ein und meint, daß die flüchtigen serösen Exsudationen und Schwankungen in der Sekretion des Liquor wahrscheinlich die Grundlage des migränösen Prozesses ausmachen.

An diese Quinckesche Hypothese läßt sich eine andere von Schüller (1908—1909) anschließen, der in der Migräne ein dauerndes Mißverhältnis zwischen Schädelkapazität und Schädelinhalt erblicken will. Schüller stützte sich auf die Reichardtsche Theorie der Hirnschwellung.

In jener Zeit entwickelte sich aber die Lehre von der eminenten Bedeutung der endokrinen Drüsen und diese Lehre hat dann auch die Migräne berührt. Es ist das große Verdienst von Hertoghe, welcher im Jahre 1899 zuerst von einem thyreogenen Ursprung der Migräne sprach und den Begriff der Migraine dysthyreoidienne eingeführt hat. Ihm folgten dann L. Lévi und H. Rotschild (1906—1909). Einen großen Einfluß übten auch die Arbeiten von Lundborg (1908) aus, der die große Bedeutung dieser Drüsen für die Entstehung sowohl der Neurosen und Psychosen, wie auch verschiedener konstitutioneller Zustände hervorgehoben hat.

Bald wurden auch andere Drüsen (außer der Thyreoidea) herangezogen, so von L. Lévi die Ovarien, dann aber speziell von Deyl (1900) und Plavec (1907) die Hypophyse (s. Pathogenese). In diesen letzteren Theorien sollte aber hauptsächlich die mechanische Wirkung der Drüse in den Vordergrund treten.

In den zentralen Theorien überwiegt der zielbewußte Plan, den nervösen Mechanismus zu entdecken, welchen man, wenigstens in grob-anatomischen Zügen, dem Anfall des Leidens an die Seite stellen könnte.

Auf der anderen Seite strebte man, teils bewußt, teils unbewußt, dazu, die inneren Kräfte zu entdecken, die dem Mechanismus einen Impuls geben und denselben in Gang setzen würden.

Dieser Gedanke schwebt bereits in den alten Lehren von Galen, Carolus Piso, Fernel, Fothergill und vielen anderen vor. Aber erst im 19. Jahrhundert haben die Kliniker auf die große Bedeutung der Stoffwechselkrankheiten, speziell der Gicht, hingewiesen und die verschiedensten nervösen und nichtnervösen Erkrankungen unter die Ägide eines alles umfassenden Sammelbegriffs, des „Neuroarthritismus" gebracht. Trousseau (1865) meinte, daß die Mehrzahl der Migränefälle eine Manifestation der Gicht wäre und diesen Gedanken findet man auch in den modernen Abhandlungen über die Gicht, so bei Ebstein (1906) und Haig (1910). Die höchst wichtige Frage nach der Art und Weise, in welcher die chemischen Stoffe einerseits entstehen und andererseits auf den migränösen Hirnmechanismus einwirken und diesen zu einer Attacke treiben, wird nur ganz oberflächlich gestreift. Man begnügte sich nur mit dem nichtssagenden Ausdruck der Autointoxikation, wobei man höchstens den Ort der Bildung der Toxine in den Darmtraktus versetzte (Hoeflmayer 1903, Mathieu-Roux 1903). Von hier aus sollten die Toxine ins Blut gelangen, um auf das Parenchym der Kortexzellen einzuwirken. Erst bei Hertoghe (1899) wird ein klarer Gedanke ausgesprochen, indem er der Schilddrüse eine evidente Rolle bei der Entstehung der Migräne vindiziert.

Es bürgert sich immer tiefer der Gedanke ein, daß die Migräne der Ausdruck einer krankhaften Konstitution wäre. Die Frage, wie man sich diese Konstitution denken soll, wird verschiedentlich beantwortet. Die meisten Kliniker begnügten sich mit der Annahme einer hereditären Stoffwechselbeziehung (Bouchard, Charcot, Dejerine, Sarda, Ebstein, Haig u. a.).

Andere dachten dagegen, daß diese ererbte Konstitution in einer speziellen Beschaffenheit des Gefäß- und Nervenapparates bestehe. So meinte Eulenburg im Jahre 1887, daß zur Migräne disponiert solche Individuen wären, bei denen aus irgend einem Anlasse, gewöhnlich aber auf Grund kongenital fehlerhafter Anlage (Labilität der betreffenden Abschnitte des Gefäß- und

Nervenapparates) entweder eine hochgradige Geneigtheit zu endokraniellen Zirkulationsschwankungen resp. wechselndem Blutgehalt der Hirnhautgefäße und asymetrischem Blutreichtum beider Schädelhälften oder eine exzessive Erregbarkeit der meningealen Trigeminusenden, oder beides zugleich obwaltet.

Cornu (1902) nimmt wiederum eine vermittelnde Stellung ein, indem er die Migräne als Resultat teils einer hereditären (und ererbten) Stoffwechselstörung, teils als eine im Hirngebiet lokalisierte Störung (scheinbar eines vasomotorischen Mangels) hinstellt, die sich auf hereditärem Wege fortpflanzt.

Leider fehlt es bis jetzt an Stoffwechseluntersuchungen bei der Migräne, denn in dieser Beziehung blieb dieses Feld, im Gegensatz zu zahlreichen Untersuchungen bei der Epilepsie, fast vollständig unbefruchtet. Die sehr bestimmten positiven Ergebnisse Haigs sind leider bisher noch nicht bestätigt worden, im Gegenteil erhoben sich in der letzten Zeit kritische Stimmen (Shepherd Ivory Franz).

Diese kurz skizzierte Geschichte der Entwickelung der Theorien über die Migräne im 19. Jahrhundert zeigt, daß hier hauptsächlich zwei Wege betreten wurden, um endlich den migränösen Prozeß zu entwirren. Auf einer Seite erblickt man wenig zielbewußte Bestrebungen, den migränösen Prozessen einen bestimmten anatomisch - physiologischen Mechanismus aufzupfropfen (Halssympathikus, Hirnrinde, bulbäre Kerne u. a.). Auf der anderen Seite ist man damit beschäftigt, diejenigen Kräfte (Substanzen) zu entdecken, die diesen Mechanismus in Gang setzen sollen. Allerdings betrat Liveing (1873) einen ganz besonderen, heutzutage ganz verlassenen Weg, indem er die Ursache der Migräne weder im peripheren Reize, noch in Zirkulationsstörungen, sondern in primärer, oft hereditärer krankhafter Veranlagung des Zentralnervensystems erblicken wollte, welch letztere die Tendenz zu irregulärer Ansammlung und Entladung der nervösen Kräfte zeigen sollte (Nervensturmtheorie!).

Die beiden oben aufgezeigten Richtungen weisen sicherlich den weiteren Erforschungsweg für die Migräne vor. Sie entsprechen dem Entwickelungsgang der Neurologie im 19. Jahrhundert, der sich ebenfalls hauptsächlich auf dem Gebiete der Anatomie und Physiologie abgespielt hat. Die eminente Rolle der endokrinen Drüsen für die Aufklärung sowohl organischer, wie auch funktioneller Nervenkrankheiten wird auch hier, auf dem Gebiete der Migräne, einen ihr gebührenden und immer breiteren Einzug finden. Das Auffinden von Stoffwechselstörungen bei Migräne, etwa in der Art, wie man es bei der Epilepsie festzustellen sich bestrebte, die Aufdeckung derjenigen Stoffe und speziell der endokrinen Sekrete, die bei der Migräne die Hauptrolle spielen sollen, eine genauere Nachforschung des bis jetzt rätselhaften Plexus chorioideus und dessen Sekrete, das Studium des Einflusses und des Verhaltens des Liquor cerebrospinalis bei den migränösen Attacken, eine präzisere Ermittelung und Klassifizierung der zentral bedingten Kopfschmerzen und die Feststellung ihrer Lokalisation, ein tieferes Eindringen in den Hirnmechanismus und Aufstellung des gesetzmäßigen Zusammenwirkens und der Irradiation verschiedener Hirnkomplexe aufeinander — alles dies sind Probleme der Zukunft.

Noch einige Worte sollen der Geschichte der Therapie der Migräne gewidmet werden. Aus dem entsprechenden Kapitel dieser Monographie ist ersichtlich, daß man bis jetzt keine kausale Therapie der Migräne aufstellen konnte und daß man erst in der allerletzten Zeit die ersten Schritte zu einer solchen zögernd gemacht hat. Auch diese Proben (Thyreoidbehandlung, chirurgische Methoden) sind vorläufig rein hypothetischer Art.

Die allgemeine Behandlung war bereits von den Ärzten der nachhippokratischen Zeit bekannt. So empfiehlt Areteaus eine leichte Diät und Wassertrinken bei der Migräne. Diese Methode stand im Einklang mit den therapeutischen Methoden des Hippokrates und des Galens, die doch die diätetische Therapie in den Vordergrund setzten. Auch spielte bereits bei Galen die Gymnastik eine große Rolle.

Diese allgemeine Behandlungsweise der Migräne hat ihre Bedeutung im ganzen Mittelalter beibehalten. Auch Wepfer empfahl bei der Migräne Diät, Muskelübungen, Schonung bei der Geistesarbeit, Vermeidung des Nachtwachens, ferner auch Vesikantia, Kauterisation, Blutegeln an den Schläfenarterien, Radix valerianae u. a.

Tissot (1813) empfahl nebst der allgemeinen Behandlung die Amara und besonders das Trifolium fibrinum, ferner wandte derselbe bei Personen, die eine Tendenz zu Magenazidität aufgewiesen haben, Magnesium und Mineralwässer an.

Vor ihm hat Swieten Purgantia empfohlen.

Labarraque (1837) rühmt das régime. Seitdem man auf die gichtische Grundlage der Migräne gekommen ist, wurde auf eine rationelle Diät bei derselben hingewiesen (Tissot, Möbius, Kovalevsky u. a.). Haig (1910) sieht in der antigichtischen Diät eine Panacee. Auf die Bedeutung der Gymnastik und des Sports verweisen Tissot, Faye, Möbius, Neftel, Kovalevsky u. a. Die Massage wurde von Henschen, Vretlind, Norström angewandt. Auch hydropathische Prozeduren werden empfohlen (Stekel [1897] prolongierte Dampfkastenbäder und Einpackungen, Buxbaum [1897] feuchte Einpackungen usw.).

Die elektrische Behandlung wurde von Frommhold (1868) empfohlen (Faradisation des Halssympathikus). Galvanisation wurde von Fieber, Rosenthal, Brunner, E. Mendel, Benedikt, die Franklinisation von Eulenburg-Guttmann usw. empfohlen und gelobt.

Von den allgemeinen Methoden wurde auch der Magnetismus (Deleuze [1827]) angewandt [1]).

Die Hypnose wird z. B. von Oppenheim für manche Migränefälle empfohlen.

Da die Medizin des Mittelalters, durch die Berührung mit den Arabern die medikamentöse Behandlung übernommen hat, so gewinnen auch in der Therapie der Migräne die Medikamente eine immer größere Bedeutung und die Zahl derselben nimmt im 19. Jahrhundert immer mehr zu.

Außer den Purgantia (v. Swieten, Tissot, Gałęzowski, — bei Augenmigräne, Neftel, Gowers) und den Mineralwässern (Tissot u. a.), sind hier vor allem Brompräparate angewandt worden (Liveing [1873], Charcot, Gilles de la Tourette, E. Mendel, Gowers).

Eine große Rolle spielte auch die Metallotherapie. Sie war von Sigaud de la Fond vorgeschlagen und von Dufraigne (1865) in Form von

---

[1]) Viele therapeutisch-historische Daten stammen von Thomas.

Kupferbehandlung in Anwendung gebracht.　Es wurde dann Arsen, Ferrum angewandt. Haig empfahl Kalomel.

Von den tonisierenden Mitteln wurde das Chinin seit langem angewandt. Debout (1858) rühmte das Chininum sulfuricum als ein Heilmittel bei der Migräne. Das Strychnin wurde von Jones, Day, Mac Lane empfohlen. Curran (1870) empfahl das Salicin und seit jener Zeit begann man eine unendliche Serie von Salizylpräparaten anzuwenden (Oehlschläger, Finkelstein u. a.).

Von den Gefäßmitteln wurde die Inhalation des Nitroglyzerins und des Amylnitrits zuerst von Douglas Lithgow (1869) empfohlen und dann von Jackson, Eulenburg, Hammond u. a. adoptiert. (Laut anderen Angaben soll aber das Amylnitrit bereits vor Douglas Lithgow von Gerber, Schumacher, Feld, Mäurer, Behrend, R. Pick, Mader bekannt gewesen sein.) Eulenburg (1873) empfahl das Ergotin bei paralytischen Formen der periodischen Kopfschmerzen.

Kraepelin und Radziwillowicz (1888) empfahlen Cytisin bei paralytischer Migräne.

Latham (1873) empfahl das Acidum hydrocyanatum dilutum bei starken Kopfschmerzen mit Erbrechen, ferner bei der Augenmigräne.

Die endokrine Therapie wurde zuerst von Hertoghe (1899) angewandt (Thyreoidbehandlung). Diese Behandlung wurde dann von Lévi und Rotschild, Consiglio, Parhon weitergeführt.

Stekel wandte das Spermin an.

Von den chirurgischen Methoden wurden seit lange her Kauterisation (Wepfer) angewandt.

Whitehead, Finten, Oppenheim lobten das Haarseil.

Quincke (1910) hat zuerst die Lumbalpunktion bei Migräne angewandt.

Grout empfahl (1887) die Neurotomie des N. auriculo-temporalis. Jonnesco und dann Ettinger wandten Sympathektomie an.

Schüller (1909) schlägt bereits Schädeltrepanation und sellare Palliativtrepanation vor.

Auch operative Behandlung entlegener Organe, wie der Nase (Hack, M. Schäfer, Hartmann, Oppenheim) wurde vorgeschlagen.

Es soll schließlich noch auf die Behandlung der Refraktions- und Akkomodationsstörungen hingewiesen werden.

Ein historisches Interesse hat noch die von Merz (1859) und Möllendorf (1869) empfohlene temporäre Karotiskompression. Liveing empfahl auch eine Kompression des N. supraorbitalis.

II. Ätiologie.

Je mehr man Kranke sieht, die an Migräne leiden und je näher man die
Ursachen sowohl der ersten wie auch der darauffolgenden Attacken betrachtet,
desto mehr gewinnt man die Überzeugung, daß hierbei die hereditäre Veranlagung die größte Rolle spielt. Bei dem Kausalitätsbedürfnis, welches jedem
Menschen eigen ist, lassen sich zahlreiche Kranke dazu verführen, in irgend
einem akzidentellen Moment die Ursache ihres Leidens zu erblicken. Die
überwiegende Mehrzahl der Migränösen ist von der Geburt an zu der Krankheit gestempelt, wobei wir unter dieser Heredität eine angeborene Veranlagung
zu pathologischen neurometabolischen Vorgängen, also eine Art angeborener
neurotoxischer Diathese verstehen.

Die große Rolle des hereditären Momentes bei der Hemikranie ist seit
langem anerkannt worden (Symonds, Liveing, Charcot, Gowers, Kovalevsky, Möbius, Oppenheim). So fand Symonds, daß von 90 Kranken
40 ihre Migräne von Eltern geerbt haben. Von 53 Patienten Liveings war
bei 26 die Migräne familiär. Gowers nimmt sogar für mehr als die Hälfte
der Fälle eine hereditäre (meist direkte) Belastung an und in der Kasuistik
von E. Mendel, Heyerdahl steigt diese Prozentzahl noch höher (80 bzw. 85%).
Was die direkte homologe Vererbung anbelangt, so fiel es mir auf, daß sowohl
Männer wie auch Frauen ihre Migräne besonders häufig von den Müttern
erben. Bei den an Migräne leidenden Männern, bei welchen die direkte Vererbung nachgewiesen werden konnte, ließ sich in 79% die Migräne der Mütter
und nur in 21 % diejenige der Väter feststellen und bei den migränösen Frauen
betrafen diese Zahlen 63 % (Migräne der Mütter), 30 % diejenige (der Väter)
und 7 % (Migräne der Mütter und der Väter).

In einzelnen Familien werden sicherlich mehrere Generationen von der
Migräne befallen, wie dies bereits von Lasègue, Sarda behauptet wurde.
Auf Grund eigener Untersuchung kam ich zu der Überzeugung, daß die direkte,
homologe Vererbung der Migräne nicht so häufig stattfindet, wie es im allgemeinen angenommen wird, daß dagegen die heterologe Heredität viel häufiger
zutage tritt. Diese letztere Form der Vererbung betrifft aber Krankheiten,
die oft in dasselbe Gebiet fallen, wie die Migräne selbst, nämlich in das Gebiet
der krankhaft gestörten, neurometabolischen Vorgänge. Andererseits begegnet man auch in der Aszendenz Krankheiten, die nur einen lockeren Kontakt mit den Stoffwechselkrankheiten zeigen oder wenigstens diesen Zusammenhang heutzutage noch nicht deutlich genug zutage treten lassen.

Auf Grund einer Analyse von 87 migränösen Personen, bei welchen die
Krankheiten der Eltern nachgewiesen werden konnten, ließ sich folgende

Reihenfolge aufstellen: Karzinom 15%, Tuberkulose, Herzkrankheiten, darunter auch Angina pectoris 14 %, Nierenkrankheiten 13 %, arthritische Beschwerden verschiedener Art 13 %, Leberkrankheiten 11 %, Asthma, Hirnlähmung 10 % (dabei meistens Hemiplegie der Väter), Diabetes 9 %, Psychosen 6 % (meistens Melancholie, depressive Zustände, paranoide Zustände mit Depression kombiniert), Epilepsie 5 %, Alkoholismus, Hysterie, Paralysis progressiva 2 %. Häufig wurde auch die „Nervosität" der Eltern angeführt. In vereinzelten Fällen begegnet man der Trigeminusneuralgie, dem Magengeschwür, Blinddarmentzündung, verschiedenen Magen- und Darmkatarrhen, Paralysis agitans usw.

Es ist jedenfalls auffallend, daß das Karzinom und die Tuberkulose so häufig in der Aszendenz anzutreffen sind, und daß ferner nicht so selten die Hirnapoplexie vorliegt. Auch Haig will in den Familien der Migränösen nicht selten Phthise, chronische Nephritis und Hirnblutung angetroffen haben und auf die Beziehungen der Migräne resp. der neuroarthritischen Erscheinungen zum Karzinom wurde bereits von Lebert, Verneuil verwiesen. Auch Nierenkrankheiten (chronische Schrumpfniere, Nierensteine) kommen nicht selten bei den Eltern vor. Von den Stoffwechselkrankheiten trifft man am häufigsten verschiedene arthritische Erscheinungen (im Ebsteinschen Sinne) und auch Diabetes kommt hier verhältnismäßig häufig vor. Seltener begegnet man Psychosen und Epilepsie der Eltern.

Von einigen Forschern (Féré, Dejerine) wird auf die enge Beziehung zwischen Migräne, Epilepsie und Alkoholismus hingewiesen. Auf Grund einer Statistik, die die Aszendenz von 350 Epileptikern berücksichtigt hat, konnte Dejerine in 51,6% Alkoholismus, in 24,5 % Migräne, in 21,2 % Epilepsie, in 16,8% Psychosen und Halluzinationen, in 11,3% Hysterie und Hystero-Epilepsie nachweisen. Es ist von Bedeutung, daß in dieser Statistik die Migräne gleich nach dem Alkoholismus die nächste Stelle einnahm. Allerdings muß ich bemerken, daß in meiner Kasuistik der Alkoholismus der Eltern keine wesentliche Rolle gespielt hat und das steht vielleicht damit in Zusammenhang, daß das Gros unseres ambulatorischen Materials in Warschau aus Juden der Provinzstädte besteht, bei denen der Alkoholismus wenig verbreitet ist.

Was die Krankheiten anbelangt, die in der Deszendenz der an Migräne Leidenden auftreten, so begegnet man hier im wesentlichen denselben Erkrankungen wie in der Aszendenz. Nur die Epilepsie kommt in der Deszendenz vielleicht häufiger vor, dagegen die Neoplasmen seltener. Diese letztere Tatsache hängt möglicherweise mit dem jüngeren Alter der zur Untersuchung kommenden Nachkommenschaft zusammen. Nicht selten begegnet man auch der Tatsache, daß nur eines der Kinder an typischer Migräne leidet, während andere Geschwister an einfachen, nicht migränösen Kopfschmerzen erkranken.

Wie gesagt, spielt die heterologe Heredität eine größere Rolle als die homologe. Dies fällt besonders bei den vielgliederigen Familien auf und das gab wahrscheinlich Charcot die Veranlassung, eine metamorphosierende Vererbung der Migräne anzunehmen. Charcot wie Dejerine und vor ihnen Bouchard, Trousseau nahmen nicht an, daß hier die variablen Krankheitseinheiten, wie die Epilepsie, Hysterie, Migräne, Chorea, Asthma, Neuralgie, Psychose ineinander übergehen oder sich gegenseitig substituieren können, vielmehr dachten sie, daß alle diese Formen sämtlich in der Gicht wurzeln. Alle sollten nur eine „arthritische Familie" darstellen.

Eine entgegengesetzte Meinung wurde von Möbius verteidigt. Er meinte, daß es keine andere Krankheit gäbe, bei welcher die gleichartige Vererbung eine so große Rolle spiele, wie bei der Migräne und was die übrigen Erkrankungen bei den Verwandten anbetrifft, so begegnet man hier gewöhnlich nur leichten Formen der nervösen Entartung, wie der Nervosität, Hysterie, Hypochondrie und Zwangsvorstellungen. Was die Gicht anbelangt, so behauptete Möbius keinen migränösen Menschen gesehen zu haben, welcher an Gicht erkrankt wäre oder in dessen Familie diese Krankheit vorgekommen sein sollte, eine Ansicht, die heutzutage keinen Anklang mehr finden wird.

Wenn aber auch der heterologen Vererbung eine eminente Rolle bei der Entstehung der Migräne zuzuschreiben ist, so soll dies nicht im Sinne einer Metamorphose der sich berührenden Krankheitseinheiten gemeint werden. Der Begriff der Metamorphose, welcher auch in den Ausführungen Liveings eine so große Bedeutung gewonnen hat, hält einer strengen Analyse keineswegs stand. Ebensowenig wie man heutzutage an einen Übergang der Hysterie in Epilepsie glaubt, sollte man auch der angeblichen Metamorphose der Migräne in Epilepsie, Hysterie, Psychose u. dgl. kein Gehör mehr schenken. Gewiß können alle diese Krankheiten eine gemeinsame oder wenigstens eine analoge Ursache haben, die sich dann in den verschiedensten Krankheitssyndromen manifestiert, die Syndrome selbst behalten aber ihre Individualität und eines kann in das andere nicht übergehen. Eine Trigeminusneuralgie kann auf Grund einer gichtischen Diathese entstehen. Dieselbe Grundlage kann einem nervösen Asthma zukommen, daraus folgt aber noch nicht, daß die erste sich in das zweite umändert. Aus demselben Grund kann sich die Migräne niemals proteusartig in die Epilepsie umsetzen. Denn alle diese Krankheiten besitzen ihre eigenen pathologischen Mechanismen, die zwar einen gemeinsamen Nährboden besitzen können, dann aber ihre eigenen, wenn auch manchmal sich eng berührenden Wege behalten.

Aus allen diesen Gründen sollte der Begriff der Metamorphose der nervösen Syndrome fallen gelassen werden und an dessen Stelle der Begriff des Polymorphismus eingeführt werden. Durch diesen letzteren Begriff würden nur die verschiedensten Krankheitssyndrome insofern zusammengefaßt werden, als sie aus einem gemeinsamen Boden (z. B. auf demjenigen der krankhaft gestörten neurometabolischen Vorgänge) erwachsen. Einen ähnlichen Gedanken findet man bei Grasset und Rauzier ausgesprochen.

Auch die andere Hypothese, die von Récamier, Bouchard, Trousseau und Charcot vertreten wurde, und laut welcher alle die obigen nervösen Syndrome ausschließlich mit einer einzigen Stoffwechselkrankheit zusammenhängen, entbehrt einer streng wissenschaftlichen Basis. Es ist doch möglich, daß hier auch andere, nicht nur auf Nukleinstoffwechsel beruhende Störungen, eine ähnliche Rolle spielen.

Aus diesem Grunde scheint es berechtigt zu sein, die Bezeichnung „Neuroarthritismus" abzulehnen und an deren Stelle diejenige des „gestörten Neurometabolismus" zu setzen.

Die hereditäre Veranlagung stempelt, wie gesagt, das Individuum von seiner Geburt an zu einem Migräniker. In der Mehrzahl der Fälle genügt

auch diese Veranlagung, mit den endogenen Evolutionsprozessen verknüpft,
zur Auslösung sowohl der ersten, wie auch der nächstfolgenden Attacken, ohne
daß hier die sog. Gelegenheitsursachen ihre Einwirkung entfalten. In dieser
Beziehung scheint die Migräne der Epilepsie ähnlich zu sein, die ebenfalls
häufig nur auf Grund einer Disposition ohne akzidentelle Momente an das Tageslicht tritt.

Es gibt aber sicherlich Fälle, wo die Migräne erst durch spezielle Momente
aus ihrem schlummernden Zustande geweckt wird. Hierbei wäre es richtig,
eine schärfere Trennung der die Migräne auslösenden Ursachen durchzuführen,
indem man speziell das den ersten Anfall auslösende Moment von denjenigen
für die folgenden Attacken absondert, wie dies von Binswanger für die
Epilepsie mit Recht vorgeschlagen worden war. Dies gilt besonders für diejenigen Fälle, wo die Migräne erst im späteren Alter zuerst ausbricht, wo
sich der erste Anfall nach einem Schreck, einer akuten Infektionskrankheit, vielleicht auch nach einer akuten oder chronischen Vergiftung (Alkohol)
zeigen kann. In solchen Fällen ist es wohl möglich, daß das betreffende Individuum ohne dieses Moment vielleicht niemals an Migräne erkranken würde.

Aus allen diesen Gründen sollen zunächst diejenigen Momente besprochen
werden, die die latente Migräne zum Ausdruck bringen und erst an zweiter
Stelle wird auf die Gelegenheitsursachen hingewiesen, durch welche einzelne
Anfälle des Leidens zum Ausdruck gelangen.

A. Die die latente Migräne zum Ausdruck bringenden Ursachen.

Es spielen hierbei vor allem diejenigen Momente eine wesentliche Rolle,
die die Evolution eines einzelnen Individuums bestimmen und die im Zusammenhang mit der vererbten Disposition häufig genügen, um die schlummernde Migräne in den aktiven Zustand zu versetzen.

Das Alter der an Migräne leidenden Personen meiner Kasuistik war
folgendes:

Alter der an Migräne Leidenden (Jahre)	Männer	Frauen	Zusammen
1— 5	—	—	—
6 - 10	4	5	9
11—15	3	14	17
16—20	9	30	39
21—25	9	52	61
26—30	20	81	101
31—35	27	58	85
36—40	28	51	79
41—45	9	33	42
46—50	19	29	48
51—55	7	8	15
56—60	—	3	3
61—65	—	1	1
Zusammen	135	365	500

Diese Tabelle zeigt allerdings nur das Alter der Patienten im Moment, wo sie zuerst in meine Behandlung kamen. Von diesen 500 Fällen ließ sich ferner bei 307 dasjenige Alter bestimmen, in welchem sie an Migräne zu leiden begannen. Diese letzteren Daten waren leider häufig nicht ganz zuverlässig, so daß man sie nur cum grano salis betrachten darf.

Aus den zwei Tabellen (S. 20 u. 21) ist ersichtlich, daß die Migräne hauptsächlich junge und in mittleren Jahren stehende Personen befällt und daß vom 50. Lebensjahre ab die Migräne sehr selten wird. Der erste Ausbruch des Leidens steigt so weit herab, daß man bereits im Alter von 6—10 Jahren nicht selten dem Beginn der Anfälle begegnet. Das niedrigste Alter zeigten in dieser Kasuistik zwei Knaben, von welchen der eine im dritten Lebensjahre seinen ersten Anfall hatte, der andere „von Geburt ab" krank sein sollte. Ein Mädchen litt an Migräne von seinem fünften Lebensjahre ab. Die gefährlichste Lebensperiode für das erste Auftreten des Leidens liegt zwischen 16 und 30 bzw. 35 Jahren. Wer bis zu 41—45 Jahren keine Migräne hatte, der kann sich mit ziemlicher Sicherheit als von dem Leiden verschont betrachten. Treten aber die ersten Attacken erst in diesen Jahren auf, so sind sie vor allem als Zeichen einer ernsteren organischen Erkrankung zu betrachten, obgleich auch hier die vulgäre Migräne ausnahmsweise vorkommen kann. Während aber die erste Tabelle zeigt, daß auf 500 Fälle 67 Personen sich in einem höheren (als 45) Alter befanden, zeigt die zweite Tabelle, daß nur 4 Personen von diesem Alter ab an Migräne zu leiden begannen und bei keinem einzigen haben sich die ersten Attacken in einem höheren als dem 55. Lebensjahre gezeigt.

Das Lebensalter, in welchem die Migräne begann (Jahre)	Männer	Frauen	Zusammen
1— 5	2	1	3
6—10	5	28	33
11—15	10	19	29
16—20	12	44	56
21—25	14	47	61
26—30	18	34	52
31—35	16	26	42
36—40	10	10	20
41—45	3	4	7
46—50	—	2	2
51—55	1	1	2
Zusammen	91	216	307

Die erste Tabelle zeigt ferner, daß vom 51. Lebensjahre ab die Migräne rasch abzuklingen beginnt und im Alter von 56—65 Jahren bleibt dieselbe nur ausnahmsweise bestehen.

Die Erfahrungen anderer Ärzte stimmen zum Teil mit den obigen überein. Bereits Griesinger und Labarraque wiesen darauf hin, daß die ersten hemikranischen Attacken sich schon im 6.—7.—8. Lebensjahre zeigen können.

Fabre will die Migräne nicht nur bei Kindern, sondern sogar bei Säuglingen gesehen haben und in der Beobachtung Bohns war dieselbe kongenital. Auch E. Mendel will das Leiden unterhalb des 1. Lebensjahres gesehen haben und Betz konstatierte dasselbe bei einem 13 monatlichen Mädchen.

Nach Tissot treten die Anfälle am häufigsten von 13—14 bis 18—20 Jahren auf. Tissot meinte allerdings, daß, falls sich das Leiden bis zum 25. Jahre nicht gezeigt hat, es in späteren Jahren selten wird. Liveing verlegte diese gefahrlose Grenze in das 36 jährige Alter. Diese Zahlen scheinen aber zu niedrig zu sein (s. die obigen Tabellen).

Von den modernen Forschern wird der Beginn des Leidens in die Pubertät und nicht selten in die frühe Kindheit verlegt (Möbius, Kovalevsky, Gowers, Oppenheim) und dieselbe Meinung wird auch von H. Neumann, Heyerdahl vertreten, während Thiemich die Migräne bei Kindern als eine Seltenheit betrachtet.

Alle diese Zahlen weisen jedenfalls darauf hin, daß das Lebensalter eine gewisse Bedeutung für den ersten Ausbruch der latenten Migräne aufweist.

Auch dem Geschlecht kommt eine gewisse biologische Bedeutung bei der Äußerung der hereditären Migränedisposition zu. In eigener Kasuistik waren die Frauen viel häufiger beteiligt als die Männer (2,7 : 1). Dasselbe wurde von Romberg, Labarraque, Calmeil und Lebert betont. Liveing gibt das Verhältnis der migränösen Frauen zu Männern als 5 : 4 an, nach Kovalevsky beträgt dasselbe 2,5 : 1, bei Möbius 1,5 : 1, während die Proportionen, die man bei Eulenburg, Henschen findet, entschieden zu sehr zu ungunsten der Frauen sprechen. Das häufigere Befallenwerden des weiblichen Geschlechts steht vielleicht mit dem sexuellen Apparat in Verbindung, was besonders aus der Beeinflussung seitens der Menstruation hervorgeht. Ob das Leben des Mannes eine gewisse Wellenbewegung zeigt, die mit dem sexuellen Leben zusammenhängt, und ob dieser Vorgang mit dem Ausbruch der Migräne in Verbindung steht (Harris), scheint noch sehr hypothetisch zu sein.

Es wäre auch interessant, festzustellen, ob die Nation und die Rasse auf das Entstehen der Hemikranie einen Einfluß ausüben. Eine solche Statistik wurde bereits für die Epilepsie aufgestellt. (So fand z. B. Morselli für Italien, daß auf 5000 Einwohner 5 Epileptiker vorkommen, während Pelman auf 10 000 Einwohner der Rheinprovinzen und Westfalen 2,05 Epileptiker vorfand. Für Mecklenburg steigt die Zahl beträchtlich, indem hier auf 10 000 Einwohner 12,05 Epileptiker vorkommen. Nach Turner beträgt die Häufigkeit der Epilepsie in Europa und Nordamerika 1—2 auf 1000 Einwohner, wogegen diese in Australien und Indien auf 0,3—0,4 heruntersinkt.) Es ist nicht ausgeschlossen, daß die ethnologischen und andere Faktoren auch bei der Migräne eine Rolle spielen. In meinem Privatambulatorium finde ich die Migräne auf 1000 nervenkranke Christen in 88 Fällen und auf 1000 nervenkranke Juden in 97 Fällen verzeichnet.

Zu den anderen, nicht biologischen oder evolutionellen Momenten übergehend, die auf den Ausbruch der latenten Migräne und auf deren weitere Entwickelung wirken können, soll zunächst die soziale Stellung des Betreffenden und speziell dessen Beruf Erwähnung finden.

Die Ansicht, daß die Migräne das traurige Privileg der besitzenden Klassen darstellt und daß das Proletariat von diesem Leiden verschont bleibt, gehört wohl zu den Märchen. Keine Klasse der menschlichen Gesellschaft bleibt von diesem äußerst verbreiteten Übel verschont und nicht selten sieht man, daß auch die ärmsten Leute und noch dazu in intensivster Weise von demselben befallen werden. Es scheint nur, als ob die Landbevölkerung im großen und ganzen seltener von der Migräne befallen wäre, als die Großstadteinwohner.

Demgegenüber scheint der Beruf einen gewissen Einfluß auf die Häufigkeit der Anfälle auszuüben. Diese Verhältnisse werden weiter unten bei den Gelegenheitsursachen berücksichtigt.

Außer diesen Momenten gibt es noch andere, die meistens exogener Natur sind und die deshalb mehr akzidentell die Migräne aus ihrem schlummernden in den aktiven Zustand bringen.

Zu diesen gehören vor allem die Infektionskrankheiten. Es sind Fälle beobachtet worden, wo sich die ersten Anfälle des Leidens nach Typhus oder Scharlach gezeigt haben (Möbius). Gowers sah einen Fall nach Malaria entstehen und vor ihm hat bereits Trousseau auf dieselbe Krankheitsquelle hingewiesen. Ich habe ein 18jähriges Mädchen beobachtet, bei welchem die ersten hemikranischen Anfälle nach Influenza entstanden sind. Auch sollen Beziehungen zum Rheumatismus (Schobelt, Homolle, Chaumier, Gueneau de Mussy), Chorea (Jackson), Tuberkulose (nach Kovalevsky·auf indirektem Wege), zur akquirierten (Kovalevsky, Nonne) und zur hereditären Lues (Halban, Nonne) bestehen. Es muß aber zugegeben werden, daß das bisherige kasuistische Material noch sehr dürftig erscheint und es wäre lohnend, entsprechende Studien durchzuführen. Speziell scheint der Syphilis und besonders deren hereditären Formen eine viel größere Rolle zuzukommen, als man anzunehmen pflegt.

Von den toxischen Momenten gehören nur einige zu der exogenen Gruppe, während es sich meistens um endogene Stoffe aus dem Gebiete der Stoffwechselstörungen handelt.

Zu den exogenen Noxen wird der Alkohol gerechnet (Kovalevsky, Möbius). Obgleich derselbe auf den Verlauf der Migräne einen zweifellos schädlichen Einfluß ausübt, so fehlt es doch an Beweismaterial, daß die Migräne als solche unter dem Einfluß des akuten oder des chronischen Alkoholismus ausbrechen kann (selbst bei vorhandener Heredität). Auch in dieser Beziehung wären entsprechende Nachforschungen von großem Nutzen, wie es für die Epilepsie zurzeit bereits geschehen ist.

Ob auch andere Gifte den Ausbruch der Migräne begünstigen, läßt sich nicht behaupten, da uns hier jedes Material fehlt.

Die Hauptrolle bei den toxischen Momenten spielen jedenfalls die pathologischen Stoffwechselprodukte und von diesen war es speziell die Gicht und der chronische Rheumatismus, die seit langer Zeit die Aufmerksamkeit auf sich lenkten. Es waren hier besonders die Untersuchungen von Holland, Scudamore, Junker, Brétonneau, Récamier, Trousseau, Bouchard, Malherbe, Lancereaux, Séguin, Charcot, Möbius, Möllendorf, Gowers, Cornu, Soula, Rendu, Kovalevsky, Dejerine, Ebstein, Haig, Goldscheider und vieler anderen, die ein Licht auf die höchst wichtige klinische Tatsache geworfen haben und viel zur Aufklärung der Pathogenese der Hemikranie beigetragen haben.

Von den meisten wurde angenommen, daß ein inniger Zusammenhang zwischen der Migräne und der Gicht besteht. Diese Meinung ging von der klinischen Beobachtung aus, daß die an Migräne Leidenden gleichzeitig verschiedene arthritische Erscheinungen zeigen, daß sie ferner von Eltern stammen, die ebenfalls ähnliche Störungen gezeigt haben, und daß sie Kinder mit analogen Symptomen erzeugen. Der Kontakt zwischen der Hemikranie und der Gicht ließ sich aber erst dann behaupten, als man ganz verschiedene Manifestationen der arthritischen Veranlagung kennen gelernt hat. Hier waren besonders die Untersuchungen von Bouchard, Trousseau, Charcot und W. Ebstein von grundlegender Bedeutung, denn diese zeigten, daß zu der „arthritischen Familie" nicht nur Gelenkstörungen, sondern auch die verschiedensten Haut- und Haarkrankheiten, Gallen- und Nierensteine, chronische Nephritis, Asthma, Anginaformen, Nasenblutungen und Hämorrhoiden, Neurosen, Depressionszustände usw. gehören.

Nach eigener Erfahrung schließen wir uns der Ansicht an, daß in der Tat ein inniger Zusammenhang zwischen der Migräne und der Gicht im weiten Sinne dieses Wortes besteht. Sowohl bei den Migränösen selbst, wie auch in deren Aszendenz und Deszedenz stößt man sehr häufig auf die variablen Erscheinungen der gichtischen Diathese. Bei der Analyse der Fälle soll man sich aber nicht mit dem Augenblicksstatus begnügen, sondern den ganzen Lebenslauf sowohl des betreffenden Patienten selbst, wie auch denjenigen seiner Familie durchforschen, denn erst dann lassen sich verschiedene dunkle Punkte der Krankheit lösen.

Akzeptiert man aber diesen klinischen Zusammenhang, so folgt daraus noch keineswegs, daß man dabei nur an eine einzige Gruppe der Stoffwechselkrankheiten, nämlich an die gichtische, denken müsse. Der klinische Kontakt gerade dieser letzteren mit anderen Stoffwechselkrankheiten aus dem Gebiete der Pathologie der Kohlenhydrate und der Fette (Diabetes, Obesitas) beweist zur Genüge, daß man den Begriff der „arthritischen Familie" nicht zu apodiktisch betrachten soll und statt dessen, wie oben gesagt, besser den allgemeinen Begriff der krankhaften neurometabolischen Vorgänge einführen darf. Nimmt man also diesen erweiterten Begriff an, so läßt sich wohl der Satz aussprechen, daß zwischen der Migräne und den krankhaft gestörten neurometabolischen Vorgängen ein inniger Zusammenhang besteht.

Außer diesen Ursachen soll schließlich das Trauma gelegentlich zur Auslösung der latenten Migräne führen (Möbius). Persönlich konnte ich diese Kongruenz niemals feststellen.

B. Die Gelegenheitsursachen des Migräneanfalls.

Bereits oben wurde die Ansicht ausgesprochen, daß es Fälle gibt, wo die hereditäre Veranlagung ohne jegliche akzidentelle Ursache ausreicht, um die schlummernde Migräne in einen aktiven Zustand zu versetzen und daß hier die endogenen Vorgänge ausreichen, um die Anfälle des Leidens hervorzurufen. Es ist sogar anzunehmen, daß diese Verhältnisse für die meisten Fälle gelten und wenn auch von zahlreichen Patienten auf irgend ein Moment, wie Magenverstimmung, Diätfehler, als auf eine direkte Ursache der Attacke hingewiesen wird, so beruht dies häufig auf einer Selbsttäuschung und entspringt aus dem Kausalitätsbedürfnis der menschlichen Natur. Es ist ferner daran zu denken, daß manche dieser Momente, die als die Ursachen des Anfalles qualifiziert werden, eigentlich zu den Begleiterscheinungen der Migräne selbst gehören und speziell dürften als solche die oft beschuldigten Magendarmstörungen aufgefaßt werden. Es soll auch daran erinnert werden, daß in der präparoxysmalen Periode vieles schlechter vertragen wird als in der postparoxysmalen Zeit und aus diesem Grunde kann es leicht vorkommen, daß ein Geschehnis, welches sonst keinen Schaden stiftet (wie z. B. ein sogen. Diätfehler oder ein Konzert-, Museumbesuch, eine geistige Anstrengung oder gemütliche Erschütterung), besonders peinlich empfunden wird und als Ursache des Anfalles leicht beschuldigt wird, wo dieser letztere auch ohne diese Ursache, wenn auch vielleicht etwas später, ausbrechen würde.

Aus allen diesen Gründen sollte man den Gelegenheitsursachen keine wesentliche Bedeutung für das Entstehen der migränösen Attacken beimessen und dieselben jedenfalls vorsichtig betrachten. Nur einzelne derselben sind wahrlich imstande, den Anfall zu beschleunigen und nur sehr wenige können einen Anfall zum Ausbruch bringen.

Die Gelegenheitsursachen lassen sich am besten in zwei Gruppen teilen, nämlich a) in diejenigen Momente, die von einem speziellen Organ ausgehen und b) in diejenigen, die allgemeiner Natur sind.

Zu den ersteren werden folgende gezählt:

Vor allem dachte man stets an die Störungen des Magendarmtraktus, von welchem aus die hemikranischen Attacken ausgelöst werden sollten. Eine streng durchgeführte Analyse hat aber gezeigt, daß hier die Begleiterscheinungen eines Migräneanfalles fälschlich für dessen Ursache gegolten haben. Es ist überhaupt kaum daran zu glauben, daß eine Magendarmstörung einen migränösen Anfall auszulösen imstande ist und auch in bezug auf die sog. Diätfehler scheint uns diese Skepsis am Platze zu sein. Eine Ausnahme kann hier z. B. ein ungewohnter Alkoholgenuß, vielleicht auch besondere Speisen bilden, die bei der betreffenden Persönlichkeit auf eine Idiosynkrasie stoßen. Auch spielen hierbei oft noch andere Momente mit, z. B. das Nachtbummeln eine Rolle. Es läßt sich hier aber beobachten, daß die an Migräne leidenden Personen, die in der postparoxysmalen Zeit sogar größere Alkoholmengen gut tolerieren, in der präparoxysmalen Zeit schon auch gegen ein geringes Quantum des Alkohols empfindlich sind und einem vorzeitigen oder vielleicht auch einem Extraanfall der Migräne anheimfallen.

Eine viel größere Bedeutung kommt der Funktion der Geschlechtsorgane zu. Speziell spielt hier bei Frauen die Menstruation und bei Männern der Koitus eine Rolle. Es unterliegt keinem Zweifel, daß es migränöse Frauen gibt, bei welchen die Anfälle mit der Menstruation zusammenhängen („menstruelle Migräne"). Die Attacke bricht entweder zur Zeit der Menstruation oder kurz, auch mehrere Tage, vor derselben aus. Seltener entstehen die Anfälle nach der Menstruation und bei manchen Frauen ist das zeitliche Verhältnis beider Vorgänge kein bestimmtes, indem die Attacken sowohl während, wie auch vor und nach der Periode auftreten. Es kann auch vorkommen, daß einzelne Attacken mit der Menstruation zusammenhängen, andere dagegen nicht. Auch soll an dieser Stelle daran erinnert werden, daß bei manchen

Frauen die hemikranischen Anfälle während der Schwangerschaft und auch während des Stillens gänzlich aufhören können, wie es auch bei mancher Epilepsie der Fall ist.

Bei den Männern ist der Zusammenhang zwischen der Migräne und dem Sexualleben kein so prägnanter wie bei den Frauen. K. Mendel machte zuletzt auf die von Sanctorius, Campbell u. a. betonten periodischen, den menstruellen Beschwerden der Frauen entsprechenden Störungen bei Männern aufmerksam, ferner auch auf die von Church ausgesprochene Meinung, der zufolge es auch bei Männern eine monatliche Epilepsie und Migräne geben solle! Diese Behauptungen, so interessant sie sind, bleiben vorläufig im Gebiete der Hypothesen. Nur das eine läßt sich sagen, daß der Koitus und besonders ein angestrengter Geschlechtsakt, manchmal (und nur bei manchen Personen) den Migräneanfall beschleunigen und vielleicht auch — wenn auch sehr selten — eine Extraattacke herbeiführen kann. Dies gilt besonders für das spätere Alter. Ein 40jähriger Gelehrter (ein ausgesprochener Typus eines Kopfarbeiters, der sich sehr kritisch beobachtet hat), der seit vielen Jahren an typischer linksseitiger Migräne gelitten hat, erzählte mir, daß bei ihm von Zeit zu Zeit nach einem angestrengten Koitus ein Extraanfall der Migräne auftritt, der sich von den gewöhnlichen Anfällen durch das prolongierte Anhalten der Kopfschmerzen und die Wirkungslosigkeit der sonst den Anfall kupierenden Mittel auszeichnet.

Der üble Einfluß der Pollutionen scheint ein viel geringerer zu sein, als derjenige des angestrengten Koitus.

Nebenbei sei bemerkt, daß bei manchen Migränösen eine sehr starke sexuelle Betätigung und ein Zug nach einem sexuell perversen Trieb zu beobachten ist, wie es übrigens bei manchen Epileptikern der Fall ist. Dieser intensive sexuelle Trieb wird manchmal während des Anfalles manifest, indem zu dieser Zeit eine krankhafte und schwer zu bekämpfende sexuelle Reizbarkeit entsteht.

Von den übrigen Organen wurden speziell die Augen (Sinclair, Martin, Jessop, Gradle, Hinshelwood, Colman W. Cutler, Lopez, Emerson, Katz, Alger u. a) und die Nase (Hack, Schech, M. Schäfer, Renous, Bresgen, Scheinmann, Oppenheim u. a.) als die die Migräne auslösenden Organe bezeichnet. Es sollen hier einerseits Akkommodationsstörungen, Refraktionsanomalien (besonders Astigmatismus), Muskelastenopien, chronisches Glaukom und andererseits die Erkrankungen der Nase, des Rachens und der Nebenhöhlen (chronische hyperplastische Rhinitis, Nasenpolypen, Empyem der Oberkieferhöhle) die Migräne auslösen. Alle diese Krankheiten spielen aber bei der Entstehung der Migräne wohl nur eine untergeordnete Rolle. Denn es ist schwer, an die Hacksche Hypothese zu glauben, wonach durch irgendwelche Reize die Schwellkörper der Nasenmuschel gefüllt werden und dadurch eine Erregung der V-Fasern stattfinden soll, die dann reflektorisch den Kopfschmerz entstehen läßt. Ebensowenig zuverlässig scheint die Hypothese von Ziem zu sein, welcher in der zeitweisen Anfüllung der Kieferhöhle mit Sekret bzw. in der Behinderung dessen Abflusses die Ursache der Migräneattacken erblicken will.

Bei zahlreichen Migränösen lassen sich überhaupt keine Störungen, weder seitens der Augen noch der Nase usw. feststellen. Bei anderen sind zwar diese vorhanden, bilden aber nur den simultanen Ausdruck einer mit Migräne gemeinsamen hereditären Veranlagung. Auch können manche Erscheinungen (wie z. B. die Schwellung der Nasenschleimhaut) als Begleiterscheinungen des Anfalles auftreten. Der angeblich günstige Einfluß der Nasenkauterisation oder der Korrektionsgläser scheint, in bezug auf die Dauerhaftigkeit des Heilerfolges, ein fraglicher zu sein.

Von den übrigen Organen wurden auch längst die Sinnesorgane an der Auslösung der Migräneattacken beschuldigt. Speziell sollte die Reizung der Seh-, Hör- und Riechorgane die Attacken herbeiführen. Allein spielen alle diese Momente ebenfalls nur eine untergeordnete Rolle und beruhen zum Teil auf Selbsttäuschung. Nur bei einer ausgesprochenen Idiosynkrasie (z. B. Blumenduft u. dgl.) kann eines dieser Momente als agent provocateur eines herannahenden Anfalles dienen, obgleich auch dies nur mit großer Reserve annehmbar erscheint.

Zu den Gelegenheitsursachen, die mehr allgemeiner Natur und jedenfalls nicht an ein spezielles Organ gebunden sind, gehört der Hunger, das Fasten, sowohl die physische wie auch die geistige Ermüdung, die starken Emotionen und die Vorgänge des Schlafes. Von diesen Momenten scheinen diejenigen der geistigen Überbürdung und die starken emotionellen Aufregungen von größerer Bedeutung zu sein, während den anderen Ursachen nur eine geringe Rolle zukommt.

Man begegnet in der Tat migränösen Personen und zwar besonders den mit Migräne belasteten „Kopfarbeitern", bei welchen eine übermäßige geistige Arbeit den Anfall herbeiführt. Ein bedeutender polnischer Schriftsteller, der seit langer Zeit an typischer Migräne gelitten hat, dabei ein in jeder Beziehung geregeltes Leben führte, gab an, daß er nach einer sehr angestrengten Kopfarbeit, besonders auch dann, wenn diese mit einer heftigen Emotion verbunden war (z. B. bei öffentlichen Vorträgen oder bei einer Polemik) von einem heftigen Anfall heimgesucht wurde.

Besonders ungünstig wirkt das nächtliche Arbeiten. Überhaupt wirkt das späte Wachen, das Nachtkaffeeleben in den großen Städten sehr ungünstig auf den Verlauf der Migräne.

Eine physische Übermüdung wirkt dagegen nicht in nennenswerter Weise auf die Auslösung der hemikranischen Anfälle. Nur die bei großer Hitze ausgeführte Arbeit (z. B. bei starkem Sonnenlicht oder an den großen Öfen in den Metall- und Glasfabriken) kann einen ungünstigen Einfluß ausüben.

Auch eine starke Emotion, besonders wenn sie ganz unerwartet kommt (plötzliche traurige Nachricht, Schreck u. a.), kann gelegentlich einen Anfall herbeiführen.

Eine üble Wirkung kann ferner auch ein schlechter Schlaf, besonders aber das plötzliche, gewaltsame Wecken aus dem Schlafe, ausüben, besonders dann, wenn dies mit einer starken Emotion verbunden ist.

Schließlich sollen auch Witterungsverhältnisse (Marcus) und auch die Annäherung eines Gewitters (Labarraque) einen Migräneanfall bei besonders disponierten Personen herbeiführen können (?).

Die Ätiologie spezieller Migräneformen, wie diejenige der ophthalmischen und der ophthalmoplegischen, deckt sich im wesentlichen mit derjenigen der vulgären Form, nur daß bei jenen eine spezielle Lokalisation der pathologischen Vorgänge zutage tritt. In bezug auf ophthalmoplegische Migräne wird von einzelnen Forschern die Ansicht vertreten, daß dieselbe durch einen psychischen Schreck bedingt werden könne (Thomsen-Richter, Ormerod) und in einer Beobachtung Beevors sollten die Anfälle sich dann gezeigt haben, als die betreffende Person sich kalten Winden ausgesetzt hat. Solche Ursachen sind mehr als Kuriosa aufzufassen und spielen jedenfalls nur selten eine Auslösungsrolle.

Im großen und ganzen läßt sich also über die Ätiologie der Migräne sagen, daß der hereditären Disposition die Hauptrolle zukommt. Auf Grund der letzteren kann das Leiden ohne jegliche Gelegenheitsursache ausbrechen und sich weiter entwickeln, indem die biologischen und physiologischen Eigenschaften und Vorgänge des Körpers (das Alter, Geschlecht, Menstruation u. a.) genügende Motive zur Auslösung der Anfälle abgeben. Viele dieser Motive bleiben allerdings häufig noch in Dunkel gehüllt. Die entsprechende Veranlagung kann aber lange Zeit latent bleiben, so daß die Hemikranie erst durch verschiedene Momente aus dem schlummernden in einen aktiven Zustand gebracht wird. Unter diesen Momenten können, außer den oben genannten biologischen und physiologischen Vorgängen, auch Infektionskrankheiten, Intoxikationen und vielleicht auch das Trauma eine Rolle spielen.

Ist einmal die Migräne entstanden, so folgen auch die nächsten Attacken häufig ohne jegliche Gelegenheitsursache, d. h. nur auf Grund der obigen endogenen Prozesse. In einer Reihe von Fällen können aber die Anfälle durch spezielle Gelegenheitsursachen zustande kommen und zwar entweder im Sinne der Beschleunigung eines einzelnen Anfalles oder der Auslösung neuer Attacken. Diese Gelegenheitsursachen können entweder von einzelnen Organen ausgehen oder sie zeigen einen mehr allgemeinen Charakter (geistige Ermüdung, Emotion usw.).

Es ist begreiflich, daß diese Scheidung der ursächlichen Momente oft schwer durchzuführen ist und auch bei Bestimmung der Ätiologie der Migräne in jedem einzelnen Falle auf große Schwierigkeiten stoßen kann.

III. Symptomatologie.

A. Symptomatologie verschiedener Abarten der Hemikranie.

(1. der vulgären; 2. der Augenmigräne; 3. der epileptischen; 4. der psychischen; 5. der ophthalmoplegischen und 6. der fazioplegischen Formen).

Vor der eigentlichen Schilderung der Symptomatologie der Migräne soll hier zunächst deren Begriff präziser gefaßt werden. Früher und auch jetzt werden häufig zur Migräne nur die periodischen halbseitigen Kopfschmerzen gerechnet, die mit visuellen Auraerscheinungen einhergehen und in den Schlaf mit nachfolgendem Wohlbefinden auslaufen.

Eine genaue Analyse der migränösen Anfälle hat aber gezeigt, daß diese Fassung eine zu schematische ist und den klinischen Tatsachen nicht entspricht. Erstens gibt es zahlreiche an Migräne leidende Personen, bei welchen sich niemals visuelle Erscheinungen bei den Attacken gezeigt haben. Ferner bildet auch die Halbseitigkeit der Kopfschmerzen keine conditio sine qua non. Die Neigung zum Schlaf während des Anfalles ist zwar häufig vorhanden, dieselbe ist aber nur bei den schweren Migräneformen eine zwangsartige und nicht selten fehlt sie vollständig.

Bilden aber alle diese Symptome kein unbedingtes Zeichen der Migräne, so ist daraus ersichtlich, daß die Grenzlinien zwischen der Migräne und verschiedenen funktionellen Kopfschmerzen an ihrer apodiktischen Schärfe verlieren und in der Tat wurde auf diese Analogie bereits seit längerer Zeit von verschiedenen Forschern hingewiesen (Symonds, Liveing, Gowers, Quincke, Thiemich). Dieselbe Ansicht findet man auch bei Lewandowsky, welcher sogar die radikale Meinung vertritt, daß es überhaupt nicht durchaus sicher wäre, ob es nicht Übergänge zwischen der Migräne und den einfachen Kopfschmerzen gäbe.

Und trotz alledem bleiben doch genügende Merkmale, welche die Kopfschmerzen zu migränösen stempeln. Vor allem müssen alle diejenigen Kopfschmerzen ausgeschieden werden, die auf Grund einer faßbaren organischen Störung, sei es des Gehirns, sei es der übrigen Organe, entstehen können. Hierbei sollte aber stets daran gedacht werden, daß sich bei Migränösen im Laufe der Zeit manche Krankheiten (wie diejenigen der Nieren und der Gefäße) einstellen und daß es andererseits eine symptomatische Migräne gibt, die der funktionellen bis aufs Haar ähneln kann.

Von den übrigbleibenden funktionellen Kopfschmerzen dürfen zu der Migräne nur diejenigen gerechnet werden, die in mehr oder minder ausgesprochenen periodischen Attacken auftreten, mit gastrischen Störungen (Appetitlosigkeit, Übelkeit, Erbrechen) und psychischen Alterationen (Unlustgefühl, verminderter Arbeitsfähigkeit, Depression und sogar gänzlicher Prostration) einherlaufen und nach Abklingen des Anfalles ein Gefühl des Wohlbefindens hinterlassen. Die Migräne entsteht immer auf dem Boden einer konstitutionellen Veranlagung und stellt keine autonome Krankheitseinheit dar, vielmehr bildet dieselbe nur eine der Manifestationsformen dieser Disposition.

Diese Fassung gilt für das Mittelmaß der Migränefälle, denn es gibt zahlreiche Abweichungen von diesem Begriff und zwar speziell bei den schweren Abarten des Leidens, nämlich bei der ophthalmischen, epileptischen und psychischen Form. Auch paßt diese Fassung nicht für den status hemicranicus.

Eine weitere Frage ist es, ob man den klinischen Sammelbegriff der Migräne beibehalten soll, oder aber die einzelnen Formen derselben, die sich nur durch eine Reihe von besonders prägnanten Syndromen auszeichnen, aus diesem Sammelbegriff herausnehmen darf. Von einzelnen Forschern wurden spezielle Gruppierungen und Klassifizierungen vorgenommen. So meinte Féré (1881), daß speziell die Augenmigräne (Migraine ophthalmique) eine ganz autonome Form der Migräne darstellt und ihrerseits in drei Unterarten zerfällt (Migraine ophthalmique fruste, dissociée, accompagnée). Escat wollte wiederum eine Ohrenmigräne (Migraine othique) abtrennen, welche ein Analogon zu der Augenmigräne bilden sollte. Er meinte sogar, daß die Mehrzahl der an Otosklerose Leidenden, Migräniker darstellen. Andere legten wiederum die Störungen verschiedener Körperorgane ihrem Schema zugrunde. Jacquet und Jourdanet gruppierten die Migräne in eine gastrische, hepatische, genitale, okuläre (durch Akkommodationsstörungen bedingte) und zentrale. Nicati und Robiolis nahmen eine auditive, olfaktive, gustative Form an. Manche gingen sogar in der Würdigung lokaler Symptome so weit, daß sie das ganze Bild der Migräne von der Störung eines so bescheidenen Organs, wie die Nase, abhängig machen wollten. Dobisch betrachtet die Migräne als eine nasale Neurasthenie!

Eine große Rolle bei der Aufstellung einzelner autonomer Migräneformen spielte die klassische Monographie von Liveing, in welcher dieser Forscher nebst Fothergill und Airy eine spezielle Form, nämlich die Augenmigräne, in den Vordergrund geschoben hat. Durch die Ausarbeitung der epileptischen Züge dieser letzteren (durch Charcot und seine Schule) wurde die ophthalmische Hemikranie noch mehr zu einer autonomen Einheit gestempelt. Liveing ging sogar so weit, daß er die Sehstörungen als eins der kardinalsten Symptome des Migräneanfalles hingestellt hat. Gegen diese Auffassung erhob sich bald Opposition. So meinte Möbius, daß die Häufigkeit der visuellen Erscheinungen bei der Migräne überschätzt wird. Während Liveing dieselben in 37 von 60 eigenen Fällen gesehen hat, gelang es Möbius nur 14 mal unter seinen 130 Kranken die visuellen Erscheinungen festzustellen. Möbius war aber von dem Bann der Liveingschen Darstellung noch nicht gänzlich befreit und rechnete deshalb zum vollständigen Anfall der Migräne auch die visuellen Störungen, wenn er auch zugegeben hat, daß die häufigste Form des Leidens ein unvollständiger Anfall (d. h. ohne diese Störungen) wäre. Auf Grund eigener Untersuchungen kam ich aber zu der Überzeugung, daß die visuellen Erscheinungen nur selten bei der Migräne erscheinen. So fand ich dieselben nur in 76 von 500 eigenen Beobachtungen verzeichnet.

Der Geist der modernen Stoffwechselforschung hat auch das Gebiet der Migräne gestreift. So sehen wir, daß die Klassifizierung der Migräne von den Stoffwechselstörungen und den Alterationen der endokrinen Drüsen abhängig gemacht wird. So teilt Steckel (1897) die Migräne in A) die schwere, der Epilepsie verwandte Form und B) in durch Intoxikation bedingte Form. Diese letztere zerfällt dann in 1. die Migräne, die durch eine von außen kommende Intoxikation bedingt wird (Metalle, Blei, Quecksilber, Arsen, Alkohol, übermäßige Fleischernährung, Kalisalze u. a.), 2. durch Autointoxikation bedingte Form (α) von verschiedenen organischen Stoffen, wie Gase, aromatische Substanzen, Alkaloide; β) Ermüdungsmigräne, Ansammlung nicht oxydierter Stoffwechselprodukte; γ) harnsaure Diathese.)

Auch wird man in den modernen Arbeiten die glanduläre Theorie als eine maßgebende für die Gruppierung der Migräne angeführt. So spricht z. B. Hertoghe und nach ihm Lévy und Rotschild von einer Migraine dysthyreoidienne, Lévy von einer Migraine ovarienne. Wenn man auch heutzutage den endokrinen Drüsen eine eminente Rolle auch für den Stoffwechsel und für die gesamte Funktion des Organismus zuschreiben muß, so glauben wir nicht, daß unsere bisherigen Kenntnisse so weit gediehen wären, daß sie den Grundton sowohl für die Auffassung der Migräne als auch für deren Gruppierung zulässig tun können.

Es entspricht wohl am meisten dem klinischen Sinne der Tatsachen, wenn man die Migräne als ein einheitliches Syndrom auffaßt, in welchem aber ganz verschiedene Abarten und Varietäten enthalten sind.

Daraus folgt noch keineswegs, daß wir abgeneigt wären, einer gewissen Kategorie von Migränefällen, in welchen besondere, ganz prägnante klinische Symptome oder Symptomenkomplexe zutage treten, eine spezielle Stellung zu genehmigen. Nur möchten wir nicht in diesen besonderen Migränebildern irgendwelche „autonome Einheiten" erblicken, wie es z. B. Féré tut, sondern sie insgesamt mit der vulgären Migräne als eine gemeinsame Erkrankung betrachtet wissen. Die Tatsache, daß in ein und derselben Familie verschiedene Abarten der Migräne (i. e. sowohl der vulgären wie auch der ophthalmischen, ophthalmoplegischen usw. Formen) vorkommen, daß ferner eine und dieselbe Person im Laufe der Zeit von diesen wechselvollen migränösen Störungen heimgesucht werden kann, spricht sehr zugunsten dieser Auffassung.

Eine ganz spezielle Stellung nehmen dagegen diejenigen Fälle ein, wo die Migräne nur eine symptomatische Rolle spielt und nur eine okkulte oder bereits offenkundige organische Krankheit des Gehirns anzeigt.

Bezüglich der Frage nach dem eventuellen Unterschied im klinischen Bild der Migräne je nach dem Alter des Patienten, läßt sich im allgemeinen sagen, daß die Migräne in den ersten Kinderjahren nur selten die heftige und unausstehliche Form annimmt, von der die sich im vorgeschritteneren Alter befindlichen Personen nicht selten gepeinigt werden. Auf Grund persönlicher

Untersuchungen kann ich mich der Ansicht von **Fabre**, **Thiemich** anschließen, wonach bei Kindern die Abortivformen häufiger sind als bei Erwachsenen. Es ist nicht ohne Interesse, daß man bei den von Migräne heimgesuchten Kindern nicht selten Erscheinungen begegnet, die sich an entfernten
Organen abspielen. So trifft man hier nicht selten paroxysmalen Bauchschmerzen,
von welchen die Kinder plötzlich, z. B. mitten im Spiel befallen werden, das
Spiel aufgeben müssen, traurig werden und sich auf eine kurze Zeit hinlegen.
Solche kolikartige Schmerzen (im Epigastrinum, in der Nabelgegend) treten
auch bei Kindern auf, die noch keine Migräne hatten, aber von migränösen
Eltern abstammen.

Sonst treten aber bei Kindern dieselben typischen Erscheinungen der
Migräne wie bei Erwachsenen auf. Die Augenmigräne ist hier seltener und
speziell soll betont werden, daß die Kombination der Augenmigräne mit
epileptischen Anfällen bei Erwachsenen häufiger vorkommt. Auch kommt
die psychische Migräne bei Kindern nicht vor. Viel seltener trifft man schließlich bei Kindern diejenigen Erscheinungen, die weiter unten als seltenere oder
ungewöhnliche migränöse Symptome geschildert werden.

1. Symptomatologie der vulgären Migräne (Hemicrania vulgaris s. simplex).

Als vulgäre Migräne wird deren häufigste Form bezeichnet, die ohne
Sehstörungen und ohne andere, den speziellen Migräneformen eigene Begleiterscheinungen einhergeht.

Die Vorboten des Anfalles.

In manchen Fällen lassen sich keine prodromalen Erscheinungen des
Anfalles nachweisen. Noch einen Tag vorher fühlt sich die betreffende Person
ganz wohl, amüsiert sich, arbeitet geistig und erwacht am nächsten Morgen
mit den typischen Kopfschmerzen, Appetitlosigkeit, Zerschlagenheit und Unlustgefühl usw. Dies kommt hauptsächlich bei den leichten Attacken vor,
wo nur ein schwach angedeuteter Kopfschmerz, Druck oder Benommenheit
im Kopfe, eine kaum angedeutete Übelkeit, den Anfall markiert. In solchen
Fällen kann auch der Anfall schon nach vollendeter Morgentoilette restlos
verschwinden.

In den meisten Fällen und speziell vor einer heftigeren Attacke treten
aber ganz variable prämonitorische Erscheinungen auf. Ein oder sogar einige
Tage vor dem Anfall fühlen sich die betreffenden Individuen matt, zerschlagen,
apathisch, der Kopf wird schwer, wie verschleiert, es treten von Zeit zu Zeit
kurze Kopfstiche auf, manche fühlen sich schläfrig, gähnen oft, arbeiten un-
gern und mehr automatisch, die Glieder werden schwerer, es wird über eine
leichte Ermüdbarkeit geklagt, das Denken verliert an Frische und Produktivität, die Stimmung wird traurig, es entsteht mitunter ein richtiger depressiver Zustand mit pessimistischem Anstrich, es kommt sogar in manchen
Fällen zum Lebensüberdruß. Mitunter entsteht in diesem prodromalen
Stadium eine eigentümliche innere Unruhe. Die Anfallskandidaten, wie man
sie nennen kann, finden keinen Platz, stehen von ihrer Arbeit auf, gehen
herum, werden leicht erregt und zornig. Von einzelnen Forschern (Grasset-

Rauzier, Guido, Cornu) werden sogar zwei Typen dieser Kandidaten unterschieden (type d'éxcitation und type de dépression). Tatsächlich handelt es sich aber bei der „Exzitation" nicht um eine expansive Energieentladung, sondern um innere Unruhe und die damit verbundene psychomotorische Erregtheit. In der überwiegenden Mehrzahl der Fälle prävaliert jedoch Apathie und Depression vor dem Anfall. Mitunter schließt sich daran ein ausgesprochenes Angstgefühl (Moreau, Reynolds, Liveing).

Der herannahende Anfall läßt sich nicht selten vom Gesicht ablesen. Dasselbe erscheint blaß, verfallen, die Augen verlieren ihren Glanz, die Augenlider sinken etwas herab, die Gesichtszüge zeigen einen schlaffen, matten Ausdruck.

Von manchen wird bereits zu dieser Zeit über passageres Frösteln, Oppressionsgefühl in der Brustgegend, Bauchschmerzen, Herzkoliken (auch über Präkordialangst) geklagt. Mitunter tritt eine richtige Gastralgie als Prodromalerscheinung des Anfalles auf (Tissot, Berger). Bei manchen stellt sich ein oder einige Tage vor dem Anfall Stuhlverstopfung oder Stuhldrang ein, mitunter auch ein häufiges Urinieren (spastischer Urin). Auch vermehrte Salivation (Agostini, Berger) und eine initiale Erektion (Chaumier) wurde vermerkt. In seltenen Fällen tritt eine paradoxe Erscheinung auf, in dem die betreffenden Personen trotz ihrer Abgeschlagenheit und Apathie sich sexuell erregt fühlen und zum Stillen dieses Bedürfnisses sich zum Koitus hinreissen lassen.

Gelegentlich wird vor dem Anfall ein Heißhunger (Willis, Oppenheim) oder Durst (Oppenheim) gefühlt. In sehr seltenen Fällen wird über Schwerhörigkeit (Labarraque), Trübung und Verdunkelung des Sehvermögens geklagt und auch eine Pupillenerweiterung wurde gelegentlich vermerkt (Piorry). Ebenfalls selten tritt zu dieser Zeit Schwindel auf (Gowers, Möbius). Mitunter treten vor dem Anfall schreckhafte Nachtträume auf. Auf diese Erscheinung, besonders bei Kindern, wurde speziell von Liveing hingewiesen, welcher darin ein Analogon zu ähnlichen nächtlichen Symptomen bei Epilepsie sah. Bei Erwachsenen können gelegentlich in der Nacht vor dem Anfall psychomotorische Erregungen mit Bewußtseinsstörungen auftreten. So beobachtete ich einen 26jährigen Mann, welcher in der Nacht vor einem Anfall schrie, sang, sinnlose Befehle gab usw. Am nächsten Tag trat der typische Migräneanfall auf mit völliger Amnesie für das nächtliche Geschehnis. Mitunter treten prodromale Erscheinungen auf, die als eine richtige Aura (visuelle, akustische, gustative, olfaktorische) zu deuten sind. Wenn auch diese Erscheinungen speziell den schweren Migräneformen und besonders der Augenmigräne eigen sind, so können dieselben auch bei der vulgären Form vorkommen. So klagte eine 25jährige Frau, die an sehr heftigen Attacken von vulgärer Migräne litt, daß sie vor dem Anfall den Geruch von brennenden Kerzen verspüre und daß sie dabei Tote erblicke (bei dieser Patientin war seit ihrer Geburt eine Anisokorie vorhanden, auch reagierten beide Pupillen schwach aufs Licht, sonst fehlten andere organische oder psychische Symptome!).

Auf das Auftreten von Halluzinationen, sogar komplizierter Art, in prä- (und post-) migränösem Stadium wird von Forni hingewiesen, dieselben üben aber keinen wahrnehmbaren Einfluß auf das Verhalten der Kranken aus.

Mitunter treten als Vorboten Parästhesien auf, die denjenigen bei Jacksonscher Epilepsie ähnlich sind. Auch diese Prodromalzeichen erscheinen hauptsächlich bei schweren Hemikranieformen und sollen daselbst besprochen werden.

Eine ganz eigentümliche Erscheinung konnte ich mitunter bei schweren Formen der vulgären Migräne, die Übergänge nach der ophthalmischen Form zeigten, feststellen, die darin bestand, daß vor dem Anfall höchst peinliche faszikuläre Muskelzuckungen in ganz verschiedenen Körpergebieten, besonders aber in den vier Extremitäten und in den Augenlidern auftraten. Diese Zuckungen führen zu keinem oder zu einem kaum merklichen Bewegungseffekt des entsprechenden Gliedes, wechseln häufig den Ort, schwinden nach einigen Minuten, um dann wiederum und mehrmals am Tage sich zu wiederholen. (Auch Thomas spricht von Kribbeln, Spasmen, fibrillären Kontrakturen und Muskelschmerzen, ohne näher darauf einzugehen.)

Es treten ferner Aphasieerscheinungen leichter Art auf, meistens in Verbindung mit Parästhesien und visueller Aura.

Manchmal sind die prämonitorischen Erscheinungen sehr komplizierter Art. So beschreibt z. B. Gowers eine 31jährige Frau, die an periodischen Kopfschmerzen mit Übelkeit gelitten hat und die vor drei Jahren, nach Kummer, vor einem Anfall das Sehvermögen verlor (schwarzer Vorhang mit Tausenden von goldenen Punkten), dann das Gefühl hatte, als ob sich alles nach rechts drehte und als ob ihre Arme, Beine und Körper fixiert wären. Als dies zehn Minuten lang andauerte, wurde sie auf eine Viertelstunde bewußtlos, manchmal entstand auch ein Schwächegefühl mit allgemeinem Tremor und Zähneklappern. Dann erst stellten sich Kopfschmerzen ein. (Bei derselben Frau zeigte sich am Tage nach dem Anfall ein gelblicher Ausfluß aus dem Gehörgang.)

Aus dieser Schilderung ist ersichtlich, daß die Vorboten eines Anfalles der einfachen Migräne sehr mannigfaltig sein können, wobei ganz variable Gebiete befallen werden. Nebst den Erscheinungen, die den allgemeinen körperlichen und psychischen Zustand betreffen, können sich dieselben in Spezialorganen lokalisieren, wobei in einzelnen Fällen speziell das vagosympathische System und die Hirnrinde in Mitleidenschaft gezogen werden.

Anfall der vulgären Migräne.

Der eigentliche Anfall beginnt meistens früh morgens, wenn es auch Fälle gibt, wo derselbe zu ganz verschiedenen Tageszeiten, auch am Abend, ausbricht.

Das prägnante Merkmal der Migräne, der Kopfschmerz, kann verschiedene Qualitäten aufweisen. Derselbe ist meistens nicht vom Beginn an heftig, vielmehr zeigt sich derselbe unter der Form eines Kopfdruckes, welcher peinlich empfunden wird. Bei schwachen oder abortiven Anfällen nimmt er auch weiterhin an Intensität nicht zu und schwindet bereits nach einigen Stunden.

Meistens nimmt die Kephalie allmählich zu und wird schließlich so heftig, daß sich die Patienten hinlegen und dabei laut aufjammern. Manchmal erreicht der Kopfschmerz einen so hohen Grad, daß sich die betreffende Person nicht auf den Füßen halten kann, trotzdem kein Schwindel besteht. Viele gehen, trotz der größten Qual, ihrem Berufe nach, indem sie ihre ganze Willenskraft anspornen. Sie verrichten allerdings ihre Arbeit rein mechanisch, ohne jede Energie und mit zahlreichen Unterbrechungen.

Der Schmerz selbst wird mit dem Druck einer eisernen Zange, mit den Schlägen des Hammers, mit dem Bohren eines Bohrers, mit einem heftigen Pulsieren oder mit Uhrschlag verglichen. Manche haben das Gefühl, als ob das Gehirn zerspränge und die Schädelknochen auseinander gingen. Bei anderen trägt wiederum der Kopfschmerz einen reißenden und schneidenden Charakter usw. Du Bois Reymond verglich seine eigene Migräne mit einem Klopfen, welches mit dem Rhythmus der Art. temporalis synchron war. Noch andere verspüren Hitze im Kopf, oder klagen über Stiche. Chacun souffre à sa manière, sagt treffend Labarraque.

Die Intensität und die Qualität des Kopfschmerzes kann auch während eines und desselben Anfalles wechseln. Diese Schwankungen sind aber im Kulminationspunkt des Anfalles nur gering.

Legt sich der Patient beim Eintritt der Kopfschmerzen schlafen, so kann er mit ganz freiem Kopf erwachen. Ist er aber gezwungen, berufstätig zu sein, so klingt der Schmerz erst gegen Abend ab und löst sich im Nachtschlaf auf. In seltenen Fällen schwindet der Kopfschmerz ziemlich plötzlich und die Patienten behaupten dann, daß ihr Gehirn mit einem Male klarer wird und daß sich ihrer ein Befreiungsgefühl bemächtigt.

Was den Sitz der Kopfschmerzen anbelangt, so soll mit Nachdruck betont werden, daß das in der Benennung (Hemikranie) enthaltende Lokalisationsprinzip oft den Tatsachen nicht entspricht. Nach eigener Erfahrung wird der Kopfschmerz nur in der Minderzahl der Fälle einseitig lokalisiert und dann meistens in einer Schläfe und dem anliegenden Auge, auch in der Stirngegend oberhalb der Augenbraue. In der Mehrzahl der Fälle zeigt die Kephalie einen mehr diffusen Charakter, wobei der Vorderteil des Kopfes mit Vorliebe befallen wird.

Nur in seltenen Fällen geben die an Migräne Leidenden mit Bestimmtheit an, daß ihr Kopfschmerz bei jedem Anfall eine und dieselbe Kopfhälfte befällt. Sogar beim Vorhandensein eines Halbseitentypus wechselt oft die Seite in den nacheinander folgenden Attacken. Das eine läßt sich vielleicht behaupten, daß der Halbseitentypus bei den schweren Formen der Migräne und besonders bei der Augenmigräne prävaliert. Verhältnismäßig häufig begegnet man der Behauptung, daß die Kopfschmerzen trotz ihrer wechselvollen Lokalisation doch eine besondere Vorliebe für diesen oder für jenen Ort der Kopfhälfte zeigen.

Wird aber auch nur eine Kopfhälfte befallen, so kann auch hier der Schmerz seinen Sitz wechseln.

Auch kann es vorkommen, daß der Kopfschmerz in einer Kopfhälfte beginnt und dann in demselben Anfall auf die gegenüberliegende Seite übergreift. Dasselbe kann auch bei einem nicht halbseitigen Kopfschmerz vorkommen, indem dieser z. B. zu Beginn der Attacke in der Parietalgegend lokalisiert wird, dann aber in die Schläfe übergeht und dort bis zum Schluß des Anfalles sitzen bleibt.

Die topographische Ausdehnung des Kopfschmerzes kann große Schwankungen zeigen. Meistens bleibt der Kopfschmerz auf das Schläfen-, Stirn-, Augengebiet beschränkt. In nicht seltenen Fällen breitet sich derselbe auf den ganzen Kopf inkl. der Okzipitalgegend aus. Mitunter ist die Schmerzzone noch größer und strahlt nach ganz entlegenen Gebieten aus. So ging dieselbe bei einer 22jährigen Frau mitunter auf die Ohren, das Gesicht und sprang sogar auf die Hände über. (Auch Möbius erwähnt einen Kranken, bei welchem die Schmerzen in die Schultern ausstrahlten.) Bei einer 45jährigen Frau befiel der Kopfschmerz die Parietalgegend und ging dann auf den Nacken hinüber. Bei anderen Kranken strahlte der Kopfschmerz nach der Nase und den Zähnen aus.

Es kommen auch parodoxe Fälle vor, wo der Kopfschmerz nicht in der Kopfdecke, sondern im Gesicht beginnt und sich erst nachträglich auf die erstere ausbreitet. So begann z. B. bei einem 52jährigen Manne der Schmerz im linken Nasenflügel, ging dann auf die linke Kopfhälfte über und war schließlich im linken Auge am heftigsten.

Es geht daraus hervor, daß die Lokalisation der Kopfschmerzen bei Migräne sehr mannigfaltig sein kann, wobei die Halbseitigkeit keine conditio sine qua non bildet. Bereits Tissot hat Fälle angeführt, die er zur Migräne gerechnet hat, trotzdem sie keinen halbseitigen Typus aufgewiesen haben. Nach Pelletan kann der Schmerz den ganzen Kopf befallen oder nur einen kleinen Bezirk desselben, auch könne derselbe in ein und demselben Anfall den Ort wechseln. Lasègue vertrat die Ansicht, daß der migränöse Kopfschmerz einseitig aber auch diffus sein könne, allerdings niemals unterhalb der Orbita seinen Sitz haben könne. (Diese letztere Behauptung ist nicht richtig, — bereits Labarraque sah die Schmerzen nach dem Gesicht und dem Munde irradiieren und nach Möbius strahlen die Schmerzen mitunter nach dem Oberkiefer.) Nach Thomas käme die Bilateralität des Kopfschmerzes viel häufiger vor, als es die Kranken selbst anzugeben pflegen. Auch Liveing meint nicht, daß die Unilateralität zu den Kardinalsymptomen der Migräne gehöre. Von seinen eigenen 61 Beobachtungen saß der Kopfschmerz nur in 17 auf einer Seite, dagegen in 37 war derselbe bilateral und in 7 nicht ganz unilateral.

Von den modernen Forschern wollen wir Oppenheim anführen, der ebenfalls der Meinung ist, daß die Kopfschmerzen bei Migräne keineswegs auf einer Seite beschränkt bleiben, sondern häufig den ganzen Vorderkopf oder Stirnschläfe beiderseits, besonders die Umgebung der Augen, dann das Hinterhaupt befallen können und daß sie manchmal in einer Seite beginnen, sich dann auf die andere ausbreiten, manchmal sogar alternierend in den aufeinanderfolgenden Attacken auftreten.

Bereits oben wurde die Ansicht ausgesprochen, daß bei den schweren Hemikranieanfällen und besonders bei denjenigen Formen, welche sich der Augenmigräne nähern, die Unilateralität der Kopfschmerzen konstanter wäre. Sie gewinnt auch dann eine größere klinische Bedeutung. Liveing warf nämlich die Frage auf, ob bei einseitigen Kopfschmerzen auch die Sehstörungen und diejenigen des Tastsinus ebenfalls unilateral sind oder nicht? Es zeigte sich, daß von 12 Fällen Liveings mit einseitigen Kopfschmerzen das Sehvermögen in 9 bald auf einer, bald auf der anderen Seite gestört war. Von 10 Fällen mit unilateralen Schmerzen waren auch die Parästhesien unilateral (mit zwei Ausnahmen). In den Fällen mit bilateralen Schmerzen war das Zentrum oder das ganze Gesichtsfeld in 10 Fällen, nur die lateralen Partien in 5 gestört und von 11 Fällen mit Parästhesien waren dieselben in 9 bilateral in 1 unilateral und in 1 unvollständig bilateral. Es scheint somit nach Liveing, als ob in der Mehrzahl der Fälle mit unilateralen Kopfschmerzen die Sehstörungen und die Parästhesien ebenfalls unilateral wären und bei bilateralen Schmerzen bilateral (dieses letztere nicht regelmäßig). Diese Begleiterscheinungen entsprachen mitunter der Seite der Kopfschmerzen (z. B. bei rechtsseitigem Schmerz auch rechtsseitige Sehstörungen) oder aber waren dieselben heterolateral.

Wie oben gesagt, können die Kopfschmerzen während ein und desselben Anfalles sowohl in ihrer Qualität wie auch in ihrer Intensität wechseln. Dieser Wechsel bleibt entweder ganz unabhängig von den äußeren Momenten oder wird von letzteren bedingt. Es ist eine altbekannte Tatsache, daß sich die von einer Attacke Befallenen am wohlsten in ruhigen, abgeschlossenen und verdunkelten Räumen fühlen. Die Kopfschmerzen werden dagegen verstärkt durch das grelle Licht, starke Geräusche, unangenehme Gerüche, körperliche Erschütterungen, angestrengte Kopfarbeit usw. Ist dagegen der Anfall ein leichter, so wirkt gerade die fesselnde Arbeit, ein Spaziergang im Freien lindernd auf die Schmerzen, die dann in besonders günstigen Fällen sogar gänzlich schwinden können.

Zu den wichtigsten Symptomen der vulgären Migräne gehören die Magenerscheinungen speziell die Übelkeit und das Erbrechen.

Wenn auch diese Erscheinungen sicherlich zu den markantesten Zeichen des Anfalles hinzugerechnet werden müssen, so muß doch vorderhand darauf hingewiesen werden, daß es Fälle gibt, wo die Attacken nur von Übelkeit und niemals von Erbrechen begleitet werden, obgleich die Intensität der Schmerzen sehr hohe Grade erreichen kann. Es gibt ja Fälle von zweifelloser Migräne. wo das Erbrechen niemals aufgetreten war, trotz jahrzehntelanger Dauer des Übels. So kannte ich einen 47jährigen Mann, der seit 20 Jahren an typischer, meistens linksseitiger Migräne gelitten hat und dabei kein einziges Mal erbrach.

Von 500 eigenen Fällen trat in 81 Fällen ausgesprochene Übelkeit auf. Das Erbrechen wurde dagegen 191 mal vermerkt. Von 85 Fällen der Möbiusschen Statistik litten 68 an Erbrechen und von 103 der Henschenschen Kasuistik war das Erbrechen 54 mal konstatiert.

Bei manchen Personen tritt die Übelkeit und das Erbrechen in einzelnen Attacken alternierend auf.

Gewöhnlich zeigt sich die Übelkeit gleich zu Beginn des Anfalls, ja in manchen Fällen sogar im Prodromalstadium des letzteren. Allmählich wird dieselbe stärker und gipfelt schließlich in Erbrechen. Das letztere schließt häufig den Anfall ab, nicht selten aber wiederholt es sich mehrmals am Tage und bringt dann nur eine vorübergehende Erleichterung herbei. (Mitunter erwachen die Kranken mit Kopfschmerzen und beginnen gleich „Wasser" zu erbrechen [Labarraque].)

Das Erbrechen kann manchmal so intensiv sein, daß Galle erbrochen wird. Das Qualvolle besteht eben darin, daß oft kein Mageninhalt mehr vorhanden ist und daß der Patient dann leere Brechbewegungen ausführt. Das Gesicht kann dabei rot, gedunsen, zyanotisch werden, die Stirn bedeckt sich mit kaltem Schweiß, die Tränen fließen aus den geröteten Augen und

mitunter wird der ganze Körper durch ein kurzes Zittern erschüttert. Es gibt
zum Glück nur seltene Fälle, wo diese Begleiterscheinungen in einem so hohen
Maße ausgebildet sind. Bei manchen spielt sicherlich auch die Autosuggestion
eine gewisse Rolle.

Es gibt Personen, die bei jedem Anfall erbrechen. Bei anderen dagegen
kommt das Erbrechen nur höchst selten vor, ja sogar nur ein oder einige Male
in ihrem ganzen Leben. Es gibt ferner Fälle, wo das Erbrechen jahrelang besteht oder in speziellen Lebensabschnitten auftritt, dann aber viel seltener
wird oder gänzlich schwindet.

Das Erbrechen kann mitunter den Migräneanfall substituieren, indem es
sämtliche sonstigen Begleiterscheinungen des Anfalles, jedoch ohne Kopfschmerzen aufweist. (Auch Bordoni hat einen Fall, allerdings von Augenmigräne beobachtet, wo die Anfälle sehr selten waren und gelegentlich durch
ein Magensyndrom — heftige Magenschmerzen, Übelkeit, Brechreizung —
substituiert waren. Diese letzteren zessierten dann im weiteren Verlauf, um
wiederum den richtigen ophthalmischen Attacken Platz zu räumen.)

Zu den migränösen Magenerscheinuugen gehört auch Appetitlosigkeit. Sehr oft entsteht nicht nur Anorexie, sondern ein ausgesprochener
Abscheu gegen das Essen. Sogar die Erinnerung an die Speisen verstärkt
das Gefühl der Übelkeit und führt manchmal zu Brechbewegungen. Es werden
am besten noch scharf gewürzte, saure Speisen genossen. In leichten Anfällen
können sich dagegen die Kranken nach einer genossenen Mahlzeit sogar wohler
fühlen (Möbius), dies trifft aber höchst selten zu.

Zu den Kardinalerscheinungen des Anfalles gehören ferner die Störungen
des psychischen Zustandes, die im wesentlichen denjenigen entsprechen,
die im Prodromalstadium der Migräne aufzutreten pflegen (Mattigkeit, Abgeschlagenheit, Energielosigkeit, Verstimmung, Beklemmung usw.). Die
Arbeitsleistung ist immer verringert, was aber in hohem Grade von der Individualität des Betreffenden abhängig ist. Es gibt ja Menschen, die beim Bestehen der qualvollsten Attacken ihre Berufsarbeit versorgen und sogar ihre
Brechreizung eine gewisse Zeit lang rein psychisch bezwingen. Diese Sich-
selbstbeherrschung erinnert an die Mahnung von J. Kant, über seine krankhaften Gefühle durch den bloßen Vorsatz Meister zu werden.

Die psychische Prostration ist manchmal aus dem Gesicht zu lesen,
indem dasselbe einen müden, verfallenen und schlaffen Ausdruck zeigt.
Die Augen verlieren ihren „Glanz" und ihre Lebensfreude (leichte Ptosis!),
die Mimik wird dürftig (die Gesichtsmuskulatur soll sogar einen verringerten
Tonus aufweisen!), das blasse und fahle Gesicht erstarrt oft in einen angestrengten, traurigen Ausdruck. Und nicht nur das Gesicht, sondern auch der
gesamte Körper zeigt ebenfalls gewisse schwer definierbare Merkmale der
Mattigkeit und der Prostration. Die leidende Person meidet jede brüskere
Bewegung, man merkt an ihr eine eigentümliche Tendenz, sich zu isolieren,
möglichst zu schonen und sich sozusagen in sich selbst zu verkriechen.

Zu den häufigsten Symptomen des einfachen hemikranischen Anfalls
gehört auch die Überempfindlichkeit der Sinnesorgane und zwar besonders diejenige des Gesichts, des Gehörs und des Geruchs. Zahlreiche
Personen vertragen zur Zeit der Attacke kein grelles Licht (Photophobie),
keine stärkeren Geräusche und Gerüche. Speziell wird einerseits Musik und

andererseits Küchengerüche und das Tabakrauchen schlecht vertragen, wogegen manche Sinneseindrücke (Mentholgeruch, Eau de Cologne) wohltuend wirken, besonders wenn sie mit Tastempfindungen (Einreibung von leicht verdunstbaren Mitteln) verknüpft sind. Manche Patienten klagen über gesteigerte Kopfhautempfindlichkeit während des Anfalles (Oppenheim).

Außer diesen markantesten Zeichen des migränösen Anfalles gibt es eine ganze Reihe von anderen Erscheinungen, die aber viel seltener den Anfall begleiten und die deshalb zu den unbeständigen Begleiterscheinungen der vulgären Migräne gezählt werden müssen.

Vor allem sollen hier die Erscheinungen seitens des sympathischen Systems erwähnt werden.

Bekanntlich hat besonders Du Bois Reymond auf die Sympathikussymptome bei seiner eigenen Migräne hingewiesen und darauf eine Theorie aufgebaut. Er fand nämlich bei seinen Anfällen, daß das Gesicht bleich und verfallen aussah, das Auge klein und gerötet und das Ohr — gegen das Ende des Anfalles — rot und warm wurde. Du Bois nahm dann den Tetanus der vom Halssympathikus versorgten Gefäße an. Möllendorf beschrieb dann die Migräne bei rotem Gesicht und meinte, daß es sich dabei nicht um Sympathikuskrampf sondern um — Lähmung handelt: Der Anfall der Migräne stelle sogar die Symptome einer experimentell bewirkten Halssympathikusdurchschneidung dar.

Nach Möbius kämen bei Halssympathikusreizung folgende Erscheinungen zutage: Verengerung der Blutgefäße in vielen Bezirken des Kopfes, Schwitzen verschiedener Kopfbezirke, Erweiterung der Lidspalte und der Pupille, Bulbusvordrängung, Beschleunigung der Herztätigkeit, vermehrte Sekretion der Parotis und der Unterkieferspeicheldrüse. Bei Halssympathikuslähmung dagegen käme es zur Erweiterung der Blutgefäße in vielen Kopfbezirken (Paukenhöhle, Iris, Chorioidea, Retina, Hirngefäße), Verengerung der Lidspalte und Pupille, Einsenkung des Bulbus, mitunter Abmagerung der entsprechenden Gesichtshälfte.

Es ist deshalb leicht verständlich, daß Eulenburg eine Hemicrania sympathicotonica s. spastica (Blässe, Kälte des Gesichts, Zurücksenkung des Auges, Erweiterung der Pupille, Verhärtung der Temporalarterie, mitunter Salivation, Verschlimmerung beim Druck auf Karotis) und Hemicrania angioparalytica (Hitze, Rötung des Gesichts, Injektion der Bindehaut, Tränenträufeln, Verengerung der Lidspalte und der Pupille, zuweilen unilaterales Schwitzen nebst Erleichterung beim Druck auf die Karotis) unterscheiden wollte. Von französischen Autoren wurden dann die beiden Formen plastisch als Migraine blanche und Migraine rouge bezeichnet.

Bald entstanden aber zahlreiche Fälle (Berger, Holovtschiner), in welchen eine Kombination der beiden Formen vermerkt werden konnte. So traten bei der 18jährigen Patientin Holovtschiners im Beginn des Anfalles spastische Halssympathikuserscheinungen auf, die dann einer Hyperämie der einen Kopfhälfte Platz räumten.

Auf Grund eigener Erfahrung soll nachdrücklich betont werden, daß die beiden oben beschriebenen Typen der Halssympathikussymptome in ihrer reinen und voll entwickelten Form zu den größten Seltenheiten gehören. Nur in Ausnahmefällen treten die Erscheinungen der „weißen" oder der „roten" Migräne auf, so daß ich in eigenen Beobachtungen diese nur in ganz ver-

einzelten Fällen feststellen konnte. Häufiger begegnet man im Anfall einzelnen sympathischen Symptomen und zwar tritt hauptsächlich Blässe des
Gesichts, Verhärtung der Temporalarterie, Erweiterung der Pupille auf oder aber
im Gegenteil, wenn auch seltener, Rötung des Gesichts und der Ohren, ein
leichtes Herabfallen der Augenlider, „Verkleinerung des Auges", Anschwellung
der Augenlider, besonders der oberen.

Bei einer 33 jährigen Patientin trat alle drei Wochen ein Migräneanfall
auf mit Schwellung der Augenlider, Verkleinerung der Augen und gleichzeitig
klagte die Kranke über schwarze Punkte und Sterne vor den Augen, Zahn-
schmerzen, Reißen in der Nase und Schmerzen in der Herzgegend.

Bei einer 44 jährigen Frau war der Anfall einer rechtsseitigen Migräne
von Exophthalmus mit Tränenfluß begleitet. Ein 40 jähriger Mann merkte
wiederum während seiner heftigen Attacken Rötung der Konjunktiven usw.

Nicht selten kommt auch eine Kombination von spastischen mit paralytischen Erscheinungen vor, so z. B. nebst Gesichtsblässe eine leichte Ptosis u. a.
Auch kann die Gesichtsfarbe während des Anfalles wechseln, so daß das zunächst blasse Gesicht später rot wird.

Aus der Physiologie des Sympathikus weiß man, daß die Vasomotoren
der Haut und der Schleimhäute des Kopfes (wenigstens bei Affen) ihre Fasern
aus dem Halssympathikus erhalten. (Allerdings muß betont werden, daß
die Blutgefäße der Schleimhäute des Kopfes nach dem Schema von Langley
hauptsächlich vom Bulbäranteil des Sympathikussystems (Vagusgebiet) versorgt werden. Es würden dann die nun folgenden Erscheinungen nicht vom
Halssympathikus, sondern von den höheren Sympathikusgebieten abhängig sein.)

Wir begegneten nun in vereinzelten Anfällen ganz eigentümlichen
Erscheinungen seitens der Schleimhäute der Nase und des Rachens, die viel-
fach falsch beurteilt wurden. Es wird nämlich von manchen, an heftigen
Attacken leidenden Personen, bereits zu Beginn des Anfalles oder sogar in
dessen Prodromalstadium an „Schmerz im Halse" (eigentlich im Rachen)
geklagt, woran sich manchmal ein Frösteln anschließt. Das Bild erinnert an
Halsangina. Die Temperatur bleibt aber normal. Bei Besichtigung des
Rachens merkt man nur eine einfache Schleimhautschwellung ohne jegliche
Zeichen einer follikulären oder einer anderweitigen Angina. Allmählich entwickelt
sich der typische Migräneanfall, während dann diese „migränöse Pseudoangina" allmählich abklingt. Häufig aber tritt an deren Stelle (zum Teil auch
gleichzeitig) ein Nasenkatarrh mit reichlichem, wässerig-schleimigem Exsudat.
Diese Erscheinungen beruhen wohl auf vasomotorischen Erscheinungen und
sind an die Gruppe der vasomotorischen Neurosen anzureihen. Ähnliche Zustände (Schleimhautschwellungen der Luftwege) sind beim akuten umschriebenen Ödem geschildert worden, jedoch ohne Zusammenhang mit der Migräne
(s. b. Cassirer).

Über eine vermehrte Schleimabsonderung aus der Nase während
des Anfalles wird auch von Calmeil, Féré, Oppenheim berichtet. Letzterer
fand bei einem migränösen Patienten auch vasomotorischen Schnupfen
nebst anderen vasomotorischen Erscheinungen. (Bei demselben Kranken
entstand auch eine Neuritis optica mit parazentralem Skotom.) Auch H.

Curschmann sah in einen Fall von Migräne, der mit Angina pectoris vasomotoria kombiniert war, eine bisweilen auftretende Anschwellung des Mundes
und Rachens nebst dem Quinckeschen Hautödem an Händen, Gesicht und
Rumpf (ob während des Anfalles — ist aus der Beschreibung nicht ersichtlich).

Ähnliche vasomotorische Symptome an der Kopfhaut wurden
z. B. von Hobbs beobachtet, indem sich bei einer 39jährigen Frau während des
Anfalles in der linken Stirngegend (wo auch der Kopfschmerz lokalisiert war)
eine 3 cm lange und 1 cm breite ovale Hautanschwellung bildete, die mit
dem Abklingen des Anfalles ebenfalls schwand, um bei jedem folgenden Anfall
wiederzukehren, wobei weiterhin nach ca. 10—15 Minuten kleinere Knoten
auf der behaarten Kopfhaut entstanden. Analoge Hautanschwellungen traten
bei derselben Patientin rechts an Ellenbogen, Hand- und Fingergelenken, in
der rechten Mamma, am rechten Fuß und Knie auf. Alle (mit Ausnahme
derjenigen an der Brustdrüse) schwanden mit der Beendigung des Anfalles.

Zu den vasomotorischen Störungen im Gebiete des Halssympathikus
gehören wohl auch die Erscheinungen der Gesichts-, Nasen- und Retina-
blutungen, die gelegentlich bei den Migräneanfällen beobachtet wurden
(Tissot, Labarraque, Calmeil, Brasch-Levinsohn u. a., siehe auch
weiter unten bei der Augenmigräne). Tissot sah in einigen Fällen auf der
Höhe des Anfalles die höchste Anspannung der Temporalarterie, Blutandrang
zum Gesicht, Erröten des Auges und Extravasate an der Stirn und an den
Lidern. Auch Labarraque konnte gelegentlich Rötung des Gesichts, Injektion der Augenlider und Ekchymosen feststellen. Eine meiner Patientinnen,
eine 27jährige Frau, litt an Nasenbluten vor und während ihrer Migräneanfälle.
Was die Retinalgefäße anbelangt, so habe ich mich niemals von deren Beteiligung am Anfall mit Bestimmtheit überzeugen können, obgleich ich öfters
in der Lage war, die Kranken während ihrer Anfälle zu ophthalmoskopieren.
Hin und wieder merkte man dabei eine starke Füllung der Gefäße, diese lag aber
noch in den physiologischen Grenzen. Es soll aber mitunter zu schweren vasomotorischen Störungen im Gebiete der Retinagefäße im Anfall kommen. Der
26jährige Patient von Brasch-Levinsohn, der an vulgärer Migräne mit
Schwellung des linken Auges litt, zeigte während eines Anfalles einen beider-
seitigen Exophthalmus mit gesteigertem intraokulärem Druck, wobei man in
der Retina eine mäßige venöse Hyperämie und eine geringe blutige Verfärbung
des unteren Augenlides links sah. In einem späteren Anfall traten bereits
Blutungen an beiden Lidern links auf und in einem noch späteren Anfall gesellte sich zu den starken Blutungen in den Lidern und in der Konjunktiva
eine intensive Venenhyperämie und Blutungen in der Nähe der linken Papille.
Die Pupille war maximal erweitert und lichtstarr. Es entstand eine fast völlige
linksseitige Amaurose, die aber in zwei Wochen fast völlig schwand. Auch
sah Liveing in einem Falle chorioidale Hämorrhagien in einem Auge, mit
fast völliger Amaurose (der Patient litt an Migräne, obgleich am Tage, wo
er erblindete, kein Anfall aufgetreten war!).

Wenn auch also, wie man sieht, ganz variable Sympathikussymptome
die Migräneanfälle begleiten können, so gehören sie doch nicht zu den häufigen Erscheinungen der Anfälle. Diese ablehnende Stellung gegen die Auffassung
der Sympathikussymptome als Kardinalzeichen der Migräne wird von den
meisten modernen Forschern eingehalten. So will Möbius bei der Mehrzahl

der Migränösen keine vasomotorische Erscheinungen gesehen haben. In der Minderzahl wären dieselben vorhanden, das Gesicht sei dann gerötet und heiß, seltener kühl und blaß (nach meiner Erfahrung ist das umgekehrte der Fall). Niemals konnte Möbius das vollentwickelte Bild einer einseitigen Sympathikusreizung oder -Lähmung beobachten. Da, wo Gefäßerweiterung bestand, hat er niemals eine homolaterale Pupillenverengerung gesehen. Die Blässe war fast immer doppelseitig. Bei manchen Kranken trat fleckenhaftes Erröten auf, bei anderen Rötung der Bindehaut, Tränenfließen, Verengerung der Lidspalte. Es wird ferner von Möbius ausdrücklich betont, daß die Pupillenveränderung bei Migräne sehr selten wäre und daß er sie niemals beobachten konnte. Auch Oppenheim zählt die vasomotorischen und Pupillenerscheinungen zu den inkonstanten Vorkommnissen bei Migräne. Die von Du Bois und Möllendorf beschriebenen Symptome sollen nur in einzelnen Fällen deutlich zutage treten und können auch Reiz- und Lähmungserscheinungen ineinandergreifen. Demgegenüber betonten E. Mendel, Päßler u. a., daß die Pupille manchmal während des Anfalles vergrößert erscheint und zwar auf der Seite des Schmerzes. (In einem Falle von Päßler sollte die Pupille bis zum Schluß des Anfalles nicht nur erweitert, sondern auch starr gewesen sein.)

Mitunter treten bei einem Migräneanfall nur ganz vereinzelte Symptome aus der Kategorie der Halssympathikuserscheinungen auf. So wurde z. B. Gesichtsschwitzen, vermehrte Sekretion, Tränenfluß gegen das Ende des Anfalles bemerkt (Teed, Liveing, Cornu, Féré). (Die vermehrte Salivation gehört eigentlich in das Gebiet des Bulbäranteiles des sympathischen Systems — Kohnstamms Nucleus salivatorius in der Formatio reticularis.) Auch Parese des Müllerschen Muskels wurde bereits konstatiert (Nicati-Robiolis).

Diese etwas ablehnende Stellung den Halssympathikussymptomen gegenüber wird aber nicht von allen geteilt. Nach Thomas gehören dieselben zu den integrierenden Bestandteilen des Migräneanfalles. Thomas hat sogar, auf den Beobachtungen von Manget, Borrelli, Anhalt, Forestier, Tissot u. a. fußend, eine Tabelle aufgestellt, welche zeigte, daß auf 91 Fälle in 9 Gesichtsröte, in 8 Gesichtsblässe, in 3 die beiden Erscheinungen alternierend aufgetreten waren, während in 17 zwar keine Unterschiede in der Gesichtsfarbe bemerkt wurden, dagegen andere vasomotorische Zeichen, wie Konjunktivalinjektion, Tränenfluß, einseitiges Schwitzen, Pupillenerscheinungen usw. gesehen wurden. Somit sollten in 37 von 91 deutliche Sympathikuszeichen aufgetreten sein. Auch in dem großen Handbuch von Grasset-Rauzier findet man das voll entwickelte Bild der Sympathikusreizung oder -Lähmung, als einen Bestandteil der Hemikranie vermerkt, obgleich zugegeben wird, daß diese Erscheinungen auch gänzlich fehlen können.

Auf Grund sowohl fremder, wie auch persönlicher Erfahrung kam ich zu der Überzeugung, daß das voll entwickelte Bild der Halssympathikusstörung zu den seltensten Komponenten einer hemikranischen Attacke gehört, daß dagegen **einzelne** Halssympathikuserscheinungen dabei auftreten können. Zugunsten dieser Beteiligung des Sympathicus cervicalis an dem migränösen Syndrom würde auch eine Tatsache sprechen, die zum Teil von M. Brunner und Berger, dann aber besonders von Oppenheim hervorgehoben wurde, nämlich die Schmerzhaftigkeit des oberen Halssympathikusganglions (in der Fossa auriculo-mastoidea zwischen dem aufsteigenden Unterkieferast und dem Proc. mastoideus) während des Anfalles (nach Oppenheim manchmal auch außerhalb desselben).

Im Anschluß an diese, während des hemikranischen Anfalles auftretenden Halssympathikuserscheinungen soll auf eine Tatsache aufmerksam gemacht werden, welche zwar nicht direkt hierher, sondern zu den Interparoxysmalsymptomen gehört, doch im Zusammenhang mit dieser einer Erwähnung würdig erscheint. Man findet nämlich gelegentlich bei den Migränösen, daß die einzelnen Halssympathikuserscheinungen, speziell diejenigen seitens der Pupillen, sich zu Dauersymptomen entwickeln. So fand ich bei einem 15jährigen, an hereditärer Migräne leidenden Mädchen eine Anisokorie (rechts Miosis und Verengerung der Lidspalte), die sich vor vier Monaten eingestellt hatte und zu einer permanenten Erscheinung wurde. Bei derselben Patientin zeigten sich einmal im Monat, auch unabhängig von dem Anfall, rote Flecke in der rechten Gesichtshälfte und am rechten Ohr, gleichzeitig mit Hitzegefühl. Diese roten Flecke konnte ich einmal selbst beobachten. Der Fleck zeigte sich zunächst auf der rechten Wange und an einem Teil des rechten Ohres, verbreitete sich dann innerhalb von 5—10 Minuten auf die ganze Gesichtshälfte und das ganze Ohr.

Auch bei einem 40jährigen Offizier, der seit 20 Jahren an Migräne zu leiden hatte, entwickelte sich seit seinem 14. Lebensjahre rechtsseitige Miosis (bei guter Lichtreaktion), Verengerung der rechten Lidspalte und ein rechtsseitiger Enophthalmus. Ähnliche Erscheinungen findet man z. B. in der Beobachtung L. Jacobsohns, welcher bei einer 38jährigen Frau, die jahrelang an linksseitiger Migräne gelitten hat, drei Syndrome konstatieren konnte, nämlich die Migräne, die Basedowsche Krankheit und einen Erschöpfungszustand des linken Halssympathikus (Verengerung der linken Lidspalte und Pupille, Enophthalmus, dabei aber auch Blässe und Trockenheit der linken Gesichtshälfte). Auch wird von Oppenheim erwähnt, daß er bei Personen, die an einseitiger Migräne zu leiden hatten, eine dauernde homolaterale Pupillen- und Lidspaltenverengerung gesehen hat.

Auch findet man gelegentlich bei Kindern, die von migränösen Eltern herstammen, eine angeborene permanente Anisokorie isoliert oder in Zusammenhang mit ungleichen Lidspalten oder auch mit einer allgemeinen Gefäßlabilität. So fand ich bei dem 10jährigen Sohn eines an Migräne leidenden Arztes eine Anisokorie (rechts Miosis) und Verengerung der (rechten) Lidspalte, die seit seiner Geburt festgestellt wurde. Der Knabe litt ebenfalls an Migräne (am häufigsten rechts), wobei die Anfälle keinen evidenten Einfluß auf die sympathischen Erscheinungen ausgeübt haben. Bei demselben Knaben war auch eine differente Pigmentierung beider Augen zu verzeichnen.

Außer den Symptomen seitens des Sympathicus cervicalis können im Migräneanfall Erscheinungen seitens anderer Gebiete des sympathischen Systems zutage treten und zwar sowohl seitens des vertebralen wie auch des prävertebralen Systems.

Berührt man zunächst die sympathischen Erscheinungen seitens des Vertebralganglionsystems (s. Handbuch der Neurologie von Lewandowsky, Bd. 1, p. 308 u. 417, daselbst Flatau, Bd. 1, p. 666 und

Bumke, Bd. 1, p. 1094), so begegnet man sowohl vasomotorischen wie auch sekretorischen (Schweißabsonderung) und pilomotorischen Erscheinungen, die bei den Anfällen der vulgären Migräne manchmal zutage treten. So sah Möbius, daß während eines hemikranischen Anfalles auch in den Extremitäten vasomotorische Erscheinungen auftreten können. Die Hände und Füße werden dann eiskalt. Der Radialispuls wird klein und weniger frequent (Gowers, Möllendorf). Die harte Beschaffenheit des Pulses, auf die bereits Tissot, allerdings gleichzeitig mit Beschleunigung desselben, hingewiesen hat, kommt ebenfalls vor. Auch können hämorrhoidale Blutungen gelegentlich den Anfall begleiten. Möbius hat ferner einige Male Erythromelalgie beobachtet. Féré sah gleichzeitig mit der erwähnten Extremitätenkälte eine lokale Asphyxie in denselben.

Als Analogon zu den oben beschriebenen Anschwellungen im Gebiete des Sympathicus cervicalis kann eine Beobachtung dienen, die ich bei einem 38jährigen migränösen Manne machen konnte und die darin bestand, daß sich gleichzeitig mit den Anfällen Schwellung und Jucken in verschiedenen Körpergebieten gezeigt hat.

Die sekretorischen Störungen im Vertebralgebiete des Sympathikus gehören zu den größten Seltenheiten. Tissot beschrieb bei einer Dame ein abundantes Schwitzen der Vorderarme und der Hände gegen das Ende eines Anfalles und eine ähnliche Erscheinung sah dann auch Liveing. Schließlich konnte von mir in manchen schweren Migräneattacken, die mit starkem Erbrechen, Schaudergefühl und Frösteln verbunden waren, auch die Erscheinung der Gänsehaut gesehen werden (Pilomotorenwirkung).

Viel häufiger begegnet man bei den Migräneanfällen Störungen seitens des sympathischen prävertebralen Ganglionsystems, welches im Gegensatz zum vertebralen ausschließlich (mit Ausnahme des Ganglion stellatum) die Eingeweide versorgt. Die physiologischen Verhältnisse liegen hier aber viel verwickelter als bei den ersteren, indem der Vagus funktionell in das Sympathikusgebiet hineingreift, so daß man es eigentlich oft mit vagosympathischen Erscheinungen zu tun hat.

Die Erscheinungen, von welchen weiter unten die Rede sein wird, stellen gewisse Analogien zu den von Gowers in seinen Grenzgebieten der Epilepsie geschilderten vagalen Symptomen, die in subjektivem gastrischem, respiratorischem und kardialem Unbehagen bestehen. Diese Sensationen äußern sich im Druck im Epigastrium und nach dem Halse aufsteigend, selten Nausea, niemals Erbrechen, Beklemmung und Atemnot, Unbehagen im Herzen, Gefühl von Herzstillstand, dem rasche Herztätigkeit folgt. Dabei entsteht ein eigentümlicher geistiger Zustand, Langsamkeit, Schwierigkeit im Denken und geringe Konzentrierung der Aufmerksamkeit, Gefühl der Unwirklichkeit des Wahrgenommenen. Die vagalen Symptome wären oft mit Störung des vasomotorischen Zentrums vereint, das Zusammenziehung der Gefäße und Kältegefühl in den Extremitäten erzeuge. Herrscht der vasomotorische Spasmus vor, so könne man solche Fälle als vaso-vagale nennen. Der vasomotorische Spasmus erreicht oft hohe Grade (Kältegefühl, kleiner Puls, Gesichtsblässe). Ziemlich häufig will Gowers eine Beziehung solcher Anfälle zu vorhergehender Migräne beobachtet haben. Die vagalen und vasovagalen Erscheinungen wären nie kurz, selten kürzer als 10 Minuten. Der Anfall setzt mit plötzlichem Erscheinen leichter Symptome ein, die sich bald vergrößern und dann allmählich abklingen. Gowers meint, daß in einzelnen Fällen keine Beziehung zur Epilepsie vorhanden wäre, denn die Symptome treten nach und nach auf, ganz unähnlich dem plötzlichen Einsetzen bei Epilepsie. Doch gäbe es Fälle, welche die beiden Klassen zu verbinden scheinen und selbst den vagalen Anfällen ihre Stellung im Grenzgebiet der Epilepsie anweisen.

Es können nun während eines hemikranischen Anfalles Erscheinungen seitens des Magendarmkanals, des Herzens, der Atmungsorgane, der Nieren, Blase und Genitalorgane beobachtet werden.

Seit langer Zeit waren Schmerzen bekannt, die manchmal während der Migräneattacken in verschiedenen Bauchgebieten, speziell aber im Epigastrium, auftreten. Solche Fälle habe ich oft gesehen, obgleich sie viel häufiger in den interparoxysmalen Perioden entstehen. Außer von Schmerzen wird auch von Magenatonie gesprochen. So behauptet Mangelsdorf, daß bei jedem Migräneanfall der Magen sich weit über seine sonstige Größe ausdehnt. (Eine Bestätigung dieser überraschenden Feststellung ist bis jetzt nicht erschienen.) Bei Kindern, die an Migräne leiden, war eine Hyperazidität gefunden worden (Fenwick).

Was die Darmstörungen anbelangt, so treten ziemlich häufig Erscheinungen auf, die auf eine geänderte Peristaltik hinweisen. Es scheint dabei, daß die Diarrhöe häufiger zutage tritt (Berger, Möbius, Kovalevsky) als die Stuhlverstopfung (Thomas). Speziell wird auf wässerige Stuhlentleerungen im Anfall hingewiesen, wobei dies auf Lähmung der Vasomotoren des Verdauungstraktus im Plexus solaris bezogen wird (Berger). Mitunter ist die Diarrhöe mit Erbrechen vergesellschaftet (Fox, bei Kopfschmerzen). Fox meint, daß die Anfälle an die von Buzzard geschilderten „Nervenströme der Medulla oblongata", speziell im Gebiete des Vaguskerns, erinnern.

Seitens des Herzens entstehen mitunter während der Attacke verschiedene Sensationen in Form von Beklemmungs- und Angstgefühl, Schmerzen in der Herzzone auch mit Atemnot („kurzes Atmen") verbunden. Diese Sensationen treten allerdings viel häufiger als interparoxysmale Erscheinungen auf. Die Präkordialschmerzen sind bereits von Forestier, Anhalt, Wepfer, Jones bemerkt worden. Zuletzt (1910) lenkte H. Curschmann auf eine spezielle Form von Herzerscheinungen die Aufmerksamkeit, die manchmal die Hemikranie begleiten kann. Diese Herzerscheinungen gehören zur Kategorie der Angina pectoris vasomotorica (heftiges Herzklopfen, Schmerz und Druck in der Herzgegend, Todesangst). Sie sollen mitunter den migränösen Anfall substituieren. Curschmann meint, daß die Migräne keine zufällige Begleiterscheinung der Angina pectoris vasomotorica darstellt, sondern ein in der Pathogenese des Grundleidens begründetes Symptom ist.

Von weiteren Syndromen dieser kombinierten Anfälle beobachtet man halbseitige Amblyopie, halbseitige Ohrgeräusche, heftige Epigastralschmerzen, intermittierendes Hinken (Oppenheims angiospastische Form der intermittierenden Dysbasie). Die meisten Patienten sollen auch angiospastische Zeichen an den Extremitäten aufweisen. Zuweilen sollen sich zu diesem Syndrom auch Erscheinungen des neurotischen Hautödems hinzugesellt haben.

Erscheinungen seitens der Atemorgane zeigen sich selten während des hemikranischen Anfalles. Mitunter hört man über Atemnot, das Gefühl von Luftmangel klagen. In einzelnen Anfällen tritt ferner ein zwangsartiges Gähnen (auch Niesen) auf. Féré weist darauf hin, daß im Anfall die Respiration zunächst beschleunigt, dann verlangsamt wird und Beklemmung und Angstgefühl auftreten kann. Auch soll manchmal das Gefühl von einem besonders leichten Atmen im Anfall verspürt werden (Gubler und Bordier).

Erscheinungen seitens der Nieren kommen nur höchst selten, wenn überhaupt, vor. Sticker und Markwald wollen Nierenschmerzen mit Albuminurie beobachtet haben. Oppenheim meint aber, daß diese „Nierenmigräne" kaum etwas gemeinsam mit der Migräne hat.

Viel häufiger entstehen im Anfall deutliche Blasenstörungen. Nicht selten hört man die Klage, daß die Kranken während der Migräneattacke sehr oft urinieren müssen, wobei der Urin wasserklar oder strohgelb erscheint, in geringer Menge und in dünnem Strahl gelassen wird (spastischer Urin). Das Urinieren wird gelegentlich von einem eigentümlichen Gefühl von Frösteln und Durchschütteln des ganzen Körpers begleitet (besonders zum Schluß). Häufiger begegnet man allen diesen Blasenerscheinungen bei den schweren Migräneformen. So waren z. B. diese Erscheinungen bei einer 30jährigen Frau deutlich zu beobachten, die seit 6 Jahren an Migräne litt, wobei sie während der Anfälle der „schwarzen Migräne" traurig, apathisch, wie tot dalag, Schmerzen in der Kiefergegend, im Hals, in der Herzgegend, in der Nase, Augenbrauen verspürte, Überempfindlichkeit gegen Licht und Geräusche zeigte, und „kalt wie Eis" während des Anfalls gewesen war. Bei ihr war die Erscheinung des spastischen Urins sehr deutlich ausgeprägt. Dieselben Erscheinungen wurden auch von Gubler und Bordier beobachtet (häufiges Urinieren und blasser Urin). Calmeil fand, daß das häufige Urinieren mit der Beendigung des Anfalles zusammenfalle. Von Handford wird dieses Urinieren beim Anfall als ein schmerzhaftes bezeichnet. Nicht selten beobachtet man ferner, daß der Urin nach Beendigung des Anfalles dunkel wird und gelegentlich einen eigentümlichen Heugeruch zeigt.

Zum Schluß soll noch bemerkt werden, daß in vereinzelten Fällen Erscheinungen seitens der Genitalorgane auftreten können. So meinte Thomas, daß bei manchen Frauen die Menstruation während des Migräneanfalles verlängert und besonders schmerzhaft wird. Bei Männern verringert sich meistens die sexuelle Libido und die Potenz. Allein man begegnet mitunter einer paradoxen Erscheinung, die darin besteht, daß trotz der sexuellen Abulie eine sehr peinliche, langdauernde Errektion besteht. Die Kranken lassen sich dabei, trotz ihrer psychischen Prostration, zu einem Koitus hinreißen und büßen dann diesen Akt mit einem noch heftigeren Kopfschmerz und einer noch größeren Zerschlagenheit.

Bereits oben, bei der Besprechung der Prodromalsymptome des Anfalles, wurde von Überempfindlichkeit seitens der Sinnesnerven gesprochen. Auch während des Anfalles begegnet man derselben Erscheinung und zwar nicht nur seitens der Sinnesnerven, sondern auch seitens anderer Hirnnerven. Es treten dabei sowohl Reiz- wie auch Lähmungssymptome auf, also Ohrensausen (Grasset-Rauzier) und Ohrentaubheit (Liveing), dann Sehstörungen, die der Augenmigräne eigen sind und viele andere, die bald unten besprochen werden. Was diese Sehstörungen anbelangt, so beruhen dieselben zum Teil auf zentralen Vorgängen (in der Hirnrinde), zum Teil aber spielen sich dieselben wahrscheinlich im N. opticus bzw. im peripheren Sehapparat ab. Zu diesen letzteren gehören wohl die schwarzen und leuchtenden Punkte, die sich zerstreut im gesamten Gesichtsfelde zeigen und die denjenigen ähnlich sind, die beim künstlichen Druck auf den Bulbus entstehen. Zu derselben Kategorie gehört auch vielleicht die momentane Umnebelung und Verdunkelung des gesamten Gesichtsfeldes, die manchmal im Anfall auftritt und auch von Frösteln und „Fiebern" begleitet werden kann. Diese Erscheinung kann auf einem Spasmus der Art. centralis retinae und der damit in Verbindung stehenden Funktionsstörung der Netzhaut beruhen. Andererseits ist es nicht auszuschließen, daß dabei die Liquorschwankungen eine Rolle spielen, wobei die Retina von diesen Schwankungen beeinflußt werden müßte. Kommt es bei einer hemikranischen Attacke zur Erblindung, so handelt es sich dabei um eine tiefere, nicht nur funktionelle Läsion. Meistens wird dieselbe durch Thrombose resp. Blutung aus der Art. centralis retinae bedingt, wie es z. B. in einem Falle von Voß beobachtet wurde.

Auch seitens der Geschmacksnerven kommen, wenn auch höchst selten, Reizzustände vor. So berichtet Liveing über Kupfer- und Metallgeschmack im Anfall der Migräne (ob zentral oder peripherisch bedingt?). Nicati und Robiolis haben auf Geschmacks- und Geruchserscheinungen bei der Migräne aufmerksam gemacht (Migraine olfactive et gustative). Auch seitens der übrigen Hirnnerven können Erscheinungen entstehen, die sich an dem Mosaikbild des Anfalles der vulgären Hemikranie beteiligen.

So ist seit langem die Empfindlichkeit des N. trigeminus während des Anfalles bekannt gewesen. Nach Möbius sind die Austrittsstellen dieses Nerven und zwar in allen seinen Ästen, nicht selten druckempfindlich. Auch der N. occipitalis kann druckempfindlich erscheinen. Auf die Schmerzhaftigkeit der sog. Valleixschen Punkte wurde speziell von Jones, Chaumier, Féré und Grasset hingewiesen. Die ganze Kopfhaut kann im Anfall überempfindlich sein.

Nach eigener Erfahrung ist wohl meistens der mit der Migräne homolaterale N. supraorbitalis am empfindlichsten. Dasselbe fand auch Cornu, welcher auf die große Schmerzhaftigkeit der Temporalpunkte hinweist. Oppenheim hat auf die Zunahme der Kopfschmerzen bei Augenbewegungen aufmerksam gemacht.

Im Gebiete des N. facialis kommen gelegentlich im Anfall tikartige Bewegungen und Zuckungen, aber auch Lähmungszustände vor. Über diese letzteren wird weiter unten bei denjenigen Formen berichtet, die wir als fazioplegische Hemikranie bezeichnen möchten. Diese Tiks werden z. B. von Cornu bei einem 40jährigen Mann geschildert, welcher seit 20 Jahren an einer linksseitigen Migräne (allerdings ophthalmischer Form) gelitten hat und bei welchem sich vor 12 Jahren Spasmen in der linken Backe und in der ganzen Gesichtshälfte im Anfall, aber auch interparoxysmal gezeigt haben. In einer anderen Beobachtung desselben Forschers zeigten sich in der Attacke Zuckungen im Gesicht, intensive Kontraktionen im M. orbicularis orbitae, nebst einem leichten Nystagmus. Bei der Beurteilung dieser und ähnlicher Fälle sollte man aber vorsichtig sein und die tatsächlichen Reizzustände im peripheren Gesichtsnerv von denjenigen spasmodischen Symptomen trennen, welche von der Erregung der Hirnrinde abhängig sind und nur die abortive Form eines Jacksonschen Anfalls darstellen. So beobachtete ich z. B. bei einem 30jährigen Mann in einem sehr schweren Anfall von Migräne mit transitorischer

Aphasie „tikartige", wie er sie nannte, Zuckungn in der rechten Gesichts-hälfte, die sicherlich kortikalen Ursprungs waren.

Es wird ferner auch auf einen gesteigerten Muskeltonus in der Gesichts-muskulatur während des Anfalles hingewiesen. So meinte Féré, daß man während einer heftigen Attacke eine unwillkürliche Anspannung in der korre-spondierenden Gesichtshälfte inkl. der Augenlider beobachten könne. Auch Kovalevsky will in zahlreichen Fällen in der Nähe des schmerzenden Ge-bietes einen gesteigerten Muskeltonus gefunden haben und bereits früher hat Calmeil in einem Fall den spastischen Zustand in homolateralen Augenlidern und sogar in einer Gesichtshälfte geschildert. Wenn auch dabei an einen reflektorischen, vom schmerzenden Gebiete aus bedingten und sich im peri-pheren Fazialis abspielenden Prozeß gedacht werden kann, so darf doch nicht außer acht gelassen werden, daß auch dieses Symptom nur Teilerscheinung eines kortikalen Reizzustandes bilden kann.

Auch im Gebiete des achten Nerven kommen nicht gar selten Er-scheinungen vor, die sich sogar zu den peinlichsten Symptomen des Anfalles entwickeln können. Zu diesen gehört vor allem der Schwindel. Derselbe tritt mitunter frühmorgens, vor Beginn des Anfalles auf. Die betreffende Person merkt beim Aufstehen zu ihrer großen Überraschung, daß sie taumelt und z. B. beim Waschen kaum das Gleichgewicht halten kann. So klagte ein 35jähriger Mann, daß sich alle Gegenstände während der Attacke um ihn herum-drehten, so daß er umzufallen drohte. Derselbe Patient litt auch an interparoxys-malen Schwindelanfällen, wobei er das Gefühl hatte, als ob der Stuhl, auf welchem er saß, sich in die Höhe hob, oder daß er selbst in einen Abgrund stürzte. Das Gefühl war mitunter so peinlich, daß der Patient laut um Hilfe schrie, obgleich der Anfall kaum mehr als eine Minute anhielt.

Zum Glück sind solche sehr heftige Schwindelanfälle während des Migräneanfalles höchst selten. (In den Intervallen sind sie häufiger, wie es weiter unten des näheren ausgeführt wird.) Auf diese Erscheinung wurde zuerst von Fothergill, welcher selbst von diesem Symptom gepeinigt wurde, hingewiesen, dann folgten die Beobachtungen von Dwight, Parry, wobei auch die Ansicht ausgesprochen wurde, daß der Schwindel das Hauptsymptom des Anfalles bilden kann und daß bei solchen Anfällen die übrigen Erschei-nungen weniger zur Entwickelung gelangen.

Die Migräneanfälle können bei ein und derselben Person mit und ohne Schwindel verlaufen.

Nach Liveing kann auch eine visuelle Form des Schwindels (Drehen der Gegenstände) entstehen und gelegentlich vikariirend mit den Migräne-anfällen auftreten.

Das Hinzutreten eines heftigen Schwindels zu dem migränösen Syndrom deutet jedenfalls darauf hin, daß das Leiden zu den schweren Formen zuge-zählt werden muß, gelegentlich auch zu der epileptischen Form neigt. Nach Kovalevsky sollen gerade in epileptischen Familien Fälle vorkommen, wo die Hemikranie häufig mit Schwindel, Übelkeit und Erbrechen vergesellschaftet auftritt. In einer meiner Beobachtungen, die eine 28jährige Frau betraf, zeigte sich während des Anfalles auch ein Drehschwindel. Bei derselben Frau traten drei epileptische Anfälle auf, wobei man unmittelbar nach dem Anfalle eine leichte Ptosis und Pupillenverengung konstatieren konnte. Bei einer anderen, 41jährigen Frau, die an Migräneanfällen mit Schwindel und Ohrenklingeln litt, waren in der Anamnese epileptische Anfälle und auch Flimmerskotom vermerkt.

Auch in einem Fall, den Chaumier beschreibt, begann der hemikranische Anfall mit Bewußtseinsstörung, den Schwindelerscheinungen ging eine Aura voraus und kurze konvulsive Zustände erschienen zum Schluß des Anfalles. Mitunter wird mit dem Schwindel eine plötzliche Umnebelung verwechselt, die eigentlich mehr in das epileptische Gebiet fällt.

Seitens der Vagusgruppe treten ebenfalls Erscheinungen auf, auf die zum Teil oben, bei der Besprechung der sympathischen Symptome hingewiesen worden war. Hin und wieder begegnet man gewissen zwangsmäßigen Akten, wie dem Gähnen, Niesen, Schluchzen. So litt eine 48jährige Frau an protrahierten (24 Stunden andauernden) Migräneattacken, während welcher ein zwangsartiges, höchst belästigendes Gähnen aufzutreten pflegte. Bei einer 31jährigen Patientin begann der Anfall mit Gähnen usw.

Wenn auch die verschiedenen oben skizzierten Erscheinungen als sich im Gebiete der Hirnnerven abspielende bezeichnet wurden, so sollte stets daran gedacht werden, daß dabei auch ein anderer Faktor beitragen kann, nämlich die eventuelle Mitbeteiligung der höheren zentralen Vertretung dieser Nerven.

Während der Anfälle der vulgären Migräne können ferner Erscheinungen auftreten, die auf einen pathologischen Zustand der Hirnrinde zu beziehen sind. Diese kortikalen Begleiterscheinungen treten, im Gegensatz zu manchen der bereits beschriebenen, gerade im Anfall häufiger zutage als in den interparoxysmalen Perioden. Besonders häufig begegnet man denselben bei den schweren Formen, die zur Augenmigräne und zur epileptischen Form neigen.

Was zunächst die motorischen Hirnrindensymptome anbelangt, so treten öfter Reiz- als Lähmungssymptome auf. Am häufigsten zeigen sich hier kurze, blitzartige Zuckungen im Gesicht und in den Extremitäten. Bald erscheint eine Reihe von kaum merkbaren raschen Zuckungen in einem Augenlid oder in einem Mundwinkel, bald zeigen sich wiederum Zuckungen in einem Arm, ja sogar in einem Finger, viel seltener im Bein. In anderen Fällen tragen die Zuckungen einen halbseitigen Charakter. Auch habe ich höchst selten Fälle gesehen, wo bereits unmittelbar vor der Attacke und während derselben myoklonische, faszikuläre Zuckungen (meistens ohne Bewegungseffekt) regellos in verschiedenen Körpergebieten wechseln. Die Kranken empfinden sehr peinlich diesen, wie sie es nennen, „Muskeltanz" („myoklonischer Muskeltanz"), besonders wenn derselbe auch längere Zeit hindurch (5—10 Minuten) andauert und nach einer kurzen Pause sich wiederholt. Nicati und Robiolis haben bereits auf das Zittern und Muskelspasmen hingewiesen. Ob sie dabei die von mir beobachtete ungewöhnliche Erscheinung im Sinne hatten, konnte ich aus ihrer ganz kurzen Notiz nicht entnehmen.

Auf die motorischen kortikalen Erscheinungen haben bereits Tissot (1813), Piorry und vor ihnen Colini hingewiesen und sie als kurze Konvulsions-Zuckungen in den Muskeln der Stirn, der Augenlider, des Gesichts beschrieben. Colini sah z. B. einen Fall, in welchem während der Attacke stets Zuckungen in einem Arm aufzutreten pflegten. Auch Labarraque (1837) machte auf ähnliche Störungen aufmerksam und meinte, daß auch die Bauchmuskeln von Zuckungen betroffen werden können.

Alle diese Reizerscheinungen treten in rein motorischer Form auf oder werden von sensiblen Symptomen begleitet. Das Bewußtsein bleibt dabei stets ungetrübt.

Viel seltener als den Reizerscheinungen begegnet man im Anfall den kortikalen Lähmungssymptomen. Liveing meinte, daß mitunter gleichzeitig mit der Abschwächung der Sensibilität auch eine motorische Schwäche sich ausbildet und zwar in Form einer vorübergehenden Hemiplegie, mitunter gleichzeitig mit Ataxie. Oppenheim notierte Schwächegefühl in einem Arm oder in einer Körperhälfte, wobei der Kopfschmerz heterolateral saß. (In einem Fall seiner Kasuistik wechselten auch die Anfälle von Hemiparese mit denjenigen der Hemikranie ab.)

Die Mehrzahl der Beobachtungen, in denen diese, meistens halbseitigen Lähmungszustände vermerkt werden konnten, betrafen allerdings nicht die vulgäre Migräneform, sondern die ophthalmische und waren meistens mit anderen Rindenerscheinungen verknüpft (Féré, Renner u. a.). Auch bilden wohl alle diese motorischen Erscheinungen nur einen Bruchteil desjenigen Hirnrindenprozesses, welcher in ausgeprägter Form zu epileptischen (Jackson-schen) Anfällen führt. Wenn auch zugegeben werden muß, daß das Verhalten des Bewußtseins (welches fast oder völlig ungetrübt bleibt) von demjenigen bei der Jacksonschen Epilepsie sich unterscheidet, so ist diese Bedingung keine exklusive, wie dies z. B. aus der Binswangerschen Schilderung der abortiven epileptischen Anfälle zur Genüge hervorgeht. Auf diese Tatsache wird noch des näheren bei der epileptischen Form eingegangen werden.

Dasselbe gilt, ceteris paribus, auch für die sensiblen und sensori-schen Hirnrindenerscheinungen, die intraparoxysmal auftreten können. Dieselben zeigen sich entweder in einem ganz eng beschränkten Körpergebiet oder es wird eine oder beide Körperhälften befallen. Auch diese Erscheinungen sind hauptsächlich den schweren Hemikranieformen eigen. Piorry hat be-reits im Jahre 1850 bei der Augenmigräne Parästhesien in einer Hälfte der Zunge, des Gesichts, in der unteren und besonders in der oberen Extremität beob-achtet. Und noch vor ihm hat Pison ein 12jähriges Mädchen beschrieben, welches zurzeit des Migräneanfalles Kriebeln zunächst im kleinen Finger der Hand verspürte, welches sich dann auf die übrigen Finger, dann auf den Vorderarm, Arm und Hals verbreitete oder mit einer starken Retraktion des Kopfes, Kieferspasmen und allgemeiner Schwäche einherging. In den folgen-den Attacken sollte nur Taubheit in der homolateralen oberen und unteren Extremität vermerkt gewesen sein. Das Bewußtsein blieb dabei stets intakt.

Eine ausführliche Schilderung der sensiblen Erscheinungen findet man bei Liveing (1873). Er fand die Störungen des Tastsinns nur in der Minderzahl seiner Fälle (in 21 von 60), wobei dieselben gewöhnlich den Sehstörungen folgten, oder aber gleichzeitig mit letzteren auftraten. Die Tastsinnstörungen werden in den Händen, besonders in den Fingerspitzen, lokalisiert, dann folgen Mund, Lippen, Zunge. Die Beine sollen nur selten betroffen sein. In manchen Fällen soll die ganze Extremität befallen werden. Liveing teilt im Prinzip die sensiblen Störungen in a) Taubheit oder Abschwächung der Sensibilität und b) subjektive Sensationen (Kriebeln, Bohren), wobei die Intensität dieser Erscheinungen eine variable wäre. Von manchen Kranken wird die Sensation als eine aufsteigende beschrieben (von den Fingern ab, den Arm entlang nach dem Nacken und Kopf).

Ist die Tastsinnstörung eine einseitige, so entspricht sie meistens der Hemikranieseite oder der Hemiopie. Sie kann aber auch mit der Migräne heterolateral liegen (Calmeil). Auch können ferner beide Seiten von den Parästhesien befallen werden (Oppenheim). Es kann auch vorkommen, daß die Tastsinnstörungen von einer Körperhälfte auf die andere übergehen, obgleich sie auf der zuerst betroffenen Seite dominieren (Féré bei der Augenmigräne). Auch können diese Sensationen die Körperhälfte in den aufeinanderfolgenden Attacken wechseln.

Am häufigsten treten diese sensiblen Störungen in Form eines Reizes auf und nur sehr selten zeigt sich eine Anästhesie (Liveing, Oppenheim).

Wie die motorischen Kortikalsymptome, so zeigen auch die sensiblen große Ähnlichkeit mit analogen Störungen bei der Jacksonschen Epilepsie. Bereits Liveing hat auf diese Ähnlichkeit hingewiesen, meinte aber, daß zwischen den beiden Erkrankungen eine große Differenz bestehe. Bei der Epilepsie käme eine solche Aura verhältnismäßig selten vor, bei der schweren Migräne dagegen sei dieselbe nicht selten und soll, ebenso wie die Sehstörung, einen konstanten Charakter und Verlauf aufweisen.

Diese Ausführungen Liveings sind aber nicht stichhaltig. Es gibt nicht selten Fälle von der sog. partiellen sensorischen Epilepsie, in welchen alle diese Erscheinungen wohl entwickelt sind und den obigen, die Migräne begleitenden, analog erscheinen. Löwenfeld weist aus diesem Grunde die abortiven Augenmigräneanfälle dem Gebiete der Jacksonschen Epilepsie zu.

Die sensorischen zentralen Erscheinungen während des Anfalles betreffen fast ausschließlich den Gesichtssinn und werden speziell bei der ophthalmischen Migräne besprochen. Es können zwar, wenn auch sehr selten, sowohl bei der vulgären Migräne Geschmacksstörungen (Liveing), wie auch bei der ophthalmoplegischen Form Geruchs- und Geschmacksstörungen (Hinde) auftreten, es ist aber schwer zu entscheiden, ob dieselben auf einem zentralen oder peripheren Vorgang beruhen. Von Escat wird ferner eine Ohrenmigräne (Migraine othique) angenommen, die ein Analogon zu der Augenmigräne darstellen soll. Allein es fehlt hier ein genügendes Beweismaterial, welches zugunsten dieser Annahme sprechen würde.

Zu den lokalen Krankheitssymptomen gehört ferner die Sprachstörung, welche in Form von transitorischer Aphasie manchmal den Anfall begleitet. Auch für diese Erscheinung gilt dasselbe, was für die anderen kortikalen Symptome geäußert wurde, nämlich, daß sie den schweren Migräneformen und speziell der ophthalmischen und der epileptischen eigen ist.

Die Aphasie trägt fast immer den Charakter einer motorischen und nur in den seltensten Fällen soll auch die Worttaubheit auftreten (Oppenheim). Ich habe diese letztere niemals beobachten können.

Meistens tritt in der hemikranischen Attacke ein Zustand auf, in welchem der Kranke gänzlich oder fast gänzlich die Fähigkeit zum Sprechen verliert, dagegen die Sprache versteht, dabei dieser mangelnden Fähigkeit völlig bewußt bleibt und überhaupt keine Bewußtseinsstörungen zeigt. Der Zustand dauert einige Minuten, aber auch $\frac{1}{4}$—$\frac{1}{2}$ Stunde und noch länger und klingt dann allmählich ab. Die Aphasie tritt gleich zu Beginn des Anfalles auf und ihr folgt erst der migränöse Kopfschmerz oder aber entsteht die Aphasie gleichzeitig mit dem Schmerz. Ein 30jähriger Mann, der an vulgärer Migräne litt, wußte plötzlich bei einem der Anfälle nicht, wie der Sommer heißt und konnte einen Augenblick überhaupt kein einziges Wort aussprechen. Eine 23jährige Frau, die seit vielen Jahren an Migräne zu leiden hatte, konnte während der letzten Anfälle die Worte nicht aussprechen, obgleich sie alles verstand. So konnte sie z. B. den Namen ihres Cousins Natans nicht aussprechen, brachte nur mit Mühe einzelne Silben „Na" . . . . „ta" undeutlich heraus. Dieser Zustand dauerte ca. 2—3 Minuten, sie begann dann zu sprechen, der Kopfschmerz wurde aber sehr intensiv. Einen ähnlichen Zustand konnte ich auch bei einem 19jährigen Mädchen während des Status hemicranicus feststellen. Von allen diesen Kranken wurde mit Bestimmtheit behauptet, daß sie das Gesprochene vollständig klar verstehen. Manche geben sogar an, daß sie das gesuchte Wort innerlich („im Kopf") klingen hören, dasselbe aber nicht aussprechen können.

Mitunter ist die Aussprache der Worte nur teilweise gestört, indem die Patienten die Worte wie zergliedert, zerstückelt, allerdings mit der größten Willensanstrengung hervorbringen. Bei der oben zitierten 23jährigen Frau war dies teilweise zu sehen; die Patientin wurde ferner dabei in große Angst versetzt, die dann auf psychogenem Wege die Sprache weiter hemmte. Die Kombination von peinlichen und für das Individuum unerwarteten Symptomen mit hysterischen Erscheinungen tritt ja häufig, sogar bei organischen Krankheiten zutage.

Man sieht also, daß es sich in den typischen Fällen von transitorischer Aphasie im Migräneanfall um einen Hemmungszustand im Wortbildungszentrum handelt. Mitunter kann sich die motorische Aphasie mit Agraphie verbinden, so in einem Falle Oppenheims. Dieselbe Kombination wurde auch von Determann bei der Augenmigräne beobachtet (in diesem Fall waren auch Hemiparästhesien und ein deliriöser Zustand vorhanden). In manchen Fällen werden beim Lesen oder Schreiben einzelne Worte fortgelassen (Chaumier).

Mitunter treten auch sensorische Elemente hinzu (Paraphasien). Der berühmte englische Astronom Airy erzählte von sich selbst, daß er während der Attacke (der Augenmigräne) die Herrschaft über seine Sprache verlor, dann sein „Gedächtnis" so sank, daß er nicht wußte, was er sprach oder sprechen wollte oder daß er zusammenhanglos redete. In solchen Fällen ist auch das Klangbildzentrum alteriert. Zu einer ausgesprochenen sensorischen Aphasie kommt es aber, wie gesagt, höchst selten.

Ein ganz eigentümlicher Fall wurde von Pick beschrieben: Der 27jährige Mann wurde während des Anfalles der Augenmigräne aphatisch, wobei er zunächst bei vollem Bewußtsein blieb, dann aber sich ein halb bewußtloser Zustand entwickelte. Die Sprachstörung bot hier folgende Stadien dar. Vor der Bewußtseinspause: Zuerst Verlust der motorischen Sprachbewegungsbilder und dadurch motorische Aphasie, Worttaubheit, daneben Paragraphie. Nach der Bewußtseinspause: Worttaubheit, Echolalie ohne Verständnis des Nachgesprochenen, gelegentlich paraphatisches Dazwischenreden, allmählich zurückkehrendes Wortverständnis, motorische Aphasie, allmählicher Rückgang derselben, daneben Paragraphie. (Bei demselben Kranken fand sich nach dem Anfall Erschlaffung der linken Hand und Taubheit in der linken Oberlippe und in der linken Wange.)

Es kommen andererseits Fälle vor, wo gleichzeitig mit der Aphasie sich eine tiefere Bewußtseinsstörung entwickelt. Auf solche Zustände hat bereits Liveing verwiesen, dann auch Möbius u. a. Die Patienten klagen dann über eine gewisse „Umnebelung ihres Verstandes". Sie sehen die Gegenstände wie durch einen Schleier, hören nur undeutlich, klagen über Ideeninkohärenz und geistige Konfusion oder verlieren auch gänzlich den deutlichen Kontakt mit der Außenwelt. In diesem Zustand antworten sie mitunter nicht auf die Fragen oder geben verkehrte, auch unverständliche und verstümmelte Antworten. Es ist dann schwer zu entscheiden, ob diese aphatische Störungen ausschließlich den Bewußtseinsstörungen zuzuschreiben seien oder aber Mischzustände darstellen.

Die psychische Alteration kann gelegentlich eine solche Steigerung erfahren, daß ein wahrer Verwirrtheitszustand entsteht, welcher mit aphatischen Störungen vergesellschaftet, zu einem ganz eigentümlichen Krankheitsbild führen kann.

Alle solche Fälle mahnen zu großer prognostischer Vorsicht, besonders wenn sie in vorgeschrittenem Alter auftreten. Nicht selten bilden sie dann die Vorboten einer organischen Erkrankung. So beschreibt Oppenheim eine Frau, die wahrscheinlich seit ihrer Kindheit an Migräne gelitten hat und bei welcher in einem der Anfälle auch Aphasie entstand. Erst nach 14 Jahren wiederholte sich eine ähnliche Komplikation während eines Anfalles, es gesellte sich aber diesmal eine rechtsseitige Hemiplegie mit tödlichem Ausgang hinzu. Die Autopsie ergab Thrombose der Art. carotis interna sinistra.

Nicht selten begegnet man, wie gesagt, diesem Symptomenkomplex bei den schweren, mit Halbseiten- und epileptischen Zügen verknüpften und bei ophthalmischen Migräneformen [1]). Ein klassisches Beispiel bildet die Erzählung Leberts von sich selbst. Seine Migräneanfälle begannen mit Ideeninkohärenz, welcher eine Schwierigkeit im Wortfinden folgte. Er konnte dann gelegentlich nicht den richtigen Ausdruck finden oder einen zusammenhängenden Satz konstruieren. Gleichzeitig entstand ein taubes Gefühl in der Zunge und in den letzten Fingern der rechten Hand. Es traten Schmerzen über der rechten Augenbraue und Erbrechen ein, wonach sowohl die Ideeninkohärenz wie auch die Paraästhesien aufhörten.

Das epileptische Element war in der Beobachtung von Raullet deutlich vorhanden, wo bei einem 20jährigen, an Augenmigräne leidenden Manne sich

---

[1]) Die Schilderung der aphatischen Störungen bei Augenmigräne u. a. gehört zwar nicht hierher, dieselben werden aber der Übersichtlichkeit wegen im Zusammenhang mit der vulgären Migräne besprochen.

im Anfall aphatische Störungen und gleich danach epileptische Anfälle entwickelt haben. Ein Kranker Clérambaults, der an Migräne und epileptischen Fugues gelitten hat, wurde plötzlich bei einem Migräneanfall aphatisch.

In einer ganzen Reihe von Augenmigränefällen fand man ebenfalls das aphatische Syndrom. So fand Galęzowski, daß sich diese Form mit Schwindel, Kriebeln in den Gliedern und Aphasie verbinden kann. In der Beobachtung von Jacqueau (vulgäre und ophthalmische Migräne), wo der Kopfschmerz bald rechts, bald links saß, gesellte sich (bei letzterer Lokalisation) Paraphasie, leichte Worttaubheit bzw. Wortblindheit hinzu, zuweilen mit Vertaubung der Zunge und der Hand verbunden. Ähnliche Beobachtungen findet man bei Meige, Müller-Lyer (zweimal hintereinander im Anfall), Féré, Mc. C. Hamill, Bordini (Augenmigräne mit Aphasie, Paraphasie und psychischen Störungen) u. a. In einigen Fällen beginnt dann der Anfall mit Flimmerskotom, Parästhesien in der rechten Körperhälfte, es entsteht dann motorische Aphasie, das Bewußtsein kann geringe Störungen aufweisen, es treten Kopfschmerzen, Übelkeit, Erbrechen hinzu und nach einigen Minuten schwinden die Komplikationserscheinungen gänzlich.

Es ist bemerkenswert, daß die Parästhesien, die bei diesen schweren, von Aphasie begleiteten Migräneanfällen vorkommen, in der Mehrzahl der Fälle rechts sitzen. Von 60 Beobachtungen Liveings war die Sprachstörung in 15 konstatiert und davon saßen in 7 die Parästhesien rechts und in keinem einzigen Fall saßen dieselben nur links.

Macht man ferner auf die Tatsache aufmerksam, daß die Kopfschmerzen in diesen Fällen hauptsächlich links ihren Sitz haben, so erhält das gesamte migränös-aphatische Syndrom ein bedeutungsvolles lokalisatorisches Gepräge.

Wenn auch alle die zuletzt besprochenen Erscheinungen auf die Beteiligung des Großhirns (Hirnrinde) hinweisen, so sollen auch vereinzelte Fälle vorkommen, wo auch das Kleinhirn beteiligt sein dürfte. So wurde von Oppenheim auf einen eigentümlichen Symptomenkomplex hingewiesen, den er in einem Falle beobachten konnte und der darin bestand, daß in jedem hemikranischen Anfall deutliche Kleinhirnerscheinungen zutage traten (unsicheres Stehen und Gehen, Taumeln, heftiger Schwindel und die Empfindung, als ob der Körper verdoppelt vorkäme). Oppenheim belegte solche Fälle mit dem Namen einer Hemicrania cerebellaris.

Zu den allgemeinen Sehstörungen, die im Migräneanfall auftreten können, gehören auch die Änderungen der Psyche.

Bereits oben wurde auf die prinzipielle Bedeutung der psychischen Störungen im Anfall der vulgären Hemikranie hingewiesen. Es läßt sich ja überhaupt kein migränöser Anfall ohne gleichzeitige, wenn auch minimale psychische Alteration vorstellen. Das Unlustgefühl, die Verstimmung, leichte Ermüdbarkeit, Denkhemmung, Verminderung der Produktivität usw. sind es, die man bei jedem Anfall vorfindet. Das Bewußtsein als solches bleibt dabei meistens intakt. In manchen Fällen läßt sich während eines solchen Anfalles auch eine Abnahme des Gedächtnisses feststellen. Speziell wird geklagt, daß die Namen von Bekannten, die Telephonnummern usw. entfallen.

In anderen Fällen tritt bereits eine Ideeninkohärenz oder ein chaotisches Denken zutage, so daß eine gewisse geistige Konfusion entsteht, die auch mit temporärer Aufhebung des Gedächtnisses und partiellem Bewußtseinverlust einhergehen kann (Liveing). Auch von Cornu wurde während des Anfalles Ideenkonfusion, erschwerte geistige Konzentrierung nebst leichter Benommenheit beobachtet.

Auch die emotionelle Sphäre kann in den Anfällen tiefer ergriffen werden. Mitunter erreicht die Depression einen hohen Grad und verbindet sich mit Angstgefühl, psychomotorischer Unruhe und mitunter mit schreckhaften Halluzinationen. Das Bild nähert sich allmählich demjenigen der psychischen Migräne.

In einigen Fällen ist die Depression, wie gesagt, mit Angstgefühl und Schreckhaftigkeit verbunden. So beobachtete ich ein 12jähriges, an hereditärer Migräne leidendes Mädchen, welches während der schweren Attacken unruhig und ängstlich wurde, weinte und laut stöhnte, meinte, daß der Tod kommt, um es zu holen, dabei alle Türen zuschloß, am ganzen Körper bebte. Dieser Zustand dauerte einige Stunden, gleichzeitig mit Kopfschmerzen und Erbrechen.

Es ist speziell darauf hinzuweisen, daß es Fälle gibt, wo eine tiefe Depression ausschließlich während der Attacke auftritt und wo die betreffende Person sich sonst niemals traurig fühlt, ja sogar zu den fröhlichen Naturen zählt. Eine 31jährige Patientin äußerte mit voller Bestimmtheit, daß sie nur während ihrer Migräne deprimiert wäre. Ein 39jähriger Mann behauptete, nur „vom Kopfschmerz traurig zu werden". Mitunter trat dann das Gefühl einer völligen Prostration hinzu. Eine 30jährige Frau fühlte sich während des Anfalles wie tot, war dabei traurig, apathisch, bezeichnete den Zustand mit dem Spitznamen der „schwarzen Migräne".

Mitunter fühlen sich zwar die betreffenden Personen am traurigsten während der Anfälle, sind aber auch sonst in den Intervallen keineswegs lustig und ertragen nur geduldig das Joch des Lebens. In der Mehrzahl der diesbezüglichen Fälle bricht sich die Traurigkeit früher oder später Bahn und verschleiert das Gemüt auch in der interparoxysmalen Zeit. Nicht selten begegnet man dabei echten Zyklothymien.

Das Bewußtsein bleibt bei diesen intraparoxysmalen psychischen Störungen meistens entweder völlig ungetrübt oder zeigt nur ganz geringe Abweichungen von der Norm. Einzelne Personen klagen nur über eine gewisse Benommenheit; so ein 39jähriger Mann, welcher während des Anfalles blaß im Gesicht wurde und sich in den heftigen Attacken wirr im Kopf fühlte. Eine 25jährige Frau fühlte während einzelner Attacken eine heiße Blutwallung nach dem Kopf, wurde dabei konfus. Dieser Zustand ging zwar vorüber, die Dame zitterte aber am ganzen Körper, verlor die Gedanken und meinte, daß sie verrückt wäre.

In einigen Fällen kommt es aber zu tieferen Bewußtseinsstörungen, ja dieselben können sogar zuerst auf den Plan treten. So verlor ein 23jähriger Mann während eines Migräneanfalles fast gänzlich das Bewußtsein, dies dauerte 5 Minuten lang und wiederholte sich abends.

Auf die Störungen des Bewußtseins während der hemikranischen Anfälle haben bereits Agostini, Liveing, Möbius u. a. hingewiesen. Cornu, Féré erwähnen, daß dabei auch Halluzinationen auftreten können (s. darüber bei der Schilderung der psychischen Migräne).

Diese Bewußtseinsstörungen sind aber von anderen Erscheinungen zu trennen, die auf den ersten Blick zu derselben Kategorie gehören und doch ganz anderer Natur sind.

Es kommt nämlich bei manchen an Migräne leidenden Personen ein Zustand vor, welcher nichts anderes als zwangsartige Somnolenz (Sommeil convulsif nach Tissot oder Drowsiness nach Liveing) ist. Dieser Zustand kann eine solche Intensität erreichen, daß die Kranken in einen tiefen, halb-komatösen Schlaf verfallen. In einem Falle von Scudamora trat am Tage des Kopfschmerzes ein torporähnlicher Zustand mit einem zwangsartigen Schlafzwang ein (oppression of sleep). Nach Möbius gibt es Kranke, bei welchen die Bewußtseinstörung von Somnolenz bis zum ausgesprochenen Stupor anwachsen kann. Manche liegen dann den ganzen Tag wie benommen. In anderen Fällen soll die Somnolenz erst gegen das Ende des Anfalles zustande kommen und geht dann in den natürlichen Schlaf über.

Nebenbei soll bemerkt werden, daß der natürliche Schlaf in denjenigen Fällen, wo der Migräneanfall längere Zeit (auch einige Tage) fortdauert, unruhig, unterbrochen, mit schreckhaften Träumen verbunden sein kann, ähnlich wie der Schlaf unmittelbar vor dem Anfall.

Alle diese psychischen Störungen entstehen während des Anfalles und klingen mit demselben ab.

Es kann aber vorkommen, daß dieselben über den Anfall hinauslaufen. Eine 30 jährige Frau litt mitunter an so heftigen Attacken, daß sie einige Wochen lang nicht recht wußte, was mit ihr geschieht. Eine Woche lang sprach sie alles durcheinander, war sehr unruhig, lief herum, war wie benommen. Allmählich klärte sich ihr Bewußtsein, aber erst nach 3—4 Wochen war der Zustand wieder normal. Solche Anfälle wiederholten sich zunächst nur einmal im Jahre, zuletzt traten dieselben bereits dreimal in einem Jahre auf.

In noch anderen Fällen schließen sich die psychischen Störungen unmittelbar an den Anfall. So klagte eine 50 jährige Frau, bei der die Anfälle einige Tage lang andauerten, daß sie nach dem Anfall ihre Gedanken nicht sammeln kann, die Namen vergißt, apathisch und traurig wird, leicht ermüdet und sich überhaupt „dumm vorkommt“. Auf diesen Anschluß der psychischen Störung direkt an den Anfall wird auch von Cornu, Forni verwiesen. Es gibt schließlich Fälle, wo an Stelle eines typischen Migräneanfalles eine psychische Störung als Äquivalent des Anfalles tritt (Substitution des Anfalles — Liveing, Cornu).

Schließlich soll noch auf einzelne Erscheinungen hingewiesen werden, die den Migräneanfall begleiten können, dabei aber mehr allgemeiner Natur sind und keine lokalisatorische Bestimmung zulassen.

Zu diesen gehört die Störung der Körpertemperatur, die in vereinzelten Fällen vorkommen soll. So fand Gowers, daß bei Kindern die Temperatur während der Migräneanfälle steigen kann, um dann allmählich in 24 Stunden herabzufallen. Determann konnte einen Fall von Augenmigräne beobachten, in welchen bei sehr heftigen Attacken die Temperatur bis 40° C anstieg und diese Steigerung einmal sogar 1½ Tage lang anhielt. Es bestand gleichzeitig Phantasieren und Dämmerzustand.

Mantoux will dagegen bei Tuberkulösen, die an Migräne leiden, Erniedrigung der Temperatur während der Anfälle konstatiert haben.

Es ist schwer zu entscheiden, worin die Ursache dieser Temperatursteigerung liegt. Vielleicht spielen hier die den Migräneanfall begleitenden Hirnalterationen eine Rolle.

Zu den allgemeinen Begleiterscheinungen des Anfalles gehören auch die **unbestimmten, kurz dauernden Schmerzen, die in ganz verschiedenen Körperteilen auftreten**, um bald zu verschwinden. Hierher gehören auch schließlich die intraparoxysmalen **Stoffwechselstörungen**. Leider sind dieselben bis jetzt noch wenig studiert worden. Zwar meinte Haig, daß der Harn während des Migräneanfalles einen relativen Überschuß an Harnsäure enthält und nach Bioglio soll der Stoffwechsel in der intervallären Zeit eine gewisse Verlangsamung erfahren (so daß die Werte der Chlorate, der Schwefelsäure und der Phosphate geringer als bei normalen sein sollen), allein sind diesbezügliche Untersuchungen noch zu dürftig, um einen sicheren Schluß zuzulassen. (Guido Guidi konnte auch eine passagere Zuckerausscheidung während der Migräneanfälle feststellen.)

Die Art der Beendigung des Anfalles der vulgären Migräne.

Der Anfall der einfachen Migräne klingt allmählich ab, indem der Patient, der früh morgens erkrankte, sich bereits gegen Abend freier im Kopf fühlt. Ist Patient in der glücklichen Lage, am Tage einschlafen zu können, so kürzt zweifellos dieser Schlaf den Anfall. Ist aber das betreffende Individuum genötigt, seinem Beruf nachzugehen, so kann der Kopfschmerz heftiger werden und schwindet dann gegen Abend oder erst in der darauffolgenden Nacht.

Das Abklingen des Anfalles geschieht meistens ohne Hinzutreten von neuen Erscheinungen. Manchmal gesellen sich aber gegen das Ende der Attacke gewisse Symptome, wie z. B. Tränenfluß (Tissot, Liveing), Speichelfluß (Tissot), vermehrtes Schwitzen (Tissot, Labarraque), vermehrter Nasenfluß, Polyurie (Labarraque, Calmeil, Liveing), Durchfall (Oppenheim), Nasenblutung (Calmeil, Liveing), Magenblutung (Möbius), Hämorrhagie in den Augenlidern und in der Nähe der Papillen (Brasch-Levinsohn).

Es handelt sich aber dabei eigentlich nicht um Enderscheinungen eines Anfalles, sondern um seltene Begleiterscheinungen desselben, die auch inmitten des Anfalles entstehen können.

Dauer der Anfälle und deren Häufigkeit.

Die Dauer des einzelnen Anfalles der vulgären Migräne wechselt zwar von Fall zu Fall, sie bleibt aber bei ein und demselben Individuum ziemlich konstant und hängt dann nur von der Intensität der Attacke ab. Als ein Mittelmaß für die Durchschnittsdauer eines Anfalles wird ein Tag, i. e. etwa 12 Stunden aufgestellt. Der Anfall beginnt meistens früh morgens und klingt gegen Abend ab.

Die schwachen oder abortiven Anfälle können dagegen sehr kurz sein und nur 1—2—3 Stunden und noch weniger betragen. Nach Möbius soll es sogar Anfälle geben, die nur einige Minuten dauern!

Es gibt andererseits Anfälle, die länger anhalten und sogar in der Nacht nicht schwinden, sondern sich über einige Tage lang erstrecken. Ich habe Fälle beobachtet, wo die einzelnen Attacken 2—3 Tage, ja eine Woche gedauert haben und in einem Falle sogar 10 Tage hintereinander sich hingezogen haben. Die Intensität der Kopfschmerzen bleibt dabei nicht ständig auf derselben Höhe, vielmehr nehmen dieselben bereits nach dem ersten Tage ab und dauern dann fort in Form eines diffusen Schmerzes oder eines Kopfdruckes, welcher Remissionen und Exazerbationen zeigt und von einer allgemeinen Prostration begleitet wird.

Die Dauer der Migräneanfälle kann aber auch bei ein und derselben Person bedeutende Schwankungen aufweisen, wobei es schwer wird, hier irgend eine Regelmäßigkeit festzustellen. Das eine läßt sich nur behaupten, daß die einer heftigen Attacke nachfolgenden Anfälle meistens kürzer und leichter sind und umgekehrt. Auch hier wäre eine gewisse Analogie mit der Epilepsie zu erblicken, indem auch bei dieser ein heftiger Anfall auf längere Zeit den Organismus frei läßt als ein schwacher.

Personen, die jahrelang an Hemikranie zu leiden haben, geben an, daß sie im Prodrosmalstadium des Anfalles ungefähr dessen Intensität vorausahnen können. Ist die physische und geistige Prostration vor dem Anfall eine sehr starke, dauert dieselbe längere Zeit an, tritt dabei eine ausgeprägte Unruhe und Depression ein, zeigen sich gewisse lästige Symptome, wie Schwindel, gehäuftes Urinieren, Obstipation u. a., so wissen die Patienten, daß eine starke Attacke droht. Auch das Auftreten von Auraerscheinungen aus dem Gebiet der Augenmigräne und der epileptischen Form läßt nichts gutes ahnen.

Was die Häufigkeit der Anfälle anbelangt, so läßt sich kaum eine strikte Periodizität, im Sinne ganz gleicher Intervalle nachweisen und nur die menstruelle Migräne bildet hier eine gewisse Ausnahme. Die Angaben, die man in den alten Schriften findet, wie z. B. diejenige, daß ein Mönch seine Migräne stets am Montag hatte, tragen Anektodencharakter. Nur im allgemeinen läßt sich sagen, daß das Leiden einen paroxysmalen Charakter trägt, wobei die Länge der Intervalle bei jedem einzelnen eine andere und nur eine aproximative ist.

Bei den meisten Patienten treten die Anfälle einmal auf einige (meistens 2 bis 4) Wochen auf. Liveing meint, daß echte Migräne, die häufiger als dreimal im Monat oder seltener als viermal im Jahre auftritt, zu den Seltenheiten gehört. Und doch gibt es sicherlich Fälle, wo die Anfälle viel seltener, z. B. einmal in einigen Monaten oder im Gegenteil viel häufiger, sogar mehrmals in einer Woche zustande kommen. Auch hört man nicht selten von Patienten, daß die Anfälle zunächst sehr selten und schwach wären, dann immer häufiger und heftiger werden. Es ist auch besonders darauf zu achten, daß manchmal die Attacken serienweise entstehen, d. h. auf eine längere Zeitperiode gänzlich verschwinden, um dann eine Zeitlang alle paar Tage oder sogar alltäglich aufzutreten.

Bereits daraus ist ersichtlich, wie groß die Schwankungen der intervallären Zeit sein können. Ja es kommt hier zu ganz bizarren Verlaufsarten. In einer Beobachtung von Malmstein traten die Anfälle in der Jugendzeit eines 40 jährigen Mannes einmal in einigen Monaten auf. Dann setzten sie 20 Jahre gänzlich aus, um dann wiederum zweimal in einer Zwischenzeit von einigen Wochen zu erscheinen und schließlich auf 1½ Jahre zu verschwinden. Dieser Fall gehörte eigentlich nicht zur vulgären Form der Migräne, sondern zu der ophthalmischen und diese, wie wohl auch die epileptische, zeigt einen noch irreguläreren Verlauf als die einfache Hemikranie.

Auf eine spezielle und seltene Art der Anhäufung der Anfälle hat Féré hingewiesen und dieselbe als État de mal migraineux bezeichnet. Er verstand darunter einen Zustand, in welchem die einzelnen Anfälle sich aufeinander schieben, wobei diesen gehäuften Attacken ein Stupor folgt. Bei dem 43jährigen Patienten von Féré entstand dieser Zustand zuerst vor 4 Jahren an fünf aufeinander folgenden Tagen und wiederholte sich dann in den nächsten Monaten. In einer solchen Serie entstand z. B. ein Anfall um 2 Uhr morgens (Kopfschmerzen, Sehstörung, Parese der linken Gesichtshälfte). Um 10 Uhr morgens schlief Patient ein. Um 12 Uhr erwachte er in einem torporösen Zustand mit sehr intensivem Kopfschmerz, Umnebelung des Gesichtsfeldes, linksseitiger Lähmung und völligem Stupor, welcher bis 2 Uhr morgens des nächsten Tages anhielt. Er erwachte mit Kopfschmerzen, Hemianopsie, Hemiparese, Zuckungen in der linken Gesichtshälfte. Um 5 Uhr morgens entstand Erbrechen, dann schlief er bis 8 Uhr früh. Er erwachte mit Kopfschmerzen, Amaurose, linksseitiger Lähmung und Anästhesie. Stupor bis 7 Uhr früh des nächsten Tages (Urin und Kot ließ er dabei unter sich). Der Kopfschmerz schwand dann, es bestand aber Amaurose und linksseitige Lähmung. Der Kranke aß gierig und verfiel in Schlaf bis zum Abend. Das Sehvermögen kehrte zurück, die Lähmung dauerte aber fort. Dann merkte man einen zwangsartigen Schlaf bis zum Morgen, wo der Patient gesund erwachte. Der ganze Zustand dauerte drei Tage an. Mehrere Monate lang traten bei demselben Individuum nur Anfälle vulgärer Migräne auf. Weiterhin aber entstand wiederum ein Status hemicranicus (9 Anfälle in 4 Tagen), nach dessen Beendigung ein Torpor noch einige Tage lang anhielt. Mitunter ähnelte der Stupor bei solchen Anfällen demjenigen bei Epilepsie, umsomehr als das Gesicht blau wurde, die Lippen zyanotisch, die Respiration röchelnd, die Pupillen leicht erweitert (aber auf Licht reagierend), der Puls 80, die Temperatur etwas erhöht (37,6) erschien.

Analoge Fälle wurden dann von Möbius, Kovalevsky u. a. beobachtet und als Status hemicranicus bezeichnet. Oppenheim belegte ähnliche Zustände mit dem Namen Hemicrania permanens und meinte, daß sie sich durch die Konstanz der Kopfschmerzen auszeichnen. Wir glauben aber nicht, daß es diese Konstanz ist, die das Wesentliche im Status hemicranicus ausbildet. Man müßte dann jeden migränösen Anfall, der länger als einen Tag andauert als einen Status hemicranicus hinstellen. Das Wesentliche besteht vielmehr in der Aufeinanderfolgung einer ganzen Serie von Migräneattacken, so daß der vorherige Anfall noch kaum abgelaufen ist, wenn bereits ein neuer ausbricht, oder aber daß ein einzelner, in die Länge gezogener Anfall wie zergliedert, oder zerstückelt erscheint, so daß immer neue und zwar schwere Erscheinungen (meistens aus der Kategorie der assoziierten Augenmigräne) mit großer Heftigkeit aufflackern. Der ganze Prozeß könnte etwa mit dem Wellenschlag am Seestrande verglichen werden. Zu dem Status hemicranicus dürfen somit nur diejenigen Fälle zugezählt werden, wo z. B. ein Anfall an einem Tage beginnt, am Abend abzuklingen scheint, während er am nächsten

Morgen mit einer erneuten Wut ausbricht und so fort, so daß der Kranke einige Tage hintereinander von einer ganzen Serie von Anfällen geplagt und gepeinigt wird. Oder man würde zu dem Status hemicranicus auch einen Fall rechnen müssen, wo zwar nur ein einzelner Anfall auftritt, dieser aber eine große Heftigkeit und meistens den Typus der assoziierten Augenmigräne aufweist, wobei anstatt des üblichen allmählichen Abklingens nur eine trügerische ein- oder mehrstündige Unterbrechung statthat, wonach der Anfall mit neuen, schweren Symptomen auftaucht, mit Remissionen weiter tobt und dabei häufig mit schweren psychischen Erscheinungen (Torpor, Stupor, Angstzuständen, Verwirrtheit) einhergeht, und erst nach einigen Tagen sein Ende findet. Die psychischen Erscheinungen können dabei den eigentlichen Anfall (oder die Anfälle) überdauern. (In einer Beobachtung Kovalevskys blieb sogar nach einem solchen Anfall eine leichte Paraplegie der Beine 3 bis 4 Tage lang bestehen.)

Von diesem eigentlichen hemikranischen Status sind diejenigen Anfälle zu unterscheiden, die sich nur durch ein langes Hinausziehen auszeichnen, wo also der Kopfschmerz einige Tage lang anhält und allmählich abklingt. Solche Zustände ließen sich dann als Hemicrania continua bezeichnen. Auch bei solchen Anfällen kann man bei einer genaueren Analyse geringe Schwankungen auffinden und auch hier können gelegentlich schwach angedeutete psychische Alterationen im Sinne einer Apathie, Verstimmung, Ermüdbarkeit auftauchen, allein es zeigt der Anfall in seiner Gesamtheit einen im ganzen gleichmäßigen, sozusagen in die Länge gezogenen Ablauf und nicht die wellenschlagartige Aufeinanderfolge oder die bunte Reihe von schweren und zum Teil explosionsartigen Symptomen, die für den Status hemicranicus charakteristisch sind.

Es wäre noch schließlich darauf hinzuweisen, daß bei den an Migräne leidenden Personen Kopfschmerzen von mehrtägiger Dauer auftreten können, die keinen migränösen Charakter tragen und z. B. sich nur in diffusem Kopfdruck, mit einer allgemeinen Abgeschlagenheit verbunden, manifestieren. Solche Zustände sind schwer von analogen, z. B. bei der Neurasthenie auftretenden zu unterscheiden und das einzige differentialdiagnostische Merkmal besteht dann darin, daß diese kontinuierlichen Kopfschmerzen bei einer sonst an Migräne leidenden Person aufgetreten sind und aus diesem Grunde nicht scharf von den migränösen abgetrennt werden können. Daß hier keine scharfe Trennungslinie besteht, beweist z. B. eine von Lévi und Rotschild stammende Beobachtung, eine 56 jährige Frau betreffend, bei welcher zwei Varietäten von Kopfschmerz aufzutreten pflegten. Entweder war es eine kontinuierliche Schwere im Kopf, welche von frühmorgens den ganzen Tag hindurch, mitunter sogar acht Tage hintereinander andauerte, oder aber typische Migräneanfälle von zwei- bis dreitägiger Dauer. (Bei derselben Frau trat auch eine paroxysmale Asphyxie locale in den Fingern auf, die als eine Fingermigräne, im Anschluß an die Mortonsche Migraine du pied, bezeichnet wurde.)

2. Symptomatologie der Augenmigräne (Hemicrania ophthalmica).

Als Augenmigräne (Hemicrania ophthalmica, Migraine ophthalmique) wird diejenige Form bezeichnet, die mit ausgesprochenen Sehstörungen einhergeht. Sie erhielt ganz verschiedene Benennungen, je nachdem dieses oder jenes visuelle Symptom in den Vordergrund rückte: Teichopsie von $\tau\varepsilon\tilde{\iota}\chi o\varsigma$ = Mauer und $\dot{o}'\psi\iota\varsigma$ = Sehen (Airy); Flimmerskotom, Scotoma scintillans (Listing, Dianoux); Scotoma scintillans hemiopica (Mauthner); Amaurosis partialis fugax (Foerster); Irisalgie, Névropathie ommique, Migraine oculaire (Piorry); Migraine de l'oeil, Migraine ophthalmique (Gałęzowski); Gehirnmigräne (Thomayer).

Aus der Symptomatologie dieser Migräneform ist aber ersichtlich, daß man sie am besten als Augenmigräne (Migraine ophthalmique) bezeichnet; denn die Sehstörungen, die bei ihr auftreten und dem ganzen Bild ein spezifisches Gepräge verleihen, können sehr mannigfaltig erscheinen und zwar sowohl ihrer Intensität, wie auch ihrer Qualität nach.

Es erscheint ganz unmöglich, das Bild der Augenmigräne durch die Angabe spezifischer Sehstörungen zu umgrenzen. Weder das Flimmerskotom noch die Hemianopsie können bei einer näheren Analyse eine scharf umschriebene und vorurteilsfreie Grundlage für eine solche darbieten. Vielmehr begegnet man hier einer kontinuierlichen Reihe von visuellen Störungen, mit einem feinen Nebel und kaum merkbaren Wolken beginnend bis zu flimmernden, einfarbigen oder bunt gefärbten Bildern und dann noch weiter bis zur Hemianopsie und gelegentlich sogar bis zur völligen Amaurose fortschreitend.

Sowohl aus diesem Grunde, wie auch laut den Betrachtungen über die Pathogenese der Migräne überhaupt, fühlen wir uns nicht berechtigt, in der Augenmigräne eine Krankheit sui generis zu erblicken. Diese These wurde hauptsächlich von Féré aufgestellt und verteidigt. Er gab zwar zu, daß die Augenmigräne sich an die einfache Hemikranie anschließen kann, jene aber meistens von vorneherein als ein gut definierbarer Typus entsteht und dadurch eine selbständige Affektion darstellt. Féré meinte ferner, daß die ophthalmische Hemikranie im isolierten Zustande eine wahre sensorische Epilepsie bildet und zwar mit Reizsymptomen (Flimmerskotom), Lähmungserscheinungen (Hemianopsie) und mitunter mit Somnolenz. Derselbe Standpunkt ist dann von Gałęzowski, Raullet, Sarda, Kovalevsky u. a. vertreten worden.

Auch Antonelli hat gemeint, daß zwischen der Migräne und der transitorischen Amblyopie keine ursächliche Beziehung besteht und daß es besser wäre von der Amblyopie transitoire als von der Migraine ophthalmique zu sprechen.

Diese Ansicht hält aber, wie gesagt, einer strengen Kritik nicht stand. Es gibt doch eine ganze Reihe von Fällen, wo die betreffenden Personen lange Jahre hindurch an vulgärer Migräne zu leiden haben und erst später hin und wieder an Augenmigräne, bald mit diesen, bald mit jenen visuellen Erscheinungen erkranken; diese ophthalmischen Attacken schieben sich dann nur zeitweise ein, um dann wiederum den Anfällen der einfachen Hemikranie Platz zu machen. Dabei bleiben sowohl die prodromalen, wie auch die den Anfall selbst begleitenden Symptome genau dieselben in allen diesen Attacken. Es kommen auch häufig so fließende Übergänge von der vulgären Form zu der ophthalmischen vor, daß von einer scharfen Trennung keine Rede sein kann. Auch hereditäre Momente sprechen zugunsten dieses Zusammenhanges beider

Formen, denn es gibt migränöse Familien, in welchen ein Mitglied an vulgärer Migräne, das andere an Augenmigräne und noch ein anderes an einer Mischform zu leiden hat.

Eine andere Frage ist es, ob die Augenmigräne in klinischer Beziehung ein scharf umgrenztes Bild abgeben kann oder nicht. Diese Frage muß bejaht werden, besonders wenn man die scharf ausgeprägten Fälle der Augenmigräne im Auge behält. Es soll aber noch einmal betont werden, daß wir trotz dieser Annahme weit davon entfernt sind, der Augenmigräne eine ihr nicht zukommende Autonomie beimessen zu wollen und sie aus dem Gesamtbegriff der Migräne künstlich herauszuheben. Bei der Besprechung der Pathogenese der Migräne wird dieser Migräneform ein ihr gebührender Platz eingeräumt und man wird sehen, daß sie nur einen der Steine bildet, welche in großer Mannigfaltigkeit aber doch in einem gewissen inneren Zusammenhang das bunte Mosaikbild der Migräne abgeben.

Die Augenmigräne kommt sicherlich nicht so häufig vor, wie dies von manchen angenommen wird. So will Liveing gefunden haben, daß von seinen eigenen 60 Fällen in 37 die Sehstörungen aufgetreten waren. Bei Möbius fällt diese Zahl beträchtlich ab, denn er fand auf 130 Beobachtungen nur in 14 die visuellen Erscheinungen.

Von 500 eigenen Fällen von Migräne fand ich visuelle Störungen nur in 60 (also in 12 % gegen 62 % Liveings!).

Was das Alter anbelangt, in welchem die Augenmigräne auftritt, so gibt folgende Tabelle einen gewissen Aufschluß darüber:

Alter (in Jahren) der an Augenmigräne Erkrankten	Männer	Frauen	Zusammen
11—15	—	1	1
16—20	3	5	8
21—25	2	4	6
26—30	3	4	7
31—35	2	8	10
36—40	6	4	10
41—45	3	3	6
46—50	6	1	7
51—55	3	2	5
Zusammen	28	32	60

Bei der Mehrzahl dieser Patienten war es schwer zu entscheiden, in welchem Lebensjahr die ersten Attacken aufgetreten waren. Es gelang mir doch, bei 29 Personen dies festzustellen und es hat sich folgendes gezeigt (s. Tabelle S. 63).

Aus den beiden Tabellen ist ersichtlich, daß in meiner Kasuistik nur das höhere Lebensalter (über 55 Jahre) frei von Augenmigräne blieb. Auch dies trifft aber nicht immer zu, denn es gibt sichere Fälle fremder Kasuistik, wo auch ältere Personen an dieser Form leiden.

Die ersten Attacken des Leidens treten am häufigsten im mittleren Lebensalter auf (zwischen dem 20. und 40. Jahre). Es muß aber ausdrücklich darauf hingewiesen werden, daß in der letzten Tabelle das erstmalige Auftreten der

Augenmigräne, nicht aber der Migräne überhaupt angegeben wird. Denn in einer nicht geringen Zahl von Fällen bestand viele Jahre vorher die vulgäre Hemikranie, ehe die erste Attacke der ophthalmischen Form ausgebrochen ist.

Das Lebensalter (in Jahren), in welchem die erste Attacke der Augenmigräne auftrat	Männer	Frauen	Zusammen
0— 5	—	1 (im 5. Lebensj)	1
6—10	—	2 (im 7. u. 10. L.)	2
11—15	—	—	—
16—20	1	1	2
21—25	3	3	6
26—30	4	3	7
31—35	2	1	3
36—40	4	2	6
41—45	—	—	—
46—50	1	—	1
51—55	—	1 (im 51. Lebensj.)	1
Zusammen	15	14	29

Überblickt man die fremde Kasuistik, so kommt man ebenfalls zu der Überzeugung, daß die ersten Anfälle der Augenmigräne sich meistens im mittleren und sogar im jugendlichen Alter zeigen (Antonelli, Kovalevsky, Zacher, Baralt, le Clerc, Determann, Malmstein, Raullet, Féré, Galçzowski, Schröder u. a.).

Eine ganze Reihe von Ärzten, die selbst an Augenmigräne gelitten haben, merkten die ersten Attacken bereits in ihrem frühen Lebensalter. So begannen die Anfälle bei Baralt im 16. Jahre, bei Jolly im 27. Jahre usw.

Auch in jüngeren Jahren kommt das Leiden nicht selten vor, so daß le Clerc 12 Fälle zwischen 9 und 19 Jahren beobachten konnte.

Das niedrigste Alter, in welchem die ersten Attacken auftreten können, betraf, soweit ich übersehen konnte, das 5jährige Mädchen meiner Kasuistik. Bei zwei anderen Mädchen derselben Kasuistik traten die ersten Attacken im 7. bzw. im 10. Lebensjahre auf. Heldenbergh beschrieb die Augenmigräne bei einem 8jährigen Knaben, Charcot bei einem 9jährigen Mädchen.

Das höchste Alter, in welchem diese Migräneform angetroffen wurde (aber nicht zum ersten Male!), betraf ein 80jähriges Individuum, welches von Galçzowski behandelt wurde. Auch Meige beschrieb das Leiden bei einer 73jährigen Frau. Diese hohen Zahlen beweisen, daß das Leiden seine Opfer nicht immer frühzeitig frei läßt.

Die Augenmigräne kann sehr hartnäckig und langdauernd sein. Nicht selten beginnt dieselbe im jugendlichen oder mittleren Alter und dauert dann 10—20—30 und noch mehr Jahre hindurch. Es können sich dabei freie Intervalle von vielen Jahren einschieben, um dann von neuen ophthalmischen Attacken gesprengt zu werden. Je länger das Leiden bei einem einzelnen Individuum verbleibt und je häufiger es auftritt, desto größere Verwüstungen schafft es mi Organismus und die Gefahr liegt hier sowohl in der allgemeinen Abnahme der geistigen Frische und Fähigkeit, wie auch im Hinzutreten spezieller Störungen auf dem Gebiete der sensorischen Epilepsie. In je höherem Alter die ersten Attacken der Augenmigräne zuerst auftreten, desto düsterer ist die Prognose, denn gerade in diesen Fällen können organische Störungen (Hirngefäßerkrankung, Nierenkrankheit u. a.) manifest werden.

Die prodromalen Erscheinungen der Augenmigräne sind im wesentlichen denjenigen bei der vulgären Form ähnlich. Ein wichtiger Unterschied besteht nur darin, daß die Attacken der ersteren nicht selten ohne oder fast ohne jegliche Prodrome einherlaufen. Dies betrifft besonders diejenigen Fälle, wo sich die Augenmigräne erst im späteren Alter zeigt und auch wo dieselbe als Vorbote einer tieferen organischen Hirnkrankheit erscheint (bei Tabes, Paralysis progressiva, Hirngefäßthrombose, Schrumpfniere u. dgl.).

Féré machte auf eigentümliche Träume aufmerksam, die im Prodromalstadium der Augenmigräne auftreten können. Die Träume tragen einen visuellen Charakter und erscheinen als Brand, Vulkanausbrüche, weiße Phantome usw. (Rêves précurseurs).

Der totale Anfall der Augenmigräne verläuft meistens in der Weise, daß sich nach gewissen prodromalen Erscheinungen, aber auch ohne solche, ziemlich plötzlich Sehstörungen ganz verschiedener Art, aber meistens von flimmerndem Charakter, zeigen, die wenige Minuten bis zu einer halben Stunde anhalten, dann allmählich abklingen und in hinzutretende Kopfschmerzen mit oder ohne Erbrechen übergehen.

Das Hauptmerkmal der Augenmigräne bilden jedenfalls die visuellen Symptome und aus diesem Grunde verdienen dieselben eine genauere Beschreibung.

Man kann diese Sehstörungen in zwei große Gruppen teilen, nämlich 1. in einfache, transitorische Sehstörungen (transitorische Amblyopien) und 2. in Sehstörungen flimmernder und häufig spektraler Art.

Was die erste Gruppe anbelangt, so können hier ganz verschiedene Grade von Sehstörungen vorkommen und zwar vom einfachen Nebel bis zur völligen Amaurose. Die Kranken klagen dann, daß sich eine Art von Schleier vor ein oder beide Augen legt, so daß die umgebenden Gegenstände wie mit einem Nebel bedeckt erscheinen. Diese Sehstörung betrifft dann das gesamte Gesichtsfeld. Es können sich daran Mouches volantes anschließen. Die Intensität dieser Sehstörung kann aber beträchtlich steigen, so daß schließlich auch völlige Amaurose entstehen kann. Die Patienten behaupten dann, daß sie auf eine kurze Zeit nichts mehr sehen, sich von einer plötzlichen Dunkelheit umgeben fühlen und kommen sich wie in einem dunklen Keller vor. (Die Erscheinung erinnert an die plötzlichen Verdunkelungen bei Hirntumoren.) Die transitorische Amaurose kommt aber selten vor.

In anderen Fällen treten Skotome auf [1]). Nicht selten erscheint dabei die hemianopische Form derselben, wobei das Skotom die Mittellinie nicht

---

[1]) Laut der Schilderung von E. Fuchs kommen zentrale und periphere Skotome vor. Ein zentrales Skotom ist ein solches, welches den Fixationspunkt mit in sich begreift (das direkte Sehen ist dabei sehr verringert oder aufgehoben). Periphere Skotome stören das Sehvermögen wenig, besonders wenn sie weitab vom Fixationspunkt liegen. Man unterscheidet ferner zwischen positivem und negativem Skotom. Bei dem ersteren sieht der Patient einen dunklen Fleck in seinem Gesichtsfeld. Bei

erreicht. Die Hemianopsie ist eine rechtsseitige oder eine linksseitige und nur in seltenen Fällen begegnet man der transversalen Hemianopsie. In vereinzelten Fällen soll auch eine laterale monokuläre Hemianopsie entstehen (Antonelli) und nur ein einziges Mal wurde von Charcot eine vorübergehende binokuläre nasale Hemiopie beobachtet (mit Taubheitsgefühl der rechten und auch der linken Hand verbunden).

Nicht selten zeigt sich bei der Augenmigräne ein zentrales Skotom. Der Fixationspunkt wird dann eingenommen und die Amblyopie kann sich weiterhin auf das ganze Gesichtsfeld erstrecken (Scotoma centralis monocularis et binocularis nach Antonelli).

Viel häufiger begegnet man der zweiten Gruppe der Sehstörungen, welche auch das markanteste Symptom der ophthalmischen Hemikranie darstellen, nämlich den flimmernden und leuchtenden, häufig spektralen Erscheinungen. Dieses Symptom kann sich in der Richtung äußern, daß beim Vorhandensein einfacher Sehstörungen die optische Wahrnehmung keine stabile, sondern eine oszillatorische wird. Von den Kranken wird dann behauptet, daß der Nebel, Schleier oder die Wolken, die sich vor ihren Augen befinden, sich ununterbrochen hin und her bewegen. Diese Bewegungen werden mit dem Vibrieren der Luft über dem brennenden Ofen verglichen, oder aber — und dies ist am meisten charakteristisch — es treten zu dem Skotom Lichterscheinungen hinzu und zwar in Form von bizarren, leuchtenden, phantastisch spektralen Zickzack-Fortifikations-Mauerfiguren, die die Ränder des Skotoms umkreisen oder das Skotom selbst durchbrechen und durchdringen. Auch können hier Brillanten-figuren, goldener Regen, leuchtende und farbige, sich wurmartig bewegende Bänder usw. erscheinen. Dieses sog. Flimmerskotom (Scotoma scintillans) bildet somit eine Verbindung des Skotoms mit flimmernden (glänzenden oder farbigen) Figuren. Das Skotom selbst ist dabei fast immer ein relatives, d. h. ein durchscheinendes.

Das Flimmerskotom entsteht meistens in der Weise, daß an einer umschriebenen Stelle des Gesichtsfeldes, meistens in der Nähe der Mittellinie, ein leuchtender, flimmernder Punkt erscheint, der immer größer wird, eine Zickzack-, Fortifikations- und dergleichen Figur annimmt, die sich in fortwährender Bewegung befindet, leuchtend oder farbig erscheint, sich allmählich nach der Peripherie ausbreitet und nach wenigen Minuten bis zu einer halben Stunde schwindet (siehe die umstehende Tafel nach Airy).

In der einfachsten Form hat man es dabei mit einem Lichtrande zu tun, welcher die blinde Area umgibt und bei Ausbreitung dieser letzteren sich ebenfalls ausdehnt. In diesem luminösen Kreise werden rasche molekulare Bewegungen und Oszillationen, manchmal glänzende Zickzackfiguren wahrgenommen (Liveing).

Das andere Mal bilden sich flimmernde, leuchtende oder spektrale Kreise, die immer breiter werden, schließlich die Peripherie erreichen und dann schwinden.

---

negativem nimmt der Kranke in dem betroffenen Ausfallsgebiet nichts mehr wahr. Die negativen Skotome werden weiterhin in absolute (beim Fehlen jeder Wahrnehmung) und relative (bei Verminderung dieser Wahrnehmung) geteilt. Auf diese zwei Formen von Skotomen hat hauptsächlich Dufour hingewiesen, indem er die einen als „Schwarzsehen", die anderen als „Nichtsehen" bezeichnete. Letztere sollten bei Läsion des Sehzentrums, erstere bei peripheren Vorgängen stattfinden.

Dem einen Kreis folgt gleich der andere und diese Jagd der konzentrischen Kreise und Zahnräder in der Richtung nach der Peripherie dauert solange, bis das Symptom sich erschöpft und verschwindet (Fig. 1).

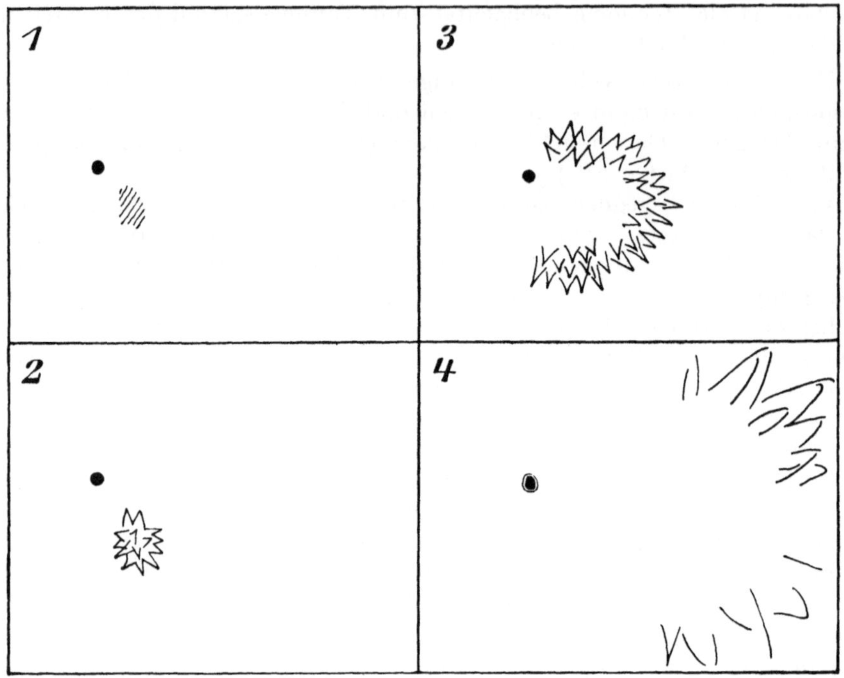

Fig. 1.   Flimmerskotom (nach Jolly).

Nicht immer beginnt die Erscheinung in der Nähe der Mittellinie, sondern mitunter an einem Rande des Gesichtsfeldes (Beyer).

In sehr seltenen Fällen sollen die flimmernden Figuren in der Peripherie beginnen und nach dem Zentrum sich verbreiten (Jolly).

Eine klassische Beschreibung der Anfälle der ophthalmischen Migräne findet man bei Jolly, der dieselbe an sich selbst studiert und geschildert hat. Jolly litt bereits in seiner Schulzeit an Migräneanfällen ohne visuelle Erscheinungen. Dann trat in seinem 27. Lebensjahre zum ersten Mal das Flimmerskotom auf. Es zeigte sich in der einen Seite des Gesichtsfeldes eine eigentümliche, glänzende, flimmernde Lichterscheinung, die sich allmählich nach der Peripherie ausbreitete, dann kleiner wurde, sich verlor, aber ein Gefühl intensiver Kopfschmerzen zurückließ. Nach mehrjähriger Pause traten immer häufiger ähnliche Anfälle zu jeder Tagesstunde auf. Das visuelle Phänomen begann in der Regel damit, daß eine unbestimmte Beeinträchtigung des Sehens eintrat. Beim Fixieren eines nahen Objektes bemerkte Jolly einen kleinen Nebelfleck seitlich vom Fixierpunkt (links oder rechts etwas unterhalb oder oberhalb der Horizontallinie). Dieses Skotom war zuerst ein ruhendes und nicht leuchtendes. Dann begann die zweite Phase, indem an Stelle des Nebelflecks ein leuchtendes und flimmerndes Skotom von gleicher Größe sich zeigte. Dasselbe war zunächst ringsum geschlossen und von glänzenden Spitzen, zackigen Linien begrenzt, die sich fortwährend zu kontrahieren und zu erweitern schienen (in Gestalt von Vaubanscher Festungsmauer). Diese ganze Figur löschte die Gesichtsobjekte vollständig aus. Im höchsten Stadium erweiterte sich die äußere Grenze der Festung nach der Peripherie und verlängerte sich nach oben und unten. Dabei schwand allmählich der innere Teil der Mauer, so daß an Stelle der ge-

Erklärung der Tafel

(nach Airy).

Figg. 1—4. Frühe Stadien eines linksseitigen Flimmerskotoms, beginnend ganz nahe am Blickpunkt. O = Blickpunkt.

Figg. 5—8. Ähnliche Serie von frühen Stadien eines linksseitigen Flimmerskotoms, welches einige Grade unterhalb des Blickpunkts beginnt.

Fig. 9. Vollständig entwickeltes linksseitiges Flimmerskotom. δ = Beginn einer neuen Attacke, die aber niemals eine völlige Entwickelung erfährt mit Ausnahme des Falles, wo sie auf der entgegengesetzten Seite entsteht.

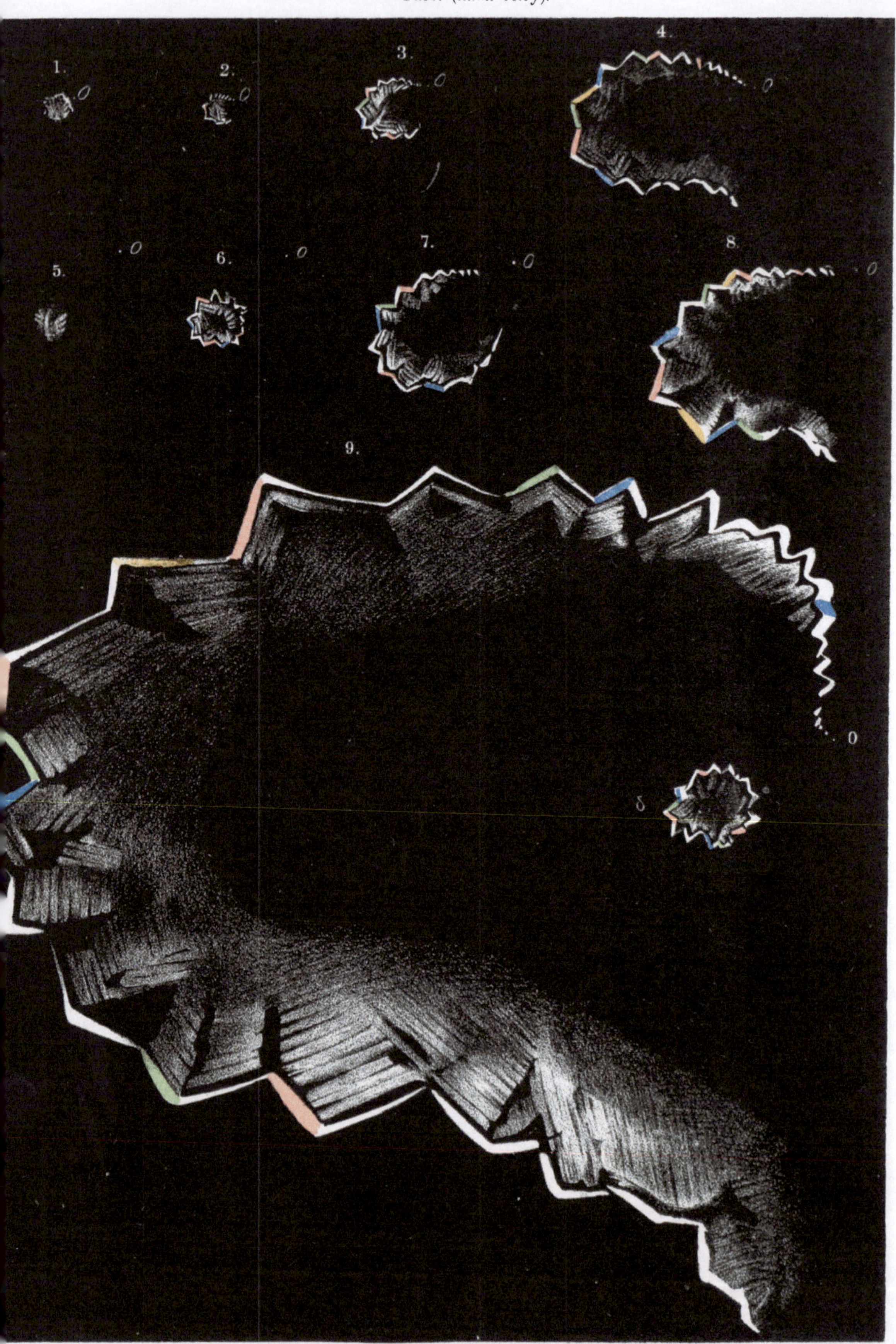

Verlag von Julius Springer in Berlin.

schlossenen Citadelle ein unregelmäßig kreisförmiges Mauerstück trat, das aus lauter, mit der Spitze nach außen gerichteten Dreiecken bestand, an welche sich von innen eine zweite und auch dritte und vierte Reihe von ebenso gerichteten Dreiecken anschloß. In diesem Stadium wurde durch das Ineinanderragen der leuchtenden Spitzen ein besonders starker Lichteffekt hervorgebracht, wobei die einzelnen Teile der Figur bald silberglänzend erschienen, bald die verschiedenen Spektralfarben einnahmen. Die weitere Entwickelung zeigte, daß die leuchtenden Figuren immer weiter vom Fixierpunkt abrückten. Das letzte Stadium bestand darin, daß in der äußeren Peripherie des Gesichtsfeldes (wieder bald mehr im unteren, bald mehr im oberen Quadranten) ein flackernder, nicht mehr scharf begrenzter Lichtbogen blieb, der schließlich ganz verschwand. Einige Male sah Jolly den umgekehrten Verlauf des Flimmerskotoms (die erste Phase bestand dann in einer schwachen unruhigen Lichterscheinung im äußersten Teil einer Gesichtshälfte, dieser Punkt verengte sich dann nach der Mitte zu und ging in die flimmernde Figur der halbkreisförmigen Festungslinie über, dann entstand eine geschlossene kleine Citadelle seitlich vom Fixierpunkt, aus welcher der nicht flimmernde Nebelfleck hervorging, der dann nach einigen Minuten schwand).

In anderen Fällen erscheinen die flimmernden Figuren nicht in Form von Linien und Kreisen, die sich allmählich nach der Peripherie verbreiten, sondern bedecken in Form von goldenem Regen, Brillanten, Flämmchen, Wirbeln usw. das ganze benebelte Gesichtsfeld. Der Kranke wird durch diese Erscheinungen wie geblendet.

Dianoux, Nicati-Robiolis beschreiben wiederum eine spezielle Form des Flimmerskotoms, in welcher das dunkle Gesichtsfeld in kurzen Intervallen von einem Aufleuchten durchzogen wird (Scotome lumineux).

Die Frage, ob beim Flimmerskotom stets beide Augen oder nur ein Auge befallen wird, wird verschiedentlich beantwortet. Liveing meinte, daß von allen diesen Sehstörungen die beiden Augen symmetrisch befallen werden und wenn auch von manchen Patienten behauptet wird, daß nur ein Auge betroffen wäre, so beruhe dies nur auf einer mangelhaften Selbstbeobachtung. Und doch wird von manchen Kranken mit voller Bestimmtheit behauptet, daß sie das Flimmerskotom ausschließlich in einem Auge bemerken und es ist kein Grund vorhanden, dieser Angabe nicht zu glauben. Auch habe ich Fälle gesehen, wo in einem Anfall diese Störung im linken Auge, im anderen dagegen im rechten aufgetreten war. Allerdings überwiegen die Fälle, in welchen die visuellen Störungen beide Augen zugleich und zwar im gesamten Gesichtsfeld befallen.

Auch gibt Gałęzowski an, daß oft oder sogar meistens nur ein Auge bei der Attacke befallen wird. Im Falle Determanns traten die flimmernden Kreise sehr oft einseitig, häufig auch vor beiden Augen und ebenfalls in hemianopischer Form auf. Ja es sind Fälle beschrieben, wo man in einem Auge ein zentrales Flimmerskotom beobachtet hat (Hilpert). Mitunter ist das Flimmerskotom sogar hauptsächlich zentral, d. h. nimmt den Blickpunkt ein, wie es z. B. bei Beyer der Fall war, welcher diese Erscheinung bei sich selbst feststellen konnte. Auch soll sich gelegentlich eine konzentrische Gesichtsfeldseinschränkung eingestellt haben (Antonelli).

Persönlich konnte ich das von vielen Autoren geschilderte hemianopische Flimmerskotom nur höchst selten konstatieren. Häufiger gaben die Kranken an, daß sie das Flimmern nach außen vom rechten oder vom linken Auge vermerkt hätten. Eine wirkliche hemianopische Erscheinung war es aber nur sehr selten und etwas häufiger bei der tardiven Hemikranie, besonders aber dann, wenn sich später an diese Sehstörung eine organische Hirnläsion angeschlossen hat.

Nebenbei bemerkt, fand ich eine richtige transitorische Hemianopsie sich öfters da entwickeln, wo einfache Sehstörungen, also nicht flimmernder Art, vorhanden waren.

Was die zeitliche Bestimmung der flimmernden Figuren zu dem eigentlichen Skotom anbelangt, so tritt in manchen Fällen zuerst das Flimmern und dann erst — wenn auch sehr bald darauf — das Skotom auf. Ist die flimmernde Figur dunkel oder grau (dunkle, sich bewegende Kreise, graue Wolken usw.), so tritt dieses Verhältnis noch deutlicher hervor als bei hell leuchtenden oder bunt gefärbten Figuren. Bei diesen letzteren werden die Kranken so geblendet, daß sie durch das grelle kaleidoskopische Bild von Anfang an nicht scharf genug die Gegenstände unterscheiden können. In anderen Fällen klagen wiederum die betreffenden Personen, daß sie zunächst schlecht sehen und erst nachträglich sich die flimmernden Figuren zeigen. So erwähnte ein 49jähriger Mann, der seit mehr als 20 Jahren an Augenmigräne litt, daß bei ihm der Anfall damit begann, daß er auf einem Auge schlecht sah, später einzelne Buchstaben erkannte, andere dagegen nicht und daß dann sich blitzartige Figuren gezeigt haben. Auch fand Liveing, daß bei Kombination der spektrischen Erscheinungen mit dem Skotom das letztere vor oder selten nach der Blendung einzutreten pflegt.

Der Charakter der flimmernden Figuren bleibt bei vielen Personen stets der gleiche. So hatte ich Gelegenheit, Fälle zu beobachten, wo jahrelang nur ein und dieselbe visuelle Störung (z. B. Blitzfiguren) die Kranken belästigt haben. In einzelnen Fällen wechseln diese Störungen bei derselben Person ab. So zeigten sich bei einem 52jährigen Mann, der seit 20 Jahren an Migräne litt, in einer Attacke oszillierende rote und grüne sternartige Figuren vor beiden Augen, die nur eine Minute andauerten und dann schwanden. In anderen Anfällen schlossen sich graue, sich bewegende Linien und Kreise an, wobei diese Erscheinung sogar eine Stunde lang andauerte, wonach ein rechtsseitiger Kopfschmerz mit Erbrechen einzutreten pflegte.

Noch häufiger kommt es vor, daß die betreffenden Personen in einer Reihe von Anfällen nur einfache visuelle Störungen (Nebel vor den Augen u. a.) empfinden, dann aber hin und wieder sich flimmernde Figuren einstellen. Baralt litt selbst an einer Migräneform, in welcher in einzelnen Anfällen nur Hemianopsie ohne Flimmern eintrat, in anderen wiederum in der Peripherie des Gesichtsfeldes leuchtende Zickzackfiguren entstanden. In einem Anfalle merkte er im rechten Auge ein Skotom unterhalb des Fixierpunktes, im linken dagegen erschien das Scotoma scintillans. In späteren Anfällen traten ausschließlich Lichterscheinungen ohne Kopfschmerzen auf.

Alle diese visuellen Störungen verlaufen in der Weise, daß sie allmählich nachlassen und schließlich gänzlich schwinden, wobei sich das Gesichtsfeld allmählich aufklärt.

War die visuelle Störung eine diffuse, so spielt sich die Klärung im gesamten Gesichtsfeld ab. Begann aber die Störung in einem bestimmten Gebiete des Gesichtsfeldes, so nimmt auch die Aufhellung von diesem Gebiete ihren Anfang und verbreitet sich allmählich auf das bei der Attacke befallene Gebiet.

Das Skotom dauert, wie gesagt, meistens nur wenige Minuten bis zu einer halben Stunde (auch mehr) und erst dann, oder nach einer kurzen Frist, entsteht der Kopfschmerz. Die Sehstörung darf somit als eine visuelle Aura des migränösen Anfalles gedeutet werden.

Nur in den seltensten Fällen käme es, nach Dianoux, vor, daß noch zur Zeit des andauernden Flimmerskotoms das betroffene Auge Schmerzhaftigkeit und vermehrte Druckempfindlichkeit zeigt. Es kann dann leicht zur Verwechselung mit Glaukom kommen.

Der Kopfschmerz selbst ist bei der Augenmigräne meistenteils ein sehr heftiger und jedenfalls heftiger, als es dem Durchschnitt der vulgären Hemikranie entsprechen würde. Häufig wird derselbe von Übelkeit, Erbrechen und auch Schwindel begleitet. Die Kephalie folgt meistens gleich der visuellen Erscheinung, in manchen Fällen dagegen tritt dieselbe erst eine Stunde oder noch später auf. In einzelnen Fällen sind die Kopfschmerzen so nachhaltig, daß sie 1—2—3 Tage lang die Sehstörung überdauern.

Die Lokalisation der Kopfschmerzen entspricht mitunter dem betroffenen Auge, so daß z. B. beim Skotom im rechten Auge der Patient über Kopfschmerz in der rechten Augenbrauengegend oder in der rechten Stirn-Schläfenseite klagt. In anderen Fällen ist keine topographische Kongruenz zwischen den beiden Phänomenen zu sehen, so daß der Kopfschmerz in der Scheitel-, Hinterhaupts- und sogar in der Halsgegend seinen Sitz haben kann.

Das eine scheint nur öfters vorzukommen, daß bei einem ausgesprochenen hemianopischen Typus der Sehstörungen der Kopfschmerz häufig in der heterolateralen Seite sitzt. Aber auch davon gibt es Ausnahmen, wie es z. B. bei Jolly selbst der Fall gewesen war. Auch können die Kopfschmerzen zunächst heterolateral sein, sich aber dann in diffuser Weise über den ganzen Kopf ausbreiten.

In viel selteneren Fällen beginnt der Anfall der Augenmigräne von vorneherein mit Kopfschmerzen, welchen erst die Sehstörungen nachfolgen (Féré, Galęzowski). In einer eigenen Beobachtung begann der Kopfschmerz sogar einen Tag vor den visuellen Erscheinungen und dauerte noch einen Tag nach Schwund der letzteren!

Es gibt ferner eine Reihe von Fällen, die von Charcot, Féré als Formes frustes beschrieben worden sind, wo die visuellen Störungen jahrelang ohne jeden Kopfschmerz auftreten können. Auch fand Baralt, daß das Flimmerskotom bei Personen vorkommen kann, die sogar niemals Migräne zeigten. Airy und Piorry litten selbst an rein visueller Form ohne Kopfschmerz. Auch von Galęzowski, Möbius, Harris werden Fälle erwähnt, wo bei solchen Formes frustes die Kopfschmerzen entweder völlig fehlen oder nur gelegentlich auftreten.

Von Féré werden zu den Formes frustes auch solche Fälle gerechnet, wo ein leichter Nebel in Kombination mit der Hemikranie den ganzen Anfall ausmacht.

Es wurde ferner von Charcot und Féré auf eine eigentümliche Abart der ophthalmischen Migräne hingewiesen, die eine Zergliederung aufweist, wobei die einzelnen Bausteine oder Glieder derselben wie zerstückelt in längeren Zeitabständen erscheinen und sich erst dadurch ergänzen (dissoziierte Form der Augenmigräne). Es kann also vorkommen, daß die betreffende Person plötzlich vorübergehend erblindet oder hemianopisch wird und erst nach einigen Tagen zeigt sich die gewöhnliche Migrne. Auch gibt es Fälle wo diese Zergliederung einer Attacke nur im Beginn des Leidens zu beobachten ist und daß sich später diese Einzelelemente der Augenmigräne doch zusammenfinden und das voll entwickelte Syndrom abgeben.

Es kommt schließlich ein spezielles Bild der Augenmigräne zustande, indem sich zu den visuellen Störungen Symptome hinzugesellen, die sonst als Ausdruck der sensoriellen Epilepsie aufgefaßt werden. Dies ist die sog. assoziierte Migräne (Migraine accompagnée oder associée), die besonders von Charcot, Féré u. a. studiert worden ist.

An einigen kurzen Beispielen soll diese Form illustriert werden:

Eine 41jährige Frau leidet an Migräne seit vier Jahren. Mitunter visuelle Erscheinungen während des Anfalls und Parästhesien in den Händen, Füßen und der unteren Bauchgegend.

Eine 33jährige Frau leidet an Migräne seit vier Jahren. Die Mutter der Patientin litt ebenfalls an hemikranischen Anfällen, welche von Aphasie und transitorischer Parese der rechten Hand und des rechten Fußes begleitet wurden. Bei der Patientin selbst treten die Anfälle früh morgens auf. Sie empfindet Stiche in der linken Schläfe und im linken Auge, gleichzeitig entsteht ein Taubheitsgefühl in der rechten Hand und im rechten Fuß, die Zunge versteift, die Sprache „wird verdorben". Statt „Wasser" sagt sie „Feuer" usw. Sie kann das gewünschte Wort nicht aussprechen und wenn sie auch spricht, so tut sie es mit der größten Willensanspannung. Gleichzeitig Flimmern und leuchtende Kreise von der linken Seite her. Dies wird stets von Erbrechen begleitet.

Ein 37jähriger Mann, dessen Vater an Asthma und dessen Kinder an Konvulsionen leiden, kann während der Anfälle der ophthalmischen Hemikranie nicht sprechen, obgleich sein Bewußtsein völlig erhalten ist. Es kommen nur unartikulierte und sinnlose Laute heraus. Solche Anfälle wiederholen sich zweimal im Jahre.

Ein 12jähriges Mädchen, dessen fünf Schwestern an Konvulsionen leiden, verspürt während ihrer Migräneattacken (mit transitorischer Amblyopie) Taubheit in der rechten Hand und in der Zunge, wobei sie zehn Minuten lang kein Wort aussprechen kann. Der gesamte Anfall dauert 24 Stunden lang. 1½ Jahre ohne Anfälle. Dann zwei solche Attacken mit zweitägigem Intervall usw.

Aus diesen Beispielen ist ersichtlich, daß bei den meisten Anfällen der assoziierten Augenmigräne Parästhesien und Aphasie hinzukommen. Nur selten treten ausschließlich Parästhesien auf. Sie erscheinen in Form von Kriebeln und Taubheitsgefühl, welche in einer Körperhälfte (meist rechts) entstehen und entweder ein eng umschriebenes Gebiet (Zunge, Gesicht) oder die gesamte Körperhälfte befallen. Sie zeigen manchmal einen aufsteigenden Charakter, indem sie z. B. an den Fingerspitzen beginnen und nach oben sich ausbreiten. Piorry vergleicht diese Sensation mit dem Oszillieren der visuellen Erscheinungen und meint, daß sogar das Abklingen derselben, nach Art der Skotomaufklärung, ebenfalls in demjenigen Punkt beginnt, wo die Parästhesie ihren Anfang nahm.

Mitunter beschränken sich die Parästhesien nicht auf eine Körperhälfte, sondern gehen bald auf die andere über (Féré), oder zeigen von Anfang an einen diffusen Charakter.

In überwiegender Mehrzahl der Fälle entstehen die Parästhesien in Kombination mit Aphasie, wobei diese beiden gleichzeitig mit dem Skotom oder bald nach diesem entstehen. So erschien in einer Beobachtung Charcots gleichzeitig mit Skotom eine Vertaubung einer Hand, wobei die Parästhesie nach dem Gesicht und der Zunge aufgestiegen ist und sich mit Aphasie verband. Bei dieser Kombination der Aphasie mit Parästhesien beschränken sich diese letzteren auf einzelne Abschnitte der rechten Körperhälfte (Féré, Raullet u. a.). Es wird dabei entweder ausschließlich die Zunge betroffen, oder nur einzelne Finger der rechten Hand, oder Hand, Nase, Lippen, Zahnfleisch (Siegrist) usw.

Es gibt seltene Fälle, wo die Aphasie allein, ohne Parästhesien, zustande kommt. Die Aphasie selbst gehört meistens zu den motorischen Formen. Die Kranken sind nicht imstande, auch ein einziges Wort auszusprechen, sie verstummen auch manchmal vollständig. In anderen Fällen können sie zwar sprechen, tun es aber mit der Anstrengung ihrer ganzen Willenskraft und auch dann ist die Sprache mangelhaft.

Die Aphasie dauert 5—15 Minuten lang, kann aber auch einige Stunden anhalten. In einer meiner Beobachtungen dauerte dieselbe vier Tage lang. Die von Aphasie befallenen Patienten behalten dabei das volle Bewußtsein.

Das Nachsprechen ist dabei ebenfalls öfters gestört. Das Wortverständnis bleibt dagegen meist erhalten. In einzelnen Fällen leidet aber auch diese Funktion und es entsteht eine wahre Worttaubheit, worauf bereits Charcot und dann auch Berbez, Pick u. a. hingewiesen haben. Die Worttaubheit kann sich mit paraphatischen Störungen verbinden (Determann).

Die Aphasie kann sich mit Agraphie, Paragraphie (Pick, Féré, Determann) und auch mit Alexie (Berbez) verbinden. Das sensibel-aphatische Syndrom kann sich mitunter mit Hemianopsie kombinieren (Siegrist, Meige). In der Beobachtung von Meige trat noch eine rechtsseitige Fazialisparese hinzu.

Die motorischen Erscheinungen kommen bei der Augenmigräne viel seltener vor, als die sensiblen und sensoriellen. Man begegnet aber mitunter Paresen und Lähmungen im Gebiete einzelner Glieder, oder sogar transitorischer Hemiplegien (Féré, Berbez, Renner). In dem oben zitierten Falle von Meige trat zunächst im Anfalle nur eine vorübergehende rechtsseitige Fazialisparese auf; nach einer Serie solcher Anfälle ließ sich eine leichte Parese der rechten Gesichtshälfte feststellen (Hémiface succulente).

Nebenbei bemerkt, kann sich in Gefolge einer ophthalmischen migränösen Attacke eine passagere Ophthalmoplegie entwickeln (Chabbert).

Von der größten Bedeutung sind aber die Fälle, wo sich die assoziierte Migräne mit epileptischen oder epileptiformen Anfällen vergesellschaftet.

Bereits Charcot hat darauf hingewiesen, daß mitunter epileptische Anfälle infolge von Augenmigräne entstehen. Speziell aber war es Féré, der auf die nahe Verwandtschaft beider Krankheitszustände hingewiesen hat und die Meinung vertrat, daß die assoziierte Hemikranie sich nicht nur mit epileptiformen Attacken zu verknüpfen, sondern sogar Anfälle wirklicher Epilepsie zu substituieren imstande wäre. Eine solche Kombination der assoziierten Migräne mit der Epilepsie findet man auch in der Kasuistik von Raullet, Gałęzowski, Kovalevsky, Berbez u. a.

Überblickt man die betreffenden Fälle, so kommt man zu der Überzeugung, daß die epileptischen Attacken entweder gesondert bei den an Augenmigräne Leidenden auftreten, oder aber die epileptischen Erscheinungen greifen so tief in die Augenmigräne hinein, daß es schwer ist, sie voneinander zu trennen.

In einer eigenen Beobachtung, die eine 34jährige Frau betraf, die seit 27 Jahren an ophthalmischer Hemikranie zu leiden hatte, zeigten sich seit einem Jahre typische epileptische Anfälle. Vor dem ersten epileptischen Anfall entstand eine visuelle Aura (rote Pünktchen).

Ein 35jähriger Mann, der früher an Migräne mit Flimmern litt, verfiel vor vier Monaten in einen epileptischen Anfall, der sich nach $3\frac{1}{2}$ Monaten wiederholte usw.

Eine 30jährige Frau, deren Bruder arg an Migräne litt, bekam in ihrem 15jährigen Lebensalter den ersten Anfall von Kopfschmerzen. Bereits damals trat dabei Bewußtseinsverlust und Schaum vor dem Mund auf. Im zweiten Anfall wurde ihr plötzlich dunkel vor den Augen, sie erkannte aber bald die Gegenstände, es entstand Flimmern, dann Kopfschmerzen, die den ganzen Tag anhielten und von Erbrechen begleitet waren, einige Male verlor sie während dieser Zeitfrist das Bewußtsein, es zeigte sich Schaum vor dem Mund. Nach einem Monate wiederholte sich der Anfall mit Verdunkelung, Taubheit in einer Hand und einer Zungenhälfte, sie verlor auf acht Minuten das Bewußtsein und als sie zu sich kam, klagte sie über starkes Ohrensausen und Kopfschmerzen. Solche Anfälle traten dann alle 3—4 Tagen auf. Während der Schwangerschaft schwanden dieselben und statt ihrer zeigten sich Attacken von rein hemikranischem Typus. Vor einem Monate entstand ein heftiger Anfall, in welchem Kopfschmerzen, Übelkeit, Erbrechen, Parästhesien im Gesicht, Bewußtseinsverlust, Verziehung des Mundes, Krampf in einer Hand zu beobachten waren. Als das Bewußtsein zurückkehrte, klagte Patientin den ganzen Tag hindurch über Kopfschmerzen. Vor einer Woche zeigte sich ein Anfall von typischer Augenmigräne mit Flimmern im rechten Gesichtsfeld, wobei die Kopfschmerzen einige Stunden lang andauerten. Während aller dieser Attacken bestand spastischer Urin und zwangsartige Stuhlentleerung.

Einen ähnlichen Fall findet man z. B. bei Féré: eine 34jährige Frau begann an heftigen Kopfschmerzen zu leiden. Nach einigen Tagen Kopfschwindel. Nach $1\frac{1}{2}$ Monaten erwachte sie mit Lähmung und Anästhesie der rechten oberen Extremität. Nach zwei Wochen gesellte sich Lähmung und Anästhesie des rechten Beins hinzu. Nach drei Wochen wiederum Schwindel, Zittern der Beine und der rechten Hand, gleichzeitig mit Konvulsionen in der rechten oberen Extremität und im Gesicht. Nach $2\frac{1}{2}$ Monaten begannen die Bewegungen zurückzukehren. 18 Monate lang fühlte sich die Patientin ganz wohl. Es traten dann wiederum Schwindelerscheinungen auf, sie fiel auf der Straße bewußtlos um, es zeigten sich heftige Kopfschmerzen mit Flimmern und Erbrechen. Zeitweilig wurde sie auch taub auf dem rechten Ohr. Nach $1\frac{1}{2}$ Monaten wurde die linke obere Extremität steif, das Gesicht verzog sich nach links. Die Kontraktur dauerte fünf Stunden lang, es entstanden dann intensive Kopfschmerzen und Flimmerskotom im rechten Auge. Später wurden die Anfälle seltener, zeitweise schwoll die linke Hand an, die Kranke wurde wochenlang taub, es trat auch linksseitige Hemianopsie ein, die sich aber bald besserte.

Im weiteren Verlaufe tauchte wiederum die Augenmigräne auf und zwar mit erneuter Verschlechterung der Hemianopsie.

Sterling hat in einem Falle von Augenmigräne paroxysmale Onanie mit Bewußtseinsstörung beobachtet und sah darin ein Äquivalent der Epilepsie.

A. Westphal beobachtete in einem Fall von Augenmigräne absolute linksseitige Pupillenstarre, die den Anfall überdauerte.

Auch Kombinationen mit anderen Krankheiten und Krankheitszuständen können vorkommen, wie z. B. mit Psychosen, wie dies des Näheren bei der psychischen Hemikranie gezeigt werden wird.

Eine vielleicht nicht ganz zufällige Kombination der ophthalmischen Hemikranie konnte ich bei einer 52jährigen Frau beobachten, die seit 15 Jahren das ausgesprochene Bild der Basedowschen Krankheit darbot und erst seit einem Jahre an Augenmigräne zu leiden begann.

Auch soll sich die Augenmigräne gelegentlich mit Glaukom vergesellschaften (Trousseau, Holmström).

Nur kurz soll darauf hingewiesen werden, daß die Augenmigräne im Geleite von ganz variablen, organischen Erkrankungen erscheinen kann, die den Grundboden des Syndroms bilden, so daß in diesen Fällen die Migräne nur eine symptomatische Rolle spielt (bei Tabes, Paralysis progressiva, Nephritis, Hirntumoren u. a.).

Der Verlauf der Augenmigräne ist ein solcher, daß in bestimmten Zeitabständen die Anfälle entstehen und verschwinden, ohne nennenswerte Defekte zu hinterlassen. Die Anfälle zeigen im großen und ganzen, besonders wenn sie bereits von Jugend an bestanden, einen viel unregelmäßigeren Verlaufstypus als es bei der vulgären Hemikranie der Fall ist. Es gibt ja Fälle, wo die Augenmigräne sich nur ein- oder zweimal im ganzen Leben des betreffenden Individuums gezeigt hat. Und andererseits können sich wiederum die Attacken so oft wiederholen, daß sie sogar einige Male am Tage entstehen (Galęzowski). Es kommt auch vor, daß sehr lange Zwischenpausen die einzelnen Attacken voneinander trennen. Auch können die Anfälle eine Zeitlang bestehen, sogar einige Male hintereinander auftreten und dann wiederum auf lange Zeit verschwinden. Malmstein beschrieb einen merkwürdigen Fall, wo bei einem 40jährigen Mann, der seit seiner Jugend an Augenmigräne litt, die einmal in je einigen Monaten auftrat, der dann 20 Jahre hindurch völlig frei von derselben blieb, bis sich wiederum die Attacken von neuem gezeigt haben.

Nicht immer bleibt aber das Leiden für die betreffende Persönlichkeit so gefahrlos.

Es gibt Fälle, wo sich tiefere Störungen kundgeben, denn abgesehen von der eben skizzierten epileptischen Komplikation, können Defekte entstehen, die von tiefgreifender Bedeutung sein können. Erstens können hier, ähnlich wie bei den schweren Formen der vulgären Migräne, Symptome erscheinen, die auf einen bisher wenig ergründeten, diffusen Hirnprozeß hindeuten und sich in einer Abflachung sämtlicher psychischer Leistungen äußern. Es tritt allmählich eine Abschwächung des Gedächtnisses, Verlangsamung des Denkens nebst einer gewissen Weitschweifigkeit, Erschwerung der Auffassung und rascher Orientierung, Verminderung der geistigen Frische und Produktivität. Die tiefe Störung des Gedächtnisses und die verminderte Merkfähigkeit können auch zu einer höchst störenden Vergeßlichkeit, Zerstreutheit und Zerfahrenheit führen. Um sich zu helfen, greifen die betreffenden Personen oft zu ganz bizarren mnemotechnischen Kunstgriffen. Auch Charakterveränderungen entwickeln sich allmählich, indem ein egozentrisches, pedantisches und misanthropisches Wesen entsteht. Rechnet man noch dazu die nicht seltenen Depressionszustände, so wird daraus leicht das Bild einer gewissen Minderwertigkeit der ganzen Persönlichkeit konstruiert werden können.

Diese psychischen Änderungen gehen meistens nicht so tief, daß die mit Augenmigräne behafteten Personen ihre Berufsarbeit aufzugeben brauchen. Die oben geschilderten Alterationen erschweren aber oft wesentlich die Ausführung der Berufsarbeit und machen den Charakter immer asozialer.

Die weiteren tieferen Störungen, die sich mitunter im Laufe der Augenmigräne entwickeln, sind mehr lokaler Art. Entweder gehen die oben geschilderten sensorischen und motorischen Symptome nicht gleich mit dem Abklingen des Anfalles vorüber, vielmehr bleiben dieselben noch lange Zeit bestehen und schwinden erst nach einigen Tagen oder Wochen, oder aber es entstehen dauernde Ausfallserscheinungen, die auf einen tieferen, organischen Prozeß hindeuten. Bei einem von mir beobachteten 31jährigen, an Augenmigräne leidenden Mann, entstand bei der letzten Attacke eine Amblyopie, die einige Tage lang anhielt. In einer Beobachtung Hoeflmayers zeigten sich in einem Anfalle Halluzinationen und Hemiskotom, welche 26 Tage nachdauerten. Im Falle von Meige (mit transitorischer Aphasie und Hemiparästhesie) entstand nach einer Reihe von Anfällen eine leichte Parese und Ödem der rechten Gesichtshälfte.

Aus den Beobachtungen von Féré, die zum Teil die Charcotschen Fälle umfassen, sind einzelne besonders instruktiv, weil sie zeigen, wie sich manche Erscheinungen der Augenmigräne stabilisieren können. So wird hier ein 50jähriger Mann geschildert, der seit fünf Jahren an assoziierter Migräne zu leiden hatte (Flimmerskotom, mitunter Hemianopsie und Parästhesie der rechten Hand). Zu dieser gesellte sich dann Aphasie, die zunächst transitorisch war, dann aber seit zwei Jahren stabil wurde. Der Patient verspürte im Anfange nur eine gewisse Schwierigkeit beim Sprechen (Artikulieren), später wurde es ihm immer schwieriger die grammatikalischen Wortbildungen, besonders für die fremden Sprachen, zu finden. Diese Schwierigkeit wuchs während der Anfälle an. Nach Brombehandlung schwand die Migräne, die Aphasie aber blieb weiter bestehen.

In einer Beobachtung Schröders entstand wiederum bei einem 30jährigen, ebenfalls an assoziierter Augenmigräne leidendem Manne ein fast symmetrischer Defekt in der linken Gesichtshälfte mit mangelhafter Farbenempfindung.

In manchen eigenen Fällen hatte ich Gelegenheit zu beobachten, wie sich im Anschluß an die Augenmigräne eine dauernde Hemiparese oder Hemiplegie ausgebildet hat. Es handelte sich in diesen Fällen um ältere Personen, die häufig an Sklerose der Hirngefäße resp. an Schrumpfniere gelitten haben und wo also das migränöse Syndrom auf einem organischen Boden erwuchs. Bei manchen Personen bestand aber die Migräne bereits zur Jugendzeit, wo diese organischen Krankheiten noch nicht vorhanden waren. Ähnliche Fälle sind bereits von Förster, Huguenin u. a. beschrieben worden.

Sie stellen ein Analogon zu der Beobachtung Oppenheims dar, welcher bei einer seit ihrer Kindheit an Hemikranie leidenden Frau, bei welcher sich dann aphatische Störungen hinzugesellt haben, nach deren Tode eine Thrombose in der Art. carotis interna sinistra mit Enzephalomalazie nachweisen konnte.

Es erschien auf den ersten Blick besonders dankenswert und lohnend bei der ophthalmischen Migräne nach tieferen Störungen, in einem intra vitam zugänglichen Organe, nämlich in der Retina zu fahnden. Es fehlte auch in der Tat nicht an Bestrebungen, hier endlich eine klinische Erscheinung bei ihrem Entstehen zu ertappen. Leider blieb dieses Unternehmungsfeld ziemlich steril. Einzelne Forscher behaupten zwar, während der Attacken eine Hyperämie der Retina resp. des N. opticus gesehen (Szokalski), ja sogar nebst der Hyperämie eine Pulsation der Retinagefäße (Hilbert) festgestellt zu haben. Andere meinten im Gegenteil, einen Gefäßspasmus und Ischämie dieser Gefäße (Antonelli) gesehen zu haben. Siegrist sah sogar einen einseitigen Spasmus dieser Gefäße. Auch eine Papillitis mit kristallähnlichen Drusen (Nordensson) ist vermerkt worden.

In den seltensten Fällen kann es aber in der Tat zu sichtbaren Störungen des Augenhintergrundes kommen und in dieser Beziehung sind die Beobachtungen von Gałęzowski von besonderer Bedeutung. Er hat nämlich in vier Fällen von Augenmigräne thrombotische und embolische Vorgänge in der Retina feststellen können. Im ersten Falle handelte es sich um einen 67jährigen Mann, der seit 20 Jahren an ophthalmischer Hemikranie zu leiden hatte. Es entstand bei ihm Thrombose der Art. centralis retinae. Der zweite Fall betraf ein 15jähriges Mädchen, das seit ihrem 7.—8. Lebensjahre an Augenmigräne gelitten hat. Es entstand bei ihm Embolie der Art. centralis retinae. Im dritten Fall entstand Thrombose desselben Gefäßes bei einer 29jährigen an Augenmigräne leidenden Frau, und im vierten Fall entwickelte sich bei einer 52jährigen Dame eine Neuroretinitis nebst kapillärer Thrombose.

In der Kasuistik Th. Schröders findet man einen Fall, der einen seit mehreren Jahren an Augenmigräne leidenden jungen Offizier betraf, bei welchem sich nach den zwei letzten heftigen Attacken eine Netzhautablösung entwickelt hat.

Obgleich alle diese Angaben eine volle Berücksichtigung verdienen, so muß doch betont werden, daß ihre Bedeutung — mit Ausnahme der Gałęzowskischen Kasuistik — eine geringe ist. Erstens entstehen diese Komplikationen höchst selten und zweitens ist der unmittelbare Zusammenhang zwischen ihnen und den Attacken nicht immer ein ganz sicherer. Beim Ophthalmoskopieren der Kranken auch während ihrer heftigen Attacke ist nichts Sicheres zu eruieren. Es kann zwar vorkommen, daß die Vaskularisation der Retina eine sehr ausgesprochene ist, es ist aber schwer zu entscheiden, ob dieselbe bereits in das Pathologische ausschlägt, denn ähnliche Bilder sieht man auch bei Menschen, die niemals an Augenmigräne gelitten haben. Von einer einseitigen Störung der Retinagefäße war in eigenen Fällen niemals die Rede, auch dann nicht, wenn der Kopfschmerz einen ausgesprochenen Halbseitentypus zeigte. Dieselbe ablehnende Stellung findet man u. a. bei Liveing und zum Teil selbst bei Antonelli, ferner auch bei Parinaud u. a.

3. Symptomatologie der epileptischen Migräne (Hemicrania epileptica).

Das Zusammentreffen der Migräne mit epileptischen Erscheinungen war seit langem bekannt und doch blieb dieses Faktum bis zur letzten Zeit ein Gegenstand sich gegenseitig bekämpfender Anschauungen.

Je mehr Migränefälle man zu Gesicht bekommt und je genauer man dieselben analysiert, desto häufiger stößt man auf das Zusammentreffen der migränösen und epileptischen Erscheinungen bei ein und derselben Person. Von 500 eigenen Beobachtungen habe ich dies in 36 Fällen konstatieren können (7,2 %). In einzelnen dieser Fälle entstand zunächst die Migräne und erst später traten epileptische Anfälle hinzu und zwar sowohl petit mal Anfälle, wie auch partielle Epilepsie, dann richtige epileptische Attacken und epileptische Dämmerzustände.

So zeigte sich beispielsweise bei einer 30jährigen Frau, die seit 15 Jahren an typischer Migräne (fast immer rechts in der Schläfen- und Augengegend) litt, seit einem halben Jahre Absenzen, bei welchen sie auf einen Moment die Gegenstände aus der Hand ließ und dabei ohne Bewußtsein blieb. Bei einer anderen, 20jährigen Frau, die seit ihrer Kindheit Migräne hatte und deren Mutter ebenfalls an Hemikranie gelitten hat, zeigten sich vor drei Jahren typische epileptische Attacken. Ein 38jähriger Mann, bei welchem sich seit einigen Jahren Migräneanfälle eingestellt haben, litt seit zwei Jahren an Konvulsionen mit Bewußtseinsverlust und mit postepileptischen Schmerzen im Epigastrium und Übelkeit. Von Zeit zu Zeit zeigten sich bei demselben Patienten momentane Stuporzustände, wobei er plötzlich mit starrem Blick stehen blieb, Niemanden mehr erkannte, die Lippen bewegte und nach einer Minute zu sich kam. Zuletzt traten epileptische Krämpfe auch auf der Straße auf.

In manchen Fällen meiner Kasuistik entstand die Migräne bereits in der Kindheit und erst im reifen Alter erschienen die ersten epileptischen Anfälle. Eine 34jährige Frau, deren Mutter und Schwester an Migräne gelitten haben, verfiel in dasselbe Übel bereits im siebenten Lebensjahre, wobei sie von den heftigsten und zwei Tage lang anhaltenden Kopfschmerzattacken geplagt wurde. Als sie zu menstruieren begann, wurden die Kopfschmerzen vor der Menstruation am intensivsten. Seit drei Jahren, seitdem sie sich verheiratet hat, nahmen die Anfälle ab, dagegen trat vor einem Jahre der erste epileptische Anfall ein und diesem folgten dann vier ähnliche Attacken von ganz typischem Aussehen. Diese Attacken verliefen entweder ohne Kopfschmerzen oder diese letzteren waren vorhanden, es folgte ihnen ein Würgen im Halse und es entwickelte sich ein typischer epileptischer Anfall.

Bei einem 20jährigen Mann, dessen Mutter und Onkel an Migräne und ein Bruder an Epilepsie erkrankte, entwickelte sich die Migräne seit zwölftem Lebensjahr. Erst vor 14 Tagen zeigte sich der erste epileptische An-fall mit Schaum vor dem Mund, Zungenbiß, typischen allgemeinen Krämpfen, mit deliriösen und prokursiven Erscheinungen. Auch lokalisierte Krämpfe ohne Bewußtseinsstörung traten gelegentlich auf (z. B. ein kurzer Krampf im linken Hypothenar mit Bewegungseffekt im ersten Finger, oder ein plötzlicher Krampf in einer Wade, der einige Minuten lang andauerte usw.), ferner Somnambulismus mit völliger Amnesie, häufiges lautes Sprechen aus dem Traum usw.

Ein 18jähriges Mädchen, welches ich auf der Krankenhausabteilung zu beobachten Gelegenheit hatte, begann vor drei Jahren an typischer Migräne mit Übelkeit und Erbrechen zu leiden. Nach einem Jahre schwanden diese Anfälle und es trat eine fast zweijährige Pause ein. Dann zeigte sich sieben Wochen vor der Krankenhausaufnahme zum ersten Male ein Anfall, in welchem der Mund sich nach links verzog und gleichzeitig entstand ein Zittern des rechten Auges und des rechten Mundwinkels, ein krampfhaftes Drehen der rechten oberen Extremität, Vertaubung der rechten oberen und unteren Extremität. Das Bewußtsein war erhalten. Der Anfall ging in einigen Minuten vorüber, wonach eine ausgesprochene Parese der rechten oberen Extremität eine gewisse Zeit lang bestehen blieb. Nach einigen Tagen wiederholte sich ein ähnlicher Anfall, nur daß die Patientin einige Minuten lang bewußtlos blieb. Die Anfälle wiederholten sich dann alle paar Tage, mitunter sogar einige Male am Tage, waren von verschiedener Intensität, manchmal nur als Formes frustes (nur Vertaubung in der rechten Hand, oder Vertaubung mit Schwäche, auch motorische Äquivalente in Form von Parese in der rechten oberen Extremität, die nur einige Minuten anhielt). Seit der Zeit, wo diese Anfälle begannen, d. h. seit sieben Wochen, erschienen von neuem Anfälle von Kopfschmerzen, die ihrer Lokalisation und dem ganzen Charakter nach denjenigen vor drei Jahren ähnlich waren, nur daß sie nicht von Erbrechen, sondern nur von Übelkeit begleitet waren. Während dieser Anfälle von Kephalie traten keine epileptischen Symptome hinzu. Der Status zeigte bei diesem Mädchen eine ganz normale Intelligenz, leichte Parese der rechten oberen Extremität (die erst seit sieben Wochen bestand), eine gewisse Steigerung der rechten Periostalreflexe und des rechten Patellarreflexes bei normaler Kraft des rechten Beines und fehlender Differenz in den Haut- (Bauch- und Sohlen-) reflexen. Der Augenhintergrund war normal.

Diese und ähnliche Beobachtungen betrafen Kranke, die sowohl an vulgärer Migräne, wie auch an ophthalmischer Form gelitten haben.

Sehr wichtig erschienen mir manche Fälle, die einen ganz perfiden Charakter zeigten und zu einem unerwarteten Tod geführt haben. Es handelte sich um Personen, die im mittleren Alter standen, die seit langer Zeit an Migräne zu leiden hatten, dann ganz zuletzt an Epilepsie erkrankten und in einem ganz unerwarteten Status epilepticus verstarben. So war es z. B. der Fall bei einer 30jährigen, an hereditärer Migräne leidenden Frau, bei welcher in der letzten Zeit momentane Absenzenanfälle eintraten, in welchen sie in den Knien einknickte und umfiel, aber keine Krämpfe hatte. In der Nacht vor einer geplanten Erholungsreise entwickelte sich ohne jeden Grund ein Status epilepticus, der einige Stunden anhielt und in welchem die Kranke verschied. Bei einer anderen, 35jährigen Frau, die seit langer Zeit an Migräne mit oder ohne Übelkeit litt, zeigten sich ebenfalls kurze Absenzen mit Zuckungen im linken Arm. Vor einem Jahre verfiel sie plötzlich während einer Eisenbahnfahrt in einem Dämmerzustand, in welchem sie sinnlose Reden hielt. Nach einigen Monaten verfiel sie zur Mittagszeit in einen ähnlichen Zustand. Im dritten Anfall schrie sie laut auf, das Gesicht wurde vom Krampf verzogen, sie verlor das Bewußtsein und schlief ein. Vor einem Monate entstand ein vierter Anfall und zuletzt entwickelte sich ein Status epilepticus, in welchem sie verstarb.

In allen diesen Fällen entwickelte sich, wie gesagt, zunächst Migräne und dann erst im weiteren Verlauf, nach Jahren und sogar nach vielen Jahren erschien die Epilepsie.

Nicht selten begegnet man dabei der Tatsache, daß mit dem Eintritt der epileptischen Erscheinungen die Migräneanfälle sowohl in Bezug auf ihre Intensität, wie auch auf ihre Häufigkeit abnehmen.

Es kann auch vorkommen, daß zunächst Migräne, dann Epilepsie entsteht und nach Schwund dieser letzteren sich wiederum die Hemikranie einstellt.

In einer anderen Reihe von Fällen entwickelt sich bei ein und demselben Individuum die Migräne ziemlich gleichzeitig mit der Epilepsie, wobei sich die beiden Syndrome miteinander verflechten. Ein 11 jähriges Mädchen, dessen Mutter an Augenmigräne gelitten hat, erkrankte im siebenten Lebensjahre an vulgärer Hemikranie mit Erbrechen. In demselben Jahre entstand eines Abends ein Anfall, in welchem sie erbrach und epileptische Krämpfe mit Schaum vor dem Mund bekam. Seit jener Zeit haben sich Anfälle wiederholt, wo sie bewußtlos wurde und in allgemeine Krämpfe verfiel. Die letzte epileptische Attacke zeigte sich vor einem Jahre. Die Migräneanfälle schwanden ebenfalls vor einem Jahre nach Masern. Ganz zuletzt entstand vor dem Einschlafen ein Anfall, in welchem sie aufschrie, mit den Händen schüttelte, am ganzen Körper bebte und dann ganz amnestisch war.

Auch eine entgegengesetzte chronologische Reihenfolge konnte ich in einigen seltenen Fällen beobachten, indem sich zunächst epileptische Anfälle gezeigt haben und erst nachträglich die Migräne. In solchen Fällen kommt es gelegentlich vor, daß weder die Epilepsie noch die Migräne ein voll entwickeltes Bild des einen oder des anderen Syndroms darbieten. Bei einem 18 jährigen Jüngling zeigte sich vor drei Jahren ein Anfall, in welchem er das Bewußtsein verlor. Zuletzt entstand eine Attacke, bei welcher bei fehlendem Bewußtsein nur ein einmaliges krampfartiges Erbeben des Körpers zu beobachten war. Im weiteren Verlaufe zeigte sich wiederum ein Anfall, in welchem der Kranke aufschrie und dann eine große Reizbarkeit zeigte. In den letzten zwei Monaten keine epileptischen Attacken, dagegen Kopfschmerzen, die in den letzten Wochen sehr heftig wurden und sich hauptsächlich in der Gegend des rechten Auges lokalisiert haben.

In manchen hierher gehörigen Beobachtungen zeigten sich die ersten epileptischen Attacken viele Jahre vor der Migräne, mitunter sogar in der frühesten Kindheit. In anderen Fällen tritt die Epilepise erst sehr spät auf und noch später zeigt sich die Hemikranie, wie es z. B. bei einer 26 jährigen Frau der Fall war, deren Vater an Asthma und deren eine Schwester an Migräne gelitten hat und bei der die ersten epileptischen Anfälle vor $2\frac{1}{2}$ Jahren entstanden, sich am nächsten Tage wiederholten, um dann zu verschwinden. Die Kranke, die niemals vorher an Migräne zu leiden hatte, begann dann über Kopfschmerzen, meistens rechts oberhalb des Auges zu klagen. Mitunter zeigten sich heftigste Kopfschmerzen mit Schwindel und von Zeit zu Zeit erschienen kurze Zuckungen in der linken Zungenhälfte (ohne Kopfschmerzen). Seit einigen Wochen klagte Patientin über Schmerzen im Rücken und oberhalb der linken Brustdrüse.

In allen diesen Beobachtungen handelte es sich um Fälle, die trotz der großen Variabilität der zeitlichen Beziehung der migränösen und epileptischen Erscheinungen doch einen gemeinsamen Zug zeigten, nämlich, daß jeder dieser Anfälle einen reinen Typus in der einen oder in der anderen Richtung dargestellt hat. Auf eine solche Kombination der hemikranischen und epileptischen Anfälle wurde bereits früher von Parry, Sieveking, Evangelisti, Antonelli, Lambranzi, Féré, Raullet, Gowers, Möbius, Krafft-Ebing, Kovalevsky, Epstein, Oppenheim, E. Mendel, Cornu, Horstmann, Strohmayer u. a. hingewiesen. Auch in diesen Beobachtungen fiel die Tatsache auf, daß in einzelnen Fällen zunächst die Migräne und erst dann die Epilepsie entsteht, oder aber — wenn auch seltener — die Reihenfolge eine umgekehrte ist. Féré, der gerade auf diesem Gebiete vortreffliche Beobachtungen veröffentlichte, erzählt von einer 41jährigen Frau, die im achten Lebensjahre an Konvulsionen in der rechten Körperhälfte gelitten hat. Seit 8—10 Jahren traten Taubheitsanfälle in der rechten Hand auf, mitunter auch im Bein, nebst einem Vibrieren im Munde. Die Anfälle hielten eine Stunde an (stets früh morgens). Die Erscheinungen bildeten nun jahrelang das alleinige Symptom des Leidens. Seit zwei Jahren aber entstand die Augenmigräne mit Flimmerskotom und Hemiopie.

Auch Kovalevsky erzählt von einem 16jährigen Mädchen, dessen Vater an Lues und dessen Mutter an Kopfschmerzen gelitten haben, daß es seit ihrem dritten bis fünften Lebensjahre an epileptischen und seit dem zwölften Lebensjahre an Migräne zu leiden hatte. Ein zweiter Fall betraf eine 25jährige Frau, deren Mutter an Migräne litt, und die seit ihrem achten Lebensjahre hemikranische Anfälle zeigte. Zuletzt gesellten sich Schwindelanfälle hinzu (auch reiner Schwindel ohne Kephalie). Seither wurde die Migräne seltener. Unlängst entstand der erste Anfall von Ohnmacht und Bewußtlosigkeit mit Amnesie, dann folgte ein zweiter Anfall von Schwindel, Bewußtlosigkeit und Konvulsionen mit Amnesie. Im letzten Jahre zeigte sich keine Migräne, dagegen häufige Attacken von Schwindel, Bewußtlosigkeit und Krämpfen. Oppenheim erzählt wiederum von einem Herrn, der an schwerer Neurasthenie und Migräne litt und bei dem im Alter von 13—17 Jahren an Stelle der hemikranischen echte Krampfanfälle mit Bewußtlosigkeit und Zungenbiß aufgetreten waren, um dann wieder der Migräne Platz zu räumen.

Analoge Beispiele sind in großer Zahl von sorgfältigen und objektiven Forschern gesammelt worden. Auch hier begegnet man bei ein und demselben Individuum bald einem migränösen, bald einem epileptischen Anfall, ohne daß man imstande wäre, weder eine bestimmte Gesetzmäßigkeit in der Verlaufsrichtung, noch die Ursache der Entstehung des einen oder des anderen anzugeben. Nur hin und wieder signalisiert z. B. die Menstruation sowohl den Eintritt des einen wie des anderen Anfalles. Eine 47jährige, von Cornu beobachtete Kranke litt seit ihrer Kindheit an Hemikranie, die zuletzt fast immer bei der Menstruation entstand. Mitunter traten auch kurze Schwindelanfälle auf, wobei sich die Kranke automatisch auszukleiden begann, einige Worte sprach und ganz amnestisch war. Im weiteren Verlaufe zeigte sich plötzlich zur Menstruationszeit, wo eigentlich ein hemikranischer Anfall zu erwarten war, ein Anfall mit Bewußtseinsverlust, der sich dann nach einer zweimonatlichen Periode wiederholte (dazwischen ein Migräneanfall).

In zahlreichen analogen Beobachtungen entging auch früheren Forschern die Tatsache nicht, daß bei dem reziproken Einsetzen bald migränöser, bald epileptischer Anfälle, diese oder jene zeitweise von der Bildfläche schwinden, oder jedenfalls in ihrer Intensität und Häufigkeit abnehmen, um den anderen (z. T. neu einzutretenden) Platz zu räumen (Antonelli, Gowers, Oppenheim u. a.).

Wenn in solchen Fällen auch die vulgäre Migräne nicht selten mit der Epilepsie vikariiert, so gewinnt man doch die Ansicht, daß hierbei die schweren Formen, speziell die ophthalmische (besonders deren assoziierte Abart) eine privilegierte Stellung einnehmen. Es gibt allerdings Fälle, wo sich eine sozusagen kontinuierliche Reihe von Syndromen ausbildet. So erzählt Strohmayer von einem 36jährigen Mann, der zunächst in seiner Jugend an vulgärer Migräne gelitten hat. Späterhin entwickelte sich Augenmigräne und erst im 18. Lebensjahre entstand der erste epileptische Anfall. Zuletzt wurden die epileptischen Anfälle wiederum durch Anfälle von Augenmigräne (mit Vertaubung in beiden Händen) abgelöst (Strohmayer verwahrt sich allerdings gegen die Möglichkeit eines richtigen Überganges der einen Neurose in die andere).

Sowohl aus eigener, wie auch aus fremder Erfahrung habe ich die Überzeugung gewonnen, daß je mehr sich ein Fall in seiner Symptomengruppierung der Augenmigräne und besonders deren assoziierten Form nähert, desto mehr die Gefahr einer Komplikation mit epileptischen Erscheinungen zur Geltung kommt.

Es können hier ganz verschiedene Kombinationen zutage treten, indem bald Anfälle von einfacher Migräne, bald diejenigen der ophthalmischen Form mit ihren Formes frustes oder aber die schweren und komplizierten Abarten der assoziierten Augenmigräne entstehen, bald wiederum epileptische Erscheinungen, teils als abortive Anfälle, teils als richtige Konvulsionen oder Dämmerzustände erscheinen und so alle zusammen ein buntes und kaleidoskopisches Bild abgeben.

In manchen, hierher gehörigen Fällen, können die einzelnen Komponenten aller dieser Anfälle so verschleiert bleiben, daß es einer tiefen Analyse bedarf, um die Larve herabzureißen. Es können nämlich Fälle vorkommen, wo die an Migräne leidenden Personen plötzlich von Anfällen betroffen werden, die auf den ersten Blick ganz eigentümlich erscheinen und die doch in das große Gebiet der Epilepsie fallen. Zu diesen gehören Zustände von plötzlichem und kurz anhaltendem Automatismus, dämmerähnliche Zustände, manche Ohnmachtsanfälle, zwangsartige Schläfrigkeit oder ein Schlafzustand, manche plötzliche Vertaubung des ganzen Körpers oder dessen einer Hälfte usw. So hatte ich z. B. Gelegenheit, einen 24jährigen Mann zu beobachten, der seit einigen Jahren in einen merkwürdigen Zustand verfiel, in welchem er sich wie vom Nebel umgeben, oder wie hypnotisiert dachte. Er fühlte dabei, daß der Kontakt seiner ganzen Persönlichkeit mit der Außenwelt sich in diesen Zuständen änderte, obgleich dies von seiner Umgebung nicht bemerkt wurde. Diese Zustände dauerten zunächst nur wenige Minuten lang, zuletzt dehnten sich dieselben aber aus. Zuletzt entstanden periodische Kopfschmerzen mit Verdunkelung des Gesichtsfeldes, Pulsation und Übelkeit. Eine 33jährige Dame, die seit ihrer Kindheit an Migräne litt, wurde von einem Anfall heimgesucht, in welchem sie plötzliche Vertaubung im ganzen Körper verspürte, wobei die Stimmen der sie umgebenden Personen ihr ganz merkwürdig vorkamen, und das ganze Gesichtsfeld wie benebelt schien. Der Anfall dauerte einige Minuten lang und verschwand, um nach einer Stunde wiederzukehren. Nach diesen Anfällen entwickelten sich Kopfschmerzen, die drei Tage lang anhielten.

Außer dieser Kategorie von Fällen, wo die migränösen und epileptischen Anfälle zwar zu verschiedenen Zeiten, aber isoliert und in klinischer Beziehung mehr oder minder rein auftreten, gibt es andere, wo die Erscheinungen der beiden Neurosen einen viel engeren Kontakt zueinander aufweisen. Es kann zunächst vorkommen, daß die hemikranischen und epileptischen Anfälle, die eine Zeitlang getrennt voneinander auftreten, mit der Zeit aneinander rücken und schließlich der eine sich an den anderen so eng anschließt, daß beiderlei Syndrome wie angegliedert und miteinander verkettet erscheinen. Diese Form könnte man als Migräno-Epilepsie bezeichnen.

So erzählt Lambranzi von einem Bauer, der seit seiner Jugend an Migräne litt und bei dem sich im 28. Lebensjahre epileptische Anfälle gezeigt haben. Seitdem ging die Migräne oft dem epileptischen Anfall voraus. Hudovernig berichtet über eine 37jährige Frau, die im 14. Lebensjahre den ersten epileptischen Anfall erlitt. Die Anfälle wiederholten sich zunächst, es trat dann eine fünfjährige Pause ein, nach welcher die Anfälle fast jede Woche erschienen. Dann zeigten sich neun Jahre lang migränöse Attacken mit zeitweisen ophthalmoplegischen Symptomen. Im 30. Jahre entstand ein abortiver Migräneanfall von einstündiger Dauer und einige Stunden später trat kurze Bewußtlosigkeit mit Konvulsionen auf.

Es muß allerdings zugegeben werden, daß solche Fälle zu den großen Seltenheiten gehören. Viel häufiger begegnet man schon Kranken, bei denen ein epileptischer Anfall sich während des migränösen, und zwar auf dessen Höhe, entwickelt; ferner Fälle, wo sich die migränösen und epileptischen Symptome in ein und demselben Anfall so eng aneinander anschmiegen, daß es schwer fällt, das Gesamtbild in einzelne Komponenten zu zergliedern; weiterhin Fälle, wo die prodromalen hemikranischen Erscheinungen den epileptischen vorangehen oder angeblich die epileptischen Symptome als Vorläufer einer Migräne zu betrachten sind.

Was zunächst das Auftreten epileptischer Krämpfe während eines migränösen Anfalles anbetrifft, so konnte ich dieselben bei sechs Kranken beobachten (auf 36 mit Epilepsie kombinierte Fälle). Diese sechs Fälle bezogen sich meistens auf Personen, die in ihrer Kindheit nicht epileptisch waren, dagegen seit ihrer Kindheit oder erst später an Migräne zu leiden hatten, wobei sich während der heftigeren Attacken auch epileptische Krämpfe zeigten.

Die Fälle betrafen sowohl Personen, die an vulgärer Migräne, wie auch an deren ophthalmischen Form zu leiden hatten. In der Familie dieser Kranken kam gelegentlich Epilepsie vor. Als ein Beispiel kann eine 48jährige Frau dienen, die sonst an Migräne zu leiden hatte und die manchmal während eines solchen Anfalles das Bewußtsein verlor und Konvulsionen bekam. Analoge Fälle findet man bei Antonelli, Gowers, Krafft-Ebing, Cornu, Oppenheim u. a.

So erzählt Gowers von einer 38jährigen Frau, die seit ihrem sechsten Lebensjahre an periodischen Kopfschmerzen laborierte. Als die Schmerzen am intensivsten waren, trat eine Sensation vom Epigastrium nach dem Kopf auf; sie war dabei unfähig zu sehen, zu sprechen, zu verstehen, hörte Worte nur als Klänge. Als die Sensation schwand, fing sie an, zu sehen und zu sprechen, allerdings sprach sie die Worte zunächst nicht richtig aus. Vor fünf Jahren umwandelte sich dieser Zustand in einen ausgesprochenen epileptischen Anfall:

als die Kopfschmerzen ihre Höhe erreichten, verlor sie das Bewußtsein, es traten allgemeine Konvulsionen mit Zungenbiß und Harndrang auf.

Aus der Kasuistik Krafft-Ebings ersehen wir z. B., daß eine 43 jährige Frau, die seit ihrer Pubertät an Migräne gelitten hat, in den letzten vier Monaten an heftigen Augenmigräneanfällen zu leiden begann, wobei sich auf der Höhe des Anfalles klassische epileptische Insulte zeigten. Bei einem anderen Patienten, einem 34 jährigen Mann, der seit seinem 20. Lebensjahre der Augenmigräne verfallen war, entstand ebenfalls auf der Höhe des Anfalles ein epileptischer Insult (mit Bewußtlosigkeit, allgemeinen klonisch-tonischen Krämpfen und Zungenbiß). Bei einem 14 jährigen Schüler, der seit seinem neunten Lebensjahre an Flimmerskotom vor dem rechten Auge und an rechtsseitiger Migräne gelitten hat, schlossen sich seit vier Jahren an die heftigen hemikranischen Attacken epileptische Anfälle an. Auf Brom und Antipyrin schwanden die epileptischen Anfälle, es blieben nur seltene Augenmigräneanfälle bestehen.

Cornu erzählt von einem 27 jährigen Mann, der seit fünf Jahren an Migräne mit Schwindel und Nebel vor den Augen gelitten hat, daß er während eines Morgenspazierganges einen Anfall von heftigen Kopfschmerzen bekam, wobei er umfiel und von typischen epileptischen Krämpfen befallen wurde. Nach einjähriger Pause wiederholten sich ähnliche Anfälle einmal im Monat.

In einer Beobachtung von Antonelli, die eine 20 jährige Frau betraf, zeigten sich vor zwei Jahren heftige Migräneanfälle, auch Anfälle von Skotom im linken Auge, mit Hemianopsie, Schmerzen in der Supraorbitalgegend und Parästhesien im linken Fuß. Mitunter verlor dabei die Frau das Bewußtsein, als die Anfälle stärker wurden (tonischer Krampf).

Oppenheim hatte Gelegenheit, eine Frau zu beobachten, die seit ihrer Kindheit an Migräne mit Erbrechen zu leiden hatte und bei welcher, nach einer Unterleibsoperation das Leiden sich verstärkte. Es stellten sich da, auf der Höhe des migränösen Schmerzes (oder mit diesem alternierend) Anfälle tiefer Bewußtlosigkeit mit Stuhl- und Harnabgang ein.

Ähnliche Erscheinungen (epileptische Formes frustes) während des Migräneanfalles habe ich einige Male beobachten können.

In anderen Fällen vermischen sich, wie gesagt, die epileptischen und migränösen Erscheinungen in ein und demselben Anfall derart, daß es schwer oder gar unmöglich wird, sie voneinander zu trennen und so den gesamten Anfall zu entwirren. So beobachtete z. B. Féré einen 43 jährigen Mann (dessen Vater an Paralyse litt), bei welchem sich im Alter von $8\frac{1}{2}$ Jahren ein Anfall mit Bewußtseinsverlust zeigte. Vor dem Anfall klagte Patient über leuchtende Erscheinungen. Vom 10. bis zum 14. Jahre traten Anfälle mit mehr oder minder stark ausgesprochener Bewußtseinsstörung auf, wobei stets vor den Anfällen visuelle Erscheinungen aufgetreten waren (Flimmerskotom). Bereits damals haben sich Konvulsionen hinzugesellt. Im 30. Lebensjahre verspürte der Mann eines Tages, wo keine Kopfschmerzen vorhanden waren, Ameisenkriechen in den Fingern der rechten Hand, aufsteigend bis zu den Lippen rechts und bis zur rechten Zungenhälfte, ferner auch Spracherschwerung. Es wird in diesem Falle nachdrücklich betont, daß der Patient das Bewußtsein stets infolge der Migräne und niemals ohne dieselbe verlor. In einer anderen Beobachtung von Féré verschmolzen gleich zu Beginn des Anfalles die migränösen Erscheinungen mit den epileptischen. Bei einer 54 jährigen Frau entstanden

vor kurzer Zeit Anfälle von ophthalmischer Migräne (Flimmerskotom, linksseitige Hemianopsie, Aphasie) und gleichzeitig zeigte sich ein Anfall von
Jacksonscher Epilepsie, der eine Minute lang andauerte. Dann schwanden
die leuchtenden Punkte, die Hemianopsie aber blieb bestehen und auch Kopfschmerz und Sprachstörung hielten weiter an. Nach einer Viertelstunde ließen
die Kopfschmerzen nach, Patientin verspürte aber Übelkeit und erbrach.
Das Bewußtsein blieb dabei stets erhalten.

Eine spezielle Würdigung beanspruchen ferner die prodromalen Erscheinungen, welche entweder einen migränösen Charakter zeigen und einem epileptischen Insult vorangehen oder aber epileptischer Natur sind und als Vorläufer einer hemikranischen Attacke auftreten.

Bereits in der älteren Literatur findet man solche Fälle. So führt
Tissot einen jungen Mann an, der 24 Stunden vor dem epileptischen Anfall
an Hemikranie gelitten hat, wobei der Kopfschmerz allmählich bis zur
Auslösung der Krämpfe an Intensität zunahm. Auch der Kranke von
Maisonneuve litt an Migräne drei Tage lang vor der epileptischen Attacke.

Cornu berichtet über eine 41jährige Frau, die seit ihrem 14. Lebensjahre an Augenmigräne gelitten hat und seit einigen Jahren als Aura Parästhesien fühlte. Die letzteren stiegen von den Füßen nach dem Gesicht auf, es
zeigte sich dann rechts ein supraorbitaler Schmerz, es entstanden visuelle
Störungen (Blitze). Nach 2—3 Minuten fiel die Frau um und bekam epileptische Krämpfe, hauptsächlich tonischer Art. In letzten drei Jahren kamen
fünf solche Anfälle vor und dabei stets zur Zeit der Menstruation (analog den
früheren Anfällen von Augenmigräne). Es zeigten sich außerdem in der
Menstruationszeit Migräneanfälle auch ohne Konvulsionen.

Auch in der Beobachtung von Robiolis wurden epileptischen Anfälle
durch prodromale Erscheinungen aus dem Bereich der Augenmigräne eingeleitet (Zittern der Augenlider, Dunkelsehen, Blitze und Flammen vor
den Augen, Neigung des Körpers nach einer Seite, Kopfschmerz, Übelkeit
und Erbrechen).

Charcot und Krafft-Ebing machten auf die Tatsache aufmerksam,
daß mitunter ein epileptischer Anfall sich an das Flimmerskotom resp. an
die Augenmigräne anschließt.

Einen interessanten und wichtigen Fall findet man ferner in der Stroh-
mayerschen Kasuistik:

Bei einem 24jährigen Mann zeigten sich zwischen dem 14. und 15. Lebensjahre folgende Anfälle (Typus A): Dumpfer Kopfschmerz, Flimmerskotom,
Taubheit in der rechten Hand, Gesicht, Nase, Zunge, Erschwerung der Sprache.
Dies dauerte eine Stunde, dann folgte der Schlaf. Keine Übelkeit, kein Erbrechen. Keine Amnesie. Als die Anfälle bereits $2\frac{1}{2}$—3 Jahre bestanden,
traten andere (Typus B) auf: Es zog plötzlich wie ein elektrischer Strom durch
den Körper, es entstand Beklemmung, Herzklopfen, das Gesicht wurde leichen-
blaß, die Pupillen weit, lichtstarr. Schweißausbruch. Salivation. Bewußtsein blieb normal. Nachher trat Mattigkeit und Depression auf. Plötzlich
erschien im Anschluß an den Anfall von Typus A die erste typische epileptische Attacke mit Krämpfen, Zungenbiß, Einnässen, Amnesie und diese großen
Anfälle wiederholten sich später, wobei sich kleinere Perioden der Anfälle
vom Typus B einschoben. Die Anfälle A blieben dagegen aus. Diese letzteren

Anfälle werden als atypische, hemikranische, mit visuell-sensorischer Aura
und Aphasie verbundene, die Anfälle von Typus B als abortive epileptische
Attacken ohne Bewußtseinsstörung mit rein vasomotorischen Störungen betrachtet. Der Fall stellt nach Strohmayer eine Epilepsia vasomotorica dar
und soll auf das schärfste die Verwandtschaft zwischen abortiven epileptischen Anfällen und der Migräne illustrieren.

　　Sehr selten begegnet man dagegen Fällen, wo ein epileptischer Anfall
mit Migräne endet. Einen solchen Fall hat Krafft-Ebing beobachtet. Eine
26 jährige Frau, deren Mutter und Schwester an Hemikranie gelitten haben und
die selbst seit der Pubertät an prämenstrueller Migräne mit Flimmerskotom
erkrankte, zeigte seit zwei Jahren bei heftigem Anfall einen Verwirrtheitszustand, unartikulierte Lautbewegungen und reagierte nicht auf Anreden. Dieser
Zustand dauert so lange wie das Flimmerskotom (10 Minuten), die Patientin
kam dann mit Kopfschmerzen zu sich, war aber ganz amnestisch. Vor fünf
Monaten entstand der erste epileptische Anfall (aus dem Schlaf heraus). Als
die Krämpfe vorübergingen, hatte die Kranke ihre gewöhnlichen Kopfschmerzen. Seither wiederholten sich die epileptischen Attacken nachts, immer
mit halbseitigen Kopfschmerzen bei der Erholung von dem Insult.

　　Mitunter schließt sich irgend eine Erscheinung, die sonst als epileptische
Aura fungierte, an den migränösen Anfall an und zwar als Vorbote des letzteren.
So konnte Gowers ein 16 jähriges Mädchen beobachten, welches an periodischen Kopfschmerzen litt und welches vor ca. drei Jahren im Schlaf einen
epileptischen Anfall durchmachte. Seither hatte sie drei Anfälle. Seit der
ersten Attacke erschien eine visuelle Aura (Flimmerskotom) vor den Kopfschmerzen und dieselbe Aura zeigte sich vor dem epileptischen Anfall. Der
visuelle Vorgang schien also durch die Entwickelung der Epilepsie in die
Hirnstörung eingeführt worden zu sein und sich unmittelbar darauf auch den
Migräneanfällen angegliedert zu haben. In einem zweiten Fall von Gowers
handelte es sich um ein 23 jähriges migränöses Mädchen, bei welchem vor einem
Jahre der erste und nach neun Monaten der zweite epileptische Anfall entstand.
Seither schwanden die Kopfschmerzen fast gänzlich. Auch traten kurze traum-
artige Zustände und Sensationen im Gaumen und den Lippen auf (Einschlafen).
Diese Sensationen wären als Vorsymptome der Migräne zu betrachten. Im
späteren Verlauf schwanden die epileptischen Anfälle, die Sensationen aber
blieben vor der Migräne bestehen. Gowers meint nun, daß das Prodrom
mit der früheren Migräne nicht vorgekommen wäre, sondern sich mit der
Epilepsie entwickelt zu haben schiene, dann unabhängig von ihr bestehen
bliebe und schließlich sich mit den Schmerzen verbunden habe. Wenn man
auch dieser Auffassung von Gowers nicht voll zustimmen kann, so zeigen
jedenfalls seine Fälle, daß eine und dieselbe Aura bei ein und derselben
Person sich bald an einen migränösen, bald an einen epileptischen Anfall
angliedern kann. Auf dieselben Tatsachen wurde auch von Sihle und Spitzer
hingewiesen und ich selbst war ebenfalls imstande, sie zu beobachten.

　　Überblickt man alle diese und ähnliche Beobachtungen, wo sich die migränösen und epileptischen Symptome bald miteinander bei ein und demselben Individuum verbinden, bald als Prodromalerscheinungen sich in der Weise　.
aneinander angliedern, daß ein schwer entwirrbares Bild entsteht, so scheint
die Annahme eines tatsächlichen Zusammenhanges der beiden Neurosen auch

einer objektiven Kritik standzuhalten. Diese Annahme wurde auch von den meisten modernen Forschern akzeptiert, nur daß der Grad und die Art des Kontaktes nicht in einem Sinne entschieden worden ist.

So entging bereits Wernicke (1881) nicht, daß Migräne nicht selten mit verschiedenen epileptischen Zuständen verknüpft sein kann und auch als Vorläufer eines epileptischen Anfalles auftrete. Der Zusammenhang zwischen den beiden Neurosen wurde von Sieveking, Parry, Marshall Hall, Liveing, Charcot, Féré, Berbez, Gowers, Möbius, Mingazzini, Spitzer und vielen anderen angenommen. Oppenheim spricht die Ansicht aus, daß die Verwandtschaft zwischen den beiden Neurosen nicht zu verkennen wäre und daß sie vikariierend für einander eintreten können. Andererseits hält er es aber für unberechtigt, die Migräne als eine Abart der Epilepsie zu betrachten.

Kovalevsky spricht dagegen von einer Substitution der einen Neurose durch die andere. Epstein betrachtet sogar die Migräne als ein Äquivalent der Epilepsie.

In den groß angelegten Arbeiten von Cornu und besonders in denjenigen von Féré wird häufig von der Substitution und eventuell auch von der Transformation (Cornu) der einen Neurose in die andere die Rede geführt.

Die am weitesten gehende Auffassung dieses Zusammenhanges, die in Identifikation beider Neurosen gipfelt, fand aber bis jetzt nur vereinzelte Verteidiger in den Personen von Sieveking, Sihle, Epstein, Jackson. Dieser letztere nimmt sie aber nur für einzelne Migräneformen an, speziell für diejenigen mit hemianopischen und hemisensorischen Erscheinungen. Auch Löwenfeld ist geneigt, die abortiven Augenmigräneanfälle dem Gebiete der sensorischen Jacksonschen Epilepsie zuzuweisen.

Die Gründe, die für den engen Zusammenhang zwischen Migräne und Epilepsie sprechen, liegen nicht nur in dem oben mit Absicht ausführlich angeführten kasuistischen Material, sondern es gibt eine Reihe anderer Momente, die zugunsten dieser Auffassung sprechen.

Vor allem zeigt die Heredität der Migräne und diejenige der Epilepsie, daß die beiden Neurosen sowohl in der Aszendenz wie auch in der Deszendenz häufig nebeneinander bestehen und in zahlreiche Kombinationen miteinander eintreten. Ich habe nicht selten bei den Verwandten der Epileptiker keine Epilepsie, sondern gerade die (schweren) Migränenformen entdecken können und umgekehrt fand man in der Familie der an Migräne Leidenden die Fallsucht. Nicht selten trifft man bei einem der Geschwister Migräne, bei allen anderen dagegen Epilepsie. Bereits Moreau, Revington, Liveing haben auf diese hereditären Verhältnisse hingewiesen. Auch fand Kovalevsky, daß von den heterogenen hereditären Krankheiten in der Anamnese der Migräniker, gerade der Epilepsie der erste Platz zukommt. Bourneville konnte bei Verwandten der Epileptiker die Hemikranie in 24 % der Fälle nachweisen und Dejerine führt auf Grund der Bournevilleschen Kasuistik an, daß in der Aszendenz von 350 Epileptikern in 51,6 % Alkoholismus, in 24,5 % Migräne und in 21,2 % Epilepsie vermerkt werden konnte. Die Migräne nahm hier also den zweiten und die Epilepsie den dritten Platz ein! Dasselbe Verhältnis geht aus der Zusammenstellung von Féré hervor, indem auf 308 epileptische Männer 88 mal die Vatermigräne, 116 mal die Muttermigräne festgestellt werden konnte und von 286 epileptischen Frauen litten deren Kinder in 40 Fällen an Hemikranie. Auch bei Haig findet man die Angabe, daß in den migränösen Familien die Epilepsie, Gicht, Rheumatismus und Tuberkulose, als die am meisten schädigenden Erkrankungen vorzukommen pflegen.

Eine weitere wichtige Frage ist es, wie sich die Therapie in den beiden Neurosen gestaltet, und hier waren es Liveing und dann besonders Charcot, welche die Bedeutung der Brombehandlung der Migräne erkannt und hierin eine Analogie mit der Epilepsie mit scharfem Blick erfaßt haben. Späterhin haben Savage, Krafft-Ebing, Cornu gezeigt, daß es epileptische Fälle gibt, wo nach Brombehandlung die epileptischen Insulte schwinden und sich an deren Stelle migränöse Attacken einstellen (comme un déminitif, bemerkt Cornu). Solche auf den ersten Blick sonderbare Beobachtungen konnte ich einige Male mit Sicherheit konstatieren.

Von den übrigen Momenten sprechen noch zugunsten der nahen Verwandtschaft beider Neurosen das gleiche Alter, in welchem sie zuerst entstehen, das häufige Einsetzen in den frühen Morgenstunden (nächtliche Epilepsie!), der gereizte Zustand vor dem Anfall sowohl bei Migräne, wie auch bei mancher Epilepsie, die Schlafneigung bei beiderlei Attacken, das Gefühl der Befreiung nach Beendigung derselben, die mitunter ähnlichen Residualerscheinungen (Aphasien, partielle Lähmungen, Hemianopsie), das analoge Verhalten sowohl der symptomatischen Migräne wie auch der symptomatischen Epilepsie (besonders der schweren ophthalmischen, assoziierten, tardiven Migräneformen, wie auch der tardiven Epilepsie), die nahe Verwandtschaft der psychischen Alterationen und der Psychosen bei beiden Neurosen (Cornu, Mingazzini) u. a. Von manchen Forschern wird auch auf das analoge Verhalten des Urins bei Migräne und Epilepsie (Rachford, Haig) und auf den gemeinsamen Astigmatismus (Brailey, Féré) hingewiesen. Die beiden letzteren Tatsachen scheinen vorläufig wenig begründet und harren noch weiterer Studien. Ob hier ein gemeinsamer neurometabolischer Boden vorhanden ist, das kann nur durch weitere Stoffwechseluntersuchungen festgestellt werden.

Es darf aber nicht verschwiegen werden, daß es auch heutzutage Forscher gibt, die in den oben angeführten Tatsachen entweder eine einfache Koinzidenz der Migräne mit Epilepsie zu erblicken geneigt sind (Krafft-Ebing, Karplus, Bernhardt), oder jedenfalls gegen den näheren Kontakt beider Neurosen auftreten (Gowers, Gradle, Sarbó, Schaffer) oder sogar deren absolute und scharfe Trennung fordern (Bordoni, Forni, Hubbell).

Speziell verdienen die Ansichten von Krafft-Ebing und von Gowers etwas genauer besprochen zu werden, da diese Autoren gegen die Identifizierung beider Neurosen mit besonderer Schärfe aufgetreten sind.

Krafft-Ebing begründet seine ablehnende Stellung hauptsächlich damit, daß es seiner Meinung nach keinen einzigen Fall gäbe, wo eine simple Migräne in klinische Beziehung zur Epilepsie tritt. Aus diesem Grunde dürfte wohl das Zusammentreffen beider Neurosen bloß im Sinne einer einfachen Koinzidenz resp. einer Komplikation aufgefaßt werden, die aus der großen Häufigkeit beider resultiert. Die Férésche These von der engen Beziehung der Migräne zur Epilepsie müsse, nach Krafft-Ebing, eingeschränkt werden, denn wenn es auch Fälle von Augenmigräne gibt, deren klinische Verwandtschaft mit Epilepsie nicht abzuweisen wäre, so gäbe es auch Fälle von Augenmigräne ohne epileptische Züge. Die Migräne könne zwar eine symptomatische Bedeutung haben, so bei organischen Krankheiten und dasselbe gilt für die Epilepsie. Die ophthalmische und mit sensorischen Jacksonschen Symptomen einhergehende Migräne hat sehr häufig eine symptomatische Bedeutung, fast sicher dann, wenn die Migräne eine erworbene oder tardive ist.

Bei einer tieferen Analyse dieser Krafft-Ebingschen Ansicht ist ersichtlich, daß dieselbe nur dann akzeptabel wäre, wenn in der Tat ausschließlich Beziehungen zwischen den schweren hemikranischen Formen und Epilepsie beständen und wenn eine prinzipielle Scheidung zwischen der simplen Migräne und deren ophthalmischen Form berechtigt wäre. Und doch ist weder das eine noch das andere bewiesen. Es wurde bereits oben gezeigt, daß es keinen zutreffenden Grund gibt, eine Kluft zwischen die vulgäre und ophthalmische Migräne zu setzen. Wenn es auch zugegeben werden muß, daß, je mehr sich die Migräne der ophthalmischen Form nähert, desto größer die Gefahr des Auftauchens epileptischer Komponenten wird, so beweisen doch zahlreiche Beobachtungen, daß auch die vulgäre Hemikranie sich mit Epilepsie verbinden kann. Auch bleiben die hereditären Verhältnisse, die auf den Zusammenhang der beiden Neurosen hinweisen, dieselben, unabhängig davon, ob es sich um die einfache oder aber um die schwere und komplizierte Migräneform handelt.

Was schließlich die Angabe Krafft-Ebings anbelangt, wonach die ophthalmische und die mit sensorischen Jacksonschen Erscheinungen einhergehende Migräne sehr häufig eine symptomatische Bedeutung hätte, so darf diese an und für sich richtige Angabe keine entscheidende Rolle bei der Lösung der uns hier interessierenden Frage spielen. Die organische Grundlage kann zwar zur Klärung der Genese beiderlei Neurosen führen und man sieht in der Tat, daß es sogar analoge organische Krankheiten gibt, die sowohl zur symptomatischen Migräne, wie auch zur symptomatischen Epilepsie führen, diese Tatsache würde aber keineswegs gegen den Zusammenhang der Migräne mit der Epilepsie sprechen. Da aber die Augenmigräne auch in der Kindheit entstehen kann (wo also von einer „organischen" Grundlage im gewöhnlichen Sinne des Wortes keine Rede sein kann) und sich bereits frühzeitig mit Epilepsie vergesellschaften kann, so findet hier der Hinweis auf die symptomatische Bedeutung des migränösen Syndroms keine Anwendung. Krafft-Ebing gibt zwar zu, daß die migränöse Epilepsie und die epileptiforme Migräne sich gegenseitig substituieren können, meint aber, daß da, wo die beiden in klinische Beziehung zueinander treten, die letztere als sensibler Jacksonscher Typus, eventuell mit postepileptischem psychischem Insult, ferner als ein klassischer Insult oder auch als ein psychisches Äquivalent zutage tritt. Dies ist aber nur eine Umschreibung der klinischen Tatsache und kein Beweis für die Dualität der beiden Syndrome.

Zuletzt fand Gowers Gelegenheit, bei der Besprechung der Grenzgebiete der Epilepsie auf dieses Thema näher einzugehen. Dieser Forscher vertritt die Meinung, daß die Spuren einer bestimmten Beziehung zwischen Migräne und Epilepsie gering wären. In außerordentlich seltenen Fällen könne sich zwar die eine Affektion entwickeln, während die andere fortbesteht und dieselben prämonitorischen Erscheinungen können beiden Krankheiten angehören. Diese Fälle wären aber so selten, daß sie eher die Regel zu bestätigen scheinen. Bei sorgfältiger Prüfung soll sich nach Gowers gezeigt haben, daß die Beziehung zwischen den beiden Syndromen nur eine indirekte wäre; denn die Epilepsie kann sich indirekt aus der Migräne als Folge der Wirkung des intensiven Schmerzes und der mit ihm assoziierten zerebralen Störung entwickeln. Die häufigste Beziehung zwischen Migräne und Epilepsie sei, nach Gowers, eigentlich die oft gestellte Fehldiagnose. Und doch wären die Unterschiede zwischen den beiden bestimmt und klar. Ihre Antezendentien wären verschieden. Bei der Epilepsie findet man in der Aszendenz dasselbe Übel, was bei Migräne selten vorkommt (dagegen oft Gicht, Neuralgien, schwere Kopfschmerzen). Ferner soll auch die Dauer der prämonitorischen Symptome bei den beiden eine verschiedene sein: bei Epilepsie seien dieselben kurz, einige Sekunden dauernd, was bei der Migräne nicht vorzukommen pflegt. Auf diese dagegen ist die langsam sich entwickelnde Verwirrtheit, die 10—30 Minuten dauert, beschränkt. Auch die Art der prodromalen Verwirrtheit sei gewöhnlich charakteristisch. Die Stechzone im Arme, die langsam nach aufwärts fortschreitet, soll niemals bei Epilepsie vorkommen, für welche klonischer Spasmus bezeichnend wäre, der wiederum bei Migräne nicht vorkommt. Die visuellen Erscheinungen, welche der Migräne vorausgehen, sollen sich durch ihre Dauer und gewöhnlich auch durch ihren Charakter von denjenigen bei Epilepsie unterscheiden. Trübung und Verlust des Sehvermögens wäre bei Epilepsie allgemein und dauere nur einen Augenblick. Bei Migräne dagegen zeigen die Störungen einen fleckigen, unregelmäßigen oder einseitigen Charakter und dauern länger. Ein ruhiger oder sich bewegender sternförmiger Körper könne bei beiden Affektionen vorkommen, aber das einfache Aufleuchten von Licht oder multiple, augenblickliche, strahlende Sterne wären für Epilepsie und nicht für Migräne bezeichnend. Bei der letzteren kämen niemals komplizierte psycho-visuelle Sensationen vor (Gesichter, Gestalten, eine Szene), dagegen treten dieselben bei der Epilepsie nicht selten auf. Dies lege die Vermutung nahe, daß die bei Migräne beobachtete Form einer Störung in der Rindenregion zuzuschreiben wäre, die auf einem niedrigeren Funktionsniveau als die bei Epilepsie betroffene steht, oder daß die Art der Störung ganz verschieden wäre. Auch wäre der Charakter der Kopfschmerzen von Wichtigkeit: Weder der schwere Grad, noch die lange Dauer der Kopfschmerzen dürfe je nach einem Anfall von Epilepsia minor anzutreffen sein, noch wäre der schwere Kopfschmerz selbst nach einem Krampf einseitig.

Auch diese Kritik von Gowers erscheint uns, wenigstens in den meisten Punkten, nicht beweisend. Die Ansicht, daß sich die Epilepsie aus der Hemikranie als indirekte Folge der Wirkung des intensiven Schmerzes und der damit assoziierten zerebralen Störung entwickelt, ermangelt eines strikten Beweises. Erstens gibt es doch zahlreiche Migräneanfälle, wo auch trotz der heftigsten Schmerzattacken keine epileptischen Züge entstehen und andererseits gibt es Fälle, wo die epileptische Komponente zwar zur Erscheinung kommt, aber nicht auf der Höhe des Anfalles erscheint. Wenn uns auch der eigentliche pathologische Mechanismus der Umkehr der migränösen Formel in die epileptische nicht näher bekannt ist, so ist jedenfalls kaum daran zu denken, daß der Schmerz nun den Leitfaden dazu liefern solle. Es ist auch nicht ohne Bedeutung, daß eine der peinlichsten und heftigsten Schmerzarten, die man nur kennt, nämlich die Trigeminusneuralgie, sich mit der Epilepsie nicht vergesellschaftet.

Auch der Hinweis auf die Verschiedenheit der Antezendentien bei beiden Neurosen trifft, unserer Ansicht nach, nicht zu, denn man findet häufig sowohl bei Epilepsie wie auch bei Hemikranie homogene Heredität und andererseits substituieren sich gegenseitig die beiden Neurosen nicht selten auch in der Aszendenz. Die Beziehung zur Gicht und in weiterer Fassung zu den Stoffwechselstörungen tritt bei beiden Neurosen immer deutlicher zutage. Auch kann der Unterschied in der Aura von keiner prinzipiellen Bedeutung sein. Erstens treten die Aurasymptome bei der Epilepsie nicht gar so häufig auf (nach Binswanger nur in 31,3 % der Fälle). Ferner zeigt zwar die sensible Aura bei Epilepsie ein rascheres Tempo als bei der Hemikranie, jedoch trifft man bei beiden den aufsteigenden Typus der Empfindungen, und der klonische Spasmus kann auch, wenn auch selten, bei Migräne vorkommen. Auch zeigen die visuellen Erscheinungen keine prinzipielle Differenz bei beiden Neurosen. Die subjektiven Lichtempfindungen in Form von Funkensehen, Flimmerskotom, zickzackartigen Linien können auch die sensorielle Aura bei Epilepsie bilden (Binswanger). Die psychovisuellen Sensationen, auf die Gowers hinweist, erscheinen ebenfalls bei Epilepsie höchst selten, andererseits können dieselben gelegentlich, wenn auch traumhaft, bei Migräne vorkommen (Rêves précurseurs von Féré).

Damit soll keineswegs in Abrede gestellt werden, daß es wichtige Gründe genug sind, die eine Verschmelzung beider Neurosen nicht zulassen. Auch sollte stets daran gedacht werden, daß in der überwiegenden Mehrzahl der Fälle, die Migräne weder in die Epilepsie übergeht, noch überhaupt irgendwelche epileptische Erscheinungen aufweist. Die Mehrzahl der migränösen Personen zeigt jahre- und jahrzehntelang ausschließlich hemikranische Symptome und auch bei genauester Analyse lassen sich weder petit-mal-Anfälle noch ausgesprochene epileptische Insulte nachweisen.

Worin aber der Grund liegt, daß sich in einem Falle die Migräne mit Epilepsie verbindet, im anderen dagegen nicht, das läßt sich zurzeit gar nicht erklären. Es scheint aber zweifellos zu sein, daß in denjenigen Fällen, wo die beiden Neurosen bei ein und demselben Individuum auftreten, ein inniger Zusammenhang zwischen beiden und keine bloße Koinzidenz und noch weniger eine zufällige Komplikation vorliegt. Die Verbindung kommt um so häufiger zustande, je komplizierter die Form der Hemikranie ist, so daß sich hier mitunter eine beinahe kontinuierliche Reihe aufstellen ließe (vulgäre Migräne, Augenmigräne, assoziierte Form, epileptische Form, petit-mal-Anfälle, partielle Epilepsie, epileptischer Dämmerzustand, wahrer epileptischer Anfall).

Andere Gründe, wie homologe Heredität, ähnlicher Einfluß der Therapie auf beide Neurosen usw. sprechen zum Teil dafür, daß überhaupt zwischen den beiden Neurosen eine innere Verwandtschaft besteht. Auch führen die pathogenetischen Betrachtungen über die Migräne zu der Annahme, daß zwischen der Migräne und Epilepsie nicht nur eine klinische, sondern vielleicht auch eine pathogenetische Verwandtschaft anzunehmen wäre, wobei uns aber noch die Erklärung für das exklusive Auftreten der einen oder der anderen Neurose bei einem einzelnen Individuum fehlt.

Möbius sprach die Vermutung aus, daß die Qualität der migränösen Veränderung von der epileptischen nicht verschieden wäre, sondern sich von dieser nur durch Ort und Ausdehnung unterscheide. Diese Idee findet man bereits bei Kovalevsky erwähnt, indem dieser behauptet, daß die Migräne und Epilepsie nicht nur Früchte von demselben Baume der Degeneration bilden, sondern Früchte ein und desselben Zweiges dieses Baumes, nämlich der Konvulsionen, darstellen. Noch weiter ging Cornu, indem er meinte, daß die Migräne auf Grund hereditärer und erworbener Nutritionsstörungen und andererseits einer hereditären lokalen Zirkulationsstörung im Gebiete der sensitivomotorischen Hirnsphäre entstehe. Dominieren nun in einem Fall die sensitiven Störungen, so entsteht Migräne, wird dagegen hauptsächlich die motorische Sphäre in Anspruch genommen, so kommt Epilepsie zum Ausdruck. Auch sollen die beiden Gebiete reflektorisch aufeinander einwirken können. Cornu macht dabei aufmerksam 1. auf die Arbeiten von Arndt, welcher meinte, daß manche Zellenkonglomerate im Gehirn in einem embryonalen Zustand verbleiben können, und 2. auf die hereditären Störungen der Gefäße (Hérédité artérielle von Huchard). Die Hirnzellen, die durch ungenügende Gefäße schlecht genährt werden, wären nicht imstande, die an sie herankommenden Toxine zu zerstören (zu oxydieren) und es käme dadurch zu funktionellen Störungen der Zellen in den sensitiven und motorischen Gebieten.

Alle diese Hypothesen verhelfen uns aber nicht zur Lösung des Grundproblems, warum in einem gegebenen Falle, z. B. in einer migränös-epileptischen Familie das eine Mitglied an Migräne, das andere an Epilepsie erkrankt. Bei Beobachtung einzelner Fälle von schwerer Migräne, in welchen sich von Zeit zu Zeit epileptische Komponenten einschieben, steht man vor einer offenen Frage, wo die Grenze der Zustandsänderung des Gehirns liegt, nach deren Überschreitung der epileptische Insult ausbricht. Vor allem müßte die Ursache der ersten epileptischen Attacke entdeckt werden, denn die alltägliche Erfahrung lehrt, daß derselbe Prozeß sich dann später mit einer immer größeren Leichtigkeit diesem ersten Insult anschließt.

Will man sich mit der klinischen Erfahrung begnügen, so sieht man, daß die Mehrzahl der Migränösen, wie gesagt, niemals in ihrem Leben epileptische Züge aufweist und daß es andererseits Fälle gibt, die gerade diese Neigung zur Epilepsie in hohem Maße besitzen. Da diese Varietäten bei den Mitgliedern ein und derselben Familie vorkommen können, so kann daraus geschlossen werden, daß eine gewisse Gehirnfestigkeit manche migränöse Menschen vor der Epilepsie schützt.

Unter dieser Gehirnfestigkeit lassen sich gewisse angeborene Eigenschaften des Gehirns verstehen, die sich 1. in seinem Gefäßsystem abspielen (strukturelle, hereditäre Eigenschaften der Gefäße, leicht eintretender Spasmus der Gefäßwände, gewisse labile Reaktionsweise derselben auf Toxine, vielleicht auch endokriner Herkunft), 2. in einer angeborenen Eigenschaft des Plexus chorioideus, als eines wichtigen sekretorischen Organes äußern, 3. in einer angeborenen Prädisposition des Trigeminuskomplexes und speziell dessen sensibler Kerne und sensibler Zweige in der Dura bestehen, 4. in einer angeborenen Labilität der sensiblen und motorischen Hirnrinde bestehen und zwar sowohl den Gefäßspasmen wie auch den Schwankungen des Liquor cerebrospinalis gegenüber (s. darüber bei der Pathogenese). Die gegenseitige Beziehung aller dieser Organteile im Gehirn scheint von prinzipieller Bedeutung zu sein und zwar sowohl bei der Migräne wie auch bei der Epilepsie.

Es ist wohl möglich, daß sowohl die schweren Formen der Migräne, wie auch die Epilepsie erst dann entstehen, wenn die Hirnrinde eine angeborene geringe Widerstandsfähigkeit verschiedenen Noxen gegenüber zeigt und leicht in einen Zustand versetzt wird, der zu verschiedenen Energieentladungen führt. Will man aber hypothetisch die Verwandtschaft der zur Migräne und zur Epilepsie führenden pathologischen Prozesse annehmen, so folgt noch daraus keineswegs der Schluß, daß man eine Idenfikation beider Neurosen postulieren und akzeptieren soll. Da uns die Natur der Grundprozesse unenthüllt geblieben ist, so wäre es voreilig, dieses höchst wichtige Problem als gelöst hinzustellen, indem man die beiden Neurosen miteinander verschmelzen lassen würde.

---

4. Symptomatologie der psychischen Migräne (Hemicrania psychica).

Bereits bei der Schilderung der Symptome der vulgären Migräne wurde auf die Störungen der Psyche hingewiesen. Man sah, daß der Anfall von Störungen auf dem Gebiete des Intellekts und des Gemüts begleitet wird und daß dabei auch das Bewußtsein mitbetroffen werden kann. Es kann auch Hemmung des Denkens, Abschwächung des Gedächtnisses, Ideeninkohärenz und Konfusion, ferner ein mehr oder minder stark ausgeprägter Depressionszustand mit Angstgefühl, schreckhaften Halluzinationen und psychomotorischer Unruhe entstehen. Und was das Bewußtsein anbelangt, so wurde betont, daß dasselbe entweder normal bleibt, oder aber getrübt werden kann und daß es gelegentlich zu einer völligen Verwirrtheit kommen kann. Alle diese Störungen klingen meist mit dem Anfall ab. Mitunter erstrecken sie sich aber über den Anfall hinaus oder schließen sich überhaupt erst an diesen an.

Die psychischen interparoxysmalen Störungen können eine noch größere Intensität und Vielgestaltigkeit erlangen. Man begegnet hier besonders häufig den Depressionszuständen. Ich fand diese letzteren in 26% der Fälle.

Manche Personen zeigen in den Intervallen ein misanthropisches, egozentrisches Wesen, sie meiden Gesellschaft, verengen immer mehr ihren Lebenshorizont, werden allmählich asozial, obgleich sie dabei ihre Berufsarbeit ordnungsgemäß und formell ganz korrekt verrichten. Andere werden eigensinnig, reizbar, zornig, leicht aufbrausend, sie fühlen häufig eine innere Insuffizienz, sind in ihren Entschlüssen schwankend, unbestimmt. Auch in der intellektuellen Sphäre können Änderungen entstehen, hauptsächlich wohl auf dem Gebiete des Gedächtnisses und der Merkfähigkeit. Dies, zusammen mit der inneren Unruhe, der Depression und eventuell mit angedeuteten Zwangsideen erschwert oft das logische, kontinuierliche Denken sehr erheblich. Letzteres wird inkohärent, intermittierend, sprungartig, chaotisch. Die entsprechenden Personen bleiben auch nicht selten an einem Gedanken oder Satz haften oder verlieren bald den Faden ihrer Gedanken, sie sind gezwungen, immer von neuem zu beginnen und kommen schwer zu Ende. Auch entsteht eine Weitschweifigkeit, die knappe und plastische Ausdrucksform geht verloren.

Manche Personen, die seit langer Zeit an schweren Migräneformen leiden, können auch mißtrauisch werden.

Der Schlaf ist nicht selten gestört. Auch schreckhafte Träume können vorkommen (gelegentlich als Vorboten eines Anfalles — Féré, Cornu).

Vom klinischen Standpunkt aus scheint es von Wichtigkeit zu sein, daß die eben skizzierten psychischen Alterationen nicht nur in der hemikranischen Attacke selbst, sondern auch gelegentlich scheinbar unabhängig vom Anfall zutage treten. In diesem letzteren Fall können diese Alterationen doch in Verbindung mit Symptomen und Symptomenkomplexen treten, die sonst als Begleiterscheinungen der Migräne gelten. So können z. B. psychische Störungen (Bewußtseinstrübung, Gesichtshalluzinationen u. a.) nicht im Anfall der Migräne selbst, sondern während einer Schwindelattacke auftreten, die sonst bei der betreffenden Persönlichkeit die Hemikranie begleitet usw.

Alle diese Störungen findet man hauptsächlich bei der schweren Form der vulgären Migräne, besonders aber bei den ophthalmischen und epileptischen Formen. Bei der überwiegenden Mehrzahl der an cinfacher Migräne leidenden Personen entwickeln sich dagegen keine tiefer greifenden psychischen Störungen. Viele bedeutende Geister wurden von derselben befallen, ohne daß ihre geistige Fähigkeiten dadurch gelitten hätten. Es genügt nur an Charcot, Du Bois Reymond, Haller, Linné, Airy, Mirabeau, Napoleon I. und viele andere zu erinnern.

In der bisher skizzierten Art überschreiten die psychischen Störungen noch nicht bedenklich das Gebiet des Erlaubten, so daß die Kranken imstande sind, ihre Tagesarbeit, wenn auch mit geringer Einbuße, zu verrichten und fallen noch nicht mit den Gesetzen in Konflikt.

Die psychischen Störungen können sich aber vertiefen, so daß schließlich eine Psychose entsteht, deren Wurzeln oft in den oben skizzierten einfachen oder gar elementaren Abweichungen sitzen.

Die Psychose kann entweder im Zusammenhang mit dem Anfall (auch prä- oder postparoxysmal), oder aber in der intervallären Zeit entstehen.

Die entsprechende Kasuistik ist mit der Zeit bereits ziemlich angewachsen, da sie aber in den Fachblättern zerstreut und zum Teil schwer zugänglich ist, so wird sie hier in chronologischer Reihenfolge kurz angeführt.

(In der klassischen Monographie Liveings findet man nur einen Hinweis auf die einfachen, elementaren, psychischen Störungen bei der Migräne. Die Psychosen als solche werden da noch nicht erwähnt.)

Löwenfeld (1882). 27jährige Frau, seit Kindheit Migräne. Eines Morgens verschleierten sich die Gegenstände; alsbald sehr heftige Kopfschmerzen im ganzen Kopf mit Erbrechen. Später Gesichtshalluzinationen. Status nach drei Stunden: Gesicht blaß, Konjunktiva gerötet, Verworrenheit und Heiterkeit, dann aphatische Störungen (Verwechselung der Worte, absonderliche Wortbildung). Nach mehreren Stunden ließ die Verwirrung nach und schwand. Die Kopfschmerzen dauerten dagegen noch drei Tage lang. Löwenfeld faßte diesen Zustand als Mania transitoria auf und meinte, daß derselbe ein Äquivalent des Hemikranieanfalles darstelle und zwar dem psychischen Äquivalent des epileptischen Anfalles entspreche.

Zacher (1892) beschreibt einen Fall von Augenmigräne mit Zuständen von geistiger Störung (starke Trübung des Bewußtseins, Aufregung und Neigung zu Gewalttaten), die rasch vorübergingen. Daneben auch leichte Migräneanfälle ohne psychische Störungen. Zacher meint, daß der Zusammenhang zwischen der Migräne und dem transitorischen Irresein ein direkter wäre und auf einer vasomotorischen Störung im Gehirn beruhe.

Sciamanna (1893). Bei einem 32jährigen Mann, der drei Anfälle von schweren Kopfschmerzen überstand, zeigte sich während derselben tobsüchtige Erregung. Nach dem zweiten Anfall leichte Betäubung. Im dritten Anfall langsame Genesung. Die Erinnerung an den Anfall trat später zurück.

Eine 26jährige Patientin (desselben Autors) litt seit Pubertät an Anfällen von Kopfschmerzen mit Übelkeit, Erbrechen und Neigung zum Schlaf. Während einer Schwangerschaft keine Anfälle. Während des Puerperiums neue Anfälle. Eines Tages bewußtlos, Krämpfe, zuerst im linken, dann im rechten Arm und in den Beinen, Verzerrung des Mundes nach rechts, Schaum vor dem Munde. Nachher halluzinatorischer Zustand. Einige Tage lang paretischer Zustand rechts.

Wood (1894). Ein 22jähriger Mann leidet seit 18 Jahren an Hirnkopfschmerzen. Wenn heftig, Visionen. Dreimal entstand nach einem heftigen Anfall maniakalische Erregung, die einen Tag anhielt. Am Ende des dritten Anfalles Selbstmordversuch mit Amnesie.

Mingazzini (zit. zum Teil nach Krafft-Ebing [1893—1899]).

F., 24 Jahre, ledig, Militär, aus schwer belasteter Familie, vom 7. bis 16. Jahre Masturbant, erlitt mit 9 Jahren eine Kopfwunde durch Sturz.

Vom 16. Jahre ab Abusus coitus und passive Fellatio. Psychopathische Minderwertigkeit. Ansätze zu Selbstmord. Reizbarkeit, Unverträglichkeit, Insubordinationen, mehrfache Bestrafungen. Ethische Defekte.

Seit einigen Monaten Anfälle von linkseitiger Hemicrania ophthalmica mit Vision eines schwarzen Mannes, der drohend auf Patient losgeht. Im Moment, wo F. von diesem an der Brust oder am linken Arm gepackt wird, verliert er das Bewußtsein unter leichtem Schrei und kurzem Herumschlagen mit den Armen. Einige Augenblicke später ist F. wieder bei sich, empfindet Torpor und Formikation in der linken oberen Extremität, die sich dann auf die linke untere Extremität fortsetzt.

Während des Anfalles sind die Supraorbitalbögen druckschmerzhaft und ist die linke Stirn wärmer als die rechte. Nur für die Zeit der Bewußtlosigkeit besteht Amnesie.

Auf dem linken Os frontis findet sich eine kleine adhärente Hautnarbe. Als Dauersymptom konstatiert man linke Hemihyperästhesie. Auf beiden Augen wird Grün für Himmelblau angesehen. Auf dem linken Auge besteht eine Sehfeldeinschränkung.

G., 31 Jahre, verheiratet, stammt aus schwer belasteter Familie, ist Masturbator strenuus. Mit 9 Jahren (1870) begannen Absenzen, die bis zu einer Viertelstunde dauerten und sich alle 2—3 Monate wiederholten. Als Aura solcher Anfälle hörte er anfangs rechts ein Geräusch gleich dem eines heranrollenden Bahnzugs. Später trat an dessen Stelle ein nur leichtes Rauschen im rechten Ohr, mit sofort folgender Hemicrania ophthalmica.

Vom 16. Jahre ab waren die Anfälle von Hemikranie heftiger geworden und gingen mit Torpor, Parese des rechten Armes und Mutismus einher. In einer solchen Anfallszeit tötete Patient im Affekt die Dienstgeberin mit mehr als 100 Messerstichen. Darauf aß er ruhig und legte sich schlafen. In die

Irrenanstalt gebracht, bot er sechs Monate lang einen Dämmerzustand mit Amnesie.

In der Folge hatte er wiederholt Anfälle von petit-mal und befand sich deshalb wiederholt in der Irrenanstalt. Mit 25 Jahren (1886) bekam er den ersten klassischen epileptischen Insult, der unter dem Einfluß von Alkoholexzessen sich häufig wiederholte. Am 1. Dezember 1892 wurde er auf der Straße in tiefem Dämmerzustand (ist Gott, Kaiser, will nach Amerika) aufgegriffen. Nach zwei Tagen kam er zu sich, mit Amnesie für das Vorgefallene. G. ist eine psychisch degenerative Persönlichkeit, ethisch defekt, konträr sexuell.

V., 34 Jahre, ledig, aus einer Säuferfamilie, seit dem 13. Jahre Masturbant, später Potator, befand sich 1881 wegen Alkoholismus, 1889 wegen halluzinatorischer Melancholie in der Irrenanstalt. Seit 1889 (31 Jahre) litt er öfter an Anfällen von Hemicrania ophthalmica (linkes Auge) in der Dauer von 7—8 Minuten mit Ameisenkriechen in der linken oberen Extremität und motorischer Aphasie. Am 25. August 1892 heftiger Anfall von linker Hemicrania ophthalmica. Unter Fortdauer dieser bis 27. August früh verstimmt, ruhelos, Erbrechen, schlechter Schlaf mit schweren Träumen. Am 27. August früh beginnt ein psychischer Ausnahmezustand. Er gerät in eine Kirche, fängt an zu predigen über die katholische Religion und die Priester zu schimpfen. Er sieht, wie ein Madonnabild ihn tadelnd ansieht, beginnt zu schluchzen, die Madonna um Schutz anzuflehen. Sofort in die Irrenanstalt gebracht, kommt er zu sich und ist amnestisch für alles Vorgefallene. Plagio-submikrozephaler Schädel. Sensible Anfälle. Konzentrische Gesichtsfeldeinschränkung.

D., 34 Jahre, von trunksüchtigem Vater, periodisch psychopathischer Mutter, hat einen irrsinnigen Bruder. Seit zehn Jahren hat er Anfälle von rechtsseitiger „Zephaläa". Sie dauert 24 Stunden, kehrt 2—3 mal monatlich wieder. Auf der Höhe der Anfälle trübt sich sein Bewußtsein und er bekommt Antriebe, sich umzubringen. Dreimal hat er dies mit Sublimat versucht, viermal sich der Polizei wegen Taedium vitae in solchem Anfall gestellt. Seine Erinnerung für die Erlebnisse in solchem Zustand ist eine summarische. In einem solchen Anfall kam er am 20. Dezember 1892 in die Irrenanstalt. Auf dem rechten Parietalbein eine Hautnarbe. Konzentrische Gesichtsfeldeinschränkung. Rachitischer Schädel.

Soldat, 22 Jahre, angeblich unbelastet, früher an Malaria leidend. Seit dem 18. Jahre (1891) frontale persistierende Zephaläa. 1892 bei Exazerbation derselben optische Reizerscheinungen (Sternchen im Sehfeld beider Augen, Flimmerskotom). 1893 in solchem Anfall schreckhaftes halluzinatorisches Delir von einem Tage Dauer. Amnesie. Im November 1894 in neuerlichem Anfall von Hemicrania ophthalmica abermals halluzinatorisches Delir. Am 20. Februar 1895 dritter Anfall (wollte sich umbringen, delirierte einen Tag, Amnesie), der ihn der Irrenanstalt zuführte. In dieser andauernd leichter Hirnkopfschmerz, Emotivität, Reizbarkeit. Ab und zu leichter Schwindel mit Verdunkelung des Sehfeldes, aber ohne Bewußtseinstrübung. Andauernd konzentrische Sehfeldeinschränkung auf dem rechten Auge.

B., 50 Jahre alt, belastet, wurde nach einer Kränkung im Mai 1894 melancholisch. Zugleich bekam er heftigen Frontalschmerz und wurde mit Exazerbationen des Schmerzes von Phosphenen heimgesucht. Vorübergehend kam es sogar zu Visionen von Gestalten, allgemeinem Tremor und Verlust des Bewußtseins. Meist fehlte die Korrektur für diese Halluzinationen. Die Beobachtung ergab rechts Hemihyperästhesie für alle Qualitäten, rechts fehlenden Pharynxreflex.

Nach den Anfällen fand sich eine bedeutende konzentrische Einengung des Gesichtsfeldes. Rechts Verminderung des Geruchs- und Gehörvermögens. Intelligenz intakt. Große Emotivität. Häufige Wiederkehr von Zephaläaanfällen mit schreckhaftem halluzinatorischem Delir, dem jeweils Phosphene vorausgingen. Nach Monaten Genesung.

Mädchen, 20 Jahre, unbelastet. Vom 5.—17. Jahr häufige Konvulsionen, von da ab klassische epileptische Insulte. Mit 19 Jahren beginnen Anfälle von Hemikranie. Wenn diese heftig sind, stellen sich 2—3 Stunden nach dem Beginn des Kopfschmerzes optische Reizerscheinungen (Sterne) ein. Dann erscheinen Visionen (Paradies, Engel, Mutter Gottes) neben Hemianopsie der Personen der Umgebung. Oft kommt es auch zu Erbrechen. Patientin erkennt ihre Halluzinationen als solche. Kürzlich Ausbruch eines halluzinatorischen Delirs (Hölle, Flammen, die Patientin auf der Haut spürt, dazwischen Visionen der Madonna, Exstase).

In solchem Zustand wird sie in die Irrenanstalt aufgenommen. Sie hat massenhaft Sensationen, ganz dieselben, wie sie auch als Aura ihrer epileptischen Anfälle aufzutreten pflegen. Sie wähnt Tiere im Leib zu haben, verlangt, daß man ihr den Bauch aufschneide, ist ängstlich, weint, schluchzt unter heftigem Kopfweh stundenlang. Plötzliche Lösung des Anfalles. Am 6. März 1895 epileptischer Anfall unter vorausgehenden Sensationen im Leib, die als Tiere interpretiert werden. Am 7. März analoger Anfall, diesmal mit Globus als Aura. Dann automatische Handlungen, Stupor. Der ganze Anfall dauert nur einige Minuten.

Frau, 39 Jahre alt, unbelastet, nie Konvulsionen. Seit Jahren Anfälle von leichter Zephaläa. Neuerlich solche Anfälle gehäuft, heftig, Schmerz bilateral, mit Gefühl von Pulsieren. In diesen heftigen Anfällen Ausbruch von Delir (Leute dringen ins Zimmer, um Patientin umzubringen, sie hat ein Pferd gekauft und ist mit demselben auf Bergen herumgeritten etc.). Im Anfall Trübsehen, Lärm in den Ohren, Hitzegefühl im Gesicht. Plötzliche Lösung des Anfalles. Keine Amnesie. Neuerlich, in einem besonders heftigen Anfall war Patientin 2—3 Tage lang ganz verwirrt, delirant, schlaflos gewesen. Außer rechter Ovarie nichts bemerkenswertes. Unter Bromgebrauch Besserung der Hemikranie.

A., 26 Jahre, ledig, Maurer, kein Patator, vor Jahren luetisch infiziert, 1884—1885 dreimal wegen Melancholie, 1885—1889 zweimal mit unbekannter Diagnose in der Irrenanstalt gewesen, litt seit der Kindheit immer häufiger und heftiger an Anfällen diffuser Zephaläa von zwei Stunden bis drei Tagen Dauer, mit leichter Verwirrung, Phosphenen (Lichter, leuchtende Zickzackerscheinungen) bis zu Visionen (schreckhafte Gestalten) und Amnesie für die Erlebnisse des Anfalles. In der Irrenanstalt bot A. nach drei derartigen Anfällen außer beiderseitiger Gesichtsfeldeinschränkung nichts abnormes.

Frau C., 37 Jahre, unbelastet, hat nie geboren, war früher gesund bis auf einige Koliken. Mai 1894 ohne Ursache heftiger stechender Schmerz über den Augen, bald darauf Schwindelanfall. Sie bleibt wegen heftiger Zephaläa

in Nacken und Occiput vier Monate zu Bett. Der Schmerz wird nun milder
und exarzerbiert nur noch episodisch heftig. Januar 1895, auf der Höhe eines
solchen Schmerzanfalles, durch einige Minuten Lichterscheinungen (Funken,
Sterne) aber keine Skotome. Nur einmal kam es anläßlich heftiger Schmerzen
zu Erbrechen. Wiederholt stellten sich auf deren Höhe Visionen unheim-
licher Gestalten ein, jedoch behielt Patientin Einsicht für das Krankhafte
dieser Phänomene. Die Lambdanaht ist druckschmerzhaft, nicht aber der
Quintus. Im Anfall besteht auch Wirbelschmerz, der sich bis zum Epigastrium
erstreckt und Nausea auslöst. Zeichen im Sinne einer hysterischen oder epileptischen Neurose sind nicht auffindbar, wohl aber leichte neurasthenische
Stigmata.

37jährige Frau. Bilateraler Kopfschmerz. Sieht Funken, Rauch, Sterne
und wenn die Intensität des Kopfschmerzes zunimmt, häßliche Menschen.
Die Kranke fürchtet sich, aber reagiert nicht. Vollständiges Krankheits-
bewußtsein.

51jähriger Mann. Seit 44. Lebensjahr Anfälle von transitorischer Hemikranie. Von 1888—1895 periodische Anfälle einer permanenten Hemikranie,
wobei derartige Häufung der Schmerzanfälle eintrat, daß „Krisen" entstanden
und sich ein echter Status hemicranicus herausbildete. Sehstörungen (Visionen).
Mittlere Dauer 20 Tage bis 2 Monate. Während der Schmerzperiode Depressionszustand. Die Exazerbation bestand in leichter Polyopie, Speichelfluß,
Pupillenerweiterung, Zunahme der Pulsfrequenz, motorischer Aphasie und
Verwirrtheit. Erinnerung an den Anfall erhalten.

Krafft-Ebing (1895—1902).

18jähriger Jüngling bat auf der Straße den Polizisten um Schutz gegen
Verfolger, hörte beständig seinen Namen. Status: Ängstlich, gehemmt, im
Bewußtsein schwer gestört. Orientierung mangelhaft, lebt nur im Augenblick, apathisch, äußerungs- und bewegungsunlustig. Summarische Erinnerung
an den Tag, wo er auf die Polizeiwache gebracht wurde. Am nächsten Tage
unverändert. Auch falsche Erinnerungen, Gehörshalluzinationen, Verfolgungsideen. Am nächsten Tage Besserung, Stirnkopfschmerzen, noch unorientiert
über Zeit und Raum. Drei Tage nach Beginn löste sich plötzlich der traumhafte Ausnahmezustand. Vollkommen orientiert. Mimisch frei. Patient litt
als Kind an Konvulsionen und seit seiner Kindheit an Migräne mit Flimmerskotom. Einen Tag vor seiner Psychose Migräneanfall mit Flimmerskotom.
Mutter und deren Mutter litten ·an Migräne.

55jährige Frau leidet seit Klimakterium (vor 11 Jahren) an Augenmigräne, zunächst links, dann rechts. Die Anfälle beginnen mit einem schwarzen,
senkrechten, etwa einen Finger breiten Streifen im rechten Gesichtsfeld, der
nach 10 Minuten schwindet, recte um ein schwarzes, das ganze rechte Sehfeld füllendes Skotom sich ausbreitet, dann erscheinen gelbglänzende Licht-
büschel und Sterne, die ½—1 Stunde andauern. Nun heftige Kopfschmerzen
in der Schläfe und dem Auge. Zugleich Karrikaturen (Fratzen, Statuen, Pagoden
in ständiger Bewegung) 10 Minuten lang. Unter schwindendem Skotom
und Fortdauer heftiger Kopfschmerzen kommt nun das „kuriose Stadium".
Patientin fühlt sich wie sinnlos, sie kenne sich nicht aus, ihren Mann nicht, habe
ein banges Gefühl drohenden Irrsinns, sei ganz verwirrt, bringe kein Wort
heraus, habe das Gefühl, daß sie von jemand verfolgt wird. Sie verliert dabei

nicht das Bewußtsein, der Zustand ist entsetzlich peinlich, als ob der Verstand schwinde. Dies dauert 5 Minuten lang; es folgt Erbrechen, der Kopfschmerz zieht in die Wangen und den Unterkiefer und tobe sich da aus. Dieses neuralgische Stadium dauerte zwei Tage lang, dabei werden der II. und III. Trigeminusäste druckempfindlich.

46 jähriger Mann kommt ins Krankenhaus und verlangt, man soll einen großen Stein aus seinem Kopf entfernen. Er erschien verwirrt, sagte, er wäre 300 Jahre alt, im gelobten Lande geboren, wo er mehrere Heilige kennen gelernt habe. Dabei setzte er einen Lampenschirm als Hut auf, wollte auf einen Ball gehen usw. Abends desselben Tages moros, einsilbig, zeitlich und örtlich ganz desorientiert, gibt an, an diesem Tage heftige Kopfschmerzen gehabt zu haben. Am nächsten Tag ruhig, apathisch, verwirrt, er habe Heilige gesehen. Abends kommt er zu sich und orientiert sich mit Hilfe der Wärter über die Situation. Am nächsten Tage (d. h. zwei Tage nach Beginn) ganz klar. Amnesie. Berichtet über Anfälle von Kopfschmerzen mit Flimmerskotom und Erbrechen. Kein Alkoholismus, keine Epilepsie, keine Hysterie. Vor vier Jahren Sturz auf den Kopf. Ophthalmoskopisch beiderseits Neuritis optica.

36 jährige Frau wurde als irrsinnsverdächtig auf ein Kommissariat gebracht. Unruhig, rief nach ihrem Philipp (verstorbenem Mann), sie habe ihn gebeten, zu ihr zu kommen, da alle Welt sie als Diebin bezeichne und auf sie mit den Fingern zeige. Völlig desorientiert, aufgeregt. Am nächsten Tage verwirrt, klagt über heftige Kopfschmerzen, gibt ihr Alter auf 48 Jahre an, man halte sie für eine Diebin. Schläft nach Morphium, wird freier, amnestisch, dann nach 1—2 Tagen neuerliche Kopfschmerzen und wieder ganz unorientiert und delirant. Eine Woche nach Beginn klar, erzählt von heftigen Kopfschmerzen mit Flimmerskotom, die seit ihrem 19. Lebensjahre bestehen. Ihre Schwester leide an Migräne und ihre Cousine an Epilepsie. Die Heftigkeit des diesmaligen Migräneanfalles motiviert sie mit Gemütsbewegung (man beschuldigte sie auch in der Tat eines Diebstahls!), sie wollte nach dem Grabe ihres Mannes gehen, um sich dort auszuweinen, aber sie mußte vor Kopfschmerz und Flimmerskotom auf dem halben Wege umkehren. An den nächsten zwei Tagen etwas freier im Kopf. Von den folgenden zwei Tagen weiß sie nur wenig und von den nächstfolgenden sieben Tagen fehlt jede Erinnerung. Das Luzidwerden erfolgt ziemlich plötzlich. Keine Hysterie, keine Epilepsie. Nach ca. zwei Monaten ein ähnlicher Anfall nach Migräne.

21 jährige Bauersfrau. Vor zwei Monaten heftige Kopfschmerzen und seither Anfälle jede zwei Wochen. Jedesmal Ängstlichkeit und Bangigkeit, dazu stechende Kopfschmerzen. Episodisch graue glänzende Wolken vor den Augen (während des Anfalles). Die beiden letzten Anfälle besonders schwer; sie gingen mit psychischen Störungen einher, die nach 1—2 tägiger Dauer der Kopfschmerzen einsetzten und weitere zwei Tage andauerten (ganz verwirrt, verkehrte Antworten, lachte und weinte unmotiviert). Erinnerung ganz summarisch. Seit Beginn der Krankheit vergeßlich. Auch käme es vor, daß sie etwas sage oder tue, von dem sie dann nichts wisse. Keine petit-mal-Anfälle.

48 jähriger Mann. Keine Migräne, keine Epilepsie in der Familie. Seit fünf Jahren heftige Migräne, häufig mit Schleier vor den Augen. Zuletzt An-

fälle mit psychischen Störungen. Morgens Kopfschmerz, wisse nichts mehr von sich, phantasiert von seinem finanziellen Ruin; dies dauert acht Stunden lang, endigt mit Schlaf, völlige Amnesie. Der folgende Anfall: Patient jammert über Kopfschmerzen, verlangt stürmisch ins Spital, sonst geschehe ein Unglück, ganz unorientiert, stöhnt. Der Anfall dauerte 1½ Tage und endete ohne Schlaf. Amnesie.

15jähriger Jüngling. Mutter und Vater leiden an Migräne. Er selbst erlitt vor vier Jahren den ersten Anfall vulgärer Hemikranie. Seit sechs Wochen Migräne mit Flimmerskotom, die sich alle paar Tage einstellt und 1½ Stunden anhält. Gleich mit dem ersten Anfall der Augenmigräne (mit Hemiopie) stellen sich psychische Erscheinungen ein. Patient ist, solange der Anfall anhält, wie toll. Er tobt und wütet, zerschlägt und zerreißt alles, stößt sich den Kopf an die Wände bis er blutet, beißt sich in die Hand. Amnesie. Keine Epilepsie.

17jähriger Lehrling. In seiner Familie Migräne. Seit dem 15. Jahre Migräneanfall mit akustischen Hyperästhesien. Nach einem Schlag auf den Hinterkopf psychische Störung: schreckhaft, klagt über drohende Männer. Plötzliche Lösung; summarische Erinnerung.

21jähriger Mann. Schwester Migräne. Seit dem 16. Lebensjahre Migräne mit Verdunkelung vor beiden Augen und Flimmern. Einmal Anfall von Verwirrtheit: stierer Blick, rannte mit dem Kopf gegen die Wand, Bewußtsein schwer gestört, klagte über Kopfschmerzen. Dies dauerte einige Stunden. Dann Schlaf und Wohlbefinden.

21jähriger Mann. Seit dem 7. Lebensjahre ophthalmische Migräne. Einmal schritt er zu einem Wachmann und verlangte Rückgabe von 3000 Gulden. Desorientiert, verwirrt, dämmerhaft. Komplette Amnesie.

30jähriger Mann wurde heftig gestikulierend und sich am Boden wälzend gefunden. Er schrie beständig „Kaiser“, schlug um sich, versuchte zu beißen, war ganz von Sinnen und kam nach einem Tage plötzlich zu sich. Amnesie. Nie epileptische Anfälle. Seit einigen Monaten Anfälle von Flimmerskotom, sensiblem Jackson und endlich heftige reißende Kopfschmerzen.

16jähriger Mann. In den ersten Lebensjahren Konvulsionen. Vom 11. Jahre ab Anfälle von heftigen rechtsseitigen Stirnkopfschmerzen mit Gesichtsstörungen. Zum Schluß Erbrechen. Anfälle von Deambulation mit vorausgehender Migräne.

17jähriges Mädchen. Verfolgungsideen, ängstlich, verwirrt, Delirien. Erst nach fünf Tagen löst sich der deliriöse Dämmerzustand. Amnesie. Von der Pubertät ab Migräne mit Hemianopsie immer zur Zeit der Menstruation. Wiederholt kam es vor, daß ein besonders starker Migräneanfall unmittelbar in einen bis vier Tage dauernden Dämmerzustand überging und völlige Amnesie hinterließ.

14jähriges Mädchen. Anfälle anfangs simpler Migräne, dann auch Augenmigräne. Zuletzt fast tägliche Anfälle. Auf der Höhe des Anfalles starrer Blick, lacht, weint, unmotivierte Handlungen mit kompletter Amnesie (Dämmerzustand). Solche Dämmerzustände traten aber nicht nur als Begleiter der Migräneanfälle auf, sondern gingen ihnen auch häufig voraus (Patientin erwachte, sah verstorbene Mutter, Katzen, saß im Bett auf mit stierem Blick, wurde aggressiv; dies dauerte bis drei Stunden lang. Amnesie.)

Boekhoudt (1896). (Zit. nach Krafft-Ebing.)

X., 42 Jahre, Gelehrter, Mutter migräneleidend. Patient hat seit dem fünften Jahre Augenmigräne. Mit 31 Jahren, unter dem Einfluß sitzender, geistiger, angestrengter Lebensweise, kamen neurasthenische Beschwerden, Atonie von Magen und Darm mit erleichterndem Ruktus. Episodische Zustände von Ermattung, die in Halbschlaf übergehen und aus denen Patient momentan zeitlich und örtlich desorientiert, quasi schlaftrunken langsam zu sich kommt. Diese Zustände regelmäßig nach der Mahlzeit, von Müdigkeit im Hinterkopf eingeleitet, ohne alle Beziehung zu Hemikranieanfällen. Seit Eintritt dieser neurasthenischen Beschwerden und einer entsprechenden Kur dagegen, fast gänzliches Zurücktreten der Migräne.

Verf. deutet die Intestinal- und Halbschlafzustände („Traumzustände") als Äquivalente der Hemikranie und bezieht sich bezüglich ersterer auf einen von Bary (Neurolog. Zentralbl. 1895, 6) mitgeteilten Fall, in welchem (ebenso unberechtigt) Anfälle von epigastralem Schmerz, die periodisch eine simple, seit der Kindheit bestehende Migräne verdrängten, als Äquivalente solcher aufgefaßt werden.

O., cand. med., 23 Jahre, seit früherer Jugend simple Migräne, an welcher auch die Mutter litt. Seit einem Monat zeitweise momentane Verwirrtheit und Desorientiertheit, ohne begleitende Migräne, ferner elementare, die Migräneanfälle komplizierende psychische Erscheinungen im Sinne von Verstimmung und Streitsucht. Auch hier spricht Verf. von „Traumzuständen" und ist geneigt, sie als Migräneäquivalente anzunehmen.

Kaufmann, 26 Jahre, Mutter mit Zephaläa, Patient seit dem sechsten Jahre mit Hemicrania simplex behaftet, seit der Jugend Masturbant. Mit 23 Jahren erschreckt durch die Bemerkung eines Bekannten, daß Masturbation frühes Senium bedinge. Im Anschluß — mehrjähriger Angstzustand mit Furcht vor Senium praecox, Depression und Selbstanklagen. Diese Anfälle kehren alle paar Wochen wieder und schwinden auf Kaltwasserkur. Während dieser Episode zeigten sich die Migräneanfälle nur spurweise. Weil die dysthymischen Zustände (scheinbar) an deren Stelle treten, hält Verfasser auch sie für Migräneäquivalente.

Determann (1896).

40jähriger Mann. Anfälle von Augenmigräne mit aphatischen Störungen. Nach einem solchen Anfall Temperatur bis 40⁰ C. Fieberphantasien, Bewußtseinsstörung. Bei Wiederkehr des Bewußtseins Wahnvorstellungen (fremde Gestalten, Stimmen). Erholung in einigen Tagen. Bei einem anderen Anfall außerordentlich heftige Kopfschmerzen, nach sechsstündigem Schlaf Erbrechen, Temperatur bis 40⁰ C 1½ Tage lang (mit Schwankungen), dabei Phantasieren, Dämmerzustand, greift seine Umgebung an.

Brackmann (1897).

26jähriger Mann. Mutter schwere Migräne. In der Familie zahlreiche Psychosen. Seit Jugend Diabetes insipidus; häufig Kopfschmerzen mit Erbrechen. Nach einer gemütlichen Alteration Dämmerzustand und im Anschluß daran Psychose mit Gehörstäuschungen und Verfolgungsideen von etwa 1½jähriger Dauer. Während der Rekonvaleszenz traten Migräneanfälle im verstärkten Maße auf und einer Anzahl von ihnen folgte abends eine transitorische Geistesstörung, die mit Schlaf endete und mit Amnesie einherging. Im Februar 1895 wiederum schwere Migräneanfälle, ein Dämmerzustand von mehrtägiger Dauer mit völliger Amnesie, im Anschluß daran ein durch Halluzinationen bedingter stuporöser Zustand, der nach einigen Tagen nachließ. Seitdem in unregelmäßigen Zeitabschnitten Migräneanfälle, die eine kurze, bis drei Tage anhaltende Verstimmung mit Beeinträchtigung der Ideen verursachten, bei erhaltener Erinnerung.

Féré (1897).

19jähriges Mädchen. Als Kind Konvulsionen. Vom 7. Lebensjahre an Kopfschmerzen und Zornausbrüche, wobei sie schimpfte, alles zerstörte, mit Gegenständen herumwarf usw. Nach 5—10 Minuten wurde sie blaß, traurig und beruhigte sich. Erinnerung konfus. Die Wutanfälle wiederholten sich mehrmals in der Woche, mit den Kopfschmerzen alternierend. Dann, statt dieser Wutanfälle, traten Stuporzustände auf (10—15 Minuten lang, dann Erwachen wie aus dem Schlaf). Vom 10. Lebensjahre nahmen sowohl Wut- wie Stuporanfälle ab, statt deren zeigten sich Kopfschmerzen mit sensoriellen Erscheinungen (Lichterscheinungen, Benebelung des Gesichtsfeldes, mitunter Gesichts-, Gehörs- und Geschmackshalluzinationen). Im 13. Lebensjahre Menstruation und seither keine Kopfschmerzen, dagegen Apathiezustände. Vor zwei Jahren Schreck und nachher mehrere Anfälle von Augenmigräne (mit Flimmerskotom, rechtsseitiger Hemianopsie, einseitigen Gesichtshalluzinationen, sah Tiere, die von rechts her kamen und an der Medianlinie verschwanden). Dann Anfälle von Stupor (sie wurde plötzlich im Gespräch bleich, die Augenlider fielen herab, der Blick wurde starr, Sprache verlangsamt, dann hörte sie auf zu sprechen, wurde stuporös. Erst nach 10 Minuten bekam das Gesicht Leben und sie fuhr weiter in der Erzählung). Weiterhin Stuporanfälle, Zustände von Erregung und Migräneanfälle. Unter Brombehandlung trat Besserung ein.

J. K. Mitchell (1897).

Bei einer sonst gesunden Frau entstanden seit ca. drei Jahren Anfälle folgender Art: Unter allmählicher Zunahme der Kopfschmerzen wird ihr dunkel vor den Augen, dann erscheint die Gestalt eines Zwerges, der sich immer nähert und immer größer wird. Schließlich wird die Gestalt zu einem Gladiator, der eine Keule schwingt und während die Kopfschmerzen immer größer werden, schlägt die Gestalt mit der Keule auf die Patientin los. Diese verliert dann das Bewußtsein und verfällt in Konvulsionen mit Opistotonus. Der gesamte Anfall dauerte 8—24 Stunden, dagegen die heftigsten Schmerzen und Konvulsionen 15—40 Minuten.

Agostini (zit. nach Krafft-Ebing).

23jähriger Mann. Augenmigräne auch mit Dysphasie und Verwirrtheit.

Bordoni (1898).

36jährige Frau, deren Vater an Migräne litt, bekam in ihrer Jugend hysterische Anfälle. Seit sechs Jahren Augenmigräne: Gesichts-, Gehörstäuschungen (Tiere, Männer mit Messern, abgeschnittenen Köpfen, Stimmen, die sie anriefen) mit Aphasie, Paraphasie, halbseitigen Parästhesien. Erinnerung vollständig erhalten. Anfälle alle 14 Tage. An Stelle dieser letzteren auch hysterische Anfälle. 1897 drei Monate frei, dagegen Anfälle von heftigen Magenschmerzen mit Übelkeit, Unruhe, Röte und Blässe, Brechreizung. Dann hörten die Attacken auf und es zeigte sich wiederum die Augenmigräne.

Köppen (1898).

1. Fall. Es schloß sich an einen drei Tage dauernden Anfall von Kopfschmerzen ein Delirium an, bei dem man wegen träger Pupillenreaktion und erschwerter Sprache an Paralyse dachte. Seit 30 Jahren Migräne, seit 15 Jahren Augenmigräne. Im Delirium beschäftigte er sich als Modelleur mit Porträts, Tieren usw. Am vierten Tage klares Bewußtsein, normale Pupillen, normale Sprache, unklare Erinnerung.

2. Fall. Es entstanden bei einem Migränekranken nach Gemütsbewegung starke Kopfschmerzen, ein dreitägiges Delirium mit Angst. Wenig Erinnerung.

3. Fall. Es entstand bei einem Migränekranken ein dreitägiges Delirium.

Ziehen (1899).

39jährige Frau nach Abklingen einer Psychose (akute halluzinatorische Paranoia) linksseitige Migräne mit völliger Lähmung aller äußeren Äste des linken Okulomotorius. In einigen Wochen Schwund derselben. Nach einer Woche rechtsseitiger Migräneanfall, Lähmung des rechten Okulomotorius. Dann wiederum links (also alternierend). Die Frau starb. Pachymeningitis haemorrhagica.

Cornu (1902).

38jähriges Fräulein. Vater periodische Kopfschmerzen. Seit 7. Lebensjahr Migräne mit visuellen Störungen. Häufige Träume schreckhafter Natur, Erwachen mit Angstgefühl. Während sehr starker Anfälle tritt eine Art von Schwindel auf, wobei sie plötzlich erregt wird, bekommt Lachkrämpfe, wird ordinär, spricht dabei andere Worte als sie will, ist sich dessen bewußt.

28jährige Frau. Mutter Migräne. Seit der Pubertät Hemikranie. Morgens schmerzhaftes Zittern in der rechten oberen Extremität, in der rechten Hälfte der Zunge und des Gesichts, gleichzeitig Flimmerskotom, Kopfschmerzen, agitierter Zustand, sie wird wütend, will sich zum Fenster hinauswerfen. Dies dauert die ganze Nacht hindurch. Dann morgens Mutismus und am Tage depressiver Zustand. Zwei Tage lang Torpor, aus welchem sie konfus erwacht. Erinnerung nur an das erste Moment des Anfalles. Dann Attacken von Augenmigräne und wiederum ein Anfall mit Psychose kombiniert.

48jährige Frau. In Kindheit Konvulsionen, Hemikranie. Im 25. Lebensjahre erster psychischer Anfall (maniakalischer Zustand im Laufe einer Migräneattacke), wurde interniert. Nach zwei Jahren Wiederholung (interniert). Viele Jahre verliefen gut, nur einige Zustände von Schwermut (mit oder ohne Migräne), mit Versündigungsideen. Dann wiederum maniakalischer Anfall, welcher mehr als einen Monat anhielt und von melancholischem Zustand gefolgt wurde.

36jährige Frau. Onkel epileptisch. Im 16. Lebensjahre erster Migräneanfall (Träume als Vorläufer des Anfalles, morgens Schwindel und heftige Kopfschmerzen in der rechten Schläfe, Funken vor den Augen) und während des Anfalles agitiert, höchst reizbar, dann wiederum deprimiert, weint, Gesichtshalluzinationen, Angst- und Verfolgungsideen. Diese Anfälle von Migräne immer mit Menstruation. Die psychischen Anfälle dauerten 1—4 Monate lang (interniert). Es wird hervorgehoben, daß die Patientin während der

Internierung niemals an Migräne zu leiden hatte und dagegen von der Zeit ab, wo sich der Geisteszustand besserte, zeigten sich wiederum die hemikranischen Attacken. Einmal (während des nichtmigränösen Stadiums) fiel Patientin um, verlor das Bewußtsein und bekam Krämpfe in der rechten oberen Extremität.

27jähriges Mädchen. Vom 12. Lebensjahre ab Krämpfe und zuweilen Verlust des Bewußtseins. Diese Krisen schwanden dann, es zeigten sich aber seit sechs Monaten Kopfschmerzen in der Parietalgegend mit visuellen Erscheinungen und Erbrechen. Von Anfang des Anfalles an wird Patientin unruhig, kann nicht auf einem Fleck stehen bleiben, es kommen ihr ganz barroque und unmoralische Gedanken in den Kopf. Einmal irrte sie herum und wollte ins Wasser. Dann Depressionszustand. Zweimal Selbstmordversuch. Zweimal Anfälle, wo sie hinfiel, bewußtlos wurde und Kontraktur in der rechten oberen Extremität bekam. Es wiederholten sich 15—20 solche Krisen im Laufe von acht Tagen. Dann Besserung, Anfälle von vulgärer Migräne zur Menstruationszeit.

38jährige Frau. Mutter Neuralgien. Seit vier Jahren ophthalmische Hemikranie, Schwindel, Parästhesien im linken Bein (vor und nach dem Anfall). Auch Blepharospasmus und Muskelzuckungen in der linken Gesichtshälfte während des Anfalles. Seit drei Monaten schwanden alle diese Anfälle, dagegen entwickelte sich ein melancholischer Zustand mit Versündigungsideen. In 1½ Monaten Heilung. Nach 15 Tagen Migräneanfall.

33jährige Frau. Migräne zur Zeit der Menstruation. Zuweilen Schwindel und Flimmerskotom. Mitunter Unruhe einige Tage nach dem Anfall. Seit vier Monaten schwanden diese Erscheinungen, seither psychische Störung, plötzliche Angstanfälle, dann melancholischer Zustand mit Verfolgungsideen.

Kovalevsky (1902).

I. 32jährige Frau litt in der Kindheit an Konvulsionen. Später Migräne. In einem Anfall Verworrenheit. Während der Aura wußte sie nicht genau, wer sie sei, verkannte die Umgebung, ihr Mann und ihre Kinder erschienen ihr fremd, sie gab sich sogar Mühe zu verstehen, was man zu ihr sprach, konnte es aber nicht. Der Zustand dauerte 20—25 Minuten lang und ging in Migräne über, wobei das Bewußtsein konfus blieb. Nach 3—4 Stunden Erbrechen, das Bewußtsein kehrte zurück, Amnesie.

II. 42jährige Frau. Mutter Epilepsie, Großmutter und Schwester Migräne. Die Patientin leidet an Hemikranie. Angstanfälle. In Aura eines Anfalles Konfusion (Nebel vor den Augen, verkannte die Umgebung, gab sich Mühe, zu erwachen, sprach unsinniges Zeug zusammen), welche dann in Migräne überging, wobei das Bewußtsein etwas klarer wurde. Beide Fälle erinnerten an Dämmerzustände und es trat nach Brombehandlung Heilung ein.

In einem anderen Fall trat in der Aura (vor der Migräne) unmotivierte Angst vor einer drohenden Krankheit ein, welcher dann eine heftige Hemikranie folgte.

Hoeflmayer (1903).

53jährige Frau, Vater Migräne, litt seit 40 Jahren an Hemikranie und hartnäckiger Obstipation. Dann kam ein Anfall mit sehr heftigem Erbrechen, das sich wiederholte. Am zweiten Tag Bewußtseinsverlust, lag mit geschlossenen Augen, sprach Worte „Noten", „Nieten" ohne Zusammenhang. Keine Verständigung mit der Patientin. Von Zeit zu Zeit klagende Töne. Schlaf mit Unterbrechung. Am sechsten Tage Verzerrungen des Gesichts, als ob sie Schmerzen empfände, zuckende Bewegungen in Armen und Beinen. Erst am zehnten Tage kehrte allmählich das Bewußtsein zurück. Sie begann sehr langsam zu sprechen, besann sich auf jedes Wort. Häufig falsche Benennung. Klagte über Kopfschmerzen. In den folgenden Tagen Halluzinationen (sah ein schönes weibliches Gesicht, einen auf sie zuschreitenden Herrn, die Gegenstände erschienen ihr verzerrt und eckig, Flimmerskotom!). Eines Tages sah sie eine Art von Mondsichel (Hemiskotom). Diese Gesichtsfeldeinschränkungen dauerten 26 Tage lang. Langsame Rekonvaleszenz.

Consiglio (1905) [1]).

Pappenheim (1908) beschrieb einen eigenartigen Fall von periodischer Melancholie resp. manisch-depressivem Irresein kombiniert mit Hysterie und Tabes, mit eigenartigen Migräneanfällen (s. bei der symptomatischen Migräne, das Kapitel Diagnose).

Hauber (1909) berichtet über einen 21 jährigen Lehrling, bei welchem im Anschluß an einen leichten hemikranischen Anfall ein Dämmerzustand entstand. Es trat nur leichte Übelkeit und Flimmern auf. Der Kopfschmerz trat erst nach dem Dämmerzustand auf.

Ich selbst hatte Gelegenheit, im Krankenhaus einen 14 jährigen Jüngling zu beobachten, welcher seit 11 Monaten an Migräneanfällen zu leiden begann, die einmal im Monat auftraten und 7—8 Tage lang andauerten. Während dieser Attacken war der Knabe ganz verwirrt, schrie, lief im Zimmer herum, antwortete nicht auf die Fragen, warf mit den Gegenständen und klagte über heftige Kopfschmerzen. Amnesie. Dieser Zustand klang allmählich ab und der Patient verhielt sich ganz normal bis zum nächsten Anfall. Während des Aufenthaltes im Krankenhaus verschwanden die Kopfschmerzen, der Kranke wurde aber traurig und apathisch.

Dank der Liebenswürdigkeit des Kollegen M. Bornstein konnte ich auf dessen Irrenabteilung folgenden bemerkenswerten Fall beobachten, der auch dann ausführlich von Frl. Dr. N. Zylberlast beschrieben wurde.

Die 30 jährige Frau erkrankte vor drei Wochen an Kopfschmerzen während der Menstruation. Am nächsten Tage fand man sie bewußtlos auf dem Sofa liegen und vor dem Munde Reste des Erbrochenen. Nachts kehrte das Bewußtsein zurück, die Patientin wußte aber nicht, was mit ihr geschah. In der folgenden Woche fühlte sie sich müde, erbrach zeitweise. Nach einer Woche war sie wieder einen halben Tag bewußtlos (angeblich soll eine vorzeitige Menstruation eingetreten sein). Es zeigte sich zu dieser Zeit ein Hautausschlag und Temperaturerhöhung, die aber bald schwanden. In der nächsten Woche mehrmaliges Erbrechen. Nach der dritten Woche entstand ein maniakalischer Zustand und die Kranke wurde interniert. Aus der Anamnese war ersichtlich, daß die Kranke stets an periodischen Kopfschmerzen mit Erbrechen zur Zeit der Menstruation zu leiden hatte, wobei die Anfälle einige Stunden bis zu einem Tage gedauert haben. Psychisch war sie stets normal. Auch kamen niemals Psychosen in der Familie vor. Auf

---

[1]) Näheres konnte ich nicht ausfindig machen. Eine kurze Angabe fand ich bei Oppenheim.

der Irrenabteilung war sie desorientiert, hatte zahlreiche Gesichts- und Gehörshalluzinationen von drohendem Charakter. Sie war dabei zugänglich, sprach mit dem Arzt, gab genaue Angaben über ihre Krankheit, blieb aber von Zeit zu Zeit in ihrer Erzählung stecken, horchte, als ob sie Stimmen hörte, wandte sich zur Türe, gab irgend eine Antwort, verfolgte dann wiederum ihren früheren Gedankengang. Objektiv ließ sich eine Verstärkung der Patellar- und Achillesreflexe (linker AR stärker) und eine beginnende, aber ausgesprochene Stauungspapille mit erweiterten Venen wahrnehmen. Der Zustand erinnerte am meisten an einen Dämmerzustand. Zeitweise trat auch Konfabulation auf, wobei die Einzelheiten der erdichteten Erzählung eine illusionäre und halluzinatorische Umwandlung der tatsächlichen Erlebnisse darstellten. Der Dämmerzustand dauerte einen Tag; in den nächsten drei Tagen klärte sich derselbe allmählich und am fünften Tage war die Kranke bereits psychisch normal. Der nervöse Status zeigte eine Verstärkung der Sehnenreflexe, wobei links der PR und der Trizepsreflex stärker zu sein schienen. Von Zeit zu Zeit traten heftige Kopfschmerzen mit Erbrechen ein. Die Stauungspapille war immer noch sehr deutlich ausgeprägt und begann erst nach einem dreiwöchentlichen Krankenhausaufenthalt abzuklingen. Als ich die Kranke zuletzt, nach ca. drei Monaten, gesehen habe, ließ sich bereits ein ganz normaler Augenhintergrund feststellen und auch psychisch bot die Kranke absolut keine Abnormitäten. Sie behauptete, in der letzten Zeit keine Migräneattacken gehabt zu haben, nur will sie während der Menstruation einen scharfen schneidenden Schmerz am Scheitel gefühlt haben.

Auch in der Privatpraxis konnte ich einige Male psychotische Zustände beobachten. Ein 35 jähriger Mann, der sonst an Migräne gelitten hat, verliert plötzlich das Bewußtsein; dies dauert einen Tag, er wird verwirrt, spricht unsinniges Zeug durcheinander, singt, weint, drängt aus der Wohnung heraus. Am nächsten Tag beruhigt er sich, klagt aber über Kopfschmerzen, die drei Tage lang anhalten. Derselbe Patient litt auch, unabhängig von den hemikranischen Anfällen an Depressionszuständen, die ein- bis zweimal im Monat aufzutreten pflegten.

Ein 26 jähriger Mann, der seit drei Jahren an Migräne zu leiden begann, wurde mitunter nachts unruhig und verwirrt, schrie, sang, gab sinnlose Befehle, war völlig amnestisch. Am nächsten Tage trat ein Migräneanfall auf. Derselbe Patient war zeitweise deprimiert und häufig reizbar.

Bei einer 25 jährigen Frau traten elementare psychische Störungen ebenfalls vor der Attacke auf und dieselben bestanden in Geruchs- und Gesichtshalluzinationen von traurigem Inhalt (sie fühlte einen Kerzengeruch, sah Tote) und es entwickelte sich dann ein heftiger Kopfschmerz.

Auch ließen sich bei manchen migränösen Patienten psychische Alterationen feststellen, die unabhängig von dem eigentlichen Migräneanfall auftraten, trotzdem aber, dem klinischen Bild nach, an diejenigen Störungen erinnerten, denen man sonst im Zusammenhang mit dem Anfall zu begegnen gewohnt ist. Es waren dies Depressionszustände, Erregungsausbrüche, Exaltationen zum Teil erotischen Inhalts, Halluzinationen, halluzinatorische Delirien mit bedrohlichem Charakter der Halluzinationen und der Wahnideen.

Bei einer Analyse der psychischen Störungen, die bei den an Migräne Leidenden vorkommen können, ist ersichtlich, daß hierbei allmähliche Übergänge von den einfacheren Störungen, bei erhaltenem Bewußtsein und korrekter Krankheitseinsicht bis zu einer voll entwickelten Psychose stattfinden können. Dabei scheint die Tatsache von Wichtigkeit zu sein, daß die Psychose ihren Kern bereits in den einfachen Abweichungen von der Norm findet, die bei den an Migräne Leidenden vorkommen können und sich zum Teil auch in den manchmal vorkommenden Träumen der Migränösen abspiegeln. Dies betrifft hauptsächlich das Angstgefühl, die psychomotorische Unruhe, die Gesichtshalluzinationen von schreckhaftem und bedrohlichem Charakter. Nimmt man noch die kurzen Bewußtseinstrübungen, die bei der Migräne auftreten können, hinzu, so lassen sich in ungezwungener Weise auch die häufigsten Formen der migränösen psychischen Alteration, nämlich die Verwirrtheit und der Dämmerzustand, aus diesen einfachen Störungen ableiten.

Die Psychose entsteht meistens ohne jedes greifbare ätiologische Moment und nur in seltenen Fällen spielt hier ein psychisches Trauma eine Rolle.

Die Psychose begleitet am häufigsten den Migräneanfall selbst. Dafür spricht die große Zahl der oben angeführten Beobachtungen. Sie entsteht dabei bereits zu Beginn der Attacke oder erst auf deren Höhe. In manchen Fällen dauern die Kopfschmerzen 1—2 Tage lang und erst dann stellen sich die psychischen Störungen ein. Die Kopfschmerzen lösen sich meistens in der Psychose auf. Dauert aber diese letztere sehr kurze Zeit, so kann sie abklingen, während die Kopfschmerzen weiter andauern. So war es in der Beobachtung Löwenfelds, wo die Verwirrtheit nur einige Stunden anhielt, dagegen die Kopfschmerzen noch drei Tage lang bestanden.

Nur in wenigen Fällen entsteht die Psychose nach dem Anfall (Fälle von Zacher, Wood, Mingazzini, Determann, Brackmann, Köppen). Aber auch hier läßt sich nicht immer mit Bestimmtheit sagen, ob die Psychose nicht bereits am Schluß des Migräneanfalles bestanden ist. In manchen Fällen entsteht die Psychose bei ein und derselben Person bald während, bald nach dem Anfall.

Noch seltener entwickelt sich die Psychose (oder die einfacheren psychischen Alterationen) vor dem Migräneanfall (Kovalevsky, Hauber, eigene Beobachtungen). Auch hier kann die Psychose bei derselben Person sowohl während wie auch vor dem Anfall entstehen (Krafft-Ebing).

Die häufigste Form der Psychose bildet, wie gesagt, ein Dämmerzustand, in welchem die Kranken benommen, desorientiert, verwirrt erscheinen, häufig Gesichts- und Gehörshalluzinationen aufweisen, die nicht selten von schreckhaftem Charakter sind und die Kranken in einen erregten und mitunter zu Gewalttaten neigenden Zustand versetzen. Mitunter entsteht sogar ein tobsüchtiger Zustand. In seltenen Fällen wurden auch Suizidversuche und Tötung einer Person aus der nächsten Umgebung begangen.

Die geistige Störung entwickelt sich meistens rasch, so daß die Kranken sehr schnell verwirrt und erregt werden, sie geraten deshalb unerwartet mit dem Gesetz in Konflikt und werden dann in einem benommenen oder sogar tobsüchtigen Zustand auf die Polizeiwache oder ins Irrenhaus gebracht. In selteneren Fällen beginnt der Zustand mit Gesichtshalluzinationen, die immer intensiver werden und erst an diese schließt sich die Bewußtseinsstörung an.

Was die Tiefe der Verwirrtheit anbelangt, so können hier ganz verschiedene Nuancen vorkommen. Zuweilen sind die Kranken noch ziemlich besonnen und zeigen eine gewisse Krankheitseinsicht. Bei anderen entsteht ein ängstliches Delirium mit Bewußtseinstrübung. Die Störung des Bewußtseins kann aber gelegentlich auch die höchsten Grade erreichen, so daß der Kranke völlig desorientiert wird. Es kann auch ein stuporähnlicher Zustand entstehen.

Die Psychose dauert meistens einige Tage (sogar nur einige Stunden oder noch weniger), mitunter aber einige Wochen oder sogar monatelang und klingt allmählich ab.

Die Erinnerung an die geistige Störung ist eine summarische und lückenhafte, oft sind die Kranken sogar völlig amnestisch. In manchen seltenen Fällen kommt die Erinnerung etwas später zum Vorschein.

Die Psychose ist stets eine transitorische, sie kann sich aber bei einer der nächsten Attacken wiederholen. Obgleich solche, mit Psychosen einhergehende Migräneanfälle meistens durch größere Zeiträume voneinander getrennt sind, so kann es vorkommen, daß solche kombinierten Anfälle gleich nacheinander folgen. In einer Beobachtung Krafft-Ebings dauerten die Verwirrtheit und die Verfolgungsideen ca. zwei Tage lang, dann zeigten sich nach 1—2 Tagen wiederum Kopfschmerzen und es entstand wiederum ein deliriöser Zustand.

In einzelnen Fällen wurden während der einen Migräneanfall begleitenden Psychose auch aphatische Störungen beobachtet (Löwenfeld, Mingazzini).

Nur in seltensten Fällen ließen sich während der Psychose irgendwelche objektive Zeichen nachweisen. So konnte in einem Fall Krafft-Ebings eine Neuritis optica und in einem Köppens Pupillenträgheit festgestellt werden. Auch in dem oben skizzierten Fall, den ich zu beobachten Gelegenheit hatte, ließ sich eine deutliche Stauungspapille feststellen, die die Psychose selbst überdauerte.

Die Psychose entsteht, wie gesagt, meistens im Zusammenhang mit dem hemikranischen Anfall. Sie kann aber auch interparoxysmal auftreten (Fälle von Krafft-Ebing, Féré, Cornu, Brackmann, Pappenheim), wobei sie ihrer Art nach meistens den oben geschilderten Geistesstörungen entspricht. In manchen Fällen ist aber der Zusammenhang dieser interparoxysmalen Psychose mit der Migräne weniger evident und die beiden Erkrankungen (d. h. die Hemikranie und die Psychose) entstehen dann vielleicht unabhängig voneinander und nur aus demselben pathologischen Boden herauswachsend. Man begegnet dabei auch Psychosen, die sich durch eine ungewöhnlich lange Ausdehnung auszeichnen. So war es z. B. in der Beobachtung Brackmanns, wo sie 1½ Jahre anhielt.

Bei den interparoxysmalen Psychosen entsteht ferner die Frage nach den sog. psychischen Äquivalenten der Migräne. Cornu meint, daß in manchen seiner Fälle, wo die Migräne zeitweise schwand und sich an deren Stelle Zustände von Melancholie und Versündigungs- resp. Verfolgungsideen eingestellt haben, diese als Äquivalente der Migräne zu betrachten wären. Mit einer solchen Auffassung muß man jedoch sehr vorsichtig sein und nur dann von einem Äquivalent sprechen, wenn die Psychose als Ganzes oder in ihrer dissoziierten Form die Migräne (bei demselben Individuum) begleitet, ferner, wo die Zeitperioden des Nachlassens der hemikranischen Attacken und des Auftauchens der psychischen Anfälle tatsächlich und ziemlich genau miteinander übereinstimmen und wenn schließlich die Art der Psychose den bei Migräne am häufigsten zu beobachtenden Formen entspricht.

Die Deutung der geschilderten psychischen Störungen und der ausgeprägten Psychosen stößt auf große Schwierigkeiten. Während manche Forscher, wie z. B. Féré, Zacher, Sciamanna, Mingazzini einen direkten Zusammenhang zwischen der Migräne und der Psychose annehmen, wird von anderen eine vorsichtigere Haltung eingenommen. Speziell war es Krafft-Ebing. der mit Nachdruck betont hat, daß es stets nachzuprüfen wäre, ob eine tatsächliche hemikranische Psychose vorliegt oder ob man es nicht vielmehr mit einer larvierten Epilepsie zu tun hätte, wobei dann der psychische Anteil des Anfalles dieser letzteren angehören würde. Die einfache Migräne soll, nach Krafft-Ebing, höchstens zu elementaren Störungen führen können. Sonst handelt es sich um die speziellen Formen der Migräne, nämlich um die Augenmigräne und die mit sensiblem Jackson verbundenen Formen und da weist die Psychose Ähnlichkeit mit der psychischen Epilepsie auf.

In der letzten Zeit wurde die Autonomie der migränösen Psychose speziell von Mingazzini verteidigt und er gelangte dabei zur Aufstellung einer nosologischen Gruppe, die er als Dysphrenia hemicranica bezeichnet hat. Ihr Wesen soll 1. darin bestehen, daß die Hemikranie dem Auftreten der Sehstörungen vorhergeht und nicht nachfolgt und 2. in dem Vorhandensein eines strengen Parallelismus zwischen der Intensität der Hemikranie und dem Auftreten zuerst der Gesichtsstörungen und dann der geistigen Störung, denn in dem Maße als die Hemikranie zunimmt, käme es von der Wahrnehmung einfacher Phosphene der elementaren Visionen schließlich bis zu echten Gesichtshalluzinationen, Verlust des Bewußtseins und entsprechender psychomotorischer Reaktion. Mingazzini unterscheidet auch Fälle, wo die Hemikranie und der darauf folgende psychopathische Zustand einige Stunden, höchstens einen Tag dauert (Dysphrenia hemicranica transitoria), von denjenigen, wo die Hemikranie lange anhält und periodischen Verschlimmerungen unterworfen ist, mit denen die psychischen Störungen parallel gehen (Dysphrenia hemicranica permanens). Auch hier können ganz verschiedentlich abgestufte Formen auftreten (auch synkopische Formen ohne Gesichtsstörungen). Was die Stellung dieser hemikranischen Dysphrenie zu der epileptischen anbelangt, so leugnet dieser Forscher zwar nicht die zweifellose Ähnlichkeit zwischen den beiden, meint aber, daß eine Gleichstellung der epileptischen transitorischen Psychosen mit den hemikranischen nicht berechtigt wäre.

Will man aber nicht nur die ausgebildeten Psychosen, sondern auch die elementaren psychischen Störungen, die bei Migränösen vorkommen, im Auge behalten, so fällt in der Tat deren Ähnlichkeit mit den epileptischen Erscheinungen in die Augen. Diese bereits von Féré betonte Tatsache wird leicht verständlich, wenn man sich daran erinnert, daß die psychischen Alterationen am häufigsten bei denjenigen Migräneformen vorkommen, die die größte Annäherung an die Epilepsie zur Schau tragen, nämlich bei der Augenmigräne. bei der assoziierten Form der letzteren und bei den mit epileptischen Erscheinungen einhergehenden Formen.

Gerade bei den mit diesen Abarten der Hemikranie belasteten Individuen begegnet man auch den eigentümlichen psychopathischen Zügen, die zuletzt besonders von Kraepelin, Aschaffenburg, Römer, Binswanger u. a. bei Epileptikern erforscht wurden. Die außerordentlich große Häufigkeit der Depressionszustände sowohl bei den Epileptischen wie bei den Migränösen fällt hier besonders auf. Auch die eigentlichen epileptischen Psychosen, die mit depressiven und expressiven Anfällen beginnend, zu den mit Bewußtseinsstörung einhergehenden Dämmerzuständen mit ihren zahlreichen Zwischenstufen hinüberführen („psychische Epilepsie"), zeigen große Ähnlichkeit mit den bei Hemikranie vorkommenden psychischen Alterationen. Hier wie dort läßt sich eine einfache traumhafte Benommenheit, ängstliches Delirium, auch ein besonnenes Delirium und schließlich stuporähnliche Zustände feststellen. Hier wie dort können alle möglichen Abstufungen von elementaren optischen und akustischen Halluzinationen bis zu einem ausgesprochenen Delirium sich ausbilden.

Wenn man somit die klinische Ähnlichkeit der hemikranischen und epileptischen psychischen Alterationen zugeben muß, so entsteht die weitere Frage, ob man die migränösen Psychosen als etwas Autonomes auffassen darf, oder ob man, wie es Krafft-Ebing meint, den psychotischen Anteil des Anfalles nicht der Migräne, sondern der ihr beigemengten Epilepsie zuschreiben soll. Krafft-Ebing ging, ebenso wie Mingazzini, von den schwersten Formen der Migräne aus und meinte, daß die gewöhnliche Hemikranie höchstens von elementaren Störungen begleitet werden kann. Abgesehen davon, daß hier im Grunde genommen nur ein quantitativer, nicht aber ein prinzipieller Unterschied besteht, ist die Auffassung auch deshalb nicht richtig, weil es Fälle gibt, wo sich die Psychose auch an die vulgäre Migräne anschließt (Wood, Buring, Boekhoudt, Brackmann, Köppen, Cornu) oder wo nur ein Schleier vor den Augen das Bild kompliziert (Löwenfeld). Da wir ferner keine prinzipiellen Unterschiede zwischen den verschiedenen Hemikranieformen zu akzeptieren geneigt sind, erscheint auch aus diesem Grunde die Aufpfropfung sämtlicher psychischer Störungen der Epilepsie, als ein wenig begründetes Postulat. An zahlreichen Orten wurde bereits auf die nahe Verwandtschaft der Migräne mit der Epilepsie hingewiesen und dieser rote Faden zieht auch sicherlich durch das Gebiet der psychischen Alterationen bei beiden Neurosen.

Es folgt aber daraus keineswegs die Notwendigkeit, beide Neurosen in einen Topf zu werfen und sie miteinander verschmelzen zu lassen. Vielmehr glauben wir uns der Wahrheit zu nähern, indem wir der „psychischen Migräne" ein ebenbürtiges Bürgerrecht zugestehen, wie es bereits seit langer Zeit für die psychische Epilepsie geschah. Allerdings muß zugegeben werden, daß die letztere viel häufiger zutage tritt als die erstere.

Es sollen noch kurz die Beziehungen der Migräne zur Hysterie besprochen werden. Man dachte früher, daß die Migräne und speziell die Augenmigräne auch als Zeichen der Hysterie fungieren könne (Charcot, Babinski, Fink, Antonelli, Auld). Babinski vertrat die Ansicht, daß auch diese „hysterische Augenmigräne" ebenfalls auf einem Gefäßspasmus, d. h. auf demselben Prozeß wie die wirkliche ophthalmische Migräne beruhen könne.

Dieser Standpunkt wurde mit Recht von sämtlichen späteren Beobachtern verlassen (Möbius, Krafft-Ebing, Karplus, Spitzer u. a.).

Über die Beziehungen der beiden Erkrankungen zueinander läßt sich heutzutage folgendes sagen:

1. Können sich bei den an Migräne leidenden Personen während der Attacken auch hysterische Symptome einstellen, welche das Bild komplizieren. Nicht selten begegnete ich in der Tat bei meinen Patienten und besonders bei Frauen hysterischen spasmodischen Erscheinungen, besonders den Weinkrämpfen, verschiedenen psychomotorischen Erscheinungen, wie l'arc de cercle u. a. Oppenheim sah bei Hysterischen, die an Migräne zu leiden haben, während des Anfalles Hemianästhesie mit sensorischen Störungen, die mit dem Kopfschmerz homolateral waren. In allen diesen Fällen spielte die migränöse Attacke die Rolle eines Agent provocateur für die hysterische Erscheinung.

2. Bei den an Hemikranie leidenden Personen können auch sonst, unabhängig von dem migränösen Anfall, hysterische Zeichen nachgewiesen werden. So konnte ich bei manchen Patienten auch in der Zwischenzeit hysterische Spasmen, Lähmungen u. a. beobachten. In dem Kapitel über die interparoxysmalen Symptome bei Migräne sind Fälle angeführt, wo sich ähnliche hysterische Syndrome entwickelt haben und zum Teil mit Depressionszuständen abwechselten. Charcot hat Fälle beobachtet, wo sich auf dem Boden der Augenmigräne variable hysterische Erscheinungen, wie Hemianopsie, konzentrische Gesichtsfeldeinschränkung, einseitige Spasmen in Form der Jacksonschen Epilepsie entwickelt haben. Gałęzowski sah bei einem 21jährigen Mädchen, welches an ophthalmischer Migräne litt, hysterische Amblyopie im linken Auge mit Dyschromatopsie und konzentrischer Gesichtsfeldeinschränkung. Möbius betont eine Verknüpfung von visueller Aura mit hysterischer Diplopie, ferner eine dauernde Amplyopie oder Amaurose im Anschluß an Skotom, auch hysterische Kopfschmerzen, hysterisches Erbrechen und sensible Störungen derselben Natur.

3. Es ist nicht ausgeschlossen, daß mitunter ein protrahierter und starker hysterischer Anfall zu einer migränösen Attacke führen kann. Ich hatte Gelegenheit, eine 49jährige Dame zu beobachten, die seit ihrer Kindheit an typischer Migräne gelitten hat und die von Zeit zu Zeit an Ischiasanfällen mit hysterischem Bellen von zweitägiger Dauer erkrankte. Im Anschluß an diesen höchst peinlichen Zustand entstanden intensive Kopfschmerzen. Ähnliche Fälle wurden von Krafft-Ebing veröffentlicht, welcher dabei die Ansicht vertritt, daß die Migräneanfälle aus einer hysterogenen Zone entstehen können.

Es muß aber betont werden, daß ein solcher Konnex höchst selten vorkommt. Vielfach läßt sich schwer entscheiden, ob irgend ein larviertes Prodromalzeichen der Migräne doch nicht das Primum movens des gesamten Anfalles ausmacht.

4. Schließlich ist auch die Möglichkeit nicht von der Hand zu weisen, daß bei hysterischen, stark disponierten Personen ein Migräneanfall autosuggeriert und noch eher simuliert werden kann. Die Kranken verhalten sich dann formell so wie die wirklichen Migräniker. Sie klagen über heftige Kopfschmerzen, tragen einen matten und schmerzlichen Gesichtsausdruck zur Schau, legen sich hin, machen auch Brechbewegungen oder erbrechen gar.

Man ist selbstverständlich nicht imstande, die Richtigkeit dieser Angaben zu kontrollieren. Richtige migränöse Kopfschmerzen sind es sicherlich nicht, denn höchstens kann durch die emotionelle Anspannung ein gewisser Kopfdruck entstehen. Meistens läßt ein genauerer Einblick die hysterische Maske von dem ganzen Bild herunterreißen. Speziell zeigt die Anamnese, daß es sich meistens um ein psychisches (emotionelles) Trauma gehandelt hat. Nach Beseitigung desselben schwindet bald auch der „Anfall".

Aus alledem ist ersichtlich, daß, wenn auch in manchen Fällen die Migräne mit der Hysterie vermengt sein kann, so bildet sie niemals ein hysterisches Zeichen sensu strictiori. In dieser essentiellen Beziehung steht die Hysterie viel weiter von der Migräne ab, als es die Epilepsie tut.

5. Symptomatologie der ophthalmoplegischen Migräne (Hemicrania ophthalmoplegica).

Als ophthalmoplegische Migräne wird diejenige Form derselben bezeichnet, die von Augenmuskelllähmung begleitet wird [1]).

Der erste hierher gehörige Fall wurde von Gubler im Jahre 1860 beschrieben. Bei einem 35jährigen Mann zeigte sich eine rechtsseitige Ptosis. Dieselbe trat bereits bei demselben Patienten in den Jahren 1842, 1845 und 1848 auf. In den ersten zwei Anfällen dauerte die Lähmung zehn Tage lang, im Jahre 1848 mehr als einen Monat. Das ganze Leben hindurch litt der betreffende Mann an heftiger Migräne, die auch eine Woche vor dem letzten Anfall aufgetreten war. Bei der Aufnahme fand Gubler völlige rechtsseitige Ptosis, Hebung und Innenrotation des rechten Auges waren aufgehoben, während die Bewegung nach unten schwach ausgeführt werden konnte. Die Lichtreaktion der rechten Pupille war aufgehoben. Der Mann starb nach sechs Tagen und die Sektion ergab einen basalen meningitischen Prozeß.

Seit jener Zeit ist eine ganze Reihe von Fällen veröffentlicht worden (s. oben das Kapitel „Historische Einleitung"). Mauthner zählte 14 solche Fälle bis zum Jahre 1889. Ballet sammelte 22 Fälle bis zum Jahre 1896, Mingazzini 60 (im Jahre 1897).

Die gegenwärtige Zahl der veröffentlichten Fälle beträgt, so viel ich ersehen konnte, 97 Fälle (bis zum Ende 1911).

Bei der ungeheueren Menge von Menschen, die an Migräne leiden, bildet diese Zahl einen so geringen Bruchteil, daß es kaum möglich ist, das Verhältnis zur Migräne überhaupt in Zahlen auszudrücken.

In meiner Privatpraxis begegnete ich diesem Syndrom nur zweimal auf 5000 Kranke der letzten Jahre. Auf der Krankenhausabteilung konnte ich auf 1500 Kranke der letzten Jahre die ophthalmoplegische Migräne ebenfalls nur zweimal feststellen und einen dritten ambulanten Fall im Krankenhaus verdanke ich der Güte des Kollegen F. Winawer (drei letztere Fälle sind dann von M. Bornstein im Jahre 1907 veröffentlicht worden).

---

[1]) Nur kurz mag an dieser Stelle erwähnt werden, daß von Féré eine Migraine ophthalmospasmodique beschrieben worden war, bei welcher spastische Erscheinungen an Augenmuskeln, besonders am m. orbicularis oculi, im Anfall auftraten. Unserer Ansicht nach gehört diese Form zur Gruppe der assoziierten Augenmigräne.

Diese Migräneform wurde von Möbius (1884) als periodisch wiederkehrende Okulomotoriuslähmung bezeichnet, worunter er diejenigen Fälle verstand, in welchen vom jugendlichen Alter oder von Kindheit ab auf den N. III beschränkte, mit Kopfschmerzen und Erbrechen einsetzende Lähmungen in mehr oder minder großen Abständen wiederkehren. Möbius verteidigte die Trennung dieser Fälle von der echten Migräne.

Charcot (1890) meinte dagegen, daß die Augenmuskellähmung nur ein Symptom der Hemikranie bildet, faßte das gesamte Syndrom als ein Ganzes auf und gab ihm die prägnante Bezeichnung der ophthalmoplegischen Migräne. Dieser plastische Ausdruck erhielt auch das Bürgerrecht, obgleich zahlreiche Forscher sich bemüht haben, andere Benennungen einzuführen (Parinaud-Marie: Neuralgie et paralysie oculaire à retour périodique, Darkschewitsch: Rezidivierende Okulomotoriuslähmung). Von manchen wurde das Syndrom in einzelne Teile zergliedert. Speziell wollte Senator (1888) die Fälle mit ganz freien Intervallen (rein periodische III Lähmungen) von denjenigen trennen, wo auch in Intervallen Reste von Okulomotoriuslähmung zu beobachten sind und wo die Lähmung bei den Anfällen exazerbiert (periodisch exazerbierende III Lähmung).

Ballet (1895) teilte die ophthalmoplegische Migräne in 1. falsche periodische Lähmungen (Tabes, Sclerosis multiplex, Hirntumor) und 2. wahre periodische Lähmungen, wobei diese letzteren in folgende Untergruppen zerteilt wurden: a) reine periodische Lähmungen (ohne Remanenz in den Intervallen), b) zunächst periodische und dann permanent bleibende Lähmungen mit periodischen Exazerbationen (mit sekundären, einfachen, aber dauernden Läsionen, die sich an periodische Kongestionen anschließen) und c) zunächst periodische, dann permanente Lähmungen (wo die Autopsie Veränderungen entdeckt, die unabhängig von dem primären Leiden sind und sich am Okulomotoriusstamm lokalisieren, der infolge der Kongestionen zum Locus minoris resistentiae wurde).

Mingazzini (1897) wollte sogar das ganze Syndrom in drei große Gruppen zerstückelt wissen, nämlich 1. in periodische Lähmungen, 2. nicht periodische und dann permanent bleibende Lähmungen mit Exazerbationen und 3. erst periodische und dann permanent bleibende Lähmungen mit Exazerbationen.

Diese und ähnliche Zersplitterung des Syndroms der ophthalmoplegischen Migräne erscheint uns gekünstelt und überflüssig zu sein, wie es weiter unten des näheren ausgeführt werden wird. Speziell scheint die Senatorsche Klassifikation eines tatsächlichen Bodens zu ermangeln.

Das Alter, in welchem die ophthalmoplegische Migräne auftritt, schwankt zwischen 3 (Wadsworth) und 70 (Demicheri) Jahren. Ich konnte das Alter nur in 74 Fällen feststellen und dies in folgender Tabelle veranschaulichen:

Alter in Jahren	0—5	6—10	11—15	16—20	21—25	26—30	31—35	36—40	41—45	46—50	51—55	56—60	61—65	66—70	Zusammen
Männer	—	—	6	6	3	4	4	5	1	—	2	—	—	—	31
Frauen	1	2	5	9	6	8	1	2	3	1	—	1	3	1	43

Von 81 Fällen, in welchen das Geschlecht festzustellen war, fielen 35 auf Männer und 46 auf Frauen (1 : 1,4).

Es war besonders wichtig, das Alter zu bestimmen, in welchem der erste Anfall der ophthalmoplegischen und, wo es möglich war, auch der vulgären Migräne bei ein und demselben Individuum aufgetreten waren. Dies ließ sich in folgenden 65 Fällen feststellen:

Autor	Alter und Geschlecht des Kranken	Das Lebensalter (in Jahren), in welchem der erste Anfall der ophthalmoplegischen Migräne auftrat	Das Lebensalter (in Jahren), in welchem der erste Anfall der vulgären Migräne auftrat
Möbius	6 jähr. Mädchen	11 (Monate)	—
Steenhuisen	7 jähr. Mädchen	2	—
Snell	8 jähr. Mädchen	$1\frac{1}{2}$	—
Joachim	$10\frac{1}{2}$ jähr. Mädchen	7	—
Karplus	11 jähr. Mädchen	8	—
Nason	12 jähr. Mädchen	7	—
Rothmann	12 jähr. Mädchen	9	1—2
R. Russel	15 jähr. Jüngling	1	—
Ormerod und Spicer	15 jähr. Jüngling	1	—
Kljatschkin	15 jähr. Mädchen	15	—
Schilling	15 jähr. Jüngling	8	—
Charcot	16 jähr. Mädchen	6	—
Parenteau	16 jähr. Mädchen	8	—
Bornstein	16 jähr. Jüngling	14	—
Schionoya	16 jähr. Jüngling	6	—
Hasner	17 jähr. Mädchen	13	—
Kollarits	17 jähr. Mädchen	7	—
Suckling	18 jähr. Jüngling	Kindheit	Kindheit
Saundby	19 jähr. Mädchen	12	—
Bernhardt	19 jähr. Jüngling	10	—
Graefe	20 jähr. Frau	3	—
Hinde und Moyer	20 jähr. Frau	7	7
Paderstein	20 jähr. Mann	Kindheit	Kindheit
Plavec	20 jähr. Frau	5	2
Hudoverning	21 jähr. Frau	17	—
Remak	22 jähr. Mann	12	—
Senator	22 jähr. Frau	12	8
Stock	22 jähr. Mann	18	Kindheit
Parenteau	22 jähr. Frau	12	—
Karplus	23 jähr. Mann	$5\frac{1}{2}$	—
Karplus	23 jähr. Frau	21	13
Ryba	23 jähr. Frau	$3\frac{1}{2}$	—
Manz	Junger Mann	14—15	Kindheit
Parinaud und Marie	26 jähr. Frau	6—7	—
Jack	26 jähr. Frau	16	—
Anderson und Jack	26 jähr. Frau	22	Kindheit
Joachim	27 jähr. Frau	24	11

Autor	Alter und Geschlecht des Kranken	Das Lebensalter (in Jahren), in welchem der erste Anfall der ophthalmoplegischen Migräne auftrat	Das Lebensalter (in Jahren), in welchem der erste Anfall der vulgären Migräne auftrat
Snell	27 jähr. Mann	20	10
Sil	28 jähr. Frau	23	—
Luzenberger . . .	29 jähr. Mann	12	—
Kaiser	29 jähr. Mann	26	—
Weiß	30 jähr. Frau	Kindheit	—
Schweinitz	30 jähr. Frau	$1\frac{1}{2}$	—
Mathis	30 jähr. Mann	12	—
Spieler und Posey .	31 jähr. Mann	14	—
Darkschewitsch . .	33 jähr. Mann	13	—
Thomsen-Richter .	34 jähr. Mann	5	—
Gubler	35 jähr. Mann	17	Das ganze Leben hindurch
Ballet	36 jähr. Frau	14	8
Karplus.	37 jähr. Frau	8	—
Stzeminski	37 jähr. Mann	35	Kindheit
Seifert	40 jähr. Mann	30	—
Knapp	41 jähr. Mann	39	—
Charcot.	41 jähr. Frau	38	16—17
Dydyński und Bronowski.	42 jähr. Frau	41	27
Karplus	43 jähr. Frau	$\frac{1}{2}$	—
Schaw	44 jähr. Frau	42	seit vielen Jahren
Chabbert	53 jähr. Frau	52	—
Bernhardt	55 jähr. Mann	Jugend	—
Chiarini	55 jähr. Mann	49	—
Bornstein	60 jähr. Frau	60	45
Bouchaud	61 jähr. Frau	60	12
Bornstein	63 jähr. Frau	60	33
Darquier	65 jähr. Frau	63	12
Demicheri	70 jähr. Frau	64	früher Kopfschmerzen

Aus dieser Tabelle ist ersichtlich, daß, je höher das Alter der Person, bei welcher die ophthalmoplegische Migräne festgestellt worden war, in desto späteren Jahren die ersten Anfälle des Leidens aufgetreten waren. Vom 40. Lebensjahre nach aufwärts begannen die Kranken fast durchwegs erst in späteren Jahren (vom 30. bis zum 60. Jahre) zu leiden. Nur in einem einzigen Fall von Karplus fing die 43 jährige Frau bereits im Alter von sechs Monaten zu leiden und der 55 jährige Patient Bernhardts bemerkt die ersten Attacken dieser Hemikranieform in seiner Jugend. Auch die in mittleren Jahren stehenden Kranken (etwa zwischen 25 und 40 Jahren) beginnen häufig erst spät mit den Anfällen, obgleich in vereinzelten Fällen das Leiden bereits in der Kindheit anfing (Fälle von Parinaud-Marie, Weiß, Schweinitz, Thomsen-Richter, ein Fall von Karplus).

Somit können wir der von Möbius, Ballet, Mingazzini vertretenen Ansicht nicht zustimmen, laut welcher die ophthalmoplegische Form im Unterschied von der vulgären meistens Kinder und Jünglinge befallen soll. Aus der Tabelle auf Seite 111 ist ersichtlich, daß von 74 an dieser Form erkrankten Personen 45 älter als 20 Jahre und nur 29 sich unterhalb dieser Grenze befanden. Und die letzte Tabelle zeigt, daß von 65 Personen, bei welchen die erste Attacke der ophthalmoplegischen Migräne festgelegt werden konnte, bei 18 von 41 Kranken, die älter als 20 Jahre waren, die ersten Attacken später als im 20. Lebensjahre aufgetreten waren und von 21 Patienten, die älter als 30 Jahre waren, diese ersten Anfälle in mehr als der Hälfte der Fälle oberhalb des 20. Jahres begannen.

Was die Kinder und Jünglinge anbelangt, so ist es selbstverständlich, daß bei denselben die ophthalmoplegischen Anfälle bereits in den frühen Lebensjahren beginnen. In der Beobachtung von Möbius, welche ein sechsjähriges Mädchen betraf, zeigten sich die ersten Attacken bereits im 11. Monat; im Falle von Snell (achtjähriges Mädchen) im $1\frac{1}{2}$ Lebensjahre, in den Fällen von Russel, Ormerod-Spicer (15jährige Jünglinge) im 1. Lebensjahr.

Auch hier begegnet man aber nicht selten der Tatsache, daß z. B. ein 11jähriges Mädchen erst in ihrem 8. Jahre zu leiden beginnt, ein 12jähriges Mädchen im 9., ein 15jähriges erst seit kurzem die Anfälle bekommen. Auch sieht man, daß Personen, die im gleichen Alter stehen, z. B. die drei Patientinnen von Karplus und Ryba, die sämtlich im 23. Lebensjahre standen, zu verschiedenen Zeiten zu leiden begannen (mit $3\frac{1}{2}$, $5\frac{1}{2}$, 21 Lebensjahren!).

Andererseits gibt es Fälle, wo die Ophthalmoplegie seit der Geburt besteht, aber keinen deutlichen Konnex mit der Migräne zeigt, die sich dann erst in späteren Jahren entwickelt. So konnte ich im Krankenhaus einen 23jährigen Patienten beobachten, bei welchem die Mutter seit ihres Sohnes Geburt bemerkte, daß er das rechte Auge nur bis zur Hälfte schließen konnte. Allmählich sank das rechte Oberlid immer mehr herunter, so daß seit zwei Jahren das rechte Auge völlig geschlossen wurde. Niemals ließen sich weder Regressionen noch Exazerbationen der Ptosis feststellen. Auch war kein Zusammenhang zwischen dieser Erscheinung und den Kopfschmerzen und Schwindel vermerkt. Das rechte Auge war ferner seit der Geburt im rechten Winkel der Augenspalte festgenagelt. Der Kranke meinte aber, daß dieses Symptom bis zum 10. Lebensjahre nicht so stark ausgeprägt war, wie nach dieser Lebensperiode. Seit der Kindheit zeigten sich Anfälle von so heftigem Kopfschwindel, daß er sich an den Gegenständen halten mußte, um nicht zu fallen. Niemals Konvulsionen, niemals Bewußtseinsverlust! Keine Diplopie. Seit dem 5. Lebensjahre Anfälle von heftigen Kopfschmerzen, einmal in ein bis drei Wochen. Dieselben begannen früh morgens in der Okzipitalgegend, breiteten sich dann nach dem Scheitel aus und lokalisierten sich schließlich in der fronto-temporalen Gegend (rechts oder links). Die Attacken dauerten bis zum Abend, der Kranke verlor den Appetit, wurde moros, es trat Übelkeit und Erbrechen auf. Dabei keine visuellen Erscheinungen. Seit einigen Jahren auch Anfälle von Asphyxie locale in der linken Hand, die dabei blaß wird und es entstehen akroparästhetische Symptome an der palmaren Fläche der 2. bis 4. Finger. Auch diese Anfälle zeigten sich früh morgens, hauptsächlich zur Winterzeit, wiederholten sich einige Male im Monat. Im Sommer nahmen sie ab. Kein Zusammenhang zwischen diesen letzteren Anfällen und der Migräne. Status: Naevus pigmentosus an der dorsalen Fläche der rechten Hand. Ptosis dextra (fast stets eine komplette). Beim Liegen oder bei Willensanstrengung zeigte sich rechts eine enge Lidspalte (Wirkung des M. frontalis). Der rechte Bulbus ständig im äußeren Winkel der Lidspalte. Beim Blick nach links bewegt sich das rechte Auge sehr wenig, sowohl nach oben wie nach unten sind die Bewegungen mehr ausgedehnt. Die rechte Pupille erweitert und reagiert weder auf's Licht noch auf Konvergenz. Das Sehen mit dem rechten Auge ist nicht so gut wie mit dem linken. Aus der Anamnese ist hervorzuheben, daß von fünf Geschwistern keines an Migräne gelitten hat.

In der obigen Tabelle wurde absichtlich auf die ersten Attacken der vulgären Migräne bei den an ophthalmoplegischer Form leidenden Personen hingewiesen. Leider ließ sich diese Beziehung nur in 23 Fällen feststellen. Es zeigte sich nun, daß in vereinzelten Fällen (Suckling, Hinde-Moyer, Paderstein), sowohl die einfache, wie auch die ophthalmoplegische Form sehr frühzeitig und sogar in ein und demselben Alter beginnen können, z. B. in der Kindheit.

In anderen Fällen waren die ersten Anfälle der einfachen Migräne nur durch eine kurze Zeitperiode von den ophthalmoplegischen Attacken getrennt. Eine 20jährige Frau begann im 2. Lebensjahre an vulgärer Migräne und im 5. an ophthalmoplegischer zu leiden (Plavec). Die 22jährige Patientin Senators bemerkte die einfache Hemikranie im 8. Lebensjahre und die ophthalmoplegische im 12. usw.

Mitunter begann die einfache Migräne in den ersten Kinderjahren und die ophthalmoplegische erst nach einigen oder nach vielen Jahren (Rothmann, Stock, Manz).

Dieses Zeitverhältnis bleibt auch bei älteren Patienten bestehen. So litt z. B. die 61jährige Patientin von Bouchaud seit ihrem 12. Lebensjahre an einfacher Migräne und die erste Attacke der ophthalmoplegischen Form entstand erst im 60. Lebensjahr und die 65jährige Patientin von Darquier begann ebenfalls im 12. Lebensjahr an einfacher Hemikranie zu leiden, während die ophthalmoplegische Form sich erst im 63. Lebensjahre eingestellt hat.

Sogar im Greisenalter kann der Abstand zwischen den beiden Migräneformen ein viel kürzerer sein (Fälle von Bornstein).

Auch bei den im mittleren Alter stehenden Personen kann dieser Abstand entweder sehr groß (Fall von Strzeminski) oder aber klein sein (Fälle von Karplus, Joachim, Snell, Charcot).

Der Anfall der ophthalmoplegischen Migräne besteht, wie gesagt, in einer Attacke von Migräne, die mit Augenmuskellähmung einhergeht. Es handelt sich meistens um einen einseitigen heftigen Kopfschmerz, welcher in der Augen-, Stirn-, Schläfengegend lokalisiert wird. Nachdem dieser Schmerz ein bis zwei oder mehrere Tage (selten nur einige Stunden) gedauert hat, entsteht eine Lähmung, meistens im Gebiete des N. oculomotorius. Häufig hört dann der Kopfschmerz mit dem Auftreten der Lähmung auf. In einzelnen Fällen kann die Migräne gleichzeitig mit der Lähmung entstehen.

Der Kopfschmerz bildet also einen integrierenden Bestandteil der Attacke und man soll mit einer gewissen Skepsis denjenigen Beobachtungen entgegentreten, in welchen angeblich keine Kephalie in der Attacke aufgetreten war, so wie es z. B. bei der 6jährigen Patientin von Möbius der Fall sein sollte (schmerzlose erste ophthalmoplegische Attacke im 11. Lebensmonate!). Erstens scheint es gewagt, an die Objektivität der Angaben bei einem so kleinen Kinde zu glauben und zweitens war bei demselben Kinde der nächste Anfall (im 3. Lebensjahr) bereits von Kopfschmerzen begleitet. Auch in der Beobachtung von Chabbert, einen 53jährigen Mann betreffend, der seit seiner Jugend an Augenmigräne und vor einem Jahr an ophthalmoplegischer Hemikranie erkrankte, waren bei dieser letzteren fast keine Prodrome vorhanden, jedoch ist auch hier ein leichter Augenschmerz beobachtet worden. In der Beobachtung von Weiß ist von Kopfschmerzen keine Rede. Die Sektion ergab aber tuberkulöse Granulationen am N. oculomotorius und es erscheint fraglich, ob hier eine echte und nicht eine symptomatische ophthalmoplegische Migräne vorgelegen war. In einer Beobachtung Schmidt-Rimplers waren keine migränöse Erscheinungen im Anfalle, auch keine Migräne in der Familie vermerkt. Zuletzt sollten nur leichte Zeichen von Beklemmung und Schwindel vorgekommen sein.

Die Kopfschmerzen werden, wie gesagt, meistens in der Augengegend, besonders in der Supraorbitalgegend, ferner in der Stirn- und Schläfengegend lokalisiert. Mitunter wird aber der Schmerz im Scheitel bis zum Auge (Charcot) verspürt und es gibt Fälle, wo derselbe nach dem Nacken und Hals ausstrahlt (Féré).

Der Kopfschmerz tritt fast immer unilateral auf und entspricht derjenigen Seite, auf welcher dann die Lähmung entsteht. Diese Homolateralität der Kopfschmerzen und der Lähmung tritt mitunter in so prägnanter Weise auf, daß sie das ganze Leben hindurch bei ein und demselben Individuum zu beobachten ist. Der von Manz beobachtete junge Mann litt seit seiner Kindheit an einfacher Migräne, die stets rechts saß und als der erste Anfall der ophthalmoplegischen Form im 14.—15. Lebensjahre entstand, da nahm auch dieser die rechte Seite in Anspruch. Auch in der Beobachtung Hudovernigs saß das Flimmerskotom, der Kopfschmerz, die Amblyopie und die Augenmuskellähmung nur rechts. Diese Homolateralität wird sogar in denjenigen Fällen beobachtet, wo die Lähmung alternierend bald rechts, bald links auftritt. Ihr folgt stets der Schmerz, wie es z. B. in der Beobachtung von Demicheri der Fall gewesen war.

Nur in vereinzelten Fällen ist der Kopfschmerz ein bilateraler. So betraf in der Beobachtung von Ballet der Kopfschmerz zunächst die linke Supraorbitalgegend, ging dann in 1—2 Tagen auf die rechte Augengegend über und hier entstand eine komplette Okulomotoriuslähmung.

Der Kopfschmerz ist meistens ein heftiger, zeigt den typischen Charakter eines migränösen Schmerzes, wird häufig von Übelkeit und Erbrechen begleitet. Das Erbrechen ist sogar manchmal sehr intensiv und kann sogar das hervorstechendste Symptom bilden (Joachims 1. Fall). Mitunter tritt auch Kopfschwindel hinzu.

Es kann auch vorkommen, daß der Kopfschmerz und das Erbrechen in dissoziierter Weise auftreten, daß also zunächst nur Kopfschmerz, dann Erbrechen und erst später die Lähmung sich einstellt (Darkschewitsch).

Im Falle von Möbius dauerte beim letzten Anfall das Erbrechen acht Tage lang, der Kopfschmerz dagegen nur vier Tage und erst zwei Tage nach Aufhören dieses letzteren entstand die Ophthalmoplegie.

Mitunter sind aber die Kopfschmerzen nur mäßig (Findeisen).

Die Kephalie pflegt meistens einige Tage zu dauern, bevor sich die Lähmung einstellt. In einzelnen Fällen war diese Frist noch kürzer. So trat z. B. in einem der Fälle von Karplus die Ptosis bereits einige Stunden nach der Migräne auf.

Bei einer nicht unbeträchtlichen Anzahl von Kranken dauerte dagegen die prodromale Kephalie viel länger. Die 41jährige Patientin von Charcot klagte acht Tage lang über Kopfschmerzen, Übelkeit und Erbrechen, ehe die Diplopie sich eingestellt hat und erst nach weiteren 15 Tagen entwickelte sich die Ptosis. Auch bei der 30jährigen Patientin von Massalongo dauerten die Kopfschmerzen acht Tage lang, bevor die Lähmung eintrat.

Diese lange Dauer der Migräne wurde auch bei Kindern beobachtet. So klagten z. B. die von Möbius und Steenhuisen beobachteten Kinder über Kopfschmerzen, die neun resp. zehn Tage lang anhielten, ehe die Lähmung kam.

Mitunter werden die Kranken wochen- und sogar monatelang zum Teil ununterbrochen von einseitigen Kopfschmerzen geplagt, ehe sich die Lähmung einstellt und sie von ihren Qualen befreit. Eine 35jährige Patientin von Charcot litt beim ersten Anfall der ophthalmoplegischen Migräne vier Wochen lang an rechtsseitigen Kopfschmerzen mit Erbrechen und erst nach Auftreten der rechtsseitigen völligen Okulomotoriuslähmung schwand der Kopfschmerz. Beim zweiten Anfall dauerten die Kopfschmerzen drei Wochen und beim dritten vier Wochen lang vor der Lähmung. In der Beobachtung von Dydyński-Bronowski dauerten zuletzt die Kopfschmerzen ununterbrochen $2\frac{1}{2}$ Monate lang und erst dann entstand die Lähmung.

Es kommt auch gelegentlich vor, daß bei ein und demselben Individuum die prodromalen Kopfschmerzen bald länger, bald kürzer anhalten. So dauerten dieselben in einem Falle von Karplus zunächst drei Wochen lang, später aber nur einige Tage.

Mitunter läßt sich ein allmählicher Anstieg der Kopfschmerzen beobachten. Die 26jährige Patientin von Parinaud und Marie klagte beim Erwachen über Schmerzen in der linken Supraorbitalgegend, die bis 12 Uhr mittags anhielten. Dies wiederholte sich jeden Tag, wobei die Schmerzen allmählich während der nächsten 5—6 Tage intensiver wurden, dann unverändert ca. acht Tage lang anhielten und entweder schwanden oder sogar 1—2 Monate lang andauerten und von Übelkeit, Erbrechen, Appetitlosigkeit begleitet wurden. Sobald die Schmerzen nachließen, zeigte sich die Lähmung.

Wenn auch in der Mehrzahl der Fälle nur der rein migränöse Komplex (charakteristischer Kopfschmerz event. mit Übelkeit und Erbrechen) der Ophthalmoplegie vorangeht, so kann es auch vorkommen, daß die prodromalen Erscheinungen der Augenlähmung sich zwar an Migränetypus halten, jedoch viel komplizierter sind. Besonders häufig hört man die Klage über eine allgemeine Abgeschlagenheit, Unlustgefühl, Ruhelosigkeit und Lichtscheu, die einen oder einige Tage lang, meistens gleichzeitig mit der Kephalie oder etwas vorher bestehen bleiben, bis die Lähmung eintritt. Wie bekannt, gehören diese Erscheinungen zu den häufigsten Prodromen der vulgären Migräne.

Manchmal begegnet man aber im Vorstadium der Augenlähmung einer bedenklicheren Erscheinung, wie z. B. dem Flimmerskotom. Im Jahre 1898 beschrieb Schmidt-Rimpler eine 22jährige Frau, bei welcher sogar tagelang vor dem Anfall der Ophthalmoplegie ein linksseitiger Kopfschmerz mit Flimmerskotom einzutreten pflegte. Dasselbe ließ sich bei einer 50jährigen Patientin von Lapersonne beobachten, ferner auch bei einer von Hudovernig beschriebenen 21jährigen Frau. Bei dieser letzteren ließ sich nämlich nach einer dreitägigen Hemikranie ein rechtsseitiges Flimmerskotom mit vermehrtem Tränenabfluß, rasch abnehmender Sehkraft und rechtsseitiger Ptosis beobachten.

Auch epileptische Züge können sich einschieben. Bei dem von Joachim geschilderten 10½jährigen Mädchen entstanden im zweiten Anfall nebst Kopfschmerzen und Übelkeit auch Zuckungen in der linken Gesichtshälfte, Okulomotoriuslähmung, Bewußtlosigkeit und Krämpfe, die drei Tage lang anhielten und allmählich nachließen. Bei demselben Mädchen sollen fast immer nach einer heftigeren Emotion Krämpfe und Fieber eingetreten sein. Die 70jährige Patientin von Demicheri litt bei einem der Anfälle an heftigen Kopfschmerzen, die Tag und Nacht anhielten. Am 5.—6. Tage wurde das Gesicht nach links verzogen und nach weiteren zwei Tagen trat Okulomotoriuslähmung ein.

Sehr selten wurden vermehrte Sekretionserscheinungen im Vorstadium der Lähmung vermerkt, so ein starker Speichelfluß (Sickling) oder vermehrter Ausfluß aus einem Ohr (Wadsworth).

Zu den seltensten Prodromen gehören schließlich psychische Störungen. In dem bekannten Fall von Thomsen-Richter setzte die Okulomotoriuslähmung mit psychisch-nervösen Erscheinungen ein. Bei der 39jährigen Patientin Ziehens trat vor einem Jahr eine Psychose (akute halluzinatorische Paranoia) ein, nach deren Abklingen eine Ophthalmoplegia externa und Migräne entstand. Dieser letztere Fall erscheint aber nicht ganz einwandsfrei (luetische Infektion!).

In der Mehrzahl der Fälle entwickelt sich, wie gesagt, die Reihenfolge der Symptome der ophthalmoplegischen Hemikranie in der Weise, daß zunächst Kopfschmerz entsteht und erst nach dessen Verminderung oder Schwund sich die Lähmung einstellt. Mitunter wird sogar zwischen den einzelnen migränösen Erscheinungen und dem Beginn der Lähmung eine kurze Pause eingeschoben. So dauerte z. B. in einem der Möbiusschen Fälle das Erbrechen acht Tage und die Kephalie vier Tage lang und erst zwei Tage nach Aufhören des Erbrechens begann die Lidspalte sich zu verengern und nach Aufhören der Schmerzen entwickelte sich eine vollständige III-Lähmung.

Mitunter scheint die Migräne sich gleichzeitig mit der Augenlähmung entwickelt zu haben, wobei bei diesen konkomitierenden Symptomen die Lähmung mit dem Nachlassen der migränösen Erscheinungen sich ebenfalls vermindert und schwindet. In einem der Charcotschen Fälle trat Schmerz und Ptosis ein; nachdem der Schmerz verschwunden war, ließ sich eine normale Beweglichkeit des Lides feststellen. Der 20jährige Patient Padersteins litt seit Kindheit sowohl an vulgärer, wie auch an ophthalmoplegischer Migräne. Der Kopfschmerz und Erbrechen dauerten bei den leichteren

Attacken zwei Tage lang, das Erbrechen ließ dann am dritten Tage nach, am vierten schwand sowohl das Erbrechen, wie der Kopfschmerz und der Kranke konnte das Oberlid heben (bei bestehender Diplopie).

Ob die Beobachtungen von Snell und Hinde-Moyer richtig sind, wo der Schmerz erst nach der Lähmung eingetreten sein sollte, muß dahin gestellt bleiben. Diejenigen Fälle, in welchen die Okulomotoriuslähmung nachts plötzlich auftritt. lassen sich weder in einer, noch in anderer Richtung (d. h. prä- oder posthemikranische Lähmung?) deuten.

Nicht immer schwindet aber der Kopfschmerz, sobald die Lähmung sich eingestellt hat. Vielmehr kann derselbe noch einige Tage lang oder selbst noch länger fortdauern. In der Beobachtung Steenhuisens blieb der Kopfschmerz auch nach Eintritt der Lähmung (mit Unterbrechungen) bestehen. Bei einem 15jährigen Patienten Kljatschkins hielten heftige Kopfschmerzen einige Tage nach der Lähmung an. Dasselbe fand auch in der Beobachtung von Demicheri statt und im Fall von Schmidt-Rimpler dauerten die Kopfschmerzen, wenn auch in einer abgestumpften Form, noch einige Wochen lang nach Eintritt der Lähmung!

Die Augenmuskellähmung selbst betrifft in der überwiegenden Mehrzahl der Fälle den N. oculomotorius und nur in wenigen Fällen waren ausschließlich der N. trochlearis oder abducens betroffen. Auch kommt es vor, daß eine kombinierte Lähmung von zwei oder drei Augenmuskelnerven (III—IV oder IV—VI oder III—IV—VI) statthat.

Was zunächst die Okulomotoriuslähmung anlangt, so betrifft dieselbe mit ganz vereinzelten Ausnahmen nur eine Seite und zwar diejenige, die der Kephalie entspricht.

Die Lähmung ist meist eine totale, d. h. es werden sowohl die äußeren, wie auch die inneren vom III. versorgten Muskeln betroffen. Das betroffene Auge ist nach außen oder nach außen-unten gedreht, kann nur nach außen oder nach außen-unten bewegt werden, das Oberlid ist herabgesunken, die Pupille ist erweitert und reagiert weder aufs Licht, noch auf Akkommodation, noch auf Konvergenz.

Diese totale III-Lähmung tritt meistens gleich in den ersten Attacken zutage und wiederholt sich dann bei allen nächsten Anfällen. Es kommt aber auch vor, daß im ersten Anfall bloß einzelne Muskeln gelähmt werden und erst bei den nächsten der ganze N. III. Dies gilt besonders für den M. levator palpebrae superioris, welcher in einer nicht geringen Anzahl von Fällen zunächst betroffen wird. In der Beobachtung von Steenhuisen ließ sich z. B. im Beginne nur eine Ptosis konstatieren und erst zuletzt war die Patientin von einer totalen linksseitigen III-Lähmung betroffen, so daß hier Ptosis, Strabismus divergens, Mydriasis, Pupillenstarre und Akkommodationslähmung entstand. Bei dem 40jährigen Patienten Seiferts trat im ersten Anfall nur Ptosis, im zweiten totale linksseitige III-Lähmung auf. Ähnliche Beobachtungen sind von Anderson-Jack, Darkschewitsch u. a. beschrieben worden.

Es kann ferner vorkommen, daß zunächst Ptosis und Lähmung einzelner anderer vom III. versorgten Muskeln statthat und erst in weiteren Anfällen sich eine totale III-Lähmung einstellt. In der Beobachtung von Demicheri fand man bei der ersten Attacke nur Ptosis und Nachobendrehung des Auges,

bei der zweiten Ptosis, Diplopie und dann totale III-Lähmung (beim dritten
Anfalle fand wiederum nur Ptosis nebst Diplopie statt). Dieselbe Kombination findet man auch in einem der Senatorschen Fälle. Es ist bemerkenswert,
daß dieser Lähmungsmodus auch in der Beobachtung von Dydyński-Bronowski beobachtet wurde, wo zunächst nur Ptosis und Diplopie, zuletzt
aber eine totale Lähmung nicht nur des linken III, sondern auch des N. IV
und VI entstand!

Das exklusive Betroffenwerden einzelner Muskeln in den ersten Attacken
gilt nicht nur für den M. levator palpebrae superioris, sondern auch, wenn auch
sehr selten, für andere äußere Muskeln. So war z. B. in einem Falle von
Chiarini im ersten Anfall nur der M. rectus inferior gelähmt und erst beim
zweiten Anfall trat eine totale III-Lähmung ein.

Das zeitliche Verhältnis der totalen zur unvollständigen III-Lähmung
kann auch ein umgekehrtes sein, indem im ersten Anfall die Lähmung eine
totale, dann aber im zweiten nur eine unvollkommene ist. Die 30jährige
Patientin von Weiß war zunächst von totaler linksseitiger III-Lähmung betroffen, dann kam nur Ptosis zustande, die weiterhin wiederum durch totale
III-Lähmung abgelöst wurde. Auch in der Beobachtung von Parinaud-
Marie trat zunächst Ptosis, Diplopie und Lähmung der inneren Muskeln auf,
später nur Diplopie und beim letzten Anfalle entwickelte sich nur eine inkomplette III-Lähmung (Levator palpebrae superioris war nämlich erhalten,
der M. rectus internus war am stärksten betroffen, ferner leichte Mydriasis,
inkomplette Akkommodationslähmung).

Nur in einzelnen Fällen entwickelt sich die totale III-Lähmung allmählich, wie z. B. in einem der Bornsteinschen Fälle, wo im Verlauf von einigen
Wochen zunächst Ptosis, dann Diplopie und zuletzt eine totale rechtsseitige
III-Lähmung entstand. In einer Beobachtung von Chiarini zeigte sich zunächst Lähmung des M. rectus internus, die sich allmählich auf andere
Muskeln verbreitete, so daß in sechs Tagen der Okulomotorius total betroffen war.

Wird einmal der ganze N. III betroffen, so ist die Intensität der Lähmung eine tiefe und nur in Ausnahmefällen sieht man hier eine Parese, wie es
z. B. in der ersten Attacke des Strzeminskischen Falles nachgewiesen
werden konnte, wo außerdem der M. levator palpebrae superioris verschont
blieb.

Es können schließlich sämtliche vom N. III innervierten Muskeln beteiligt sein, aber nicht alle in gleicher Weise (Paderstein).

In einer geringen Anzahl von Fällen kommt es niemals zu einer totalen
III-Lähmung. Die Entwickelung der Anfälle kann sich so gestalten, daß
1. die Lähmung nur einzelne wenige, äußere oder innere Muskeln des III-Ge-
bietes betrifft oder aber größere Gruppen umfaßt, aber auch dann zu keiner
totalen Lähmung führt, 2. die Lähmung in späteren Attacken zwar umfang-
reicher, aber auch hier nicht total wird und 3. daß diese unvollständigen
Lähmungserscheinungen im Verlaufe des Leidens bei ein und derselben Person
wechseln ohne einen besonderen Typus zu zeigen und ohne je das gesamte
Okulomotoriusgebiet zu ergreifen.

So trat in den Fällen von Charcot und Karplus nur eine einseitige
Ptosis ein, wobei in der Charcotschen Beobachtung die rechtsseitige Ptosis

immer stärker wurde.   Die 12½ jährige Patientin Rothmanns zeigte im Anfall ausschließlich eine Lähmung des rechten Sphincter iridis. Bei einem 55 jährigen von Bernhardt beschriebenen Mann entstand nur eine Parese des M. rectus internus.   In der Beobachtung von Trömner konnte nur eine rechtsseitige interne Ophthalmoplegie festgestellt werden.   In derjenigen von Chabbert blieben dagegen die Pupillen stets intakt, trotz Lähmung des N. III rechts und des N. III und VI links.   Im Falle von Borthen blieb von den inneren Muskeln die Akkommodation frei, während die Iris fast gelähmt erschien.   In den Fällen von Karplus entstand Ptosis und Diplopie oder Ptosis und Mydriasis.

In einzelnen Fällen war die Lähmung eine ausgebreitete, aber keine vollständige (Kayser, Snell).

In den Beobachtungen von Lapersonne, Suckling war zunächst nur Ptosis, dann Ptosis und Diplopie resp. Außendrehung des Bulbus vorhanden. Im Fall von Spiller und Posey entstand zunächst Diplopie, dann Ptosis und Diplopie.   In demjenigen von Hudovernig zeigte sich im Anfang eine rechtsseitige Ptosis und in einem Anfall trat Pupillenstarre hinzu.   Im Falle von Nason entstand zunächst Ptosis, dann waren auch andere äußere von III versorgte Muskeln beteiligt und die Lichtreaktion war abgeschwächt.   In einem Fall von Karplus war wiederum der Wechsel der Lähmungserscheinungen zu verzeichnen, indem zunächst linksseitige Ptosis und Außendrehung des Auges, dann nur linksseitige Ptosis und im letzten Jahre Ptosis, Außendrehung, Lichtstarre bei verringerter Akkommodation entstanden, später auch Attacken, wo nur Ptosis oder Ptosis mit Divergenz zutage traten.   In der Beobachtung von Fürst entstand im ersten Anfall eine hochgradige Ptosis, unvollkommene Lähmung der äußeren Augenmuskeln, geringe Erweiterung der Pupille bei schwacher Licht- und Konvergenzreaktion.   Im zweiten Anfall ließ sich eine geringe Ptosis, schwache Lichtreaktion bei erhaltener Konvergenzreaktion feststellen und der M. internus war am stärksten betroffen.

Bereits oben wurde darauf hingewiesen, daß in seltenen Fällen auch die Nn. trochlearis und abducens gelähmt werden können.

Es sind bis jetzt zwei Fälle veröffentlicht worden, in welchen ausschließlich der N. IV bei der ophthalmoplegischen Migräne beteiligt war.   In der Beobachtung von Luzenberger (1897) handelte es sich um einen 29 jährigen Mann, welcher im 12. Lebensjahre nach einem anstrengenden Marsch in der Sonne an Kopfschmerzen und Diplopie erkrankte (Trochlearislähmung). Die Anfälle traten dann je acht Tage auf, wurden durch ein Pulsieren im Kopf eingeleitet.   Während der Attacke schwoll die rechte Art. temporalis an und es trat dann Trochlearislähmung ein.   In diesem Fall war auch der erste Trigeminusast mitbetroffen.   Ein weiterer Fall wurde von M. Bornstein (1907) publiziert.   Er betraf einen 16 jährigen jungen Mann, bei welchem im 14. Lebensjahre der erste Anfall von ophthalmoplegischer Hemikranie mit Trochlearislähmung entstand.   Drei Tage lang dauerte der heftige Kopfschmerz und als derselbe aufhörte, zeigte sich die Lähmung.   Die erste Attacke hielt zwei bis drei Wochen lang an.   Bei der zweiten Attacke trat eine Lähmung des M. obliquus superior dexter ein, wobei die Beweglichkeit des Auges nach außen und unten eine deutliche Störung zeigte.   Nach einigen Monaten war nur ein leichtes Doppelsehen zu konstatieren.

In diesen beiden Beobachtungen war eine hereditäre Migräne (seitens der Mutter) vorhanden.

Auch eine alleinige Lähmung des N. VI kommt gelegentlich vor. So konnte Bornstein bis zum Jahre 1907 drei solche Beobachtungen zusammenstellen (Bernheimer, Ormerod, Marina), wozu noch sein eigener Fall hinzukam. Dieser letztere zeichnete sich noch dadurch aus, daß bei den Attacken eine „Divergenzlähmung" (= Versagen der Funktion ohne eigentliche Lähmung) und außerdem flüchtig auch eine wirkliche VI-Lähmung statthatte.

Außer diesen Fällen, wo nur der N. IV oder der N. VI bei der hemikranischen Attacke befallen wurde, sind auch Beobachtungen bekannt, wo zwei oder drei Augenmuskelnerven zugleich in einer Attacke betroffen wurden. So hat Charcot (1890) eine 35jährige Frau gesehen, bei welcher im ersten und im zweiten Anfall nur Okulomotoriuslähmung eingetreten war, beim dritten dagegen gleichzeitig mit dieser auch eine homolaterale Abduzenzparese entstanden war. Bei einer zweiten, 41jährigen Patientin von Charcot zeigte sich in der zweiten Attacke eine partielle rechtsseitige III-Lähmung und nach zehn Minuten gesellte sich eine linksseitige Abduzenslähmung hinzu. Auch bei einem 53jährigen, von Chabbert beschriebenen Mann trat zunächst rechtsseitige Ptosis, dann in demselben Anfall beiderseitige Ptosis nebst erschwerten Augenbewegungen ein, wobei rechts III-Lähmung, links III- und VI-Lähmung festzustellen war. Auch E. Mendel konnte bei einem 13jährigen Mann nach einem schweren Anfall eine monatelang sich hinziehende III- und VI-Lähmung beobachten. Einen fünften Fall findet man bei Sil (1907), welcher bei einer 28jährigen Frau völlige Lähmung der äußeren, vom N. III versorgten Muskeln nebst VI-Parese (und Parese der gleichseitigen Zungenhälfte) feststellen konnte.

Ferner sind drei Fälle bekannt, wo in den Attacken alle drei Augenmuskelnerven zu gleicher Zeit betroffen worden waren (Brissaud, Sciamanna, Dydyński-Bronowski).

Eine Ausnahmestellung beansprucht ferner der Fall von Paderstein, in welchem eine kombinierte Lähmung der N. IV und VI vorlag.

Zuletzt soll noch auf die Möglichkeit einer doppelseitigen III-Lähmung bei den Migräneanfällen hingewiesen werden. In der Beobachtung von Anderson und Jack entstand bei einer 26jährigen Frau zunächst Ptosis, dann totale rechtsseitige III-Lähmung, aber auch das linke Oberlid war herabgesenkt. Im Fall E. Mendels war zuletzt nebst einer totalen rechtsseitigen III-Lähmung auch eine Senkung des linken Oberlides vorhanden. In der Beobachtung von Chabbert war ebenfalls eine doppelseitige Ptosis (nebst einseitiger VI-Lähmung) zu konstatieren.

Was die Seite anbetrifft, an welcher die Lähmung eintritt, so war in 68 Fällen (in welchen diese festgestellt werden konnte) 29mal die rechte, 34mal die linke und 5mal (Ziehen, Chabbert, Charcot, Demicheri, Hudovernig) waren beide Seiten betroffen.

Die Dauer der Ophthalmoplegie bei jedem einzelnen Anfall unterliegt großen Schwankungen. Häufig beträgt dieselbe nur einen oder einige Tage (Clark, Senator, Hasner, Chabbert, Karplus, Snell, Paderstein, Plavec u. a.). In anderen Fällen dagegen dehnt sich die Lähmungsperiode auf eine oder mehrere Wochen aus (Gubler, Saundby, Thomsen-

Richter, Bernhardt, Remak, Knapp, Steenhuisen, Bornstein u. a.).
Bei einzelnen Kranken dauert die Ophthalmoplegie sogar einige Monate lang,
so z. B. in den Beobachtungen von Ormerod, Ballet, Parinaud-Marie
zwei bis drei Monate, in denjenigen von Snell drei Monate und in dem Graefe-
schen Fall sogar sechs Monate lang. Auch kommt es nicht selten vor, daß
die Dauer der Attacke bei ein und derselben Person großen Schwankungen
unterliegt. In der Beobachtung von Findeisen schwankte dieselbe zwischen
einigen Tagen und mehreren Monaten, in einem Fall von Charcot dauerten
einzelne Anfälle einen Monat, dann 8 und 14 Tage, in einem der Möbiusschen Fälle 3 Tage, 8 und auch 10 Wochen usw.

Man begegnet überhaupt ziemlich häufig der Tatsache, daß die ersten
Anfälle kurz, die nächstfolgenden länger anhalten, wenn auch das Umgekehrte
vorkommt.

Mitunter kommt es vor, daß die zunächst kurzen Anfälle sich allmählich verlängern, wie es z. B. in der Beobachtung von Nason zu konstatieren war.

Bereits aus diesen Angaben ist ersichtlich, daß das Abklingen der Lähmung sich in verschiedenen Fällen ganz verschiedentlich abspielt.

Was den Modus dieses Abklingens anbelangt, so schwindet
die Augenmuskellähmung nach einer gewissen Zeit entweder
völlig oder aber es bleiben auch in den Intervallen Residualerscheinungen bestehen.

Einen völligen Schwund der ophthalmoplegischen Symptome findet man
in den Beobachtungen von Gubler, Saundby, Parinaud-Marie, Joachim,
Ziehen, Massalongo, Kayser, Snell, Parenteau, Knapp, Ormerod-
Spicer, Fürst, Mathis, Karplus, Hudovernig, Plavec, Sil. Nur
selten schwindet die Lähmung bereits in einigen Tagen, wie z. B. bei den von
Mathis, Hudovernig beobachteten Kranken. Meistens vollzieht sich der
Heilungsvorgang binnen einigen Wochen oder diese Zeit kann sich sogar
auf zwei bis drei Monate und noch länger ausdehnen (Parinaud-Marie,
Massalongo u. a.). Auch hier kann die völlige Heilung bei ein und demselben Individuum in verschiedenen Attacken verschiedene Zeitabschnitte in
Anspruch nehmen. In einer Beobachtung Joachims klang die Lähmung
im ersten Anfall bereits nach einigen Tagen ab, dagegen im dritten erst nach
einigen Wochen. In einem Falle von Karplus fand im ersten Anfall allmählich in vier Wochen völlige Restitution statt, die nach dem zweiten Anfall
nur zwei Wochen auf sich warten ließ.

Das Abklingen der Lähmungserscheinungen vollzieht sich meistens ganz
allmählich, so daß die Beweglichkeit des Auges immer besser wird. Der Resti-
tutionsvorgang findet entweder in sämtlichen vom N. III versorgten Muskeln
ziemlich gleichmäßig statt, oder aber es kommen hier Differenzen mit Bevor-
zugung einzelner Muskeln vor.

Im großen und ganzen scheinen die Störungen in den äußeren Muskeln
rascher abzuklingen als in den inneren, wobei in den ersteren sich die Parese
in einzelnen Muskeln besonders lang hinschleppen kann. So schwand z. B.
in einem der Fälle Saundbys zuletzt die Lähmung im M. rectus superior und
im zweiten Fall zuletzt die Ptosis.

In anderen Fällen kann zunächst, d. h. in den ersten Attacken, völlige Heilung stattfinden, wogegen die nachfolgenden Anfälle Residualerscheinungen hinterlassen (Remak, Manz, Senator, Joachim, Darkschewitsch, R. Russel, Karplus, Demicheri, Bornstein). Es wird dann auch in der intervallären Zeit entweder eine summarische III-Parese vermerkt (Remak, Nason) oder aber es werden Reste der Lähmung in Form einer Diplopie (Bornstein), einer Mydriasis mit leichter Ptosis und geringem Strabismus (Senator, R. Russel), einer Pupillenvergrößerung mit leichter Diplopie (Manz) usw. wahrgenommen.

Diese Residualerscheinungen entwickeln sich gleich nach dem zweiten oder dritten Anfall, oder aber es kann die Lähmung auf lange Zeit restlos schwinden und erst nach vielen Jahren entstehen diese Residua (Ryba).

Die Residua dauern mitunter einige Wochen oder Monate und schwinden dann allmählich. Es kann auch vorkommen, daß dieselben sehr lange stationär bleiben, so z. B. in einem der Fälle Charcots, wo sich die Okulomotoriuslähmung nach dem zweiten Anfall nicht gänzlich zurückbildete, sondern deren Reste noch drei Jahre lang bestehen blieben, und erst dann schwanden.

Häufig nimmt die Intensität sowohl der Anfälle, wie auch deren Residualerscheinungen allmählich zu. Es kann aber auch ein umgekehrtes Verhältnis stattfinden (z. B. bei Parinaud-Marie).

Bei manchen Kranken, bei denen sich die Augenmuskellähmung in den ersten Attacken zurückgebildet hat, entstehen bei den nächstfolgenden Anfällen Residualerscheinungen, die dann ein dauerndes Symptom bilden. In der Beobachtung von Weiß schwand zunächst die Lähmung nach 12 bzw. nach 16 Tagen. Die Lähmung aber, die beim letzten Anfall entstand, blieb bis zum Tode bestehen, der freilich nur drei Wochen nach dem Anfall erfolgte. Bei der 26jährigen Patientin von Jack trat zunächst völlige Heilung ein, seit 4—5 Jahren bestand aber eine dauernde Mydriasis, Akkommodationsstörung und Diplopie. In einem der Fälle von Karplus entwickelte sich eine Ptosis, die zunächst intermittierend zur Zeit der Anfälle auftrat, dann aber kontinuierlich wurde, wobei die folgenden Attacken keinen Einfluß mehr auf die bestehende Ptosis ausübten, die Ptosis aber unabhängig von den Anfällen allmählich zunahm. Auch in einem anderen Fall desselben Forschers überdauerte die Lähmung zunächst nur einige Male den Anfall, seit einem Jahre bestand aber Ptosis und Diplopie auch in den Intervallen (vollkommene Lähmung des Obliquus inferior und des Rectus superior). Bei der 63jährigen Patientin Bornsteins trat zunächst drei bis vier Tage nach dem Anfall völlige Heilung ein, seit einem Jahre bestand aber unverändert die „Divergenzlähmung" mit Diplopie. Ähnliche Fälle sind auch von Findeisen und Parenteau geschildert worden.

Es kommt auch manchmal vor, daß anfänglich völlige Heilung stattfindet, wogegen bei den folgenden Attacken einzelne Muskeln permanent gelähmt bleiben, andere dagegen nur während der Anfälle betroffen werden (J. W. Russel).

Bei den oben angeführten Beobachtungen wurden die Residua der Ophthalmoplegie meistens ohne ausgesprochene Auswahl einzelner Muskeln oder funktionell zusammengehöriger Muskelgruppen aufgefunden. Es kann aber gelegentlich vorkommen, daß hier eine Auswahl stattfindet. So waren z. B. im

Fall von Möbius zuletzt die äußeren Muskeln gesund und es blieb nur Mydriasis und wahrscheinlich eine Akkommodationslähmung bestehen. Strzeminski und Steenhuisen konnten bei ihren Kranken nur eine residuäre Mydriasis feststellen (allerdings in der Steenhuisenschen Beobachtung nur in einem der Anfälle).

Mitunter blieben von der allgemeinen Residuallähmung im Gebiete des N. III nur einzelne Muskeln verschont, so z. B. der M. levator palpebrae superioris (Paderstein), M. rectus superior und Sphincter iridis auf Lichtreaktion (Charcot).

Eine Tatsache verdient noch besondere Betonung, nämlich, daß in ziemlich zahlreichen Fällen alle diese Residualerscheinungen bei den nächstfolgenden Attacken eine Exazerbation erfahren. Die letztere betrifft entweder sämtliche, auch in den Intervallen paretische oder paralysierte Muskeln oder aber es trifft hierbei eine gewisse Auswahl zu. So litt z. B. in einer Beobachtung von Senator die 22jährige Frau zunächst an einfacher Migräne, später entstand gleichzeitig mit dem Kopfschmerz auch Lähmung der äußeren III-Muskeln und noch später gesellte sich eine totale III-Lähmung hinzu. Zunächst blieben die Intervalle frei, dann aber ließen sich restierende Paresen und Exazerbation derselben in den Intervallen feststellen. Im Falle von Chabbert merkte man eine paroxysmale Vertiefung der Ptosis und der Diplopie. Bei einer 20jährigen Patientin von Plavec blieb zuletzt die III-Lähmung dauernd bestehen und die Exazerbation betraf nur den M. levator palpebrae superioris.

Bei der Aufzählung aller dieser Verlaufs- und Restitutionsmöglichkeiten waren Fälle gemeint, in welchen zunächst eine völlige Restitution eintrat und erst bei den folgenden Attacken vorübergehende oder anhaltende Lähmungserscheinungen zu konstatieren waren.

Es gibt aber auch Fälle, wo von vorneherein, d. h. gleich zu Beginn des Leidens keine völlige Heilung stattfindet und wo die einmal gelähmten Muskeln zwar eine Besserung erfahren, jedoch niemals mehr ihre frühere Intaktheit erreichen können.

Die 17jährige Patientin von Kollarits, die seit ihrem 7. Lebensjahre an ophthalmoplegischer Migräne zu leiden hatte, zeigte von Anfang an keine freien Intervalle. Die Ptosis dauerte zwei bis drei Tage lang, ließ dann zwar nach, die Bewegungen waren aber nicht tadellos. Die nächsten Attacken traten im weiteren Verlauf seltener auf, die Lähmungen hielten aber länger an. Der 15jährige Patient von Schilling litt an ophthalmoplegischer Migräne seit seinem 8. Lebensjahre und es bestand seither eine ununterbrochene Diplopie. Bei dem 27jährigen, von Snell beschriebenen Kranken zeigten sich in den letzten sieben Jahren Anfälle, in welchen die Lähmungen nicht gänzlich schwanden und in den letzten Jahren entstand sogar eine dauernde Ptosis. Auch in dem bekannten Fall von Thomsen-Richter bestand in der anfallsfreien Zeit eine III-Parese.

In anderen Fällen sieht man, daß zwar nach den ersten Anfällen völlige Restitution eintritt, daß aber in den nächsten Anfällen die Residua immer größer werden und eventuell zu dauernden Symptomen führen, also sozusagen allmählich erstarren. Bei einer 30jährigen Frau, die von Schweinitz beobachtet wurde, trat zunächst völlige Heilung ein, dann (im

4. Lebensjahre) entwickelte sich eine stationäre Divergenz des rechten Auges bei schwindender Ptosis. Im 21. Lebensjahr konnte dauernde Ptosis, zuletzt auch eine totale dauernde Oculomotoriuslähmung (der äußeren und inneren Muskeln) festgestellt werden. Auch hat Charcot bei einem 16 jährigen Mädchen zunächst völlige Restitution der Ptosis, dann aber ein an Intensität immer zunehmendes Herabsinken des Oberlides beobachtet, welches schließlich zu einem Dauersymptom wurde. Lapersonne beschreibt eine 50 jährige Frau, bei der zunächst Heilung nach den Anfällen einzutreten pflegte. Seit 10 Jahren merkte man eine Deviation des rechten Auges auch im Intervall, wobei dieselbe immer größer wurde und sich seit 3 Jahren zu einem ständigen Strabismus divergens entwickelt hat. Analoge Beobachtungen findet man bei Möbius, Hinde-Moyer, Molon, Ryba.

Mitunter bleiben zwar nur Spuren von Parese, in anderen Fällen wird eine „fast völlige Heilung" vermerkt und doch kann der N. III nicht mehr seine frühere Funktionstüchtigkeit erreichen. Es ist bemerkenswert, daß diese Fälle keineswegs zu den intensivsten zu zählen sind, und zwar weder in bezug auf die Intensität der Lähmung noch auf die Ausbreitung derselben. In der Beobachtung von Rothmann wurde bei einem jungen Mädchen nur der M. sphincter iridis beim Anfalle betroffen und doch verblieb die rechte Pupille zwei Monate lang starr. Später merkte man zwar eine träge Reaktion bei Konvergenz und Akkommodation (auch verharrte die rechte Pupille bei diesen Proben eine Minute lang in einem Kontraktionszustand!), die Lichtreaktion blieb aber dauernd erloschen.

Der Zeitraum, welcher die einzelnen Attacken der ophthalmoplegischen Hemikranie voneinander trennt, kann erhebliche Schwankungen aufweisen. Meistens wiederholt sich der Anfall einmal im Monat (z. B. bei Graefe, Hasner, Karplus, Joachim, Kljatschkin, E. Mendel) oder einmal in einigen Monaten (z. B. Saundby, Snell, Chabbert, Spiller-Posey). In ziemlich zahlreichen Fällen sind aber die Intervalle sehr lang, so daß die Anfälle ein bis zweimal im Jahre auftreten (Remak, Kayser, Parinaud-Marie, Steenhuisen u. a.). Auch können einzelne Attacken durch mehrere Jahre voneinander entfernt sein (Gubler, Senator, Bernhardt, Ballet, Mathis, Giebler, Darkschewitsch, Seifert, Schmidt-Rimpler u. a.). Die längsten Intervalle fand man in den Beobachtungen von Darkschewitsch (10 Jahre), Ballet, Seifert (8 Jahre), Ormerod-Spicer (7 Jahre) und Senator, R. Russel (6 Jahre), wobei diese lange Zeitfrist häufig nur die zwei ersten Attacken voneinander trennte, während die nächstfolgenden bedeutend näher aneinander rückten.

Es kann auch vorkommen, daß bei Individuen, die seit einer geräumigen Zeit an vulgärer Hemikranie gelitten haben, überhaupt nur ein- oder zweimal in ihrem ganzen Leben die ophthalmoplegische Migräne zutage tritt (Massalongo, Bouchaud).

Nicht selten sind die Intervalle bei ein und derselben Person verschieden lang. Bei einer 30 jährigen Patientin von Weiß betrugen dieselben ein Jahr, dann sechs Wochen, auch zwei bis drei Wochen. Bei einem 30 jährigen Mann, welchen Darkschewitsch beschrieben hat, trat der zweite Anfall erst zehn Jahre nach dem ersten auf, die folgenden Attacken waren dagegen nur ein bis drei Monate, zuletzt sogar bloß elf Tage voneinander entfernt.

Mitunter treten die Anfälle immer häufiger zutage, so daß es den Anschein erweckt, als ob jeder Anfall den Boden für den nächsten vorbereitet und dessen Ausbruch erleichtert (Sil, Snell, Steenhuisen, R. Russel, Ormerod-Spicer u. a.). Die Anfälle selbst können dabei heftiger werden und auch länger anhalten, dies trifft aber nicht immer zu.

Es kann auch in vereinzelten Fällen ein umgekehrtes Verhältnis stattfinden (z. B. in den Fällen von Kollarits, Hinde-Moyer).

Die Anfälle treten oft in unregelmäßigen Abständen voneinander auf und dies gilt sogar für die Mehrzahl der Fälle. Nur selten beobachtet man hier gleich vom Beginn des Leidens eine relative Regelmäßigkeit der Verlaufsart. So traten die Attacken im Fall von Stock alle sechs Wochen auf, in demjenigen von Plavec jährlich ca. 15 mal, in der Beobachtung von Hudovernig einmal im Jahre usw.

Es kommt dagegen häufiger vor, daß die zuerst in irregulären Abständen auftretenden Anfälle im weiteren Verlauf eine größere Regelmäßigkeit zeigen. So traten z. B. die Anfälle in einem Fall Charcots zunächst unregelmäßig, dann aber alle drei Monate auf. In der Beobachtung von Ormerod-Spicer waren zwischen dem ersten und zweiten Anfall sieben Jahre verflossen, dann aber zeigten sich die Anfälle alle 9—10 Monate. Im Falle von Paderstein traten die Attacken sehr unregelmäßig zutage (5 Wochen, 6 Tage, 2½ Monate), zuletzt aber alle 4 Wochen usw.

Mitunter gibt ein endogenes Moment, z. B. die Menstruation, das Signal zum Ausbruche der Attacke (Hasner, Romano, Parenteau). Mitunter spielt auch ein äußeres Moment eine ähnliche Rolle; so erkrankte die 26 jährige Patientin von Parinaud und Marie stets im Frühling.

Im obigen wurden die typischen Anfälle der ophthalmoplegischen Hemikranie in ihrer Symptomatologie und Verlaufsweise geschildert. In einer nicht ganz unbeträchtlichen Anzahl der Fälle kommen aber Komplikationen zum Ausdruck, die sich entweder auf dem Gebiete anderer Hirnnerven abspielen oder aber die vasomotorische, sekretorische Sphäre in Mitleidenschaft ziehen, schließlich auch die Hirnrinde in einen Reizzustand versetzen können (Krämpfe). Auch die Psyche kann mitbeteiligt werden.

Von den Hirnnerven wird am meisten der N. trigeminus mitbetroffen (Parinaud-Marie, Vissering, Cantalamessa, Darkschewitsch, Knapp, Fürst, Karplus, Giebler, Mingazzini, Luzenberger, Kljatschkin, Paderstein, Kollarits, Hudovernig, Sil, Bornstein, Dydyński-Bronowski). Es entstehen dabei Parästhesien (in einer Stirnhälfte [Fürst], in einer Nasenhöhle nebst Analgesie [Mingazzini]); Hyperästhesien, Hyperalgesien des I. Trigeminusastes (Kollarits) oder des Trigeminus und gleichzeitig des N. occipitalis major (Bornstein), des ersten und zweiten Trigeminusastes nebst Schwerhörigkeit und Speichelfluß (Vissering); Druckempfindlichkeit des N. V (Cantalamessa), des Ramus supraorbitalis nebst Hypästhesie im ersten Ast (Karplus), des Ramus supraorbitalis nebst Flimmerskotom, Tränenvermehrung und Amblyopie vor dem Anfall (Hudovernig), des Ramus supra- et infraorbitalis (Paderstein), des N. V nebst Parese der entsprechenden Zungenhälfte und Parese des N. VI (Sil); Schmerzhaftigkeit des Bulbus auf Berührung im Anfall (Giebler); intensive Supraorbitalschmerzen beim Bestreben, die gelähmten Muskeln (besonders den M. rectus internus) zu kontrahieren (Parinaud-Marie); ferner Hypästhesien im ersten Ast (Dark-schewitsch, Kljatschkin), Unempfindlichkeit der Kornea auf der Seite der Okulomotoriuslähmung (Hinde), Hypästhesie des N. V nebst Amaurose (Dydyński-Bronowski), des zweiten Astes nebst Parästhesie in der Stirn und Nase, blutig-eiterigem Ausfluß aus dem Nasenloch (Knapp).

In allen diesen Fällen war der Trigeminus auf der Seite der Lähmung mitbeteiligt.

Zum Teil in diesen, zum Teil aber in anderen Fällen war ferner der N. opticus resp. die Retina und die (zentrale) Sehsphäre betroffen (Thomsen-Richter, Hinde-Moyer, Massalongo, R. Russel, Romano, Schmidt-Rimpler, Karplus, Kollarits, Dydyński-Bronowski u. a.).

Im Fall von R. Russel war der linke N. opticus etwas atrophiert. In den Fällen von Saundby und Sciamanna fand man Verschleierung der Pupillenumgebung und (bei Sciamanna) Chorioiditis in der Gegend der Fovea. Massalongo fand bei seiner Patientin starke Hyperämie des Augenhintergrundes im Anfall. Gelegentlich kann eine einseitige Amaurose entstehen (z. B. Erblindung des rechten Auges bei rechtsseitiger Ophthalmo-plegie in der Beobachtung von Kollarits, früher auch Hyperästhesie des ersten Trigeminusastes bei demselben Mädchen; Amaurose, die nach einem Monat schwand im Falle von Dydyński-Bronowski, beim letzten Anfall ebenfalls Trigeminusbeteiligung; rechtsseitiges Flimmerskotom nebst rasch ab-nehmender Sehkraft des rechten Auges in der Beobachtung von Hudover-nig). Auch eine Einschränkung des Gesichtsfeldes kommt gelegentlich vor (Einschränkung für Farben nach E. Mendel, beiderseitige konzentrische Ein-schränkung nach Thomsen-Richter).

Die häufigste Störung des Sehvermögens bilden aber das Flimmern und die Hemianopsie (so Hemianopsie und Flimmerskotom bei Romano; Hemi-anopsie nebst Flimmerskotom und Schweißausbruch ebenfalls bei Romano; Flimmern im Anfall, stets auf der dem Kopfschmerz entgegengesetzten Seite bei Karplus; Flimmerskotom als Prodromalerscheinung bei Schmidt-Rimpler; rechtsseitiges Flimmerskotom nebst vermehrtem Tränenabfluß und rasch abnehmender Sehkraft des rechten Auges bei Hudovernig).

Im Fall von Hinde-Moyer war die Sehstörung mit anderen kompli-zierenden Erscheinungen vergesellschaftet. Beim zweiten Anfall trat bei einer 20 jährigen Frau nebst linksseitiger III-Lähmung auch eine Lähmung des linken Armes und Sprachstörung auf. Beim vierten Anfall entstand Ohren-klingen und Taubheit; beim sechsten — Anästhesie der oberen linken Körper-hälfte, des Riech- und Geschmackssinns links, dann Hemianästhesie der ganzen linken Körperhälfte, Schwäche der linken Glieder und Sprachstörung.

Im Fall von Hinde bestand nur Klingen im homolateralen (mit der Ophthalmoplegie) Ohre. In demselben Fall zeigten sich auch gleichzeitige Geruchs- und Geschmacksstörungen.

Auch kann der N. facialis bei Attacken der ophthalmoplegischen Hemikranie mitbeteiligt werden. So berichtet Cantalamessa über Lähmung des unteren Fazialis (homolateral mit der Ophthalmoplegie) und Analoges findet man bei Mingazzini. In der Beobachtung Padersteins traf bei einem der Anfälle geringe Parese des homolateralen Fazialis ein und bei der

Patientin **Hudovernigs** fand bei einem der Anfälle auch Parese des mittleren Fazialis statt.

Bei der von **Sil** beobachteten Frau ließ sich Parese der rechten homolateralen **Zungenhälfte** nebst Druckempfindlichkeit des N. trigeminus feststellen.

Wie gesagt, kommen gelegentlich **vasomotorische und sekretorische** Störungen als Komplikationen des migränös-ophthalmoplegischen Syndroms vor. So beobachtete R. **Russel** bei einem 15jährigen Jüngling einen Tag vor der Lähmung Konjunktivitis nebst unregelmäßigem Puls. **Manz, Plavec, Ziehen** konnten ebenfalls eine Konjunktivitis während des Anfalles festellen. **Paderstein** sah Anschwellung des Oberlides nebst Speichelfluß und blutiges Nasenlaufen. Auch wollen **Ryba, Plavec** Ödem der Lider und Tränenträufeln auf der gelähmten Seite gesehen haben.

Molon beobachtete dann einen Exophthalmus im Anfall und eine analoge Angabe findet man auch bei **Lafon-Villemonte** und **Plavec**.

Eine vermehrte Speichelabsonderung sah **Suckling** bei seinem 18jährigen Patienten und dasselbe fand **Vissering** bei einem 14jährigen Jüngling.

Knapp beschrieb einen blutig-eiterigen Ausfluß aus dem linken Nasenloch, während in der Beobachtung von **Ahlström** jedesmal beim Einsetzen der III-Lähmung das bisherige Nasenträufeln zessierte. Bei der dreijährigen Patientin von **Wadsworth** nahm während der rechtsseitigen III-Lähmung der Ausfluß aus dem rechten Ohr zu.

In den Beobachtungen von **Cantalamessa, Wadsworth, Joachim** und **Ballet** trat Fieber während der Anfälle auf.

Mingazzini vermerkte auch Albuminurie.

Die Beteiligung der **Hirnrinde** wird gelegentlich durch Krämpfe manifestiert (**Joachim, ·Ziehen, Schweinitz, Giebler**). Bei dem $10\frac{1}{2}$jährigen Mädchen von **Joachim** entwickelten sich beim zweiten Anfall Kopfschmerzen, Übelkeit, Zuckungen in der linken Gesichtshälfte, III-Lähmung, Bewußtlosigkeit und allgemeine Krämpfe. Die Kephalie nahm ab und die Lähmung bildete sich, wenn auch nicht völlig, zurück. Auch in den nachfolgenden Attacken traten Krämpfe und Fieber auf. Bei einer Patientin von **Ziehen** war der Anfall der III-Lähmung ebenfalls von Krämpfen und Bewußtlosigkeit begleitet. Im Falle von **Schweinitz** trat unter Erbrechen und Krämpfen III-Lähmung auf. Bei dem 20jährigen, von **Giebler** geschilderten Mann trat vor sieben Jahren nach Krämpfen linksseitige Ptosis und Strabismus ein.

In ganz vereinzelten Fällen findet man **Psychosen** als Komplikation des Anfalles. So beschrieb **Gubler** einen Fall, in welchem bei der letzten Attacke nebst völliger III-Lähmung sich ein deliriöser Zustand entwickelte, der zwei Tage lang andauerte. Der Mann sprach zusammenhanglos, das Gesicht war gerötet, der Puls verlangsamt, es traten Zuckungen im Gesicht auf und nach weiteren vier Tagen trat der Tod ein. Bei einer Patientin von **Ziehen** ließ sich vor der ersten Attacke eine akute halluzinatorische Paranoia beobachten. Der 20jährige Patient **Padersteins** delirierte öfters im Anfall.

Außerdem wurden noch folgende, schwer zu rubrizierende Komplikationen beobachtet. Die kleine Patientin **Steenhuisens** konnte während des Anfalles nicht urinieren und klagte über Steifigkeitsgefühl in den Beinen. Der Kranke **Schillings** schlief nach dem Anfall Tag und Nacht (bei demselben

Kranken — markhaltige Fasern an der Pupille und Stottern!). Ormerod hat bei einer Patientin das Argyll-Robertsonsche Phänomen gefunden (ob ständig?).

Ohne an dieser Stelle auf die Pathogenese der ophthalmoplegischen Hemikranie einzugehen (s. im Kapitel Pathogenese), möchten wir nur das Verhältnis dieser Form zu der vulgären Migräne etwas näher besprechen. Überblickt man das Lebens- und Leidensschicksal der von der erstgenannten Migräneform heimgesuchten Kranken, so stößt man nicht selten auf die Tatsache, daß sie vorher an einfacher Migräne zu leiden hatten. Aus der Tabelle auf Seiten 112—113 ist dieser Zusammenhang ersichtlich. Bereits oben ist darauf aufmerksam gemacht worden, daß sowohl die einfache wie auch die ophthalmoplegische Migräne sehr frühzeitig, sogar in der Kindheit, beginnen können. Es trat doch in der Beobachtung von R. Russel die heftigste Migräne bereits 14 Tage nach der Geburt auf und der erste Anfall der ophthalmoplegischen Form zeigte sich im ersten Lebensjahre.

In anderen Fällen werden die beiden Migräneformen nur durch einen sehr kurzen Zeitraum voneinander getrennt.

In noch anderen Fällen beginnt die vulgäre Form in der Kindheit, während die ophthalmoplegische erst später, ja sogar nach vielen Jahren entsteht. So trat im Fall von Manz die einfache Migräne in der Kindheit auf, dagegen zeigten sich die ersten ophthalmoplegischen Anfälle erst im 14.—15. Lebensjahre und bei einer 23jährigen Patientin von Karplus trat die Migräne im 13. Lebensjahre auf, während die erste Attacke der ophthalmoplegischen Form sich erst acht Jahre später gezeigt hat.

Auch kommt es gelegentlich vor, daß zunächst nur Anfälle einfacher Hemikranie, dann in späteren Jahren Augenmigräne und erst zuletzt die ophthalmoplegische Form entsteht (Chabbert, Romano).

Es kann ferner auch vorkommen, daß sich beiderlei Anfälle mehrmals im Lebenslauf ein und derselben Person ablösen. So trat z. B. in der Beobachtung von Massalongo zuerst nur einfache Migräne auf, dann die ophthalmoplegische Form und dann wiederum die einfache Hemikranie. In der Kasuistik Joachims begegnet man einer 27jährigen Patientin, bei welcher seit dem 11. Lebensjahr einfache Migräne und seit dem 24. Lebensjahr die ophthalmoplegische bestand, die im weiteren Verlauf wiederum durch vulgäre Hemikranie abgelöst wurde, wogegen im letzten Jahre wiederum die ophthalmoplegische Form zurückkehrte.

In allen den bisher angeführten Fällen trat die einfache Migräne entweder gleichzeitig mit der ophthalmoplegischen auf, oder aber ging die erstere der letzteren voran. Nur höchst selten begegnet man einer anderen Verlaufsart, indem zunächst Anfälle der ophthalmopegischen Form auftreten und diesen erst später die vulgäre Migräne folgt. Im Falle von Spiller-Posey litt ein 31jähriger Mann seit seinem 14. Lebensjahr an ophthalmoplegischer Form. Später zeigten sich Anfälle einfacher Migräne, die nach einem Jahre wiederum durch die mit Ophthalmoplegie einhergehenden Fälle abgelöst wurden. Das 17jährige von Kollarits geschilderte Mädchen litt seit seinem 7. Lebensjahr an ophthalmoplegischer Migräne mit schweren Komplikationen (Trigeminus, Amaurose). Zwischendurch zeigten sich auch einfache hemikranische Anfälle. In einem der Fälle von Karplus entstand (allerdings nach Kopftrauma) der erste Anfall der ophthalmoplegischen Migräne, dann zeigten sich wiederholt Anfälle von Migräne mit oder ohne Lähmung. Bei dem 33jährigen Patienten von Darkschewitsch zeigte sich zunächst Ptosis, es vergingen dann zehn Jahre ohne Anfälle und es entstanden später Anfälle ohne und mit Lähmungserscheinungen usw.

Es gibt schließlich sehr seltene Fälle, in welchen, wie es scheint, das ganze Leben hindurch ausschließlich die ophthalmoplegische Form das Feld beherrscht und wo sich die Anfälle der vulgären Migräne niemals dazwischenschieben (Schilling, Schweinitz, Ormerod-Spicer).

Bereits aus diesen Tatsachen läßt sich der Schluß ziehen, daß zwischen der einfachen Migräne und deren ophthalmoplegischer Form ein inniger Zusammenhang besteht. Bei eingehender analysierten Fällen wird ersichtlich, wie schleichend sich die ophthalmoplegische Hemikranie entwickeln kann. Die betreffende Person kann jahrelang an typischen Anfällen der vulgären Migräne leiden und dann entsteht plötzlich während eines ähnlichen Anfalles die Augenmuskellähmung (Beobachtungen von Massalongo, Lapersonne, Seifert, Strzeminski, Dydyński-Bronowski u. a.). Im Falle von Stock trat diese Erscheinung noch deutlicher zutage, indem bei entsprechenden Kranken zunächst jeder zweite Anfall der Migräne mit Lähmung verbunden war.

Bekanntlich war es Charcot, der auf das enge Verhältnis zwischen der ophthalmoplegischen und der vulgären Hemikranie mit besonderer Schärfe hingewiesen hat, wenn auch früher manche Forscher, wie Saundby, Remak ihre Fälle als eine Teilerscheinung der Migräne aufgefaßt haben. Späterhin hat Féré die Ansicht ausgesprochen, daß beiderlei Formen auf analogen Prozessen, nämlich auf vasomotorischen Hirnstörungen beruhen und Kollarits, Plavec, Bornstein betrachteten die Lähmung als eine Komplikation oder sekundäre Folge des migränösen Anfalles. Oppenheim meint, daß die ophthalmoplegische Form in einer innigen Beziehung zur vulgären Migräne zu stehen scheint.

Dieser Lehre trat mit besonderer Schärfe Möbius entgegen. Er faßte bekanntlich unter dem Begriff der periodischen III-Lähmung nur diejenigen Fälle auf, in denen von Jugend oder von Kindheit an, auf den III beschränkte, mit Kopfschmerzen und Erbrechen einsetzende Lähmungen in mehr oder minder gleich großen Abständen wiederkehren.

Möbius führte folgende Differenzierungsmerkmale an: Die neuropathische Belastung soll bei der ophthalmoplegischen Form keine Rolle spielen und die Krankheit habe mit der Vererbung gar nichts zu tun, speziell merke man bei derselben keine gleichartige Heredität. Die lange Dauer der Lähmung und auch die lange Dauer der Kopfschmerzen und des Erbrechens sprächen zugunsten der Eigenartigkeit des Syndroms und in demselben Sinne wären die langen Intervalle und der Schwund der Kephalie beim Eintritt der Lähmung aufzufassen. Diese letztere Tatsache solle darauf hindeuten, daß die auf Lähmung hinzielenden Läsionen die migränösen Symptome hervorrufen, nicht aber diese jene. Sollte, sagt Möbius, der hemikranische Anfall zu III-Lähmung führen, so müßte man erwarten, daß es bei schweren Migräneanfällen häufig zur III-Lähmung kommt, dies sei aber nicht der Fall. Zwar käme es vor, daß vor der ersten III-Attacke auch vulgäre Anfälle vorkommen, aber in der Regel sei von vorneherein der Anfall der periodischen III-Lähmung vollständig. Die Lähmung sei schon in der Kindheit vorhanden, während die einfache Migräne, wenn sie zu groben Läsionen führt, dies erst im vorgerückten Alter tut. Ferner kämen von den migränösen Erscheinungen nur Kopfschmerzen und Erbrechen vor, alle anderen hemikranischen Symptome sollen aber fehlen, so besonders die Aura und speziell deren visuelle Form, die nach Möbius bei der schweren Migräne so häufig vorkommen soll.

An diese ablehnende Stellung von Möbius schlossen sich auch Manz, Mauthner, Ballet, Mingazzini, Schmidt-Rimpler u. a. an.

Manz und Mauthner haben speziell auf die Persistenz der Erscheinungen in den Intervallen hingewiesen. Ballet meinte wiederum, daß, während die einfache Migräne eine Verbindung mit Arthritismus zeigt und besonders häufig bei gut situierten Patienten und dabei meistens im späteren Alter aufzutreten pflegt, sich kein Zusammenhang zwischen der Gicht und der ophthalmoplegischen Form entdecken ließe, da diese letztere arme Leute befällt und sehr früh auftritt. Dieselben Momente wurden auch von Mingazzini hervorgehoben, welcher auch auf das Schwinden der einfachen Migräne im hohen Alter hinwies, im Gegensatz zur ophthalmoplegischen Form, die in höheren Jahren immer schwerer werden soll. Ferner wäre bei der einfachen Migräne der Schmerz nicht immer einseitig, zeige einen schleichenden Charakter und sei weniger diffus als bei rezidivierender III-Lähmung, auch überspringe der Schmerz bei Migräne auf die andere Seite, was bei der III-Lähmung niemals vorzukommen solle.

Eine etwas vermittelnde Stellung nehmen Wilbrand und Saenger ein, wobei aber diese Forscher die Mehrzahl der Fälle der ophthalmoplegischen Migräne schließlich doch als eine Unterabteilung der einfachen Hemikranie zu betrachten geneigt sind.

Will man alle diese Ansichten einer Kritik unterziehen, so sieht man folgendes:

Was zunächst die neuropathische Belastung anbelangt, die nach Möbius bei der ophthalmoplegischen Form keine Rolle spielen soll, so ist diese Annahme bereits aus dem Grunde nicht stichhaltig, weil die überwiegende Mehrzahl der an diesem Symptom leidenden Kranken auch von vulgärer Migräne heimgesucht wird. Außerdem entspricht diese Auffassung keineswegs dem Tatsachenmaterial, denn es gibt eine ganze Reihe von Fällen, in welchen die Heredität und gerade die gleichartige, deutlich zutage trat (E. E. Jack, Charcot, Chabbert, Karplus, Joachim, Spiller-Posey, Suckling, Strzeminski, Bornstein, Lapersonne, Steenhuisen). Andererseits zeigt die alltägliche Erfahrung, daß auch bei der einfachen Migräne das hereditäre Moment und besonders die gleichartige Vererbung nicht selten fehlt.

Als Hauptargument gegen den Zusammenhang zwischen der ophthalmoplegischen Migräne und deren vulgären Form wird angeführt, daß mit dem Auftreten der Lähmung der Kopfschmerz aufhört, daß also die auf Lähmung hinzielenden Läsionen die migränösen Symptome hervorrufen, nicht aber diese jene. Mit demselben Rechte könnte man aber diejenigen Fälle von genuiner Epilepsie, in welchen im Anschluß an die Attacke hemiparetische Erscheinungen entstehen, als nicht zur genuinen Epilepsie zugehörig betrachten dürfen, weil man behaupten könnte, daß hier die auf die Lähmung hinzielenden Momente die epileptischen Symptome verursachen, nicht aber diese jene. Und trotzdem wird es Niemandem einfallen, diesen irrationellen Schluß zu ziehen und sogar in denjenigen viel selteneren Fällen nicht, wo die Lähmung (Hemiparese) als Äquivalent der Epilepsie, ohne vorherige Krämpfe zustande kommt (Féré, Higier, Sterling).

Die Ophthalmoplegie stellt somit nur eine Teilerscheinung des migränösen Anfalles dar und bildet keine von diesem unabhängige Krankheitseinheit. Das Auftreten oder das Nichtauftreten dieses Syndroms hängt hauptsächlich von der geringeren oder größeren Resistenz (vielleicht auch von der Prädisposition) entsprechender nervöser Elemente und nicht von einem, dem Wesen der Migräne fremdartigen pathologischen Prozeß ab.

Von diesem Gesichtspunkte aus betrachtet, wirkt das Vorkommen der residualen Lähmungserscheinungen in den Intervallen nicht mehr befremdend. Erstens kommt es auch hier vor, daß die Lähmung nur einige Tage anhält und in völlige Heilung übergeht (Mathis, Hudovernig). Ferner begegnet man in einer verhältnismäßig großen Anzahl von Fällen der Tatsache, daß die Lähmung zunächst verhältnismäßig rasch schwindet und erst bei folgenden Attacken längere Zeit anhält und nicht gänzlich ausheilt. Dies hat selbstverständlich nichts mit der Migräne als solcher zu tun, sondern findet in der allmählichen Abnahme der Restitutionsfähigkeit der einmal ergriffenen und stets von neuem lädierten Nervensubstanz, also in den Gesetzen der Abbau- und Abbruchprozesse eine ausreichende Erklärung.

Der Kopfschmerz, welcher der Ophthalmoplegie fast immer vorangeht, trägt einen so ausgesprochenen migränösen Typus, daß sogar die Gegner der unitarischen Auffassung der ophthalmoplegischen und der vulgären Formen dies gestehen müssen. Es ist richtig, daß die Kephalie bei den Attacken der ophthalmoplegischen Hemikranie verhältnismäßig länger anhält als es bei der vulgären Form der Fall ist. Allein es tritt erstens dieser Unterschied nicht immer zutage (z. B. in einem der Fälle von Karplus zeigte sich Ptosis bereits einige Stunden nach der Migräne), zweitens gibt es Fälle von vulgärer Hemikranie, die mehrere Tage andauern können.

Eine klinische Tatsache bedarf noch spezieller Betonung, nämlich, daß die Kopfschmerzen bei der ophthalmoplegischen Form fast immer einseitig und zwar homolateral mit der Seite der Lähmung aufzutreten pflegen. Dies ist ein sicheres und prägnantes Merkmal der ophthalmoplegischen Migräne und bildet in der Tat ein etwas paradox klingendes Unterscheidungsmerkmal von der vulgären Hemikranie, bei welcher die Unilateralität der Kephalie keineswegs zu den ständigen Symptomen gehört. Auch diese Differenz darf aber kaum zu einem Prinzipium negationis werden und findet vielleicht ebenfalls in dem mit der Migräne einhergehenden und zu Lähmung führenden Gefäßspasmus ihre Erklärung.

Was die übrigen Gegenargumente anbelangt, so erscheinen beispielsweise die Gründe, die von Ballet und Mingazzini angeführt werden, wenig stichhaltig. Denn die Angabe, daß die vulgäre Migräne besser situierte Klassen befällt, ruht auf sehr schwachen Füßen. Fast täglich begegnet man schweren Migräneformen bei den Proletariern großer Städte und auch die Landbevölkerung bleibt von der Erkrankung nicht verschont. Auch tritt die ophthalmoplegische Form keineswegs immer bereits in der Kindheit auf, wie dies von Möbius postuliert wurde. Aus der Tabelle auf Seite 111 ist ersichtlich, daß von 74 an diesem Syndrom leidenden Personen 45 sich in einem höheren als 20. Lebensalter befanden und nur 27 Patienten jünger als 20 Jahre waren und daß ferner von 65 Kranken, bei welchen die erste ophthalmoplegische Attacke eruiert werden konnte, dies bei 18 von 41 Personen, die älter als 20 Jahre waren, im höheren als 20. Lebensalter statthatte und von 21 Kranken, die älter als 30 Jahre waren, die ersten Attacken mehr als in der Hälfte der Fälle oberhalb der 20er Jahre gelegen waren!

Andererseits kommt es gar nicht selten vor, daß die vulgäre Migräne im jugendlichen und sogar im kindlichen Alter entsteht.

Auch die angebliche Abnahme der vulgären Migräne im höheren Lebensalter und andererseits die Zunahme der ophthalmoplegischen Form mit dem Alter, auf die Mingazzini einen so hohen Wert legt, bildet keinen so festen Beweis, daß er die unitarische Auffassung hinfällig machen könnte. Die einfache Migräne nimmt erstens nicht immer mit der Zeit ab. Es gibt doch eine große Reihe von Fällen, wo die Migräne sich bis in das hohe Alter hinzieht und dies trifft sowohl für die vulgäre, wie auch speziell für dieAugenmigräne zu. Auf der anderen Seite sind Fälle von ophthalmoplegischer Migräne bekannt, die mit dem Alter nicht zunehmen, im Gegenteil sogar immer seltener werden (Hinde-Moyer, Kollarits) und sogar völlig verschwinden, indem sie der vulgären Form Platz räumen (Joachim, Massalongo).

6. Symptomatologie der Fazioplegischen Migräne (Hemicrania facioplegica).

Im Anschluß an die ophthalmoplegische Migräne mögen hier kurz diejenigen Fälle besprochen werden, bei welchen eine Fazialislähmung im Gefolge eines Migräneanfalles entsteht. Man kann solche Fälle als Hemicrania facioplegica bezeichnen.

Bernhardt führt in seiner Arbeit aus dem Jahre 1889 aus, daß Fälle von rezidivierender Fazialislähmung von Eulenburg, Möbius, Neumann und von ihm selbst beobachtet worden sind, wobei als Unterschied gegen die rezidivierende III-Lähmung das Merkmal hervorgehoben wurde, daß hier nicht immer die gleiche Seite befallen wird (wie dies bei der rezidivierenden III-Lähmung der Fall zu sein pflegt). Bernhardt hält aber mit Recht dieses Unterscheidungsmerkmal für nicht wesentlich, erblickt dagegen nicht wenige Analogien zwischen den beiden Syndromen.

Von einer größeren Bedeutung ist aber die Tatsache, daß in den Neumannschen Fällen von rezidivierender VII-Lähmung auch periodische Migräneanfälle (bei den Kranken selbst und in deren Familie) aufgetreten waren. Neumann meinte nun, daß die Hauptrolle bei der VII-Lähmung die hereditäre Disposition (Gicht, Diabetes) spielt. Auch beobachtete Winkler (1894) einen Juristen, welcher an Fazialislähmung und außerdem an Migräneattacken zu leiden hatte.

Daß aber der Kopfschmerz nicht nur die Rolle eines prädisponierenden Momentes bei der VII-Lähmung spielen kann, sondern den Eintritt der letzteren begleiten oder auf ganz kurze Zeit vorangehen bzw. mit derselben zusammenhängen kann, darauf ist speziell von Bernhardt hingewiesen worden. Dieser

Forscher meinte deshalb mit Recht, daß die periodische Fazialislähmung wohl mit der rezidivierenden III-Lähmung in Vergleich zu stellen wäre.

Daß diese Analogie nicht nur für „funktionelle" Fälle der fazioplegischen Migräne, sondern auch für die auf organischem Boden beruhenden ihre Geltung bewahrt, wird z. B. durch einen von Hatschek (1894) beobachteten Fall angedeutet, in welchem die rezidivierende Fazialislähmung bei einem Kinde mit Basaltumor aufgetreten war.

Zuletzt (1901) hat Rossolimo einen wichtigen Fall von rezidivierender Fazialislähmung bei Migräne beschrieben. Der Fall betraf eine 28 jährige Frau, deren Mutter an Migräne gelitten hat und die selbst vom 16. Lebensjahre ab an Anfällen von Kopfschmerzen zu leiden begann, welche mit der Menstruation zusammenhingen. Vor neun Jahren stellte sich wiederum eine linksseitige Hemikranie ein, wobei die Patientin einen metallischen Geschmack an der Zunge, starkes Sausen und Knacken im linken Ohr verspürte. Nach Ablauf einer Woche zeigte sich plötzlich völlige peripherische Lähmung des linken Fazialis, die nach fünf Monaten heilte. $1\frac{1}{2}$ Jahre später erkrankte Patientin an Malaria. Bei einem Anfall rechtsseitiger Migräne entstand Lähmung des rechten Fazialis, die wiederum in fünf Monaten schwand. Vor zwei Jahren wiederholte sich die rechtsseitige Fazialislähmung im Anschluß an eine rechtsseitige Hemikranie. Vor einem Jahr überstand die Patientin einen vierten analogen Anfall auf der linken Seite. Es ist bemerkenswert, daß sowohl bei der Mutter als auch bei der Tochter die funktionelle Schwäche der Gesichtsnerven angeboren war, denn bei beiden ließ sich im Schlaf ein schwacher Lidschluß feststellen.

Außer diesen Beobachtungen, in welchen ausschließlich der Gesichtsnerv bei der Migräne beteiligt war, ist dessen gleichzeitiges Betroffenwerden bei der ophthalmoplegischen Migräne bereits oben betont worden (Cantalamessa, Mingazzini, Paderstein, Hudovernig).

Alle diese Beobachtungen sind noch sehr spärlich; es ist aber nicht ausgeschlossen, daß mit der Zeit, wo man auf den eventuellen Zusammenhang der VII-Lähmung mit der Migräne mehr achten wird, die entsprechende Kasuistik anwachsen wird. Andererseits ist es wohl möglich, daß der Gesichtsnerv eine größere Resistenz dem migränösen Prozeß gegenüber besitzt, als es bei den Augenmuskelnerven und speziell dem Okulomotorius der Fall ist.

Erinnert man sich aber, daß es bisher gelang, auf die ungeheure Menge von „Migränikern" wohl nicht ganz 100 Fälle von der ophthalmoplegischen Form zu sammeln, so wird es kein Wunder nehmen, daß die Zahl der fazioplegischen Hemikraniefälle eine noch viel geringere ist. Die Analogie dieser Fälle mit der ophthalmoplegischen Form, die sich auch in der gelegentlichen Homolateralität der Fazioplegie mit dem Kopfschmerz äußert, ist aber eine so frappante, daß man es für berechtigt halten kann, eine spezielle nosologische Form aufzustellen. Es ist, wie gesagt, möglich, daß sich die Fälle mit der Zeit vermehren werden, und daß man speziell von den meistens irrtümlich als „rheumatische" Fazialislähmungen bezeichneten Fällen Abstand nehmen wird, diese vielmehr mit einer Diathese (neurometabolischer) in Zusammenhang bringen wird und in einem Bruchteil der Fälle einen engeren Zusammenhang mit der Migräne erblicken wird.

Auf dem Gebiete des N. hypoglossus scheint es bisher nur eine einzige Beobachtung von Sil zu geben, in welcher die betreffende Kranke eine rechtsseitige Ophthalmoplegie mit Druckempfindlichkeit des N. V gezeigt hat, an welche sich auch eine Parese der rechten Zungenhälfte angeschlossen hat.

B. Interparoxysmale Erscheinungen bei Migränösen.

Bei einer Erkrankung, wie Migräne, wo die betreffenden Personen lange Zeit, ja manchmal sogar das ganze Leben hindurch von diesem Leiden geplagt werden, wäre es von vorneherein zu erwarten, daß auch in den Intervallen Krankheitserscheinungen auftreten. Analysiert man das Leben der an Migräne Leidenden, so sieht man in der Tat solche Erscheinungen früher oder später sich einstellen. Man kann sie als interparoxysmale Erscheinungen bei Migränösen bezeichnen.

Nur bei einer Zusammenfassung sowohl der Migräneattacken selbst als auch dieser Interparoxysmalerscheinungen entsteht ein wahres und plastisches Bild der Migräne in ihrem Gesamtverlauf und ihrer Ausdehnung.

Die interparoxysmalen Erscheinungen entstehen auf einem ähnlichen Boden wie die Migräne selbst, d. h. hauptsächlich auf einer angeborenen Veranlagung zu krankhaften metabolischen Prozessen. Zum Teil bilden sie auch Folgeerscheinungen der sich wiederholenden Migräneattacken, besonders deren schweren Formen.

Diese Erscheinungen sind zum Teil in ihrer Gruppierung den sog. Begleiterscheinungen der migränösen Anfälle ähnlich, die bereits oben bei Besprechung der Symptomatologie der vulgären Hemikranie geschildert worden sind.

Alle diese Erscheinungen können entweder als Äquivalente eines migränösen Anfalles oder aber auch unabhängig von diesem als Ausdruck einer gemeinsamen Ursache auftreten. Dabei wird die Deutung in diesem und in jenem Sinne oft sehr schwierig, so daß erst eine genaue Anamnese und eventuelle engere Verknüpfung dieser Erscheinungen mit dem Anfall eine sichere Entscheidung zuläßt.

Auf dem Gebiete des Halssympathikus konnte ich in einer Reihe von Fällen Symptome auftreten sehen, die nicht anders als vasomotorisch gedeutet werden konnten. Bei einer 34 jährigen migränösen Frau schwoll vor zwei Jahren plötzlich die linke Gesichthälfte inkl. des linken Ohres und des linken Auges an. Die Schwellung hielt zwei Wochen an und schwand dann. Bei einer anderen 23 jährigen Patientin zeigten sich seit vier Jahren in den Intervallen Anfälle von Brennen und Anschwellen des Gesichts. Bei einer 25 jährigen Frau trat interparoxysmal Schwellung der Lippen auf. Bei einer anderen 26 jährigen Frau trat dasselbe Symptom auf und es war bemerkenswert, daß bei derselben Patientin sich von Zeit zu Zeit auch Jucken und Schwellung der Hände einstellten. Andere Kranke klagten über ein Gefühl von Brennen, wobei kleine stechende Pocken im Gesicht auftraten.

Oppenheim sah ebenfalls bei einem migränösen Mann vasomotorischen Schnupfen und auch andere vasomotorische Erscheinungen, ferner Neuritis optica. H. Curschmann macht auf einen Fall von Migräne (mit Angina pectoris vasomotoria) aufmerksam, in welchem auch das Quinckesche Hautödem an den Händen, Gesicht und Rumpf entstand.

Seitens anderer Sympathikusgebiete lassen sich ebenfalls interparoxysmale Krankheitssymptome aufweisen, die den als Begleiterscheinungen der Migräne geschilderten ähnlich sind.

Man begegnet hier, in der intervallären Zeit, auf dem Gebiete des Vertebralgangliensystems vasomotorischen Symptomen, nämlich anfallsweise auftretendem passagerem Brennen, Jucken, Anschwellen, zum Teil auch Blasenbildung an ganz verschiedenen Körperteilen. Bei einem 26jährigen Mann, der sonst an Migräne litt und einmal auch einen epileptischen Anfall überstand, zeigten sich vor einem Jahre bei einer moralischen Erschütterung kleine Bläschen an den Fingerspitzen, die dann antrockneten und verschwanden. Zuletzt erschienen kleine weiße Flecke an der Pulpa unter den Nägeln. Bei demselben Patienten zeigte sich auch Gesichtsbrennen. Bei einer 29jährigen Frau traten wiederum in der interparoxysmalen Zeit Schwellungen an den Händen, Beinen und Gesicht auf. Bei einer anderen 25jährigen Frau merkte man Schwellungen nebst Jucken an den Händen, auch vorübergehend Lippenschwellung und Frösteln. Bei einer 30jährigen Frau entstand anfallsweise passagere Urtikaria. Bei einem 18jährigen Mädchen, welches an sehr heftiger Hemikranie litt, zeigten sich seit einem Jahre an den distalen Abschnitten der oberen und unteren Extremitäten (auch im Gesicht) Bläschen, die sich mit serösblutiger Flüssigkeit füllten und dann schwanden (auch deutliche Dermographie). Eine 55jährige Dame klagte über Jucken am ganzen Körper mit Bläschenbildung, sie verspürte ferner fast jeden Tag ein furchtbares Brennen auf der Zunge. Bei einem 44jährigen Mann stellten sich seit acht Jahren zeitweise Bläschen am ganzen Körper ein, die nach einer Stunde verschwanden. Diese Bläschen entstanden auch an der behaarten Kopfhaut und entwickelten sich mitunter nachts, wobei der Kranke erwachte. Manche Patienten klagen ferner über kalte Füße und Hände (allerdings ist dieses Symptom meist ein dauerndes).

Es kommt auch gelegentlich zur Ausbildung einer Erythromelalgie. Lewin und Benda haben nämlich einen 21jährigen, an erblicher (ophthalmischer) Migräne leidenden Mann beobachtet, bei welchem zuletzt Anfälle von Erythromelalgie nebst Schwindel aufgetreten waren (auch passagere Aphasie und Hemiplegie).

Zu derselben Kategorie der vasomotorisch-sympathischen Erscheinungen gehören wahrscheinlich die Schmerzen, die ganz plötzlich auftreten und ebenso plötzlich oder erst nach mehreren Stunden verschwinden. Hierher gehören die von Oppenheim, Lamacq, S. Freud und E. Mendel geschilderten, anfallsweise auftretenden Schmerzen, die ganz verschiedene Körpergebiete befallen können. Oppenheim hat Fälle gesehen, in welchen solche Schmerzattacken an Stelle der echten Migräne aufgetreten waren (in einem umschriebenen Rumpfgebiet oder in einer Extremität), einige Stunden bis einen Tag andauerten und dann spontan schwanden. Lamacq beobachtete einen 30jährigen Mann, welcher in Morgenanfällen entweder von Schmerzen am rechten Fuß oder von rechtsseitiger Migräne befallen wurde. Die Dauer beiderlei Attacken war bei diesem Mann dieselbe (24 Stunden). Während des Anfalles im Fuß (in der Art der Mortonschen Krankheit) traten dieselben Begleiterscheinungen auf, wie bei den Migräneattacken, nämlich Kopfdruck, Erschwerung der geistigen Arbeit, Appetitlosigkeit, Übelkeit usw. Auch hat E. Mendel interparoxysmal Schmerzen an der Wirbelsäule, am Knie und unterhalb des Nabels gesehen.

Analoge Symptome hatte ich nicht selten Gelegenheit in den Intervallen zu beobachten. So traten bei einem 35 jährigen Mann — interparoxysmal — plötzliche Schmerzen im Rücken auf, die zehn Minuten lang anhielten und von selbst schwanden. Ein 38 jähriger Mann klagte seit 17 Jahren über passagere Schmerzen im linken Hypochondrium, die sogar einige Tage anhielten. Die Schmerzattacken waren manchmal so intensiv, daß der Mann die Trambahn verlassen mußte.

Es ist wohl möglich, daß diese Schmerzattacken auf einem Gefäßkrampf beruhen und den Anfällen von Pseudoangina pectoris, manchen Darmkoliken usw. entsprechen.

Von den übrigen Symptomen seitens des sympathischen Vertebralganglionsystems lassen sich bei manchen Migränikern in den Intervallen passagere Schweißausbrüche (bei einer leichten Emotion) und häufiges Frösteln mit Gänsehauterscheinungen (Pilomotorenwirkung) beobachten. Meistens tritt dieses Frösteln als eine Begleiterscheinung der oben beschriebenen vasomotorischen Störungen auf.

Seitens des prävertebralen Ganglionsystems lassen sich besonders häufig interparoxysmale Störungen auf dem Gebiete des Magendarmkanals beobachten. Zu diesen gehören vor allem Schmerzattacken in der Gegend des Epigastriums, des Nabels und auch in der Leistengegend. Die Epigastralschmerzen treten plötzlich auf, können sehr intensiv sein. Sie dauern einige Minuten bis einige Stunden und schwinden dann von selbst. In manchen Fällen sind sie von leerem Aufstoßen, Übelkeit, Parästhesien im Rachen begleitet. So zeigten sich bei einem 51 jährigen Mann, der vor 20 Jahren an sehr heftiger Migräne mit Erbrechen gelitten hat, seit einigen Jahren, wo er frei von Kopfschmerzen war, epigastrale Schmerzattacken. Die letzteren entstanden zuerst vor zehn Jahren, wiederholten sich zunächst einmal in der Woche, in den letzten vier Jahren aber zeigten sie sich jedoch jeden Tag. Während dieser Anfälle gab der Mann viel Speichel ab und bei sehr starken Attacken kam es außerdem zum Erbrechen. Bei demselben Individuum entstanden vor 15—16 Jahren Anfälle von vermehrter Speichelabsonderung aber ohne epigastrale Schmerzen und ähnliche Anfälle traten auch zuletzt, wenn auch sehr selten, zutage.

Andere Patienten leiden an interparoxysmalen Anfällen von krampfartigen Schmerzen oder Attacken in der ganzen Bauchgegend, die mitunter einige Stunden anhalten und von selbst schwinden.

Auch können bei ein und derselben Person diese Bauchschmerzen mit Schmerzattacken in anderen Körpergebieten (z. B. in einem Arm usw.) vergesellschaftet auftreten. Bei einzelnen Individuen, die sonst an Migräne leiden, können ferner von Zeit zu Zeit plötzliche, kurz dauernde Schmerzattacken in einer Leistengegend auftreten (dieselben können fälschlich als Blinddarmentzündung diagnostiziert werden!).

Diese verschiedenen Magen- und Darmattacken werden ebenfalls zum Teil als Äquivalente der Migräne aufgefaßt (Liveing, Möbius, Kovalevsky,

S. Freud, E. Mendel, Bary u. a.). Man muß aber hier zwischen den tatsächlichen Äquivalenten der Hemikranie und den von dieser unabhängigen Anfällen unterscheiden und zu den ersteren nur diejenigen Anfälle rechnen, in welchen die Schmerzattacken wenigstens von einzelnen hemikranischen Symptomen begleitet werden. So traten bei einem 20 jährigen Mädchen der Kovalevskyschen Kasuistik vor drei Jahren sehr intensive Magenschmerzen, danach Schmerzen in der Stirn, Schwindel und Erbrechen auf. Bei demselben Mädchen zeigten sich auch Anfälle von exklusiven Magenschmerzen.

In anderen Fällen, wo die Magenschmerzen sich nur zu der intervallären Zeit zeigen und niemals weder von Kopfschmerzen noch von anderen kardinalen Migränestörungen begleitet werden, sollten dieselben eher als von der Hemikranie unabhängige und nur auf einer mit dieser analogen Grundlage entstehende Erscheinungen aufgefaßt werden. Es ist selbstverständlich, daß hier die Unterscheidung und die Rubrizierung der Attacken oft auf schwer überwindliche Schwierigkeiten stößt und nur eine aproximative sein kann.

Auch sind schließlich Fälle bekannt, wo die Attacken der Magenschmerzen mit denjenigen von Hemikranieanfällen vikariierend auftreten, ferner auch Fälle, wo die ersteren monatelang einzig und allein das Feld beherrschen und wo die Migräne völlig ausbleibt (Bary).

Die Schmerzattacken im Gebiete des Verdauungskanales lassen sich ebenfalls, wenigstens teilweise, auf einen Gefäßkrampf zurückziehen. In einem anderen Teil beruhen sie vielleicht auf Reizung der in den sympathischen Nerven verlaufenden Hinterwurzelfasern.

Zieht man die enge funktionelle Verbindung des Vagus mit dem Sympathikus in Betracht, so lassen sich auch die anderweitigen interparoxysmalen Magendarmsymptome, wie z. B. die plötzlichen Diarrhöen, leicht erklären.

Seitens des Herzens und der Atmungsorgane wurden interparoxysmale Störungen beobachtet, die wohl ebenfalls in das vasomotorische Gebiet des prävertebralen Gangliensystems fallen. Hierher gehören die Anfälle von Kardialgie, Pseudoangina pectoris, Angina pectoris vasomotoria, Anfälle von Arhythmie mit Herzbeklemmung (Kovalevsky, Oppenheim, S. Freud, Bary, H. Curschmann) und manche Asthmaanfälle (Trousseau, Liveing, Chaumier, Bouchard, Gueneau de Mussy, Kovalevsky). Solche Anfälle, besonders seitens des Herzens, habe ich ziemlich häufig bei den Migränikern beobachten können. Sie klagen meistens über ein höchst peinliches Gefühl von Herzbeklemmung und eine Art von Herztrepidation, die nur wenige Sekunden oder auch länger andauert und dann von selbst schwindet. Diese Erscheinungen können um so häufiger auftreten, je weiter der letzte Anfall entfernt ist.

Seitens der Blase konnte ich nur sehr selten intervalläre Symptome feststellen, so z. B. bei einer 34 jährigen Frau, die an Augenmigräne litt und die sich von Zeit zu Zeit von einer Schwäche befallen fühlte und gleichzeitig den Urin „in Töpfen" abgab. Auch bei anderen Personen ließ sich der spastische Urin (häufiges, zum Teil zwangsmäßiges Urinieren bei wasserklarem Urin), den wir bereits oben als eine der Begleiterscheinungen der Migräneanfälle kennen gelernt haben, feststellen.

Zu den Erscheinungen seitens der Sexualorgane könnte man die über-häufigen (auch periodenweise auftretenden) Erektionen, besonders die Morgen-erektionen, rechnen, obgleich diese Erscheinung sich nur zum Teil automatisch auf dem Sympathikusgebiete abspielt, zum Teil aber auf zentralen Vorgänge (Hypersexualität mancher Migräniker) beruhen kann.

Seitens der Sinnesorgane lassen sich nur selten interparoxysmale Symptome feststellen. Es gehören hierher die Skotomerscheinungen (in den Intervallen bei der Augenmigräne), ferner das Ohrenklingeln, Ohrgeräusche. Diese Erscheinungen dürften als abortive Migräneanfälle aufgefaßt werden, falls sie auch sonst als einer der Bestandteile der migränösen Attacken bei demselben Individuum aufzutreten pflegen. Sonst können sie aber auch un-abhängig von der Migräne als solcher entstehen.

Was die Hirnnerven anbelangt, so kann nur manchmal eine inter-paroxysmale Trigeminusstörung zutage treten. Putnam meinte, daß die Migräne der Jugend in späteren Jahren in die Neuralgie übergehen könne und in einem Falle sollte eine typische ophthalmische Neuralgie von temporärer Hemianopsie und anderen hemikranischen Symptomen begleitet worden sein.

Sonst aber bildet die V-Neuralgie ein von der Migräne im klinischen Sinne so grundverschiedenes Leiden, daß von einem engeren Kontakt zwischen beiden kaum die Rede sein kann. Vielmehr ließe sich an ein von der Migräne unabhängiges und bei ein und derselben Person auf einem gemeinsamen patho-genetischen Boden entstehendes Leiden denken.

In einer meiner Beobachtungen klagte eine 22jährige migränöse Frau über passagere Kau- und Schluckschwierigkeit. Dieselbe Frau klagte auch über ein oft auftretendes Würggefühl im Halse, ferner über Depressionszustände und arthritische Erscheinungen. Ob diese Symptome auf einer passageren Schwäche der motorischen V- resp. IX-Nerven bestanden, lasse ich dahin-gestellt. (Dabei muß bemerkt werden, daß bei dieser Patientin keine myastheni-schen Erscheinungen vorhanden waren.)

Seitens des N. facialis kommen nur selten interparoxysmale Symptome vor. Bei manchen tritt zeitweise ein feines, fibrilläres Zittern in den Augen-lidern eines Auges auf. Dieses Zittern wird als ein sehr störendes, unange-nehmes Symptom bezeichnet, obgleich man es äußerlich kaum merken kann. Es dauert meistens sehr kurz (Bruchteile einer Minute, auch mehrere Minuten), kann sich mehrmals am Tage wiederholen und schwindet dann von selbst. Mitunter ist dieses Zittern etwas gröber, man sieht dann ein krampfhaftes Zusammenziehen der Lidspalte und die Erscheinung erinnert dann an einen partiellen Hemispasmus facialis.

Außer diesem Symptom kann in höchst seltenen Fällen auch ein richtiger Tic facial entstehen, so bei einem 30jährigen Mann, welcher an Migräne zu leiden hatte und bei welchem dieser Tic in der rechten Gesichtshälfte auf-trat. Bei demselben Mann entstand auch vor fünf Monaten eine passagere Aphasie während des Anfalles.

Mit der Beurteilung dieser Erscheinungen im Fazialisgebiet muß man aber vorsichtig sein, denn mitunter stellen dieselben einen abortiven Jackson-schen Anfall dar, d. h. sie hängen von zentraler, nicht aber von peripherer Reizung ab. Man soll deshalb stets in diesbezüglichen Fällen in der Anamnese sowohl des Kranken selbst als auch bei dessen Angehörigen nach Epilepsie fahnden.

Auf die Lähmung des N. facialis sowie auf diejenige der Augenmuskelnerven, die auch ohne Kopfschmerzen auftreten können, ist bereits bei der ophthalmoplegischen und fazioplegischen Form der Migräne hingewiesen worden.

Zu den häufigsten interparoxysmalen Erscheinungen seitens des N. VIII gehört sicherlich der Schwindel. Derselbe kann als Begleiterscheinung des Migräneanfalles, aber auch in der intervallären Zeit zutage treten. Der Schwindel kann auch ein Äquivalent des Anfalles darstellen, besonders wenn derselbe von einzelnen migränösen Symptomen begleitet wird oder wenn er bei einem Individuum auftritt, welches auch sonst bei den migränösen Attacken an Schwindel zu leiden hat.

Tritt aber ein Schwindelanfall ohne jegliche hemikranische Symptome auf, besonders bei einem Migräniker, bei welchem niemals Schwindelerscheinungen bei den Migräneanfällen aufgetreten waren, so erscheint es berechtigt, den Schwindel als ein von der Migräne als solcher unabhängiges Zeichen aufzufassen. Das letztere kann aber auf einem ähnlichen, wenn auch anderswo lokalisierten Vorgang im Gehirn wie die Migräne beruhen (es kann z. B. eine passagere Hirndruckerscheinung, speziell im Labyrinth vorkommen). Pezzi beschrieb einen Fall, in welchem unabhängig von der Migräne, aber als Äquivalent derselben, sich eine Serie von Vertigoanfällen im Sinne von Bonnier zu entwickeln pflegten (Vertigo, Verlust des Gleichgewichtes, Augenerscheinungen, Déviation conjuguée, Mydriasis). Pezzi meinte, daß diese Crises bulbaires sich an Stelle der Migräne setzten.

In eigener Kasuistik fand ich zahlreiche Fälle, in welchen der Schwindel als interparoxysmales Symptom auftrat. Manche Kranke stehen früh morgens ohne Kopfschmerzen oder nur mit einer schwachen Kephalie auf und merken zu ihrem Erstaunen, daß sie sich wie betrunken fühlen und sich z. B. beim Waschen kaum auf den Beinen halten können. Die Kranken haben das Gefühl, als ob sich die Gegenstände um sie herum drehen oder — was öfters der Fall ist — daß sie das Gleichgewicht nicht halten können und umzufallen drohen. Dieser Zustand dauert einige Minuten oder bedeutend länger und es kann auch Übelkeit, Brechreiz hinzutreten. Die Kranken fühlen sich niedergedrückt, apathisch, haben keinen Appetit, legen sich ins Bett und es können auch andere Erscheinungen hinzutreten (wie Brust- und Herzbeklemmung, Herzklopfen, Dunkelsehen, Flimmern, Ohrensausen usw.). Bei anderen Personen tritt der Schwindel am Tage auf, während ihrer Berufsarbeit, auch auf der Straße.

So beobachtete ich einen 32jährigen Zollbeamten, welcher plötzlich bei Ausführung seiner Arbeit von einem heftigen Drehschwindel überwältigt wurde; er war gezwungen sich hinzusetzen, es trat Übelkeit und Erbrechen hinzu, er mußte nach Hause fahren und sich ins Bett legen. Nach sechs Tagen trat ein ähnlicher Anfall auf, der außerdem von kaltem Schweiß begleitet wurde. Es trat bei diesem Kranken eine Erscheinung auf, die mir dann auch in anderen Fällen auffiel, nämlich, daß der Schwindel nur dann empfunden wurde, als der Kranke seinen Kopf vom Kissen abgehoben haben. Lag der Kopf aber ruhig auf dem Kissen, so war von Schwindel nichts zu merken. Der betreffende

Kranke litt ferner seit seiner Kindheit an häufigen Migräneanfällen, die zuletzt seltener wurden. Die Schwindelattacken wiederholten sich zunächst alle paar Tage, dann aber, nach Anwendung der Bromkur und einer entsprechenden Diät, wurden dieselben immer seltener und schwanden zuletzt gänzlich.

Eine 33 jährige Frau, die lange Zeit hindurch an Migräne zu leiden hatte, wurde in der letzten Zeit oft schwindelig, wobei die Schwindelattacken manchmal so heftig wurden, daß die Frau sich an etwas halten mußte, um nicht zu fallen. Seit jener Zeit merkte man bei ihr eine schwach ausgesprochene Agoraphobie. Sie hielt sich stets an der Seite der Häuser, oder ging überhaupt nicht allein aus usw. Diese Erscheinung einer psychogen entstehenden Störung (Agoraphobie), die auf dem Boden des Vertigo erwächst, habe ich nicht selten auch bei anderen Individuen feststellen können. Manche Patienten, die bei den Schwindelattacken vom Gefühl des Abstürzens überwältigt werden, sind dann später, auch unabhängig von den Attacken, nicht imstande, aus einer gewissen Höhe (Gebirgs-, Treppenhöhe) in die Tiefe zu blicken, weil sie sogleich von einer mächtigen Angst ergriffen werden. Selbtverständlich können alle diese Phobien auch ohne Zusammenhang mit dem Vertigo zustande kommen.

Die intervallären Schwindelattacken treten entweder selten auf, oder sie können sich auch mehrmals am Tage wiederholen, auch mehrere Tage hintereinander entstehen. Es kommen ja Fälle vor, wo die Schwindelattacken mehrere Wochen hindurch ohne Unterbrechung hintereinander folgen. Ein 48 jähriger Mann, der seit 20 Jahren an Migräne gelitten hat, wurde vor drei Jahren plötzlich beim Aufstehen von einem so intensiven Schwindel ergriffen, daß er sich hinlegen mußte und vier Wochen lang nicht aufstehen konnte. Dann fing er an, im Zimmer herumzugehen, mußte sich aber stützen, um nicht zu Boden zu fallen. Auf der Straße hatte er noch das Gefühl, als ob sein Körper nach links hingezogen wäre und dieser Zustand hielt noch fünf bis sechs Monate lang an. Seit $2\frac{1}{2}$ Jahren wurde er einmal in ein paar Wochen von einem kurzen Schwindel ergriffen, wobei er sowohl im Zimmer, wie auch auf der Straße nur mit Anstrengung gehen konnte und das Gefühl hatte, nach links hingezogen zu werden. Er klagte dabei über ein Gefühl der Schwere im linken Bein („ich bin gezwungen, es nachzuziehen"). Gleichzeitig verspürte er einen Druck in der linken Schläfe, mitunter Ohrensausen, Flimmern, auch Kreise vor den Augen, Parästhesien im linken Bein, Atemnot, Herzklopfen. Der Fall gehört wohl in die Kategorie der Migraine accompagnée.

Oppenheim hat zuletzt (1911) einen Zustand beschrieben, welcher sich dadurch auszeichnen soll, daß bei neuropathischen Individuen, ohne erkennbare Ursache (oder häufiger nach Exzessen, Überarbeitung usw.) sich eines Tages ein heftiger Drehschwindelanfall mit Übelkeit oder auch Erbrechen einstellt und in unmittelbarem Anschluß daran oder nachdem sich derartige Attacken einige Male wiederholt haben, sich ein Dauerschwindel (Vertigo permanens) ausbildet, der Jahre und Dezennien hindurch bestehen bleibt. Die Intensität des Leidens zeigt Schwankungen, indem dasselbe beim Liegen am schwächsten ist, dagegen beim Stehen und Gehen zunimmt. Auch spontane Remissionen und Exazerbationen kommen vor. Oppenheim meint, daß es sich dabei um einen echten, nicht psychisch bedingten Schwindel handelt, der analog gewissen Formen des nervösen Dauerkopfschmerzes — wie z. B.

der Hemicrania permanens — zwar nicht auf greifbaren materiellen Veränderungen beruht, aber auch nicht den Wert von psychischen Gebilden hat, sondern auf Reizzuständen in gewissen Gebieten des Zentralnervensystems besteht (wahrscheinlich nicht auf dem Gebiete des N. vestibularis, des Bulbus, des Cerebellums, sondern auf demjenigen der perzipierenden Zentren im Großhirn).

Auch ich habe Fälle gesehen, wo der Schwindel, nach einem plötzlichen und ganz unerwarteten Entstehen sich dann wochen- und monatelang ununterbrochen hinschleppen kann. Die Fälle betrafen meistens alte Frauen, aber auch Männer, die in ihrer Jugend oft an heftigen Migränen zu leiden hatten. Der Schwindel hörte in liegender Stellung auf, zeigte sich aber sofort, als die betreffende Person den Kopf vom Kissen heben wollte, und noch mehr beim Versuch aufzustehen oder zu gehen. Der Gang wird dabei hochgradig gestört und meistens — besonders zu Beginn des Leidens — ganz unmöglich. Die Kranken taumeln wie Betrunkene und drohen umzufallen. Mitunter tritt dabei Übelkeit und Erbrechen auf, dagegen bestehen keine Kopfschmerzen und das Bewußtsein bleibt vollständig klar. Irrtümlich werden solche Fälle nicht selten als zerebellare Tumoren aufgefaßt. Ihre Prognose ist günstig, indem die Schwindelerscheinungen allmählich abklingen, obgleich sie sich dann später — mitunter nach Jahren — wiederholen können. Obgleich in den entsprechenden Beobachtungen der Schwindel als eine selbständige klinische Erscheinung zutage tritt, so bin ich wenigstens in meiner Kasuistik oft in der Anamnese der Hemikranie begegnet. Es ist auch auffallend, daß von vier Fällen Oppenheims in einem derselben Schulkopfschmerzen, in einem anderen Migräne zu verzeichnen war und daß Oppenheim bei der Schilderung seines Komplexes an die Hemicrania permanens (als Analogon) gedacht hat.

Bereits oben wurde die Bemerkung gemacht, daß der interparoxysmale Schwindel gewöhnlich ohne Kopfschmerzen verläuft oder aber nur von einer schwachen Kephalie begleitet wird und daß gelegentlich Übelkeit und Erbrechen hinzutreten können. Abgesehen davon, daß in manchen Fällen ein heftiger Kopfschmerz sich am 2.—3. Tage des Schwindels einstellt (dann handelt es sich eigentlich nicht mehr um einen interparoxysmalen Schwindel), können auch andere Symptome den Schwindel begleiten. Zu diesen gehört Herz- und Brustbeklemmung, ferner Dunkelwerden vor den Augen, Flimmern, Ohrensausen auch andere Geräusche usw.

Das Bewußtsein bleibt dabei in der Regel ungestört. Es kommen aber Fälle vor, wo der Kopf wie benebelt erscheint und die Kranken sich einige Minuten lang schwer orientieren. Manche fürchten, in diesem Zustand etwas Unpassendes oder Unnötiges zu sagen und müssen sich mit der größten Anstrengung ihres Willens zusammenfassen, um es nicht zu tun. Auch können mitunter psychische Störungen entstehen, wobei es aber dem Kranken gelingt, dieser Störung Herr zu werden und dieselbe zu korrigieren. So litt z. B. ein 42 jähriger Mann von 17 Jahren an Migräne (mit Dunkelwerden vor den Augen); die Migräne hörte vor sechs Jahren auf, zeigte sich aber in der letzten Woche von neuem. In der letzten Zeit stellten sich häufige Schwindelanfälle ein, wobei der Mann das Gefühl hatte, als ob der Erdboden sich von seinen Füßen entfernte. Vor vier Monaten erwachte er nachts in einem heftigen Angstzustand mit dem Gefühl, daß die ganze Welt sich von ihm entferne und als ob er selbst sterbe. Es gelang ihm aber, sich zu bemeistern.

Dieser und ähnliche Fälle zeigen, wie sich ein tatsächlich vorhandenes Drehschwindelgefühl in ein psychisch gefärbtes umwandeln kann und, von Angst und Unlustgefühl begleitet, sich zu einer depressiv-hypochondrischen Idee ausbildet. Bei den in psychischer Hinsicht wenig resistenten Subjekten kann diese Umwandlung auch zu einer tieferen Geistesstörung werden. Manche Kranke geben mit Bestimmtheit an, daß bei ihnen der Schwindel von einem richtigen Depressionszustand begleitet wird, welcher nach Abklingen des Schwindels von selbst ausheilt.

Der Schwindel tritt, wie gesagt, oft abwechselnd mit den Migräneattacken oder mit deren Serien auf.

Nicht selten treten die Vertigoattacken quasi vikariierend mit der Migräne auf, d. h. zu der Periode, wo die Häufigkeit und die Intensität der Migräneanfälle nachläßt. Es kommt sogar vor, daß die Kranken jahrelang von den Schwindelattacken befallen und in dieser Zeitperiode nur sehr selten von der Migräne geplagt werden.

Die Angabe mancher Forscher (Trousseau, Liveing, Kovalevsky u. a.), daß der Schwindel den Ausdruck der Epilepsie bilden kann oder daß gerade in epileptischen Familien Fälle vorkommen, wo Migräne häufiger mit Schwindel, Übelkeit und Erbrechen einhergehe, fand ich zum Teil bestätigt. In manchen Fällen handelt es sich in der Tat um Personen, die außer an Migräne auch an Epilepsie gelitten haben. Bei manchen anderen traten schwere, assoziierte Formen der Augenmigräne auf.

Es gibt aber trotzdem sicherlich Fälle genug, wo der Schwindel auch bei der vulgären (wenn auch meistens bei intensiveren Formen derselben) Migräne, und zwar zu den intervallären Zeiten auftreten kann.

Außer den Schwindelerscheinungen können in den Intervallen auch Ohrensausen, Klingeln und Pfeifen in einem Ohr oder „im ganzen Kopf" entstehen. Diese Erscheinungen dauern einige Minuten lang (auch ½—1 Stunde) und schwinden dann von selbst. Mitunter werden die Kranken wochen- und monatelang fast ununterbrochen von einem höchst peinlichen Ohrensausen geplagt. Alle diese Symptome treten aber bedeutend hinter diejenigen des Schwindels zurück. Auch soll dabei niemals eine genaue Untersuchung der Ohren vernachlässigt werden (Otosklerose, Ohrenkatarrhe, auch katarrhalische Erscheinungen in der Tuba Eustachii!).

Seitens der N. IX und X begegnet man verhältnismäßig selten interparoxysmalen Erscheinungen. Am häufigsten wird noch über Tachykardie geklagt, die anfallsweise auftritt und spontan schwindet.

Ich möchte an dieser Stelle auf eigentümliche Symptome aufmerksam machen, die ich gelegentlich bei den Migränösen konstatieren konnte. Es sind nämlich Gähn- und Nieskrämpfe, die sich ohne jede äußere Ursache zeigen, einige Minuten anhalten und dann von selbst schwinden. Eine 38jährige Frau, die an sehr heftiger Hemikranie mit Übelkeit und Frösteln gelitten hat, ferner über arthritische Schmerzen im ganzen Körper und Anfälle von plötzlicher Mattigkeit klagte, bekam von Zeit zu Zeit Gähnattacken, die ca. eine halbe Stunde anhielten, mit Schwächegefühl verbunden waren und dann schwanden. Mitunter wurde die Dame von solchen Anfällen auf der Straße befallen.

Eine andere 48jährige migränöse Frau, bei welcher die hemikranischen Attacken mitunter mit Bewußtlosigkeit und Konvulsionen verbunden waren, und die seit 21 Jahren ständig deprimiert war, mußte zeitweise zwangsartig mehrmals am Tage gähnen. Bei einer 23jährigen Frau waren ähnliche Anfälle von Gähnen mit Halsschmerz und Schwächegefühl verbunden. Anfälle von Niesen beobachtete ich bei einer 32jährigen bleichen und fettleibigen Patientin, die außer an Migräne auch an Depressionen, Schlaflosigkeit, allgemeiner Unruhe und Herzangst gelitten hat.

Mitunter treten auch paroxysmale Glottiskrämpfe auf, wie es bei einem Patienten Liveings, der an Augenmigräne litt, der Fall gewesen war. Liveing betrachtete diese Glottiskrämpfe als Äquivalent der Migräne.

Seitens des Großhirns kommen in der interparoxysmalen Zeitperiode selten Erscheinungen vor, allerdings etwas häufiger bei den schweren Formen der Hemikranie. Dieselben bestehen erstens in Parästhesien, die sich plötzlich in verschiedenen Körpergebieten einstellen können (obere, untere Extremitäten, Gesicht), gelegentlich, besonders bei den schweren Formen, auch einseitig entstehen. Es können ferner Zuckungen und das Gefühl des Flimmerns unter der Haut in verschiedenen Körpergebieten vorkommen (ebenfalls bei den schweren Hemikranieformen). Das bereits oben erwähnte einseitige Zusammenziehen der Augenlider gehört vielleicht hierher, d. h. es stellt ein Rindenreizsymptom dar und breitet sich dann auf die entsprechende Körperhälfte aus.

Auch Lähmungserscheinungen, und zwar halbseitige, können gelegentlich vorkommen. So sah Oppenheim Anfälle von Hemiparese sich mit den hemikranischen Attacken abwechseln. Öfters kommen solche passagere Halbseitenlähmungen in Verbindung mit der Aphasie vor.

Auf ein spezielles Hirnsymptom soll hier aufmerksam gemacht werden, nämlich auf die Aphasie. Dieselbe kann entweder allein oder in Verknüpfung mit motorischen und sensiblen Symptomen entstehen. Auch dieses Symptom zeigt sich häufiger bei den schweren Migräneformen (ophthalmischer, epileptischer), als bei der vulgären Hemikranie. So konnte ich eine 31jährige Frau beobachten, die seit einigen Jahren an Migräne litt und die vor einigen Tagen ein Taubheitsgefühl in der linken Hand verspürte und zwar in aufsteigender Richtung vom 2. Finger beginnend. Gleichzeitig verlor die Kranke die Sprachfähigkeit (dabei keine Kopfschmerzen). Sie behielt dabei das volle Bewußtsein, konnte aber kein einziges Wort aussprechen, murmelte nur e—e—e vor sich. Dies dauerte fünf Minuten lang, die Dame wurde dabei sehr erschrocken und fühlte sich nachher müde und schwach. Ähnliche Anfälle wiederholten sich in den nächstfolgenden Tagen, manchmal sogar mehrmals am Tage. Einmal trat sogar eine sozusagen „intermittierende Aphasie" auf, indem die Dame bald kein Wort aussprechen konnte, bald wiederum sprach und diese Schleusenvorrichtung funktionierte dann in der einen oder anderen Richtung ca. acht Minuten lang. Eine andere 26jährige Frau, die seit drei Jahren an Migräne und Schwindelanfällen zu leiden hatte und von Zeit zu Zeit im linken Auge ein Zittern verspürte, erzählte, daß ihr vor zwei Tagen plötzlich bei einer Abendversammlung die Sprache versagte. Sie hörte und sah alles, allein sie war nicht imstande, auch nur ein einziges Wort auszusprechen, sie lispelte nur etwas und dieser Zustand dauerte 1—2 Minuten lang. In einem anderen Fall, welcher eine 35 jährige Frau betraf, trat die passagere Aphasie stets im Zusammenhang mit Globusgefühl auf.

Auf die interparoxysmalen Sprachstörungen machte bereits Liveing aufmerksam. Er sah auch Paraphasien vorkommen, bei vollständig erhaltenem Bewußtsein und Selbstkritik. Manche seiner Patienten gaben an, daß sie auch sonst häufig an einer erschwerten Aussprache zu laborieren hätten und daß sie ferner manchmal Worte sagten, die sie nicht wollten. Liveing erwähnt einen bemerkenswerten, von Dr. Steel herstammenden Fall, wo die interparoxysmale Aphasie mit Lähmung verknüpft war: Bei dem betreffenden Kranken begann eine solche Attacke mit Bewußtseinsstörung und erschwerter Sprache, die schnell vorüberging und es stellte sich dann eine rechtsseitige Hemiplegie ein, die rasch verging. Nach sieben bis acht Monaten entstand wiederum Sprachstörung. Nach vier Monaten stellte sich eine plötzliche Ideenkonfusion, stuporähnlicher Zustand und Aphasie ein. Nach einer Woche Besserung der Sprache, dann erneute Attacken mit Schläfrigkeit und rechtsseitiger Hemiplegie und verlangsamtem (bis auf 40) Puls. Patient erholte sich von der Hemiplegie und auch die Sprache wurde allmählich besser. Solche und ähnliche Anfälle, die bereits auf kompliziertere Vorgänge hindeuten, treten besonders bei den schweren Migräneformen, auch als interparoxysmale Erscheinungen auf.

Außer allen diesen Störungen, die mit einem bestimmten Organ oder System in Verbindung stehen, gibt es noch andere, welche mit dem allgemeinen Befinden des Organismus, in dessen Tätigkeit und Schlaf zusammenhängen.

In dieser Richtung wäre zunächst auf die Stoffwechselstörungen hinzuweisen, die weiter unten bei der Besprechung der Verbindungen der Hemikranie mit anderen Krankheiten genauer berücksichtigt werden. Es sind dies ganz variable Erscheinungen aus dem Gebiete des gestörten Neurometabolismus. Analysiert man etwas genauer das Leben der Migräniker, so sieht man, daß sich eine bunte Reihe von mannigfaltigen Symptomen entwickelt, die sich bald in einem, bald in einem anderen Körperorgan abspielen. Klingt die eine Erscheinung ab, so entsteht nach einer gewissen Zeit eine andere, wobei mit der Zeit gewisse Prädilektionstypen sich ausarbeiten, die sogar zu dauernden Symptomen und Syndromen führen können. Eine genaue Ana- und Katamnese zeigt, daß bei manchen an Migräne leidenden Personen kaum eine Woche oder ein Tag vergeht, ohne Aufflackern einer dieser Erscheinungen. Ein solcher „Kinematostatus" beweist, daß im Organismus solcher Kranken fast ununterbrochen krankhafte Störungen auftreten und daß demnach z. B. bald eine Schwere im Arm oder im Kreuze, bald eine Herzbeklemmung, bald ein Magenschmerz usw. entsteht und sich zwischen die eigentlichen Migräneattacken einschiebt. Auf demselben Boden kann sich bei manchem Patienten allmählich eine stabilere Stoffwechselkrankheit entwickeln, wie Fettleibigkeit, Diabetes usw. Die Fettsucht kann sich auch subakut entwickeln, so nahm z. B. eine meiner Patientinnen, eine 33 jährige migränöse Frau, in den letzten Monaten 47 Pfund zu, so daß sie zuletzt 227 Pfund wog.

Von den allgemeinen Störungen kann auch der Schlaf in den Intervallen gestört werden. Nicht selten fand ich bei den Migränösen eine paroxysmale Agrypnie. Es kommen dann unbestimmte Zeitperioden vor, wo die betreffenden Personen einige Tage hintereinander, aber auch wochen- und monatelang wenig oder gar nicht schlafen können. Bei anderen wird der Schlaf unruhig und oberflächlich. Nicht selten klagen die Migräniker über schreckhafte Träume, Gesichtshalluzinationen, Jaktationen, plötzliches Erwachen mit Schrei und ängstlicher Herzbeklemmung. Bei manchen gesellen sich zu diesen nächtlichen Erlebnissen hysterische Erscheinungen hinzu.

Bei manchen an Migräne leidenden Personen fand ich eine umgekehrte Erscheinung, nämlich eine interparoxysmale So mnolenz. Von Zeit zu Zeit werden dann die betreffenden Personen von einer zwangsartigen Schläfrigkeit befallen. Der Zustand dauert nur kurze Zeit ($\frac{1}{2}$—1 Stunde) und gleicht völlig den normalen Schlaferscheinungen. Bei anderen kann diese Periode sogar einige Wochen oder sogar monatelang anhalten und die Kranken klagen dann über ständige Schläfrigkeit. Ein 44jähriger Mann, der an häufiger Migräne litt, fühlte ein Schlafbedürfnis, sobald er sich hinsetzte. Eine 37jährige Frau, die an sehr heftiger Migräne und ständiger Verstimmung litt, klagte über Somnolenz, die sich ihrer seit drei Monaten in ununterbrochener Weise bemächtigt hat.

Auf dem Gebiete des psychischen Lebens kommen nicht selten Erscheinungen vor, die ihre tiefen Wurzeln in der nervösen Veranlagung der Migränösen haben und die dann nachträglich die geistige Natur der betreffenden Persönlichkeit in einem gewissen Grade umwandeln können. Es muß hier vor allem die Häufigkeit der Depressionszustände besonders stark betont werden. Von 500 eigenen Fällen konnte ich in nicht weniger als bei 132 Personen Depressionszustände feststellen, darunter auch ausgesprochene Zyklothymien und sogar manisch-depressive Zustände. Dies bedeutet somit 26 %, d. h. daß jede vierte, an Migräne leidende Person an Verstimmungen leidet.

Diese Depressionszustände kommen entweder sporadisch vor, dauern dann nur einige Stunden, Tage oder noch länger. In anderen Fällen tritt eine gewisse Periodizität auf, wobei bei manchen die Perioden der Depression immer länger und die Zustände immer häufiger werden. In noch anderen Fällen wird die Depression zu einer dauernden Lebenserscheinung, die jahre- und jahrzehntelang ohne Unterbrechung anhält. Sie wird dann zu einer zweiten Natur.

Die Kranken empfinden den Depressionszustand in der Weise, daß sie unmutig, energielos werden, sie bezeichnen die entsprechende Zeit als „schwarze Tage", die Welt erscheint wie „mit schwarzem Tuch bedeckt", sie können nichts leisten, arbeiten auch gar nicht oder erledigen ihre Tagesarbeit rein mechanisch, mit großer Willensanstrengung. Nicht selten tritt dabei Anxietas praecordialis auf.

Bei längerer Dauer dieser Depressionszustände kommen auch wahre melancholische Ideen vor, die Kranken meinen, daß sie alles verloren hätten, daß ihre Familie zugrunde gerichtet werde, daß sie ihren Verstand und ihre Fähigkeiten verloren hätten usw. Manchmal kommen auch Zwangsideen hinzu. So klagte z. B. eine meiner Patientinnen, eine 20jährige Frau, die an hereditärer Migräne und Depressionen litt, daß sie dabei von Zwangsgedanken geplagt wird, alle Anwesenden zerstückeln zu müssen.

In manchen Fällen ist, wie gesagt, eine richtige Zyklothymie zu beobachten, indem die betreffenden Personen auch in Zustände geraten, in welchen sie überfroh und lebenslustig, hypomanisch werden, auch sexuell gefärbte Exaltationszustände aufweisen.

In einigen Fällen konnte ich eine Kombination von Depressionszuständen mit hysterischen Erscheinungen und besonders mit den sog. Krämpfen (Wein-Lach-Krämpfen) beobachten. Diese und ähnliche hysterische Erscheinungen (l'arc des cercle, Schreikrämpfe) können jedoch allein, ohne Depression vorkommen, aber auch mit diesen abwechseln. So litt eine 34 jährige migränöse Frau vor sieben Jahren an Hysterie während der Schwangerschaft, ferner an hysterischem Weinen und Lachen, unruhigem Schlaf mit Alpdrücken und Halluzinationen. Eine andere 32 jährige migränöse Frau litt außer den Wein- und Lachkrämpfen, an Anfällen von allgemeiner Muskelanspannung, zuletzt an Depressionszuständen mit Schlaflosigkeit, hypochondrischen Ideen usw.

Während man nun die Depressionszustände auch bei vulgärer Hemikranie nicht selten antrifft, so begegnet man den schweren hysterischen Symptomen meistens bei den schweren Migräneformen, besonders aber bei der ophthalmischen und epileptischen Form derselben.

Bereits die eben geschilderten Depressionszustände können den Charakter des betreffenden Individuums wesentlich abändern und zwar besonders dann, wenn sich die Zustände öfters wiederholen und länger anhalten. Die betreffenden Individuen werden allmählich menschenscheu, meiden Gesellschaft, verkleinern immer mehr ihren Bekanntenkreis, verbleiben am liebsten in ihrer Familie oder auch ganz allein. Es kommen hier selbstverständlich verschiedene Nuancen vor, die teils noch in das Grenzgebiet des Normalen gehören, teils aber bereits in das Pathologische hinübergehen. Die betreffenden Persönlichkeiten gelten auch als Sonderlinge. Man begegnet hier ganz variablen neuropathischen und psychastenischen Naturen. Die Wurzeln ihres asozialen Wesens entspringen teils aus der angeborenen nervösen Veranlagung, teils aber hängen sie von den sekundären Erscheinungen der Migräne und speziell von den depressiven Zuständen und einer entsprechenden allmählichen geistigen Umwandlung ab.

Alle diese Charakteränderungen treten am deutlichsten bei denjenigen Migränikern hervor, die von Geburt aus verschiedene geistige Abnormitäten gezeigt haben, die sich mit fortschreitendem Lebensalter noch mehr vertiefen und stabil werden.

Die angeborenen psychischen Eigentümlichkeiten, die eine gewisse Ähnlichkeit mit denjenigen mancher Epileptiker vorweisen, treten allerdings bei schweren Migräneformen und speziell bei der ophthalmischen und epileptischen Migräne auf. Sie bestehen darin, daß die betreffenden Personen von Geburt aus exzentrisch, eigensinnig, reizbar, zornig und auch gewalttätig erscheinen. Bei manchen zeigt sich sehr früh ein Zug zur Pedanterie, sie führen ein Paragraphenleben und zwingen auch ihre nächste Umgebung, sich danach zu richten. Bei manchen läßt sich ein Schwanken, eine Unentschlossenheit und ein Gefühl der inneren Insuffizienz feststellen. Eine unendliche Kette von Varianten kann hier vorkommen und dem Charakter des Einzelnen ein spezielles Gepräge verleihen. Auch können zum Teil alle diese Erscheinungen bei ein und derselben Person zu verschiedenen Zeiten und in verschiedenen Kombinationen zutage treten.

Alle diese Erscheinungen können mehr oder minder angeboren sein und sollten eigentlich nicht zu den interparoxysmalen, sondern zu den dauernden Charaktereigentümlichkeiten der Migränösen zugezählt werden. Sie können aber auch anfallsweise in der intervallären Zeit auftreten (z. B. Zornattacken, Anfälle von einer eigentümlichen zornigen geistigen Spannung aus unbedeutenden Motiven), oder aber beim Hinzutreten der periodischen Depression sich in einer besonders prägnanten Weise zeigen. Sie erinnern ebenfalls an das psychische Verhalten mancher Epileptiker, wie dasselbe z. B. von Binswanger, zuletzt auch von Roemer (bei der epileptischen Verstimmung) geschildert worden ist.

Sowohl die Depressionszustände, wie auch die angeborenen oder erworbenen Charaktereigentümlichkeiten erschweren häufig das Leben in der Weise, daß manche Migräniker tatsächlich ihre Lebensfrohheit und Tatenenergie verlieren und sich allmählich in ihren Geschäften vernachlässigen.

Die Mehrzahl der eben skizzierten psychischen Störungen spielt sich in der Gefühlssphäre ab. Man begegnet aber bei den Migränösen auch Störungen auf dem Gebiete des Intellekts. Hierzu gehört vor allem die Abschwächung des Gedächtnisses, die bei manchen, besonders mit heftigen oder schweren hemikranischen Formen Belasteten deutlich zutage tritt. Die Gedächtnisschwäche nimmt dann mit der Zeit immer mehr zu. Die Abhängigkeit der letzteren von der Migräne geht auch daraus hervor, daß bei manchen Individuen das Gedächtnis während des Anfalles bedeutend schwächer wird als in den freien Intervallen und daß andererseits, je häufiger und heftiger die Attacken sind, das Gedächtnis sich um so mehr geschädigt zeigt. Es ist bemerkenswert, daß dabei hauptsächlich und zunächst die Namen vergessen werden. Die Kranken vergessen die Namen ihrer Bekannten, die Telefonnummer ihrer nächsten Bekannten, die Titel der Werke, Autorennamen usw. Auch verschwinden die fremden Sprachen allmählich aus dem Gedächtnis. Auch die Merkfähigkeit kann deutlich leiden, wobei auch ganz verschiedene Nuancierungen vorkommen können. Bei sehr schwerer Gedächtnisstörung kann sogar eine gewisse Invalidität entstehen. Ich behandelte z. B. eine ältere Dame, die seit langem an heftiger Migräne, zuletzt auch an Konvulsionen zu leiden hatte und bei der das Gedächtnis und die Merkfähigkeit in der Weise gesunken waren, daß sie nicht mehr imstande war, ihre häusliche Wirtschaft zu verrichten. Sie vergaß alles, wußte nie, wo sie ihre Schlüssel hingelegt hat, was sie vor einigen Minuten zu der Köchin gesagt hat usw. Sie war sich ihres Übels vollständig bewußt, zeigte auch sonst absolut keine psychischen Störungen, war im Leben gut orientiert, konnte aber an demselben keinen intimeren Anteil nehmen. Eine andere 38 jährige Patientin, die seit langem an Migräne gelitten hat, merkte seit einem Jahre Abnahme des Gedächtnisses, die so rasch fortschritt, daß ihr mitunter die Nummer ihres Hauses oder ihres eigenen Telephons plötzlich aus dem Gedächtnis schwand. Bei solchen Störungen kann auch eine zwangsartige Autosuggestion eine gewisse Rolle spielen. Es ist selbstverständlich, daß unter diesen Umständen die Arbeitskraft sehr zu leiden hat und in der Tat sinkt bei solchen Kranken allmählich das Niveau der Lebensbestrebungen und der

Produktivität des Geistes. Speziell bei den Kopfarbeitern schwindet allmählich die frühere präzise und knappe Fassung und es tritt an deren Stelle die charakteristische Weitschweifigkeit und Verschwommenheit auf.

Für das Schicksal des Einzelnen spielt aber hier, ebenfalls wie bei der Epilepsie, die Festigkeit der Hirnkonstruktion die Hauptrolle. Ebenso wie es Männer gab, die trotz bestehender Epilepsie ihre genialen Werke und Taten weiter schufen (Julius Caesar, Apostel Paulus u. a.), so kann um so weniger auch die schwerste Migräne bei manchen Individuen etwa an dieser Konstruktion rütteln (Airy, Wollaston). u. a. Nur das eine läßt sich sagen, daß es bei Migräne niemals zu den tiefen Verblödungsprozessen kommt, wie es bei der Epilepsie der Fall sein kann.

Eine weitere Störung des Intellektes kann darin bestehen, daß manche Migräniker von vorneherein oder erst allmählich die Fähigkeit verlieren, ihre Gedanken zu konzentrieren. Es werden fremdartige Gedanken oder Gedankensplitter eingeschoben, das Denken wird dadurch gestört, verliert an seiner Kontinuität, wird unterbrochen oder gar chaostisch, inkohärent und führt nicht oder nicht immer zum Ziel. Bei anderen begegnet man einer sprungartigen Denkweise: Es entsteht der Typus eines Denkers auf kurze Distanz. Er wird bald zerstreut, verliert die Richtschnur, fängt immer von neuem an.

Auch andere intrapsychische Störungen wie das Zwangsdenken, Grübel- und Fragesucht können hier vorkommen

Die geistige Arbeit wird ferner bei manchen dadurch gestört, daß zeitweise kurze Bewußtseinstrübungen auftreten, indem die Kranken, trotz einer guten Orientierung, sich wie benebelt fühlen. Das Denken wird in diesen Zeitperioden, die manchmal einige Stunden oder Tage andauern, kein so klares wie sonst, auch fällt es den betreffenden Personen schwerer, ihre Gedanken zu sammeln und in einer präzisen Weise auszudrücken. Ein Kranker Tissots erzählte, daß er mitunter das Gefühl einer Konfusion im Kopf hatte, welches ihn auf einige Stunden arbeitsunfähig machte. Liveing erzählt wiederum, daß er solche Zustände bei Migränösen unter der Form von solitären oder okkasionellen Anfällen auftreten sah, wobei dieselben mit analogen Zuständen bei Epilepsie zu vergleichen wären, aber auch das alleinige Zeichen einer latenten Migräne bilden können.

Auch diese psychischen Störungen können in mancher Beziehung sehr störend auf die weitere Entwickelung des Individuums wirken. Die intrapsychischen Störungen, die psychomotorischen Hemmungen können beispielsweise die weitere Karriere eines Parlamentredners in hohem Maße behindern und überhaupt kann sich hier eine wesentliche sekundäre Umwandlung der Natur des Einzelnen vollziehen. Ich konnte wenigstens die Beobachtung machen, daß manche migränösen Personen sich allmählich zu egozentrischen Grübelnaturen entwickeln, die stets unzufrieden sind, alles und alles kritisieren und analysieren etc. In dieser Weise kann auch z. B. der Typus eines Alleweltkritikers entstehen, gleichzeitig mit der Neigung zu einer pessimistisch gefärbten Selbstanalyse. Dies gilt besonders für die mit schwerer Migräne behafteten und noch dazu mit psychischen Defekten belasteten Personen.

Auf manche dieser psychischen Erscheinungen und besonders auf die Depressionszustände, wurde bereits von früheren Forschern hingewiesen. Es ist besonders das Verdienst von Swoboda, Havellock Ellis, zuletzt auch von Reiß, auf den rhythmischen Ablauf verschiedener Lebensvorgänge als einer allgemein gültigen biologischen Gesetzmäßigkeit hingewiesen zu haben. Reiß meint sogar, daß die Neigung zu einer periodischen Störung den Ausdruck einer allgemeinen biologischen Konstitution darstellt. In der Psychopathologie war es dann besonders das Verdienst von Kahlbaum und zuletzt von Kraepelin, die auf die feineren Schwankungen des Gemütes und auf deren Häufigkeit hingewiesen haben. Es fehlt in der letzten Zeit nicht an Beobachtungen, die gerade diese feineren Nuanzierungen des Gefühlslebens, speziell aber die Depressionszustände mit den Kopfschmerzen zu verbinden gesucht haben (Diehl, Runge).

Speziell in bezug auf die Hemikranie hat auch Möbius, wenn auch mit großer Reserve, darauf hingewiesen, daß deren Anfälle durch seelische Verstimmung vertreten werden können.

Was die Gedächtnisstörungen anbelangt, so hat bereits Tissot deren Schwäche bei den Migränösen betont und auch eine intellektuelle Abnahme bei einer immer zunehmenden Häufigkeit der hemikranischen Attacken beobachtet.

Alle die eben geschilderten Störungen bewegen sich noch, wenigstens zum großen Teil, in den Grenzgebieten der normalen Psyche. Noch ein Schritt weiter und sie fallen bereits in das Pathologische hinein. In schwersten Fällen entstehen dann Psychosen und zwar sowohl in Verbindung mit dem Migräneanfall als solchem, als auch unabhängig von letzterem.

Sie sind bereits oben im Zusammenhang mit der psychischen Hemikranie beschrieben worden.

C. Dauersymptome bei Migräne.

Zu den Dauersymptomen bei Hemikranie können 1. diejenigen Erscheinungen gezählt werden, die von Geburt aus als „Entwickelungsstörungen" bestehen und 2. diejenigen Symptome, die sich akut oder allmählich bei den Migränösen entwickeln und dann stationär werden.

Was zunächst die Entwickelungsstörungen anbelangt, so erinnern diese Stigmata degenerationis wohl am meisten an diejenigen bei Epilepsie. Sie treten aber bei Migräne noch weniger deutlich und seltener zutage, als es bei Epilepsie der Fall ist. Allerdings wurden sie bis jetzt stiefmütterlich behandelt, wenig ausgearbeitet und dürfen aus allen diesen Gründen nur cum grano solis vorgeführt und aufgefaßt werden

Es war besonders Dobisch, der auf die Unregelmäßigkeiten im Bau des Schädels bei Migräne die Aufmerksamkeit gelenkt hat (Asymmetrie der Knochen des Schädels und der Nase, Unregelmäßigkeiten im Pharynx). Der flacheren Nasenseite sollte auch eine deutliche Abflachung der Brust entsprechen.

In der letzten Zeit machte auch Schüller auf die Bedeutung der Skelettanomalien bei Migräne aufmerksam und zwar sowohl bei der genuinen, wie auch bei der symptomatischen. Seine Röntgenaufnahmen sollten wichtige diagnostische Schlüsse aufgewiesen haben, wie hyperostotische und destruktive Prozesse des Schädelskeletts, ausgesprochene Impressiones digitatae, Turmschädelformen und Asymmetrien, die als Zeichen einer lange bestehenden Drucksteigerung dienen sollen.

Auch eine Gesichtsasymmetrie (Unterentwickelung einer Gesichtshälfte) will Stern in acht Migränefällen konstatiert haben, wobei die Kopfschmerzen der hypoplastischen Seite entsprechen sollten. Dabei sollte auch eine Hypalgesie der gekreuzten Extremitäten vorhanden gewesen sein. Stern faßte diese Fälle als rudimentäre zerebrale Lähmungen auf.

Es wäre zweifellos sehr interessant, spezielle Untersuchungen über die angeborenen Degenerationszeichen bei Migräne nicht nur auf physischem, sondern auch auf psychischem Gebiete aufzustellen. Die Verknüpfung der Hemikranie mit anderen Neurosen deutet darauf hin, daß auch auf diesem Gebiete eine angeborene Neigung zu verschiedenen Neuropathien vorliegen kann, die sich aber häufig erst im späteren Lebensalter äußert.

Auf die angeborene Neuropathie wird von Karplus verwiesen. Kovalevsky will bei seinen Patienten sexuelle Abnormitäten aufgefunden haben, die darin bestanden, daß der Geschlechtssinn entweder abnorm stark oder im Gegenteil abgeschwächt war, eventuell auch pathologische Abirrungen gezeigt hat.

Ich fand ebenfalls bei manchen, besonders mit schweren Hemikranieformen belasteten Personen sexuelle Störungen, die entweder in einer Hypersexualität oder in verschiedenen Abirrungen und Perversitäten ihren Ausdruck fanden. Der gesteigerte sexuelle Trieb trat mitunter periodenweise auf, mitunter einige Tage vor dem Anfall der Migräne und fiel dann mit der allgemeinen Gereiztheit oder auch Depression zusammen. Es läßt sich in diesen Fällen eine gewisse Ähnlichkeit mit entsprechenden Zuständen bei manchen Epileptikern nicht von der Hand weisen.

Zu der zweiten Kategorie von Dauersymptomen gehören diejenigen Störungen, die sich allmählich oder auch akut und zum Teil aus den interparoxysmalen Erscheinungen heraus entwickeln. Sie wurden zum Teil bei der Schilderung dieser letzteren erwähnt. Es wurde nämlich auf das allmähliche Entstehen der mehr oder minder stationären psychischen Störungen und andererseits auf die sich auf dem Boden des gestörten Neurometabolismus entwickelnden Erkrankungen hingewiesen (s. darüber auch im Kapitel Diagnose über die Verbindung der Migräne mit anderen Krankheiten).

Außer diesen teils funktionellen, teils organischen Krankheiten, die entweder angeboren sind oder allmählich entstehen, gibt es andere, die in akuter oder subakuter Weise zutage treten.

Es handelt sich dabei hauptsächlich um akute oder subakute und nicht ausheilende Hemiplegien, die sich fast immer bei älteren, an Migräne leidenden Personen entwickeln können. In diesen Fällen ist zum Teil ein direkter Zusammenhang mit der Migräne als solcher anzunehmen, teils aber entsteht hier wahrscheinlich ein arteriosklerotischer Hirnprozeß auf einem mit der Hemikranie gemeinsamen pathogenetischen Boden.

Der bekannte englische Forscher Parry, der an Migräne litt, starb an einer Gehirnkrankheit, nachdem er jahrelang an Aphasie und Agraphie gelitten hat. Dasselbe Schicksal wurde auch Wollaston beschieden. Liveing erzählt von einem Arzt, der bis zum 50. Jahr an Migräne litt, dann aber frei von derselben wurde und an Tic douloureux erkrankte. Es entstanden dann bei ihm apoplektische Anfälle. Liveing meinte sogar, daß mitunter das vorzeitige und plötzliche Schwinden der hemikranischen Anfälle das erste Zeichen einer beginnenden Hirn- und Gefäßentartung bedeute und als ominöser Vorläufer eines apoplektischen Insultes gelten könne. Charcot hat in dieser Beziehung auf die spezielle Gefährlichkeit der Augenmigräne hingewiesen.

Wir glauben nicht, daß man dem Schwinden der hemikranischen Attacken eine so trübe Bedeutung beimessen soll, denn die Migräne kann sicherlich im 40.—50. Lebensjahre schwinden, ohne üble Folgen nachzutragen. Es ist aber zuzugeben, daß die Augenmigräne und speziell deren tardive Form manchmal gefährlich werden kann und ein Signum mali ominis bedeutet.

Diese ominöse Bedeutung der Augenmigräne leuchtet z. B. aus folgender Beobachtung von Féré heraus: Bei einem 53jährigen Mann, der an Augenmigräne litt, entstand ein Jahr vor dem Tode Schwäche der rechten Hand, der rechten Gesichtshälfte und Sprachstörung. Auch vorübergehende Schluck- und Atembeschwerden traten bei ihm auf. Dann besserte sich die Sprache, aber die Schwäche der rechten Hand wurde noch größer. Die Kopfschmerzen saßen hauptsächlich links und waren andauernd. Einige Tage vor dem Tode merkte man eine Muskelsinnstörung in der rechten Hand, die Sprache wurde bald unmöglich, bald besserte sich dieselbe, der Kranke merkte Zickzackfiguren und Hemianopsie rechts, ferner Parästhesien in der linken Hand und in der linken Gesichtshälfte, dann auch im linken und im rechten Bein. Der Fall zeigt, daß jahrelang nur funktionelle Hirnstörungen bestehen können, die aber zuletzt zu organischen Störungen in den beiden Hirnhemisphären und zwar im Gebiete der dritten frontalen und der zentralen Windungen führen. Féré meint, daß in analogen Fällen durch Wiederholung der Gefäßspasmen bei den einzelnen Migräneattacken sich leichter eine Gefäßobliteration entwickeln kann.

Ähnliche Beobachtungen findet man bei Oppenheim, der bei einem Ingenieur, der 15 Jahre lang an einem rechtsseitigen Flimmerskotom zu leiden hatte, eine plötzliche rechtsseitige Hemianopsie beobachten konnte (allerdings war in diesem Fall zuletzt eine luetische Infektion hinzugekommen)!

Auch beschrieb Meige eine 73jährige, an Augenmigräne leidende Frau, bei welcher sich nach einer Serie von Anfällen eine Parese und Ödem der rechten Gesichtshälfte entwickelt hat (Hémiface succulente).

Diese tiefgreifenden Störungen entstehen, wie gesagt, im höheren Alter. Der Fall von Infeld ist vielleicht der einzige, in welchem eine nicht ausheilende Hirnkrankheit bei einem jungen migränösen Individuum beobachtet werden konnte. Es handelte sich hierbei um eine 29jährige Frau, die seit ihrem zwölften Lebensjahr an hereditärer Migräne gelitten hat und die vor zwei Jahren — nach einem Schreck — Zittern über dem linken Ohr, Hitze in der rechten Gesichtshälfte verspürte und das Gefühl hatte, als ob die rechte Körperhälfte von einem Blitz getroffen wäre. Die Kranke fiel um und war rechts gelähmt. Die Lähmung schwand zwar nach einigen Tagen, es blieb aber eine Athetose und Schwäche der rechten Hand nebst charakteristischen Bauch- und Patellarreflexstörungen und Parästhesien am rechten Daumen und Zeigefinger bestehen.

Auf die persistierenden Hemianopsien haben bereits Thomas, dann Féré und zuletzt Th. Schröder hingewiesen. Dieser letztere fand in einem

Fall von Augenmigräne fast symmetrische Defekte in den beiden Gesichtshälften mit mangelhaften Farbenempfindungen.

Auch die Sprache kann dauernd gestört sein. Es können sämtliche Erscheinungen der Augenmigräne abklingen und nur die Aphasie heilt nicht aus (Féré).

Außer den zentral bedingten Sehstörungen können auch im peripheren Sehapparat organische Läsionen entstehen, die zum Teil zu Dauererscheinungen führen. In einer Beobachtung von Brasch und Levinsohn kam es während einer hemikranischen Attacke zu Blutungen in den Augenlidern und einmal in der Retina. (Die dadurch entstandenen Sehstörungen bildeten sich allerdings allmählich zurück.) Th. Schröder beobachtete einen Fall von Augenmigräne, wo eine Retinaablösung stattfand und Voß beschrieb eine 42jährige Frau, die seit ihrer Jugend an Migräne litt und die bei einem Anfall plötzlich links erblindete. Es entwickelte sich linksseitige Optikusatrophie auf Grund einer Thrombose der Art. centralis retinae oder einer Blutung in die Optikusscheide.

Schließlich wurden dauernde Lähmungserscheinungen seitens des Augenmuskelapparates bei der Migräne beobachtet (s. darüber bei der ophthalmoplegischen Migräne).

Manche dieser Dauererscheinungen haben bereits auf dem Sektionstisch ihre Erklärung gefunden. Dies betrifft die Hemiplegien bei Migränösen, auf die oben hingewiesen worden ist. So handelte es sich in der Beobachtung von Oppenheim um eine Frau, die wahrscheinlich seit ihrer Kindheit an periodischen, nicht halbseitigen Kopfschmerzen gelitten hat. Da entstand nach der Verheiratung, im Geleit eines Migräneanfalles eine Sprachstörung. Nach 24 Stunden schwand diese Erscheinung. Seither vier solche Anfälle mit Aphasie. Die Anfälle begannen mit Kriebeln in der Zunge, später schwand die Sprache, kehrte nach $\frac{1}{4}$—$\frac{1}{2}$ Stunde wieder, dann stellte sich Kopfschmerz ein und dauerte ein bis zwei Tage lang (meistens links). Nach 14 Jahren verlor die Kranke bei einem solchen Anfall die Sprache, es bestand Worttaubheit und die rechte Körperhälfte wurde gelähmt. Nach ca. $1\frac{1}{2}$ Monaten starb sie. Die Sektion erwies Thrombose der Art. carotis interna sinistra mit Erweichung entsprechender Hirnteile.

Auch Karplus konnte autoptisch bei einer Frau, die an idiopathischer Migräne zu leiden hatte, eine Gefäßerkrankung an der Hirnbasis feststellen. Er meinte, daß die Zirkulationsstörungen während der hemikranischen Attacken zur Erkrankung der von vorneherein minderwertigen Gefäße beigetragen hätten.

Es wurden ferner organische Störungen bei den an Migräne leidenden Personen festgestellt, ohne daß diese in einem sicheren Kontakt mit der Migräne als solcher gestanden hätten. So sezierte Möbius zwei Fälle, in welchen zu Lebzeiten nur Migräne vorhanden war und es fand sich in einem dieser Fälle (einer 67jährigen Frau) eine Pachymeningitis haemorrhagica, während in dem anderen (einer 70jährigen Frau) Knochenauswüchse am Schädel und Atheromatose vorlagen. Auch fand Lallemond bei mehreren Migränikern Exostosen.

Bei der Beurteilung aller dieser Dauererscheinungen sollte stets daran gedacht werden, daß dieselben nur teilweise mit der Hemikranie als solcher

in einem direkten Kontakt stehen. So ist es wohl möglich, daß der Gefäßspasmus, welcher z. B. die schweren Formen der Migräne begleitet (Augenmigräne, assoziierte Form derselben, ophthalmoplegische Form) leichter zu
einer Thrombose der Gefäße führen kann. Andererseits ist es nicht ausgeschlossen, daß sich bei den Migränösen auf einem gemeinsamen Boden mit
der Hemikranie, aber unabhängig von dieser letzten als solcher, eine frühzeitige
Arteriosklerose entwickelt, die dann zu einer Hirnläsion führt.

Auch sollte die symptomatische Migräne nicht aus dem Kreise der Betrachtungen ausgleiten. Dies gilt besonders für die tardiven Formen der
Hemikranie, die nur den Ausdruck einer organischen Störung darstellen, und
eine gewisse Zeit lang in einem latenten oder sogar larvierten Stadium verbleiben können (Hirngefäßsklerose, Nephritis, metaluetische Hirnprozesse,
Hirntumoren usw.).

IV. Pathogenese.

Obgleich die Migräne seit vielen Jahrhunderten bekannt war und obgleich es an Bestrebungen nicht fehlte, die Grundlage derselben zu eruieren, gelang es bis jetzt nicht, deren Genese klarzulegen.

Es sind ganz verschiedene Theorien aufgestellt worden, die man wohl am besten in 1. die reflektorische, 2. vasomotorische (sympathische), 3. zentrale und 4. metabolische zergliedern kann.

Es soll aber gleich darauf hingewiesen werden, daß, vom Gesichtspunkt der Pathogenese, diese Theorien nicht in eine Rubrik einzureihen sind. Die ersten drei Theorien befassen sich hauptsächlich damit, den anatomischen resp. den anatomisch-physiologischen Vorgang und den auf diesem Vorgang ruhenden pathologischen Mechanismus des hemikranischen Anfalls zu erforschen. Die vierte, metabolische Theorie dringt tiefer hinein und bezweckt, den eigentlichen Grundprozeß klarzulegen, auf welchem die Migräne ruht. Auch diese Theorie muß aber in letzter Linie auf den anatomisch-physiologischen Prozeß zurückgreifen, um die migränösen Attacken zu erklären.

Es mag zunächst die Pathogenese der vulgären Migräne besprochen werden und dann erst — zum Schluß des Kapitels — wird auf zwei spezielle Migräneformen, nämlich auf die ophthalmische und die ophthalmoplegische, eingegangen.

1. Die Reflextheorie.

Die Anhänger der Reflextheorie gingen von dem Gedanken aus, daß die Reizvorgänge, die in einem der wichtigen Organe entstehen, auf reflektorischem Wege den hemikranischen Anfall hervorzurufen imstande sind.

Zu den ältesten Theorien gehört wohl die sog. gastrische Theorie, die zum Teil mit der biliösen zusammenfällt, wenn auch diese letztere bereits eine gewisse Neigung zu der metabolischen zeigt. Man dachte, daß die Galle sich im Magen ansammelt und auf sympathischem Wege die Kopfschmerzen verursacht. So meinte z. B. Carolus Piso (Charles Lepois), daß sich dabei eine scharfe seröse Substanz ansammelt, die vom Magen nach dem Kopfe steigt. Deshalb sollen auch die Kopfschmerzen nach Erbrechen abklingen (Galen). Derselben Meinung war Fothergill. Es war aber besonders Tissot (1813), dessen Autorität die gastrische Theorie ihren hohen Ruf verdankte. Tissot meinte, daß die Ursache der Migräne in einer Reizung des Magens besteht, welche auf die Nervenverzweigungen einwirkt, die sich in den vorderen und seitlichen Kopfgebieten, besonders aber im Gebiete des N. supraorbitalis ausbreiten. Tissot sah in diesem Vorgang ein sympathisches Phänomen, welches dem Gesetze folgt, daß ein Reizzustand eines Nerven sich auf andere Nerven fortpflanzt und zwar am leichtesten auf diejenigen Nerven, mit welchen der gereizte Nerv am innigsten verbunden ist. Dieselbe Meinung wurde im vorigen Jahrhundert von Chavoix d'Excideuil und von vielen anderen verteidigt. Aber auch in der modernen Zeit fehlte es durchaus nicht an Bestrebungen, die Magentheorie zu preisen. So meinte H. Wesphalen, daß es Fälle von Migräne gibt, die einen gastrischen Ursprung erweisen und daß es sich um Resorption toxischer Stoffe (Ptomaine, Spaltpilze) handelt, die sich im Magen bilden, dort resorbiert werden, ins Blut gelangen und zu verschiedenen Gefäß-störungen führen. Dadurch entständen Hautexantheme, Zirkulationsstörungen im Zentralnervensystem und Kopfschmerzen.

In einer etwas anderen Weise wird diese Theorie von Jacquet und Jourdanet aufgefaßt. Die beiden Forscher nehmen an, daß die Migräne einen Anfall objektiver Hyperästhesie der Hirnsubstanz, speziell der Hirnrinde, und zwar mit verschiedenen nervösen Ausstrahlungen, darstellt und unter der Herrschaft eines Reizes steht, der von verschiedenen Organen, besonders aber vom überreizten Magen seinen Ausgang nimmt.

Diese gastrische und biliöse Theorie hält einer genaueren Kritik nicht Stand. Sie wurde eigentlich auf das Magensymptom des hemikranischen Anfalles aufgebaut. Die evidente Erleichterung, die das Erbrechen bei diesem Anfall bringt, befestigte die Ärzte noch mehr in ihrer Ansicht, daß der Magen die Hauptrolle bei der Entstehung der Migräne spielt. Das gallige Erbrechen, welches in den schweren Attacken zustande kommt („Gallenkopfschmerz") führte dann zu der irrigen Annahme, daß die Ansammlung der Galle das Primum movens der ganzen Erkrankung darstelle, indem dieselbe einer-seits den Magen reize, andererseits aber ins Blut übergehe und dasselbe ver-gifte. Sollte es doch Fälle geben, wo während der Migräneattacke angeblich Gelbsucht entstand (Liveing, Labarraque).

Der tatsächlich günstige Einfluß, welchen die Abführmittel sowohl im Beginn mancher Migräneanfälle, wie auch auf deren Häufigkeit ausüben, schien ebenfalls diese Theorie zu stützen.

Bereits oben bei der Besprechung der Symptomatologie wurde darauf hingewiesen, daß die Magensymptome bei der Migräne auch gänzlich fehlen können. Es gibt migränöse Menschen, die niemals in ihrem Leben an Erbrechen gelitten haben und nur höchst selten über Übelkeit geklagt haben. Es gibt ferner andere, die nur in einzelnen (meist schweren) Attacken Magenerschei-nungen aufweisen. Bereits aus diesem Grunde dürfte die Magentheorie als eine logisch durchgeführte Theorie nicht gelten können.

Auch der günstige Einfluß der Diät stellt keineswegs einen Beweis der primären Läsion des Magens dar, sondern spricht nur zugunsten der großen Bedeutung der Stoffwechselvorgänge für die Entstehung der Migräne.

Es unterliegt heutzutage keinem Zweifel, daß man die Magenerscheinungen nur als Symptome des migränösen Prozesses auffassen soll. Wenn auch die Anorexie, dann die Übelkeit häufig und gleich zu Beginn des Anfalles auf-treten können, so erfolgt das Erbrechen meistens erst auf dem Höhepunkt der Attacke. Das Erbrechen bildet somit nur einen Erlösungsakt des Kopfschmerzes, darf also nicht als etwas Primäres aufgefaßt werden. Es wäre auch unrichtig,

anzunehmen, daß das Erbrechen stets den Anfall beendet und, im Sinne der
gastrischen Theorie, einen Abschluß der Magenstörungen darstellt. Es gibt
doch sicherlich Fälle, wo das Erbrechen nur auf kurze Zeit die Qualen des
Anfalles verringert, wonach die Kopfschmerzen mit erneuter Wucht einsetzen
und erst allmählich und zwar unabhängig vom Erbrechen, ihr Ende finden.

Mit Recht macht Liveing darauf aufmerksam, daß es gerade bei verschiedenen Krankheiten des Magens verhältnismäßig selten zu intensiven
Kopfschmerzen kommt.

Wenn auch andererseits zugegeben werden muß, daß bei den an Migräne
leidenden Individuen nicht selten ganz variable Magendarmstörungen entstehen (Dyspepsien, Hyperazidität, Katarrhe, Obstipation, Diarrhöen), so läßt
sich daraus keineswegs der Schluß ziehen, daß dieselben das Primäre darstellen,
woraus dann die Migräne resultieren sollte. Auch das umgekehrte Verhältnis
würde aber nicht zutreffen. Vielmehr sollte man annehmen, daß beiderlei
Prozesse im Grunde genommen sich ziemlich unabhängig voneinander entwickeln und nur den Ausdruck einer Läsion verschiedener Organe darstellen,
die aus einer Störung des Stoffwechselgleichgewichtes resultieren.

Ein anderes wichtiges Organ, dessen Störung auf reflektorischem Wege
zur Migräne führen sollte, war die Gebärmutter (uterine Migräne). Man
ging hier von der richtigen klinischen Tatsache aus, daß die hemikranischen
Attacken bei Frauen ziemlich häufig mit der Menstruation zusammenfallen
und nicht selten während der Schwangerschaft und auch während der Stillung
schwinden. Diese Tatsache beweist aber noch keineswegs, daß der Uterus
zum Ausgang der Migräne werden kann; denn wie wollte man dann die
Männermigräne erklären? Die Menstruation als solche bestimmt bei manchen
Frauen den Rhythmus, die Periodizität der Anfälle (sog. menstruelle Migräne). In diesen Fällen tritt die Migräne einige Tage vor der Menstruation,
während oder nach derselben auf (Tissot, Calmeil, Labarraque, Symonds,
van der Linden). Es gibt aber zahlreiche Fälle, wo die Migräne bei Frauen
ganz unabhängig von der Menstruation zutage tritt. Auch konnte ich bei
Mädchen keineswegs die Tatsache feststellen, daß der Ausbruch der Migräne
mit der ersten Menstruation zusammenfiel. Es kommt im Gegenteil nicht
selten vor, daß die ersten Migräneattacken sich bereits in den Kinderjahren
gezeigt haben.

Das Zusammentreffen der Menstruation mit den migränösen Attacken
und der Schwund oder die Verminderung der letzteren zur Zeit der Schwangerschaft zeigen nur, daß die in jenen Lebensperioden zustande kommenden Alterationen, speziell seitens zahlreicher endokriner Organe der Art sein können,
daß sie den Ausbruch der Migräne zeitweise begünstigen oder verhindern.
Dieselbe klinische Kongruenz betrifft doch mitunter auch die Epilepsie und
es wird heutzutage Niemandem einfallen, diese Krankheit in eine genetische
Beziehung zum Uterus zu bringen. Auch fehlt ferner die Erfahrung, daß
die Uterusexstirpation einen deutlichen Einfluß auf die Migräne ausübt.

Die physiologischen Vorgänge in der Gebärmutter spielen somit bei
manchen Frauen entweder die Rolle eines Auslösungs- oder eines Hemmungs-
regulators. Dieser entgegengesetzte Einfluß seitens ein- und desselben Organs
läßt sich vielleicht durch die Annahme einer mit dem Uterus verbundenen
Organkette (Uterus — Ovarien — Thyreoidea — Hypophyse) erklären, ist

aber kaum im Sinne einer Reflextheorie zu verwerten. Worin aber der Einfluß dieser Organe auf die Migräne liegt, das wissen wir fast gar nicht. Die von Liveing angedeutete Hypothese, wonach die Aktivität des gesamten Nervensystems und die allgemeine Exzitabilität während der Menstruation zunehme und aus diesem Grunde auf die latente oder bereits vorhandene Disposition zur Migräne einen Einfluß ausübe, stellt eigentlich nur eine Umschreibung der zur Zeit der Menstruation auftretenden nervösen Reaktionen dar. Diese Hypothese dringt aber auch nicht einen Schritt tiefer in die Pathogenese ein. Nur das eine ist sicher, daß der Vorgang der Ovulation den migränösen Anfall auslösen kann und daß dagegen die Schwangerschaft, wo die Ovulation aufhört, die Hemikranie zeitweise zum Schwinden bringen kann. Die chemischen Korrelationen, die nervösen Verknüpfungen, die dabei zustande kommen, sind uns unbekannt. Es ist aber am wahrscheinlichsten, daß hierbei die verschiedene Gestaltung und eine gegenseitige Beeinflussung der Hormone und deren Einwirkung auf das Nervensystem (Nervensubstanz, Vasomotoren, Plexus) von entscheidender Bedeutung sind.

Das dritte Organ, das zum Grundstein einer Reflextheorie diente, war das Auge (ophthalmische Reflextheorie). Zum Teil wurde hier speziell die Augenmigräne gemeint, wobei man das Primum movens in die Iris (Irisalgie nach Piorry) oder in die Retina (Brewster, Quaglino) verlegen wollte. Die vulgäre Migräne sollte aber auf einem genetischen Kontakt mit den Störungen des äußeren und inneren Augenmuskelapparates beruhen, wobei speziell Akkomodationsstörungen und Refraktionsanomalien die wesentliche Rolle zugeschrieben wurde (Seguin, Gradle, Siegrist, Lopez, Emerson, Alger u. a.).

Bezüglich dieser ophthalmischen Reflextheorie meinte bereits Liveing, daß auch hier der lokale Reiz in den Augen nur eine auslösende Rolle spielen kann und keineswegs die Ursache der Migräne ausmacht. Bei der überwiegenden Mehrzahl der an Hemikranie leidenden Individuen findet man überhaupt keine Augenstörungen. Dies betrifft besonders die Kinder. Im späteren Alter können zwar verschiedene Augenstörungen und speziell Refraktionsanomalien und asthenopische Erscheinungen zutage treten und es ist nicht ausgeschlossen, daß sie mitunter den Ausbruch eines Anfalles begünstigen, allein es kommt dies nur selten vor und auch dann ist es schwer, den Einfluß des Sehapparates von anderen mitspielenden Momenten abzusondern.

Es ist ferner nicht außer acht zu lassen, daß bei den Migränösen nicht zu selten verschiedene, zum Teil angeborene Refraktionsanomalien, speziell Astigmatismus, Myopie, entstehen, von welchen die betreffenden Personen zum Teil gar keine Kenntnis haben. Diese Anomalien stellen aber, unserer Ansicht nach, ein autonomes, von der Migräne als solcher unabhängiges Symptom dar und bilden vielmehr mit dieser letzteren den Ausdruck einer nervösen hereditären Disposition.

Auch die vielfach gepriesene Besserung resp. Heilung der Migräne, die nach Anwendung entsprechender Korrektionsgläser auftreten soll, beruht auf einer ungenügenden Analyse der entsprechenden Kasuistik. Bei stark ausgesprochenen Refraktionsanomalien können die Korrektionsgläser zweifellos gewisse unangenehme Sensationen im Kopfe beseitigen, die Migräne als solche bleibt aber unbeeinflußt.

Manche glaubten an die Herkunft der Migräne von der Nase her. Hack (1882) und nach ihm M. Schäfer (1884), Schech (1884), Ziem (1886), Renous (1892), Scheinmann (1893) leiteten die Migräne von Erkrankungen der Nase und deren Nebenhöhlen ab.

Im Jahre 1860 stellte Rosenbach eine myopathische Theorie der Migräne auf, indem er meinte, daß es Migränen gibt, die auf Myalgie beruhen (schmerzhafte Ansatzpunkte gewisser Muskeln, wie des M. frontalis, occipitalis, sterno-cleido-mastoideus, cucullaris). Die Erscheinungen dieser Migräneform sollen nach Rosenbach wesentlich von der Affektion bestimmter Muskelgebiete abhängig sein und sich dadurch von der nervösen Form der Migräne unterscheiden. Als eine wesentliche Stütze der Annahme dieser myopathischen Basis der Hemikranie sollte der günstige Erfolg der Kopfmassage dienen.

Auch Peritz meinte, daß die Ursache des Kopfschmerzes bei Neurasthenie und Migräne in den Myalgien der m. m. cucullaris, sterno-cleido-mastoideus zu suchen wäre. Durch Injektionen von 0,2 % Natr. chloratum -Lösung in die schmerzhaften Muskeln sollten diese Kephalien beseitigt werden. Peritz ging sogar so weit, daß er annahm, daß infolge der Kugelgestalt des Schädels die Übertragung von Zerrung vom Hinterkopf auf die frontalen Teile leicht zustande käme. Die Begleitsymptome der Migräne, wie Übelkeit und Erbrechen, will Peritz durch den Druck des erkrankten M. sterno-cleido-mastoideus auf die Endigung des N. vagus erklärt wissen und das Flimmerskotom und der Schwindel werden als komplizierte Folgeerscheinungen hingestellt!

Die Anführung dieser myopathischen Theorie an dieser Stelle geschah aus dem Grunde, weil es uns noch am passendsten erschien, die Myalgie als ein der auslösenden Momente der Migräne und zwar auf reflektorischem Wege hinstellen zu dürfen. Die Myalgie stellt aber sicherlich keine Grundlage für die Entstehung der Migräne dar, kann dagegen gelegentlich bei einem an Migräne leidenden Individuum in autonomer Weise auftreten.

2. Die vasomotorische (sympathische) Theorie der Migräne.

Die ältesten vasomotorischen Theorien der Migräne sind von Parry und Marshall Hall vertreten worden. Parry nahm eine arterielle Hyperämie des Gehirns an (Blutandrang zum Kopf) und meinte, daß dies auch die Ursache der Epilepsie, der paroxysmalen Psychosen, der Schmerzen, Spasmen, der Migräne, der Hysterie usw. wäre, wobei die verschiedene Lokalisation dieses vasomotorischen Vorgangs im Gehirn zu einer Substitution verschiedener Neurosen führen solle und andererseits durch Druck auf die Karotis die krankhaften Erscheinungen zum Schwinden bringen könne. Was die Ursache dieses stärkeren Blutandranges zum Kopf anbelangt, so meinte Parry, daß hier hauptsächlich, wenn auch nicht ausschließlich, die stärkere Herzaktion eine Rolle spielt.

Marshall Hall hat dann diese Theorie insofern zu modifizieren gesucht, als er an Stelle der arteriellen eine venöse Hyperämie (passive Hirnkongestion) annahm.

Diese beiden Theorien haben heutzutage wohl nur ein historisches Interesse. Es wäre ganz unmöglich, bei der Annahme einer aktiven oder passiven Hirnkongestion auch nur die kardinalen Erscheinungen der Migräne aufzuklären, wollte man dann nicht, wie es z. B. Andral tut, eine große Anzahl von Hirnkongestionen annehmen, was doch ganz willkürlich wäre. Andererseits zeigt uns die alltägliche Erfahrung, daß eine künstlich hervorgerufene Hirnkongestion (z. B. beim Turnen) keinen Migräneanfall herbeiführt. Auch bei Hirnhyperämie können zwar Kopfschmerzen entstehen, sie tragen aber nie den Charakter einer Hemikranie.

In weiterer Entwickelung der Lehre von der vasomotorischen Grundlage der Migräne erregte die Mitteilung Du Bois Reymonds das größte Aufsehen. Dieser Forscher unterwarf seine eigene Migräne einer präzisen Analyse und kam dabei zum Schluß, daß dieselbe auf einem Tetanus der vom Halssympathikus innervierten Hirn- und Kopfgefäße (einer Seite) beruht.

Einen ähnlichen Gedanken findet man nach Thomas bei Trumet de Fontara, welcher den Ausgangspunkt der Migräne ebenfalls in das sympathische System verlegen wollte, allerdings aber in das Gebiet des plexus solaris und in die Ausbreitungsbezirke des splanchnicus, deren Störungen zu Verdauungsstörungen führen. Diese Ausführungen finden dann in späteren Jahren einen ferneren Nachklang bei Grasset, welcher den Begriff der névropathie psychosplanchnique oder Psychonévrose vagosympathique einführte und darunter ganz verschiedene nervöse Erscheinungen seitens des Verdauungstraktus, der Atmungsorgane, Zirkulations- und Sekretionsorgane und der Psyche gemeint hat. Ähnliches findet man zuletzt in der von Gowers vertretenen Lehre von den vaso-vagalen Symptomen.

Des weiteren führte Du Bois aus, daß, wenn der tonische Gefäßkrampf einer Seite nur durch den Halsteil des Sympathikus verursacht werden kann, so ist dieser nur durch entsprechende Änderung in der einen Hälfte der von Budge-Waller hingestellten Regio cilio-spinalis des Rückenmarks möglich. Du Bois fand auch in der Tat, daß entsprechende Dornfortsätze während und nach dem Anfall beim Druck schmerzhaft wären. Du Bois stellte sich dann die Frage auf, ob dieser Tetanus des Halssympathikus die Migräne nur begleite, oder ob er vielleicht die Migräne selbst sei? Diese Frage wurde in dem Sinne entschieden, daß der Kopfschmerz durch den Tetanus der Gefäßmuskeln (gesteigerten Seitendruck des Blutes in den Gefäßen) verursacht werde. Du Bois war aber so vorsichtig, daß er nicht jede Migräne von diesem Gefäßtetanus abzuleiten geneigt war. Vielmehr meinte er, daß in vielen, vielleicht in den meisten Fällen, das Wesen derselben in einer Neuralgie beruhe. Er wollte nur aus der Schar verschiedener Zustände die Gefäßform als Hemicrania sympathico-tonica hingestellt wissen.

In Anlehnung an die Theorie von Du Bois stellte dann Möllendorf seine Theorie von der Halssympathikuslähmung auf. Nach ihm stellt die Migräne eine teils typische, teils atypische, einseitig auftretende Anenergie der die Art. carotis beherrschenden vasomotorischen Nerven dar, wodurch die Arterien erschlaffen und eine arterielle Fluxion nach dem Großhirn gesetzt wird. Diese Anenergie der vasomotorischen Nerven kann von verschiedenen Punkten des Körpers durch Fortleitung, wahrscheinlich im Grenzstrange des Sympathikus, entstehen. Komprimiert man während des Anfalles die Art. communis auf der schmerzenden Seite so stark, daß der Puls in der Art. temporalis zu verschwinden anfängt, so hört, wie durch Zauber, der Kopfschmerz auf. Mit Nachlaß der Kompression entsteht der Kopfschmerz wieder (mit der ersten Pulswelle). Umgekehrt steigert die Kompression der Art. carotis der anderen Seite oder der Subklavia derselben Seite den Kopfschmerz, wenn er noch nicht auf der Höhe ist, da durch das Abschneiden des Blutzuflusses eine größere Pulswelle in die andere schlaffe Karotis aufgenommen wird. Hat dagegen der Kopfschmerz sein Maximum erreicht, dann lindert die Kompression der heterolateralen Art. carotis den Kopfschmerz etwas (durch schnellere laterale Strömung des Blutes nach der gesunden Seite und Entlastung der kranken). Einen ebenso deutlichen Beweis eines vermehrten Blutzuflusses durch Gefäßerweiterung sollte auch der Augenspiegel gewähren. Möllendorf wollte nämlich bei einer Person, die er mehrmals untersuchte, einen scharlachroten Augenhintergrund des leidenden Auges, ferner gerötete und verwaschene Pupille, Verbreitung der Art. et vena centralis, nebst Schlängelung und Verdunkelung der letzteren gesehen haben. Faßt man — führt weiter Möllendorf aus — die Symptome der Migräne zusammen, so entsteht Ähnlichkeit mit der experimentellen Durchschneidung des N. sympathicus cervicalis. Die Hirnhemisphäre füllt sich infolge der vermehrten Fluxion mit Blut, vergrößert sich und drückt allseitig auf die starren Wandungen. Man müsse daher im Gehirn und den durch die vordere und mittlere Grube austretenden Hirnnerven folgende Zustände unterscheiden: Zentrale Reizungen durch die arterielle Fluxion und Druckerscheinungen des prallen Gehirns auf die Basis und Seitenwände. Zu den ersteren gehören Unlust zur geistigen Arbeit, Hyperästhesie der Geruchs-, Gesichts- und Gehörnerven, spontane Empfindlichkeit der Kopfhaut (V), Übelkeit (IX—X). Zu den letzteren — Verdunkelung des Gesichtsfeldes, Schwerbeweglichkeit des Augapfels durch Ermüdung der Augenmuskeln, deren Nerven an der Basis gedrückt werden u. a. Was die Ursache dieser Fluxionen anbelangt, so meinte Möllendorf, daß, ähnlich wie die sensiblen Nerven durch Reflexreizung die motorischen Nerven erregen können, auch Reizungen der sympathischen Nerven, sei es durch Gemütsaffekte oder physiologische Erregung spezifischer Organe, kurz dauernde Hyperenergien des Gefäßmuskeltonus und nachfolgende, länger dauernde Anenergien auslösen. Die Erblichkeit der Migräne beruhe vermutungsweise auf schwacher Entwickelung der Gefäßmuskulatur und auf Schwäche beruhender, leicht eintretender Anenergie vasomotorischer Nerven. Die Unterstützung dieser Ansicht will Möllendorf in der die Arthritis begleitenden Migräne erblicken, bei welcher die Gefäßmuskeln eine so bedeutende Veränderung (Verfettung und Schwund) aufweisen.

Von den späteren Autoren, die sich mit den vasomotorischen Kopfschmerzen beschäftigt haben, hat Eulenburg sogar deren spezielle Form unter Bezeichnung einer vasomotorischen Kephalalgie hingestellt. Dieselbe sollte anfallsweise auftreten und vom Gefühl der Hitze in den Wangen, intensiver Rötung des Gesichts und besonders der Ohren begleitet werden. Eulenburg meinte, daß diese Form (die er übrigens ohne ausreichende Gründe von der Migräne absondern wollte) auf Innervationsstörung beruhende, periodische Atonie eines Gefäßbezirkes, analog der angiospastischen Form der Migräne, also eine Art von vasomotorischer Neurose, anscheinend im Gebiete des Halssympathikus, darstelle. Eulenburg meinte ferner, daß zu Migräne disponiert solche Individuen wären, bei denen aus irgend einem Anlasse oder hereditär fehlerhafter Anlage (Labilität der betreffenden Abschnitte des Gefäß- und Nervenapparates), entweder eine hochgradige Geneigtheit zu endokranen Zirkulationsschwankungen resp. wechselndem Blutgehalt der Hirnhautgefäße und asymmetrischem Blutreichtum beider Schädelhälften, oder eine exzessive Erregbarkeit der meningealen Trigeminusenden oder beider zugleich abwechselt.

Eine vermittelnde Stellung zwischen den beiden Gefäßtheorien nahm Latham ein, indem er meinte, daß die krankhafte Funktion des Halssympathikus, die durch mangelhafte Kontrolle seitens des geschwächten Zentralnervensystems verursacht wird, die primäre Ursache der Migräne bildet. Infolge dieser funktionellen Störung des Halssympathikus käme es zunächst zu einer Kontraktion der Kopfgefäße und also zur Anämie entsprechender Hirngebiete, somit auch zu den ersten Erscheinungen der Migräne, besonders seitens des Sehvermögens. Der Kopfschmerz selbst sei dagegen durch sekundäre Hyperämie bedingt, welche beim Abklingen dieser krankhaften Funktion entsteht.

Auf Grund dieser theoretischen Erwägungen, wie auch einer entsprechenden Kasuistik wollte man sogar zwei Formen von Migräne, nämlich eine blasse und eine rote unterscheiden (Eulenburg, Berger u. a.). Bei der ersteren (angiospastischen) würde dann ein blasses Gesicht, harte Temporalarterie, Mydriasis, bei der zweiten (angioparalytischen) ein rotes Gesicht und Myosis entstehen.

Auf wie schwachen Füßen diese künstliche Trennung beruht, beweist z. B. eine Beobachtung Bergers, bei dessen Patientin zunächst Röte einer Stirnhälfte nebst Pupillenerweiterung (also paralytische Symptome) vorhanden waren, wogegen die Art. temporalis sich hart anfühlte (angiospastisches Symptom).

Die hauptsächlich von Du Bois Reymond herstammende Halssympathikustheorie wurde zunächst einer scharfen Kritik unterworfen. Vor allem führte Brown-Séquard an, daß 1. bei Tieren die Reizung des Halssympathikus keine Schmerzen verursacht und 2. in der Mehrzahl der Migränefälle keine Reizungs- sondern im Gegenteil Lähmungssymptome seitens des Sympathikus zu verzeichnen wären. Andere meinten dann, daß es überhaupt in der Mehrzahl der Fälle von Migräne, weder sichtbare vasomotorische Erscheinungen im Gesicht, noch andere sympathische Merkmale am Kopf auftreten, und daß man deshalb diesen Erscheinungen nur eine subordinierte Stellung anweisen könne (Liveing). Speziell trat man gegen die Auffassung Du Bois auf, wonach der Angiospasmus, wenn auch indirekt (durch Druck auf sensible Nerven) einen Schmerz verursachen solle. Es war besonders Möbius, welcher meinte, daß es eine aus der Luft gegriffene Behauptung wäre, daß die vasomotorischen Änderungen der vom Halssympathikus innervierten Gefäße die hemikranischen Symptome und speziell die Kephalie hervorzurufen imstande wären. Denn in keinem Fall von Erkrankung des Halssympathikus ist weder Kopfschmerz, noch irgend ein anderes hemikranisches Symptom vermerkt worden. Man müsse somit annehmen, daß ebenso wie die Verdauungsstörungen, auch die Gefäßsymptome Wirkungen der dem Anfall zugrunde liegenden Gehirnveränderungen wären. Falls die sympathischen Erscheinungen vorhanden sind, so seien dieselben, nach Möbius, durch den Schmerz reflektorisch bedingt.

Dieselbe Kritik wurde mit einer noch größeren Schärfe gegen die Möllendorfschen Ausführungen ins Feld geführt, denn noch seltener begegnet man Fällen, wo Lähmungserscheinungen seitens des Halssympathikus zutage treten. Speziell konnten die von Möllendorf behaupteten Änderungen am

Augenhintergrund während des Migräneanfalles nicht bestätigt werden. Ebensowenig ließ sich der quasi zauberhafte Einfluß der Kompression der Art. carotis communis auf den Kopfschmerz nachweisen.

Die vasomotorischen Theorien wurden am schärfsten von Spitzer angefochten. Wie sollte man sich, fragt Spitzer, diese krankhaft veränderte Sympathikusfunktion (Reiz- oder Lähmungszustand) denken? Wie soll man sich die Beschränkung der Gefäßstörung auf Okzipitalregion (bei Augenmigräne) oder auf Parietallappen (bei sensibler Form) vorstellen? Man müßte dann an eine, auf bestimmte anatomisch getrennte Teile lokalisierte Erkrankung des vasomotorischen Apparates denken und wie ist dies zulässig, wo wir nicht einmal wissen, ob das Gefäßzentrum der Carotis interna von dem übrigen vasomotorischen Zentrum so weit anatomisch gesondert ist, daß es selbständig erkranken kann, geschweige, daß es eine so komplizierte Gliederung aufweisen sollte. Wieso kann das Flimmern, also eine diskontinuierliche Tätigkeit der Hirnrinde, auf einen kontinuierlichen Gefäßkrampf zurückgeführt werden und warum hört das Flimmern auf, sobald der Schmerz beginnt? Spitzer verwirft aus diesen und anderen Gründen die vasomotorische Theorie der Migräne und läßt nur zu, daß der vasomotorische Prozeß einen auslösenden Reiz für den hemikranischen Anfall abgeben kann, d. h. es könne vermutet werden, daß nicht der Anfallsprozeß als solcher, wohl aber der diesen auslösende Reiz mit einem vasomotorischen Vorgang identisch wäre.

Im Laufe der Zeit, wo man die vasomotorische Theorie einer ruhigeren Analyse unterworfen hat und andererseits den Begriff der Migräne und der mit ihr teils verwandten, teils zusammenhängenden Vorgänge zu erweitern gelernt hat, nahm diese ablehnende Kritik an Schärfe allmählich ab. So meint z. B. Oppenheim, daß, wenn auch die spärlichen Beobachtungen (im Sinne von Du Bois und Möllendorf) allein nicht die Berechtigung abgeben, die Migräne auf eine Affektion des Sympathikus zurückzuführen, so sprechen doch manche Tatsachen für den vasomotorischen Ursprung der hemikranischen Anfälle, nämlich die zerebralen Herdsymptome, deren flüchtige Existenz auf eine passagere Ernährungsstörung hinweist, die durch einen Gefäßkrampf am besten erklärt werden kann. Die Gefäßkrampftheorie erklärt auch, nach Oppenheim, am besten die Tatsache, daß die vorübergehenden Ausfallssymptome (Hemianopsie, Aphasie usw.) zu Dauersymptomen werden können (Charcot, Oppenheim u. a.). Auch will Oppenheim in vielen Migränefällen Druckempfindlichkeit des Ganglion sympathicum supremum gefunden haben, eine Tatsache, auf die übrigens Brunner (ausgesprochene Schmerzhaftigkeit im Gebiet des obersten und zuweilen des mittleren Halssympathikusganglions) und Berger hingewiesen haben.

E. Mendel meinte ebenfalls, daß von sämtlichen Migränetheorien diejenige von Du Bois am treffendsten die Erscheinungen erkläre und daß der Kopfschmerz im Anfall sich durch Anämie sehr wohl erklären läßt. Die Augenmuskellähmungen können am besten mit der Ischämie in Einklang gesetzt werden.

Auch Lewandowsky gibt zu, daß die Verengerung der Hirngefäße noch am leichtesten die verschiedensten hemikranischen Symptome (das Flimmerskotom, die III-Lähmung, Aphasie) und deren Übergang in Dauererscheinungen erklären könne. Der Kopfschmerz selbst ließe sich am besten damit in Beziehung bringen, daß von der Wand der Gefäße aus, durch deren Zusammenziehung die schmerzhaften Sensationen vermittelt werden.

Faßt man nun alles zusammen, so entstehen hier der Hauptsache nach zwei Fragen, nämlich 1. ob man den vasomotorischen resp. den sympathischen Erscheinungen (speziell seitens des Halssympathikus) in klinischer Hinsicht eine bedeutende Rolle zuschreiben soll und speziell, ob dieselben mit der Migräne fest verknüpft sind und 2. ob diese vasomotorisch-sympathischen Störungen die Grundlage der Migräne bilden oder nicht?

Was zunächst die erste Frage anbelangt, so wurde bereits oben (bei der Symptomatologie) darauf hingewiesen, daß das volle Bild einer Halssympathikusstörung, sei es im Sinne von Du Bois oder von Möllendorf, zu den seltensten Vorkommnissen der Migräneattacken gehört, daß dagegen einzelne Halssympathikussymptome häufiger auftreten können und daß man demnach die Beteiligung des Halssympathikus an dem gesamten migränösen Syndrom wohl als bestehend auffassen darf.

Eine andere und viel schwieriger zu beurteilende Frage ist die, ob die vasomotorischen Vorgänge im Gehirn die Grundlage für den migränösen Anfall resp. der Migräne überhaupt ausbilden oder nicht?

Daß die Hirngefäße unter dem nervösen Einfluß des Halssympathikus stehen, unterliegt wohl heutzutage keinem Zweifel, trotz der ablehnenden Stellung solcher Forscher wie Kocher. Laut den Ausführungen von Lewandowsky ist diese Frage durch die Untersuchungen von Hürthle und Wiechowsky, sowie durch diejenigen von E. Weber in positivem Sinne entschieden worden. Weber fand im Halssympathikus sowohl verengende wie erweiternde Fasern für die Hirngefäße. Durch Nikotinisierung des Ganglion cervicale supremum machte es Weber wahrscheinlich, daß die verengenden Fasern echte sympathische Fasern wären, weil ihre Wirkung nach diesem Eingriff ausfällt. Auch von sensiblen Nerven und vom Halsmark aus fand Weber eine Beteiligung der Hirngefäße.

Lewandowsky macht allerdings darauf aufmerksam, daß, wenn man sogar die vasomotorische Theorie akzeptieren will, diese noch nicht unbedingt mit der Sympathikustheorie zusammenfällt, denn nach E. Weber soll das Gehirn ein eigenes Zentrum für seine Gefäße besitzen. Nach dieser Richtung hin wäre somit eine größere Anzahl von Möglichkeiten gegeben.

Auch nimmt Jonnesco auf Grund seiner Versuche an, daß der Halssympathikus sowohl vasokonstriktorische, wie auch vasodilatatorische Fasern für das Gehirn führt.

Nimmt man also an, daß die Hirngefäße unter dem nervösen, hauptsächlich wohl dem sympathischen Einfluß stehen, so ist prinzipiell akzeptabel, daß eine Störung im Gebiete des Halssympathikus gleichzeitig zu einer Zirkulationsstörung im Gehirn führen wird. Nimmt man auf der anderen Seite die Sympathikusstörung bei den Migräneanfällen an, so muß ebenfalls an Zirkulationsstörungen im Gehirn während der Attacken gedacht werden. Das Fehlen resp. das seltene Auftreten der Zirkulationsstörungen in den äußeren Gefäßen des Kopfes (im Sinne der Migraine blanche oder rouge) stellt keinen Gegenbeweis dar, denn es unterliegt wohl keinem Zweifel, daß eine feste Korrelation zwischen den Gefäßen der äußeren Kopfbezirke und den Hirngefäßen nicht besteht und daß andererseits der Füllungsgrad der äußeren und der inneren Gefäße sogar ein gegensätzlicher sein kann. Das schon häufigere Auftreten einzelner Halssympathikussymptome bei den hemikranischen Attacken würde wiederum zugunsten der Beteiligung des Sympathikus sprechen.

Nimmt man aber prinzipiell an, daß vasomotorische Störungen im Gebiete der Hirngefäße bei dem migränösen Anfall mitspielen, so entstehen bald wichtige Spezialfragen, welcher Art diese Störungen wären und wo man dieselben lokalisieren solle.

Was zunächst die Art der vasomotorischen Störungen anbelangt, so kämen hier, unserer Ansicht nach, zwei Möglichkeiten in Betracht und zwar 1. vasokonstriktorische Vorgänge und 2. diejenigen Vorgänge, die den bei den sogen. Angioneurosen, speziell den Quinckeschen Formen entsprechen.

Was zunächst die Art der vasomotorischen Störungen anbelangt, so würde die Annahme eines vasokonstriktorischen Vorganges eine gewisse Reihe von migränösen Erscheinungen am leichtesten erklären, also das Flimmerskotom, die Aphasien, die Hemianopsien, die Ophthalmoplegie. Ist der Gefäßspasmus ein passagerer, so gehen auch diese Erscheinungen rasch vorüber; entwickelt sich dagegen auf Grund desselben oder der damit verbundenen Gefäßwandalteration eine tiefere trophische Störung der Nervensubstanz, so entstehen dauernde zerebrale Nervenerscheinungen. Wir haben keinen Grund, uns zu wundern, daß der Gefäßspasmus spezielle, territorial isolierte Gefäßbezirke befällt. Es kann dabei eine gewisse angionervöse Disposition von Bedeutung sein. Die klinische Erfahrung zeigt, daß auch im übrigen Körper ähnliche Vorgänge in ganz isolierten Gefäßbezirken zustande kommen können (Angina pectoris, das breite Gebiet des peripheren und des zentralen intermittierenden Hinkens, die ophthalmoplegische Migräne usw.). Die Erfahrungen Oppenheims haben gezeigt, daß der sog. funktionelle Gefäßspasmus eng an eine organische Alteration anstößt und daß hier wahrscheinlich eine neurovaskuläre Diathese vorkommt, wobei sowohl das nervöse Element, wie auch eine angeborene Enge der Gefäße eine wichtige Rolle spielt.

Es ist nicht ohne Interesse, an dieser Stelle auf die Kombination der Migräne mit einer vasomotorischen Form der Angina pectoris hinzuweisen, auf die H. Curschmann das Augenmerk lenkte. Er meinte, daß die Migräne keine zufällige Begleiterscheinung der Angina pectoris vasomotoria wäre, sondern ein in der Pathogenese des Grundleidens begründetes Symptom darstelle. Meistens kämen dabei vasokonstriktorische Vorgänge zustande (wie kalte Füße und Hände), seltener vasodilatatorische (Hitze, Rötung, Klopfen in den Händen u. a.). Ich konnte ebenfalls die Erfahrung machen, daß die mit Migräne behafteten Personen, wenn sie das mittlere Alter erreichen, nicht selten an Angina pectoris (echte oder vasomotorische) zu leiden haben, besonders wenn sie starke Raucher gewesen sind. Es ist nicht ohne Interesse, daß man nicht selten bei den Migränösen plötzlichen Schmerzen in ganz verschiedenen Körperteilen begegnet. Es ist wohl möglich, daß diese Schmerzen auf kurz dauernde Gefäßspasmen zurückzuführen sind.

Eine Kongruenz der Migräne mit intermittierendem Hinken haben Goldbladt (in einem Fall von Augenmigräne) und Sterling (bei ophthalmoplegischer Migräne) beobachtet.

Zugunsten der vasokonstriktorischen Vorgänge im Gehirn bei den hemikranischen Attacken sprechen auch, ceteris paribus, die Fälle von tardiver

Migräne (besonders der späten Augenmigräne), wo sich die typischen Anfälle erst im höheren Alter einstellen und zunächst spurlos schwinden, dann aber allmählich oder plötzlich zu hemiplegischen Erscheinungen führen.

Wenn aber auch diese Reihe von migränösen Erscheinungen mit der Annahme eines vasokonstriktorischen Vorganges in gutem Einklang steht, so darf nicht vergessen werden, daß diese Tatsache von keiner prinzipiellen Bedeutung sein kann, weil gerade diese Erscheinungen nicht zu den Kardinalsymptomen der Migräne gehören. Es fragt sich nun, ob das wichtigste Syndrom der Migräne, nämlich der Kopfschmerz selbst und die diesen begleitende Übelkeit resp. Erbrechen sich ebenfalls durch den Gefäßspasmus erklären läßt oder nicht.

Wir können hier nicht auf die ganze Streitfrage über die Sensibilität des sympathischen Systems näher eingehen. Es scheint, als ob das letztere keine eigenen sensiblen Fasern besäße, sondern seine sensiblen Fasern aus den peripheren Nerven (hinteren Wurzeln, sensiblen Hirnnerven) bezöge und sie nach dem Zentralorgan weiterführe. Diese sensiblen Fasern leiten hauptsächlich zentripetale Impulse und dienen den Reflexvorgängen im Sympathikusgebiete und zwar durch Vermittelung des Rückenmarks und der Medulla oblongata. Diese Impulse gelangen in der überwiegenden Mehrzahl der Fälle nicht zum Bewußtsein. Es ist aber möglich, daß bei einer gewissen Stärke der Reizung die entsprechenden Impulse weiter übertragen werden und dann als Schmerz perzipiert werden (Lewandowsky). Dieser Schmerz kann sowohl von einem Krampf der glatten Muskulatur, z. B. in Form von Darmkolik, der Wehenschmerzen usw. entstehen (Nothnagels Sensibilität der glatten Muskulatur), oder aber kann auch der Gefäßkrampf als solcher schmerzhaft empfunden werden (Erscheinungen bei Angina pectoris, intermittierendem Hinken u. a.). H. Schlesinger machte auf tobende Schmerzen aufmerksam in Körperteilen mit plötzlichem Gefäßverschluß und Pal hat in seinen Arbeiten darauf hingewiesen, daß verschiedentliche Schmerzattacken auf Gefäßkrisen zurückzuziehen wären.

Es entsteht nun die Frage, ob man den Kopfschmerz bei Hemikranie ebenfalls auf einen Gefäßspasmus beziehen kann oder nicht. Lewandowsky sieht doch die einzige Möglichkeit darin, daß von der Wand der Gefäße aus, selbst durch deren Zusammenziehung, schmerzhafte Sensationen vermittelt werden, wie schon Du Bois Reymond gemeint hat.

Und doch erscheint uns diese Erklärung wenig zutreffend. Es ist zwar möglich, daß die angedeuteten Vorgänge in den Hirngefäßen zur Kephalie führen können, wie dies z. B. bei der Arteriosklerose der Fall ist. Diese Kopfschmerzen unterscheiden sich aber wesentlich von den migränösen, sie sind stichartig, bohrend, dauern meist sehr kurz, werden weder von Übelkeit noch von Erbrechen begleitet. Es ist auch von Wichtigkeit, daß es bei Gefäßerkrankungen im Gebiete der Medulla oblongata niemals zur Migräne kommt. Auch ließe sich durch diese Annahme schwerlich die Migräne bei Kindern erklären, wo die vasokonstriktorischen Erkrankungen (wenigstens in anderen Körpergebieten) doch nicht vorzukommen pflegen. Auch ließen sich Fälle, wo die Migräne einige Tage ohne Unterbrechung anhält, geschweige dann der sog. Status hemicranicus schwerlich mit einem so protrahierten Gefäßspasmus in Einklang bringen und zwar um desto weniger, als auch diese protrahierten Anfälle ganz spurlos verschwinden können, d. h. ohne organische Störungen zu hinterlassen.

Aus allen diesen Gründen glauben wir nicht, daß der Gefäßspasmus als solcher dem migränösen Kopfschmerz zugrunde liegt. Weiter unten wird der Versuch gemacht, die Kardinalerscheinungen der Migräne mit vasomotorischen Vorgängen einer anderen Art in Zusammenhang zu bringen, wobei dem Gefäßspasmus die ihm zugehörige Rolle zugewiesen wird.

3. Die zentrale Theorie der Migräne.

Bei dieser wird der migränöse Vorgang in die Hirnsubstanz selbst verlegt, wobei von verschiedenen Forschern verschiedene Lokalisationen angenommen worden sind.

Es wird heutzutage angenommen, daß von den Hirnhäuten weder die Pia mater, noch die arachnoidea Empfindlichkeit besitzen und daß nur die Dura Trigeminusfasern trägt und deshalb die Reizung der harten Hirnhaut zu ausgesprochenen Kopfschmerzen führen kann.

Bereits Wernicke meinte, daß der Kopfschmerz fast immer, sei es direkt, sei es indirekt, als Einwirkung auf die äußerst empfindliche Dura zurückzuführen wäre und daß auch die Hemikranie hierzu gehöre. Von den modernen Forschern kann man z. B. auf Spitzer verweisen, der ebenfalls den Kopfschmerz in die Dura verlegen möchte. Auch Lewandowsky nimmt bei Kopfschmerzen besondere Beziehungen zur Dura (V-Fasern) an.

Manche verleihen wiederum der Dura eine subordinierte Rolle, indem sie annehmen, daß der hemikranische Schmerz von Anämie der betreffenden Kopfhälfte und einer dadurch bedingten Reizung der sensiblen Nerven abhängt, sei es im Gehirn selbst, sei es in den Hirnhäuten, im Perikranium oder in der äußeren Haut (Eulenburg und Guttmann). Andere betrachten sogar die Migräne als eine vasomotorische Neurose der Hirnrinde, wobei die Hirnhäute nur konsekutiv in Mitleidenschaft gezogen werden sollen (Neftel).

Bereits bei Spina findet man einen Gedanken ausgesprochen, der dann später in zahlreichen Theorien wieder zur Geltung kommt, daß nämlich bei vermehrter Ansammlung des Liquors eine exzentrische Wirkung nach der Peripherie ausgeübt wird, wodurch das Gehirn an die harte Schädeldecke angepreßt wird.

Bernhardt meinte, daß die Duranerven den Schmerz bedingen können. Allerdings nahm dieser Forscher an, daß ebenso, wie es in der Hirnsubstanz Regionen gibt, deren Erkrankung zu zentralen Schmerzen führt, so hindert es auch nichts, anzunehmen, daß auch für den Kopf es vielleicht in der Hirnrinde gelegene Stätte gibt, die mit der Empfindung exzentrischer, sich auf den Kopf selbst und seinen Inhalt beziehender Schmerzen reagieren.

Andere lokalisierten überhaupt den ganzen Prozeß in die Hirnrinde. Es war besonders Möbius, der den grundlegenden Vorgang der Migräne in die Großhirnrinde verlegte. Speziell war es die Aura, die mit aller Bestimmtheit auf die Hirnrinde hinweisen sollte, denn die sensorische Aura und die Aphasie sollte vollständig derjenigen bei Jacksonscher Epilepsie gleichen. Auch stellt, nach dieser Annahme, die visuelle Aura einen Reizzustand der visuellen Sphäre dar. Was aber die Lokalisation des Kopfschmerzes selbst anbelangt, so wußte auch Möbius, daß man mit einer geringeren Wahrscheinlichkeit an gewisse Zellen der Hirnrinde oder an die Kerne der die Hirnrinde versorgenden V-Fasern, als eher an eine sekundäre Schädigung der Hirnhäute denken müsse.

Möbius hat dann noch einen dritten Weg skizziert, indem er annahm, daß ein Erregungsvorgang, der während der Aura in der Hirnrinde abläuft, von da auf die Hirnhäute überspringt. Man müßte da annehmen, daß die Aura die eigentliche Migräne sei und daß der ihr entsprechende kortikale Vorgang eine so und so viele Stunden anhaltende Hyperämie und Schwellung hervorrufe, an der die über der Stelle liegenden Hirnhäute teilnehmen. Es wären dann die der Aura folgenden Kopfschmerzen und Erbrechen bloß Wirkung der Aura. Da, wo die Aura klinisch fehlt, würde der entsprechende Vorgang an einer Rindenstelle verlaufen, von der keine Symptome ausgehen, z. B. im Stirnhirn.

Die weitere Frage, warum bald die eine, bald die andere Seite bei Migräne betroffen werde, meinte Möbius damit erklären zu können, daß an der hemikranischen Veränderung symmetrische Stellen beider Hemisphären beteiligt werden und daß es von Nebenumständen abhängt, ob bald rechts, bald links der Ausbruch erfolgt.

Krafft-Ebing ging sogar so weit, daß er die Migräne als eine Neurose der kortikalen Felder des Gehirns aufgefaßt hat und damit verschiedene Störungen bei Migräne, wie Vertaubung, motorische Funktionshindernisse, Aphasie, Seelenblindheit, Seelentaubheit, Alexie, Agraphie in Einklang bringen wollte.

Der schwache Punkt der kortikalen Theorie liegt hauptsächlich darin, daß sie gezwungen war, zwei in klinischer Hinsicht völlig differente Erscheinungen, nämlich die Aura und den Kopfschmerz, miteinander anatomisch zu verknüpfen. Es läßt sich schwer begreifen, wie das von Möbius postulierte Überspringen des Erregungsvorganges von der Hirnrinde auf die Hirnhäute stattfinden solle. Auch blieben die Fälle, wo bei ein und demselben Individuum bald Flimmern mit Kopfschmerz, bald ohne diesen einherging, schwer zu beurteilen und zu begreifen. Gegen die Entstehung der Kopfschmerzen aus einer lokalen Hirnhautstörung (Hyperämie, Schwellung) sprechen auch zahlreiche klinische Beobachtungen, wo z. B. bei einem streng lokalisierten Schädeltrauma mit Beteiligung der Hirnhäute wohl Kopfschmerzen, doch keine migräneartigen Zustände beobachtet werden. Auch bei der enormen Verbreitung der Migräne und beim Überwiegen der Fälle ohne jegliche kortikale Symptome, wäre es wunderbar, warum dieser supponierte Hirnrindenvorgang sich gerade die, sozusagen, stummen Gebiete der Hirnrinde auswählt. Auch ließen sich speziell die sehr häufigen Begleiterscheinungen des hemikranischen Anfalles, nämlich die allgemeine Mattigkeit, die Zerschlagenheit und Apathie wohl schwer mit einer streng umgrenzten und dazu noch einseitigen Störung einer kortikalen Partie in Einklang setzen. Die kortikale Theorie erklärt gut manche Auraerscheinungen, sie reicht aber für die Erklärung des Gesamtbildes der Migräne keineswegs aus.

Außer der Hirnrinde wurden auch andere Abschnitte des Großhirns als Sitz des migränösen Vorgangs in Aussicht genommen. So war es besonders die Medulla oblongata und speziell einzelne ihrer Kerne, in welche man den primären Vorgang des Leidens verlegen wollte.

Teed (1876) meinte, daß man bei Migräne mit einem zentralen Leiden zu tun hätte, bei welchem die am Boden des IV-Ventrikels befindlichen Nervenkerne, besonders aber der V-Kern ergriffen werden. Durch eine in demjenigen Abschnitt dieses Kernes, welcher dem ersten Ast entspricht, auftretende Molekularbewegung, die sich auf die naheliegenden Kerne fortpflanzen kann, kämen die Schmerzen zustande und durch die Fortpflanzung auf andere Kerne ließe sich der gesamte Symptomenkomplex erklären.

Dieselbe Hypothese findet man in der Monographie von Kovalevsky aus dem Jahre 1902. Dieser Forscher meinte nämlich, daß die hereditäre Disposition zur Migräne in einer Störung des Gleichgewichtes der molekularen Elemente der Nervenzellen der medullären Kerne besteht. Dieser Zustand kann latent bleiben oder aber könne die Migräne, unter dem Einfluß verschiedener Ursachen, unter denen die Gicht eine wichtige Rolle spielt, zum Vorschein kommen. Denselben Effekt können auch andere Diathesen und Krankheiten ausüben, die auf den Stoffwechsel ungünstig einwirken und die Substanz der nervösen Elemente stören. Kovalevsky stellt nun folgendes Schema der Entstehung eines hemikranischen Anfalles auf: Ein zur Migräne von der Geburt prädisponiertes und arthritisches Individuum wird plötzlich in einen heftigen Affekt (z. B. Ärger) versetzt, dieser letztere wirkt dann reflektorisch auf das gesamte Gehirn und verursacht eine Blutkongestion, der Schock wirkt aber am intensivsten auf den Locus minoris resistentiae, d. h. auf das vasomotorische Zentrum. Von hier aus wird der Impuls wahrscheinlich durch Vermittelung der sympathischen Ganglien auf das Gefäßsystem einer Kopfhälfte fortgepflanzt und daher stammt der Migräneanfall.

Von den Kernen der Medulla oblongata waren es hauptsächlich zwei, denen man eine besonders wichtige Rolle bei der Entstehung des Migräneanfalles zuschreiben wollte. Dies waren der sensible V-Kern und der Deiterssche Kern.

Bereits von Thomas wurde die Ansicht ausgesprochen, daß vieles zugunsten einer primären Neuralgie des Trigeminusastes spricht, wobei der Reiz nachträglich auf die sympathischen Fasern und vielleicht auf die Hirnsubstanz übertragen wird. Wenn auch verschiedene Ursachen und darunter besonders die Gicht und das Rheuma den hemikranischen Anfall herbeiführen können, so bleibe doch die Art der Störung der nervösen Elemente eine ganz dunkle. Grasset und Rauzier neigen ebenfalls zur Hypothese, daß die Hemikranie eine Neurose des V darstellt. Auch von Möbius wird kurz die Möglichkeit der Mitbeteiligung des Trigeminuskerns erwähnt und zwar für die zur Dura zurücklaufenden Fasern, obgleich dieser Forscher, wie gesagt, am meisten der kortikalen Theorie zugeneigt war.

Die Trigeminustheorie der Migräne wurde auch von Cornu (1902) akzeptiert. Er meinte, daß vieles dafür spricht, daß das Grundphänomen, nämlich der Kopfschmerz, dem Ausbreitungsgebiete des V entspricht (dem V-Kern im Bulbus). Mit Recht aber sagt Cornu, daß sich mit dieser Annahme keineswegs alle sensible Störungen bei Migräne erklären lassen. Zur Erklärung dieser Störungen wären also auch andere Hirnteile, wie der Thalamus (wohin bereits Wollaston und Liveing den Sitz des Leidens verlegen wollten) und das Gehirn selbst heranzuziehen. Der Hauptsache nach scheint aber die Hemikranie von der Alteration im Bulbusgebiet abhängig zu sein (Schmerzen, vasomotorische, sekretorische Störungen, Übelkeit, Erbrechen). Um die übrigen Symptome der Migräne zu erklären, müsse man entweder eine Diffusion des krankhaften Prozesses auch auf die höheren Zentren annehmen oder aber eine Übertragung des Reizzustandes seitens der bulbären Gruppe auf die Hirnrinde supponieren. In dieser Weise sollen sich nach und nach die verschiedenen Migräneerscheinungen entwickeln.

L. Lévi, der, in Anlehnung an Hertoghe, die Lehre von der inneren Sekretion in den Kreis der Migränetheorien hereingezogen hat, hat sogar ein anatomisches Zentrum (Hemikraniezentrum) angenommen und zwar am ehesten im V-Gebiete und meinte, daß von hier aus eine Art Irradiation auf die Kerne am Boden der Rautengrube (IX, X, Deitersscher Kern u. a.) stattfinde (s. weiter unten die Theorie von Bonnier)[1]. Lévi nahm aber in letzter Linie einen Reizzustand der meningealen sensiblen V-Fasern als die Auslösungsursache des Anfalles an. Man könnte somit die Migräne als einen Krankheitsprozeß am Boden des IV-Ventrikels betrachten, wobei die hemikranische Veranlagung durch erhöhte Erregbarkeit dieses hypothetischen Zentrums bedingt sein würde.

Das wesentliche bei der Entstehung der Migräne wäre nicht in ätiologischen, sondern in anatomischen Momenten gelegen. Lévi meinte aber, daß häufig bei ein und derselben Person sowohl nervöse Disposition, wie auch eine Dyskrasie (z. B. die gichtische) auftritt, so daß die hereditäre Verknüpfung der Migräne eine doppelte sein kann. Das Leiden wäre klinisch nicht einheitlich, stelle nur die Ausdrucksform einer Irritation des pontinen Zentrums dar, wobei der Reizzustand je nach seiner Intensität mehr oder minder zahlreiche Nachbarzentren ergreifen kann. Bei einer Irradiation auf den IX-Kern würde dann Übelkeit, bei Übertragung auf den X-Kern Erbrechen, Pulsverlangsamung, Atembeschwerden, beim Ergriffenwerden des Deitersschen Kernes Schwindel, des VII-Kernes Spasm oder Lähmung des Fazialis, bei Irradiation auf Corpora quadrigemina Ophthalmoplegie entstehen und bei Beteiligung der vasomotorischen, sekretorischen, akustischen u. a. Zentren würden dann entsprechende Symptome auftreten.

Nicht ohne Interesse ist der Gedanke Lévis, daß man sich den einzelnen hemikranischen Anfall im Lichte der Sekretions- und Exkretionsvorgänge denken kann (Salivation, Erbrechen, Schweiß- und Tränenfluß, Polyurie) und man in denselben eine Art Abwehrreaktion des gesamten Organismus gegen das den Anfall auslösende Toxin erblicken darf.

Der VIII-Kern und speziell der Deitersche Kern wurde von Bonnier zum Grundstein des hemikranischen Prozesses gewählt. In einer ganzen Reihe von Arbeiten, die sich hauptsächlich mit dem Vertigo beschäftigen, entwickelte Bonnier die Ansicht, daß das Syndrom des Deitersschen Kernes aus folgenden Erscheinungen besteht: Schwindel mit partieller oder totaler Aufhebung des Gleichgewichtsapparates, reflektorisch bedingten okulomotorischen Symptomen, Übelkeit und Angstgefühl, passageren akustischen Stö-

---

[1] Lévi gab übrigens selbst zu, daß er bei Aufstellung sowohl des supponierten Zentrums, wie auch dessen Irradiation auf andere Kerne von der Grundidee von Bonnier ausging.

rungen und Erscheinungen seitens einiger Trigeminusgebiete. Dieses Syndrom
würde somit zerebellare Störungen und diejenigen seitens der N. N. III, IV,
VI, VIII, IX und X umfassen. Jeder der Bestandteile dieses Syndroms könne
dabei in verschiedenem Grade beteiligt werden, so daß dieses letztere nicht immer
komplett auftritt. Man trifft dasselbe bei der Ménièreschen Krankheit, ferner
bei der Labyrinthform der Tabes (Ohrensausen, Taubheit, Schwindel, Koordi-
nationsstörungen, Romberg, okulomotorische Störungen reflektorischer Art),
ferner bei Erkrankungen der Medulla oblongata und schließlich bei Migräne.
Bonnier zitiert z. B. einen Fall von Migräne bei einer Frau, bei welcher
Schwindelanfälle mit Angstgefühl, Sehstörungen, Gleichgewichtsstörungen,
Ohrensausen, passagerer Taubheit und Erbrechen einhergingen. Diese Attacken
substituierten die Hemikranieanfälle. Was die einzelnen Bestandteile des Deitersschen Syndroms anbelangt, so soll der Schwindel von der Beteiligung des Deitersschen Kernes im Zusammenhang mit dem Vestibularisapparat des inneren
Ohres (also vor allem vom Labyrinthzentrum) abhängig sein. Die Störung
des Gleichgewichtes hängt mit der Beteiligung des Deitersschen Kernes,
insgesamt mit dem Kleinhirn zusammen. Die okulomotorischen Störungen
hängen vom Deitersschen Kern in Zusammenhang mit den III- und VI-
Kernen ab. Die Übelkeit, das Angstgefühl hängt von der Beteiligung des
Deitersschen Kernes in Zusammenhang mit den IX- und X-Kernen ab (gleichzeitig damit entständen auch Störungen der Atmung, zirkulatorische, sekretorische und thermische Symptome). Die Gehörsstörungen wären dadurch bedingt,
daß manche Fasern des N. cochlearis den Deitersschen Kern erreichen (Ohrensausen, Taubheit bei manchen Schwindelanfällen). Die Schmerzen finden
schließlich ihre Erklärung in der Verbindung des Deitersschen Kernes mit
einzelnen V-Fasern (Probst), so daß dadurch Schmerzen im Trigeminus-
gebiet entstehen können. Das Deiterssche Zentrum könne, in Analogie zu
anderen Zentren, entweder leicht oder schwer, langsam oder rasch betroffen
werden. Es könne auch reflektorisch, von weitem her, erregt werden. Ferner
könne das Zentrum entweder primär gestört sein (la forme adulte, la forme
majeure), oder aber nur symptomatisch in Mitleidenschaft gezogen werden.

Diese Theorie von Bonnier fand dann bei vielen Ärzten Anklang, speziell
der Gedanke von der Übertragung des Reizes seitens eines Kernes (des
Deitersschen) auf zahlreiche andere Hirnnervenkerne, deren anatomisch-
physiologische Assoziation mit diesem prinzipiellen Kern erwiesen war. Manche,
wie z. B. Escat, wollten sogar aus der Alteration des akutischen Apparates
eine spezielle Migräneform (Migraine otique) ableiten.

Alle diese Hypothesen verfolgten ein und dasselbe Ziel, nämlich den
migränösen Symptomenkomplex auf ein einziges, scharf isolierbares Gebiet
beschränkt zu wissen, in welchem auf einem verhältnismäßig kleinen Territorium zahlreiche, teils automatische, teils reflektorisch wirkende Zentren
liegen, deren funktionelle Betätigung sämtliche Erscheinungen der Migräne
zu erklären imstande wäre. Die medulläre Theorie war in einer Richtung
fruchttragend, indem sie zu einer detaillierten klinischen Zergliederung des
migränösen Syndroms führte und eine anatomisch-physiologische Grundlage
für die einzelnen klinischen Erscheinungen zu geben sich bestrebte.

Die Arbeiten von Bonnier haben in dieser Richtung wertvolle Beiträge
geliefert, indem die reflektorische Wirkung des Deitersschen Kernes auf das

Kleinhirn und auf eine ganze Reihe von Hirnnervenkernen herausgehoben wurde und andererseits der Begriff der variablen Beteiligung eines jeden dieser Gebilde in den Kreis der Betrachtung herangezogen wurde. In dieses Gebiet fallen übrigens auch die Untersuchungen von Kohnstamm und Wolfstein hinein, die den Versuch einer physiologischen Anatomie der Vagusursprünge und des Kopfsympathikus mit Berücksichtigung der Irradiation der ganzen Substanz gemacht haben.

Eine andere Frage ist es, ob diese medulläre Hypothese in der Tat ausreicht, um das gesamte Bild der Migräne aufzuklären. Es wäre vom theoretischen Standpunkt aus möglich, daß eine Störung im Gebiete der Medulla oblongata verschiedene Erscheinungen der Migräne ausmacht. Es liegen doch hier in der Tat in einem engen Raum zahlreiche Kerne und Bahnen, die miteinander eng verbunden sind und deren Betroffensein sowohl vasomotorische, wie sekretorische, ferner auch ganz variable Symptome, wie Übelkeit, Erbrechen, Schwindel, Puls- und Atmungsstörungen herbeiführen könnte.

Gegen diese Theorie sprechen aber viele Gegengründe, denn 1. entspricht das klinische Bild, welches bei Erkrankung dieses Gebietes entsteht, nicht demjenigen der Migräne. Gerade bei den vaskulären Erkrankungen dieser Gegend treten sehr leicht Schling-, Kau- und Sensibilitätsstörungen auf, die der Migräne fremd bleiben, und andererseits tritt dabei niemals eine der migränösen ähnliche Kephalieform auf; 2. es treten sogar bei den schwersten und langanhaltenden Migräneanfällen fast niemals die für das Leben bedrohlichen Zeichen seitens der Atmung und der Herztätigkeit auf, und auch dann nicht, wenn ein richtiger Status hemicranicus entsteht; 3. es ließe sich bei der alleinigen Annahme der medullären Theorie weder die prodromale physische und psychische Mattigkeit noch die den Anfall begleitende Erschlaffung erklären. Die von manchen postulierte Diffusion nebst Irradiation seitens der medullären Kerne auf die höheren Zentren ist bis jetzt durch keine klinischen Daten bewiesen; 4. würde uns diese Theorie keineswegs die kortikalen Auraerscheinungen erklären lassen, die gelegentlich als Vorboten der eigentlichen Migräne auftreten.

Aus allen diesen Gründen ist eine exklusive Annahme der medullären Theorie nicht annehmbar, wogegen man in derselben eine viel bessere Zergliederung einzelner Migräneerscheinungen und deren Aufpfropfung auf einzelne anatomische Gebilde wohl erblicken mag.

Sämtliche oben erwähnte zentrale Theorien bestehen darin, daß sie den primären Sitz des migränösen Anfalles in dieses oder jenes Territorium des Gehirns verlagern, wobei stets nur die anatomisch-physiologisch abtrennbaren Abschnitte der Hirnsubstanz gemeint wurden (Hirnrinde, medulläre Kerne u.a.).

Es wurde aber in der letzten Zeit eine ganze Reihe von Theorien aufgestellt, die zwar den Sitz der Migräne ebenfalls in das Gehirn versetzen, dabei aber nicht in die rein nervösen Gebilde des letzteren, sondern hauptsächlich in die drüsigen Hirnorgane, eventuell auch in den Liquor cerebrospinalis. Dahin gehören hauptsächlich die Theorien von Spitzer (Plexus chorioideus), von Deyl und Plavec (Hypophyse), von Quincke (Ventrikelliquor).

Spitzer (1901) stellte folgende, wie er es nennt, mechanische Migränetheorie auf:

Bekanntlich dringt die Pia als eine Duplikatur von der medialen Seite her in die Seitenventrikel hinein und reicht als frei in den Hohlraum desselben hineinragende Falte vom Foramen Monroi bis zur Spitze des Unterhorns. Die Basis dieser Falte ist in ihrer ganzen Länge angeheftet, während der freie Rand durch großen Gefäßreichtum, namentlich zahlreiche venöse Biegungen zu dem massigen Plexus chorioideus lateralis angeschwollen ist. Die Arterien des Plexus lateralis stammen aus den basalen Hirnarterien und dringen von hier aus direkt in das Unterhorn. Das venöse Blut sammelt sich zum Teil in einer konstanten Randvene der Duplikatur (Vena chorioidea), welche mit dem Plexus durch das Foramen Monroi den Seitenventrikel verläßt und im dritten Ventrikel mit der der anderen Seite zu der Vena chorioidea communis sich vereinigt. Der Plexus chorioideus stellt eine Drüse dar und der Liquor cerebrospinalis ist sein Sekret. Der vom Plexus in den Seitenventrikel abgesonderte Liquor kann nur durch das Foramen Monroi abfließen und wenn der zufällig hyperämische Plexus die Öffnung verlegen sollte, so wird diese durch das stauende Kammerwasser so weit dilatiert, daß der Liquor neben dem Plexus abfließen kann. Anders liegt die Sache, wenn durch entzündliche Bindegewebswucherungen der Rand des Foramen Monroi verdickt, starr und die Öffnung dadurch verengt oder jedenfalls schwerer dilatierbar wird. Diese absolute oder relative Stenose des Foramen Monroi wird von Spitzer für die der Krankheit Migräne zugrunde liegende dauernde pathologische Veränderung, für die wesentliche pathologische Bedingung des Anfalles, das pathologisch-anatomische Substrat der Migränekonstitution gehalten. Der Migräneanfall ist ein durch akuten und vorübergehenden Verschluß des Foramen Monroi und konsekutive Hirnschwellung hervorgerufener Symptomenkomplex. Besteht nun bei einem Migränösen diese Stenose, so wird der durch die Gelegenheitsursache geschwellte Plexus die Monroische Öffnung verlegen und das abgesperrte Kammerwasser wird nicht imstande sein, sich sofort freien Abfluß zu verschaffen. Dasselbe übt dadurch auf die Wände des Ventrikels und die Gefäße (besonders auf die Venen) des Plexus einen Druck aus. Hierdurch wird der Venenabfluß verhindert und es entsteht eine passive Hyperämie. Diese führt dann zur Transsudation des Liquor, wodurch der Druck auf Venen und die Stauung noch größer werden. Der dadurch stark geschwellte Plexus wird nun mit steigender Gewalt gegen das Foramen Monroi gepreßt, wodurch dessen Verschluß immer fester wird.

Der steigende Liquordruck im Seitenventrikel, führt weiter Spitzer aus, drückt nicht nur auf den Plexus, sondern auch auf die Wände der Kammer. Wäre das Gehirn eine inkompressible Flüssigkeit, so würde der lokalisierte Druck gleichmäßig nach allen Seiten fortgepflanzt werden. Das Gehirn stellt jedoch eine festweiche Masse dar, deren Lücken vom Liquor ausgefüllt sind und dieser Liquor kann durch die Lymphbahnen und Venen den Schädel verlassen. Der lokale Druck preßt aus den benachbarten Teilen den Liquor heraus, dieser verläßt die Schädelhöhle und die Verschiebung und Kompression der nächstgelegenen Hirnteile erzeugt jene elastische Kräfte, welche dem lokalen Druck das Gleichgewicht halten (also zu einem allgemeinen Hirndruck nicht zulassen). Je stärker dieser Druck wird, desto entferntere Teile müssen herangezogen werden, um die nötigen elastischen Kräfte zu wecken. Der Druck pflanzt sich also — solange die Abflußwege frei sind — vom Druckzentrum (also Seitenventrikel) mit allmählich geringerer Intensität gegen die Peripherie fort und erreicht schließlich — bei immer größerer Ausdehnung der Kammer — die Hirnrinde. Die Hemisphäre kann mit einem gefalteten Ballon — in Hinsicht auf Furchen und Windungen — verglichen werden und der stetig zunehmende Innendruck wird diesen Ballon zu entfalten suchen. Die zarten Bindegewebsbalken und Gefäße zwischen der Pia und Hirnrinde werden dieser Entfaltung kaum Hindernisse entgegensetzen, ebensowenig die Arachnoidalbalken. Bestehen aber infolge abgelaufener oder noch chronisch ablaufender entzündlicher Vorgänge (vielleicht in pathogenetischer oder räumlicher Kontinuität mit analogen Bindegewebswucherungen um das Foramen Monroi) abnorme Adhäsionen zwischen Pia und Rinde und besonders im Subarachnoidalraum — und solche sollte man bei Migräne mit Aura voraussetzen —, so werden diese der Entfaltung der Rinde einen gewissen Widerstand entgegensetzen, der nur durch Dehnung oder Zerreissung einzelner Balken überwunden werden kann. Dadurch werden die die Rinde ernährenden Blutgefäße gezerrt und es kommt dann zur Ernährungsstörung. Sowohl direkt durch diese Zerrung oder Zerreissung von bindegewebigen Fasern, als auch durch den rasch wechselnden Verschluß der Zirkulation und Öffnung derselben auf Kollateralbahnen, entsteht im betreffenden Rindengebiet ein aus räumlich und zeitlich eng begrenzten, rasch aufeinander folgenden Elementen bestehender diskontinuierlicher Reizzustand, welcher das Flimmern und die Parästhesien erklären kann. Bei zu kurzen Intervallen zwischen den einzelnen Rindenreizen werden jedoch die intermittierenden Elemente des Flimmerns zu einer kontinuierlichen Skotomempfindung verschmolzen, wie ja auch die normalen äußeren Reize bei rascher Aufeinanderfolge eine kontinuierliche Empfindung hervorrufen.

Nachdem die schwellende Hemisphäre den Subduralraum erfüllt und die Dura erreicht hat, wird sie gegen letztere angepreßt und die dadurch verursachte Spannung der unnachgiebigen, empfindlichen Dura bedingt den Kopfschmerz. Darum folgt der Schmerz erst einige Zeit der Aura nach. Da die unnachgiebige Dura eine weitere Ausdehnung der Hemisphäre nicht zuläßt, so hört damit die Entfaltung der letzteren und auch damit die diskontinuierliche Erregung der Hirnoberfläche auf. Mit dem Eintritt des Kopfschmerzes verschwindet die Aura. Der immer größere Druck im Ventrikel sucht schließlich die Ränder des Foramen Monroi auseinander zu ziehen, und indem dieses Loch genügend erweitert ist, wird der unmittelbar hinter ihm gelagerte Teil des Plexus durch die Öffnung gedrängt. Der Liquor stürzt nach, die Hemisphäre kollabiert, der Druck sinkt, die Stauung des Plexus schwindet, die Inkarzeration wird behoben und der Kopfschmerz schwindet.

Der dem Anfall zugrunde liegende Prozeß setzt aber eine neue Veränderung, welche der Wirksamkeit der Migränekonstitution hemmend entgegentritt. Das hinter dem herausgedrängten Plexuspfropf sich wieder verengende Monroische Loch läßt den noch (durch seröse Durchtränkung) vergrößerten Plexus nicht in den Seitenventrikel zurückschlüpfen. Einige Schlingen des sonst hinter dem Foramen Monroi im Seitenventrikel liegenden Plexus befinden sich jetzt im III-Ventrikel und dadurch erscheint der hinter dem Foramen Monroi zurückgebliebene Plexusteil schmächtiger als sonst. Entsteht nun durch Gelegenheitsursache jene Hyperämie, welche sonst den Anfall auszulösen pflegt, so fehlt jetzt hinter der Monroischen Öffnung der seine Verlegung bewirkende Plexuskopf (dieser liegt nämlich in der III-Kammer), und die Bedingungen für die Inkarzeration sind sehr ungünstig. Der Plexuskopf kann in seine natürliche Lage im Seitenventrikel erst dann zurücktreten, wenn seine ödematöse Schwellung geschwunden ist. Dadurch wachsen auch die Bedingungen für einen neuen Anfall.

Diese Spitzersche Theorie sucht also rein mechanisch das Problem der Immunität und der Periodizität der Anfälle zu erklären. Dieser anatomische Begriff der Migräne fällt aber nicht mit dem ätiologischen zusammen.

Spitzer nimmt also an, daß der Kopfschmerz in letzter Linie sowohl bei Migräne wie auch bei Hirntumoren durch Druck auf die Dura bedingt wird. Die Analogie mit den Hirndruckkrankheiten soll noch auf ein anderes Symptom der Migräne Licht werfen, nämlich auf die sensorische Überempfindlichkeit. Der Druck der Dura versetzt die zentralen Sinnesflächen in einen Zustand schmerzhafter Übererregbarkeit, wobei Spitzer allerdings der Meinung ist, daß es sich nicht so sehr um eine direkt schmerzhafte Sinnesempfindung handelt als vielmehr um eine Steigerung vorhandener Schmerzen durch Sinneswahrnehmungen; dieses Plus an Schmerzen soll in das betreffende Sinnesorgan projiziert werden.

Im Lichte dieser Theorie soll der klinische Unterschied zwischen der vulgären und der ophthalmischen Migräne auf das Fehlen oder das Vorhandensein meningealer entzündlicher Adhäsionen über der Okzipitalrinde zurückgeführt werden. Da im späteren Lebensalter die Meningen zu chronischen entzündlichen Vorgängen neigen, welche namentlich an der Konvexität zu meningealen Adhäsionen führen, so wäre die Umbildung der einfachen in die Augenmigräne und das spätere Einsetzen der letzteren verständlich.

Breitet sich die bindegewebige Wucherung über das Parietalhirn aus, so soll die sog. Migraine ophthalmique associée entstehen. Entzündungsprozesse über dem Sprachzentrum sollen Aphasie herbeiführen. Löst sich die Inkarzeration, bevor noch die Hirnoberfläche die Dura erreicht hat, so soll Aura ohne nachfolgenden Kopfschmerz entstehen. Der Status hemicranicus soll auf einer abnormen Unverschiebbarkeit des Plexuskopfes beruhen, so daß nach dem Abfließen des Liquors die Bedingungen zur Inkarzeration ebenso günstig bleiben wie vorher und erst wiederholte Anfälle — vielleicht durch Zerreissung der Adhäsionen — die Verlagerung des Plexuskopfes ermöglichen.

Der wunde Punkt der Spitzerschen Hypothese liegt in der ganz hypothetischen und durch keine pathologisch-anatomische Tatsachen erwiesenen Annahme der Stenose der Monroischen Öffnung als der angeblichen Grundursache der Migräne. Bei der enormen Häufigkeit der Migräne ist doch kaum begreiflich, warum diese Tatsache bis jetzt noch niemals festgestellt worden ist. Auch die weitere Annahme der meningealen entzündlichen Adhäsionen über den einzelnen kortikalen Feldern müßte erst erwiesen werden. Auch das Auftreten der Augenmigräne sogar in den Kinderjahren läßt sich kaum mit dieser Annahme in Einklang bringen. Wie sollten ferner die abortiven Anfälle der Migräne und deren Äquivalente erklärt werden, besonders wenn sie so kurz sind, daß hier kaum von einem so komplizierten Vorgang die Rede sein kann, wie es von Spitzer angenommen wird.

Die von Spitzer angenommene Fortpflanzung des Liquordruckes vom Ventrikel aus in exzentrischer Richtung gegen die peripheren Teile des Gehirns wurde eigentlich bereits von Spina, dann auch von Bernhardt angeführt und die Hypothese von der diesen Vorgang begleitenden Erzeugung von elastischen Kräften, welche dem lokalen Drucke das Gleichgewicht halten und nur allgemeinen Druck nicht zulassen sollen, ist zwar vom physiologischen Standpunkte aus richtig, sie erfährt aber gerade in dieser Richtung keine konsequente Bestätigung. Spitzer nimmt nämlich an, daß gerade an den vom Druckzentrum am meisten entlegenen Partien, d. h. an der Hirnrinde und an der Pia, die Gefäße und Arachnoidalbalken gedehnt und zerrissen werden. Ist aber der Liquordruck in der Nähe der Ventrikel sehr intensiv, so entsteht die Frage, warum es auch hier nicht zu gröberen Störungen kommt. Die Analogie des Gehirns mit einem gefalteten Ballon und die Heranziehung einer eminenten Vergrößerung der Hirnperipherie bei diesen Druckvorgängen entspricht doch nicht den Tatsachen, denn das Gehirn kann sich dabei nur sehr wenig entfalten und die Vergrößerung der Peripherie ist keine so eminente, daß dadurch die angebliche Zerreissung stattfinden müßte.

Auch erscheint die andere Annahme der Bindegewebswucherung um das Foramen Monroi wenig glücklich gewählt, denn es wäre doch anzunehmen, daß mit der Zeit diese kleine Öffnung verwachsen müßte und zwar um so mehr, als einige Schlingen des geschwellten Plexus auch beim Abklingen der Migräneattacke sich im III-Ventrikel befänden, nicht gleich in den Seitenventrikel zurückschlüpfen und während dieses Verweilens im III-Raum die Wände des Foramen Monroi gereizt würden. Diese Verwachsung müßte dann zu schweren Störungen, z. B. einem chronischen Hydrocephalus internus führen.

Auf dem internationalen Kongreß zu Paris im Jahre 1900 hat dann Deyl folgenden Erklärungsversuch der Migräne aufgestellt. Er ging von der Grundthese aus, daß der Schmerz bei Migräne das Gebiet des Ramus ophthalmicus des N. V befällt. Dieser Nerv liegt in einer Falte der Dura mater, in der lateralen Wand des Sinus cavernosus, in der Nähe der Carotis interna. Die Hypophyse liegt wiederum in der Sella turcica zwischen beiden Karotiden. In der Mehrzahl der Fälle bleibt zwischen der Hypophyse und der Karotis ein freier Raum. In der Minderzahl aber tangiert die Drüse die Karotis und dringt sogar in deren Umbiegung hinein. Deyl konstatierte in den seitlichen Partien der Hypophyse einen kavernösen Bau, der eine Schwellung zuläßt. Diese Schwellung sollte nun die Migräne erklären, falls ein vermehrter Blutzufluß zum Gehirn stattfindet. In denjenigen Fällen, wo die Hypophyse die Karotis berührt, kann also der I. Trigeminusast bei der Anschwellung der Drüse gegen die Dura angepreßt werden. Da gleichzeitig die venösen Abflüsse aus dem Sinus cavernosus abgesperrt werden, so vergrößert noch die venöse Hyperämie des Sinus cavernosus den Schmerz. Alles, was die venöse Zirkulation begünstigt (Befreiung der Halsvenen, Massage der Gesichtsvenen) soll eine Erleichterung bringen; besonders günstig wirkt der Schlaf, da dabei der Blutandrang zum Gehirn sich verringert und dadurch die Schwellung der Drüse sich ausgleicht. Deyl fand in den Leichen von Menschen, die niemals an Kopfschmerzen gelitten haben, einen ziemlich breiten Raum zwischen der Karotis und der Hypophyse. Dagegen erschien in den Leichen von Individuen, die an Migräne

gelitten haben, die Hypophyse vergrößert und sie erreichte die Biegung der
Carotis interna.   In manchen Fällen soll die Hypophyse etwas seitlich verschoben und asymmetrisch gewesen sein und damit sollte die größere Häufigkeit der Anfälle in einer Kopfseite ihre Erklärung gefunden haben.

Zugunsten dieser Theorie sollen auch die Fälle von Hypophysistumoren
und Akromegalie sprechen, die unter dem Bilde der Augenmigräne verlaufen.
Deyl will ferner eine identische Berührung der Karotis seitens der Hypophyse
in denjenigen Leichen gesehen haben, welche von Individuen herstammten,
die an Epilepsie, Hysterie, Melancholie, Dementia paralytica gelitten haben,
und meint, daß diese anatomische Feststellung, die sowohl die Migräne selbst
als auch die mit ihr verwandten Neurosen betrifft, uns einen klaren Begriff
über den sog. „Status hemicranicus" und die hereditäre Übertragung des
Leidens liefert.

Die Hypothese Deyls wurde dann von Plavec auf die ophthalmoplegische Migräne übertragen, wobei er aber die Ansicht vertrat, daß die Grundlage dieser Migräneform mit derjenigen der vulgären Hemikranie überein-
stimmt.   Die beiden sollen in ihrem Endaffekt eine basale, lokale Erkrankung
darstellen und zwar soll es sich hier um eine periodische Schwellung der Hypophyse handeln, die von besonderen autoregulativen vasomotorischen Einflüssen
beherrscht wird.   Bei der einfachen Migräne wäre diese Schwellung eine allgemeine oder einseitige, bei der ophthalmoplegischen wäre sie stets eine einseitige, was vielleicht durch eine laterale Dislokation oder Disformität der
Hypophyse bedingt wird.   Daß auch die gewöhnliche Migräne resp. ihr wich-
tigstes Phänomen — der Kopfschmerz — einen basalen Ursprung haben kann,
läßt sich, nach Plavec, daraus schließen, daß die Augenbindehaut auf der
Seite der Migräne oft hyperämisch ist und daß auch das homolaterale Tränenträufeln und eine Zunahme der Schmerzen bei Bewegungen der Bulbi (Möbius)
zu beobachten ist.   Während nun bei der gewöhnlichen Migräne die anormale
Schwellung der Hypophyse einen rein aktiven Prozeß (Hyperämie) darstellt, welcher infolge einer neuropathischen Grundlage zustande kommt, beruht die Schwellung bei der ophthalmoplegischen Hemikranie hauptsächlich
auf einer Venostase der Hypophyse, wenn auch der Anfall mit einer kleinen
aktiven Schwellung dieser Drüse beginnt.   Diese Venostase wäre zugleich als
Folge der erwähnten Dislokation und Deformität der Hypophyse resp. einer
anderen lokalen Disposition zu betrachten.   Ohne die anatomische Disposition könne die gewöhnliche Migräne in die ophthalmoplegische nicht übergehen.   Durch die Hypophysisschwellung soll ein Druck
auf die Umgebung entstehen und dadurch leidet in erster Linie der Sympathikus, was sich durch Schmerzen und Erbrechen äußert und in zweiter Reihe
— wenn die lokale Disposition besteht — auch der Okulomotorius, was als
periodische Lähmung zutage tritt.   Wahrscheinlich wird dabei die Druck-
wirkung der geschwollenen Hypophyse infolge der lokalen Disposition mehr
seitlich verschoben, wodurch die Dura, welche hier über die Gegend des Sinus
cavernosus eine Art von Gewölbe bildet, gespannt und dadurch wieder der
N. oculomotorius eingeklemmt wird.

Plavec meinte aber, daß, wenn man in der Differentialdiagnose zwischen
Migräne und Trigeminusneuralgie konsequent bleiben will, diese Erklärung
des migränösen Schmerzes (V-Reizung) vollkommen fallen gelassen werden

muß. Dagegen müßte man an den Sympathikus denken, nämlich an den Plexus caroticus resp. cavernosus. Im sympathischen Nervensystem entstehen doch Neuralgien. Es fragt sich nun, ob der sympathische Schmerz im Plexus caroticus durch seine Qualität den Schmerz bei Migräne überhaupt und auch bei ophthalmoplegischer Migräne zu erklären vermag? Die Ausstrahlungsrichtung des hemikranischen Schmerzes stimmt mit der Lokalisation und Verästelung des sympathischen Basalgeflechtes gut überein. Aus diesem letzteren zieht ein großer Teil der Fasern in das homolaterale Auge, ferner laufen Ästchen längs aller zerebraler und meningealer Gefäße; dadurch sei es begreiflich, daß ein Schmerz, dessen Zentrum in der Tiefe der Orbita i. e. im Plexus caroticus liegt, im Auge, in der Stirn und eventuell auch im Okziput empfunden wird. Interessant ist ferner, daß bei allen sympathischen Schmerzen, wenn dieselben eine gewisse Höhe erreichen, Erbrechen auftritt (bei Anfällen von Chole-Nephrolithiasis, bei Traumen der Hoden, Glaukom). Durch Verlegung des migränösen Schmerzes' aus dem N. V in den Sympathikus soll, nach Plavec, der ganze hemikranische Anfall leicht erklärlich sein. Durch denselben Vorgang sei die Hypothese wahrscheinlicher, daß dieser Anfall mit periodischer Schwellung der Hypophyse zusammenhängt. Das sympathische Karotikusgeflecht liegt in der Nähe der Hypophyse und muß daher bei deren Schwellung zunächst in Mitleidenschaft gezogen werden und daher beginnt jeder Anfall mit Schmerzen, während die Lähmung erst später auftritt, wenn die Schwellung und der subdurale Druck noch stärker werden.

Die Hypothese von Plavec fußt somit auf der bereits von Deyl vertretenen Annahme, daß bei den an Migräne leidenden Individuen die Hypophysis vergrößert sei, die Karotis an ihrer Biegung tangiere und außerdem seitlich verschoben und asymmetrisch werde. Würde es sich aber in der Tat um eine Vergrößerung der Hypophyse handeln, so müßte man auch andere Zeichen des Hyperpituitarismus auftreten sehen, was bei der Migräne nicht der Fall ist. Nimmt man ferner an, daß diese Drüse asymmetrisch gebaut oder seitlich verschoben ist, so läßt sich diese Auffassung mit dem Wechsel der Kopfschmerzenseite bei ein und derselben Person nicht in Einklang bringen. Deyl hat ferner angenommen, daß der Schlaf den Schmerz verringert, weil dabei der Blutzufluß zum Gehirn abnimmt. Dem widerspricht wiederum die klinische Erfahrung, daß der hemikranische Anfall sich gerade nachts vorbereitet und am Morgen ausbricht. Wie sollte ferner die Hypophysisschwellung die kortikalen Aurasymptome erklären? Wie sollen dann auch die übrigen Begleiterscheinungen des Anfalles aufgefaßt werden? Wie soll die Tatsache gedeutet werden, daß bei Hypophysiserkrankungen (Akromegalie, Tumoren) das migränöse Syndrom nicht zur Entwickelung kommt und dass es, nach Stewart, Hypophysistumoren gibt, bei welchen die Kopfschmerzen überhaupt fehlen können? Nimmt man schließlich eine Volumenzunahme dieser Drüse und noch eine Asymmetrie derselben an, so entsteht die weitere Frage, wie es kommt, daß bei der Migräne verhältnismäßig selten Sehstörungen entstehen und daß es mit Migräne belastete Personen gibt, die trotz heftigster und sehr häufiger Attacken niemals über Sehstörungen geklagt haben?

Dieselben Argumente können eo ipso auch gegen den von Plavec vertretenen Standpunkt gelten. Plavec verschiebt aber in letzter Linie den hemikranischen Mechanismus in das sympathische Geflecht, anstatt in den

V-Nerven, wie dies **Deyl** tut. Dadurch wird zweifelsohne ein viel weiterer Spielraum für die mannigfaltigen Ausdruckserscheinungen der Migräne gegeben, besonders wenn man bedenkt, daß die supponierten sympathischen Geflechte (Plexus caroticus, cavernosus) nach **Rauber** mit zahlreichen Hirnnerven (III, IV, VI, Ganglion Gasseri, Ganglion ciliare) in Verbindung treten, ferner auch Zweige für die Hypophyse und die Dura mater abgeben. Allein wird das Grundphänomen der Migräne auch von **Plavec** der Hypophyse aufgepropft und dies wurde bis jetzt noch durch keine weiteren anatomischen Untersuchungen bestätigt. Auch erscheint die Annahme einer aktiven Hyperämie bei der vulgären Migräne und einer passiven bei ophthalmoplegischer wenig begründet.

Wie bereits angedeutet, wird von manchen vermutet, daß bei Entstehung der Kopfschmerzen der **Liquor cerebrospinalis** die Hauptrolle spielt. Diese Flüssigkeit gewinnt ja ohnehin eine immer größere Bedeutung und wir verdanken die Kenntnis davon hauptsächlich den grundlegenden Arbeiten von **Quincke**.

In einer Arbeit über die Meningitis serosa (1897) führte **Quincke** aus, daß über die Tatsache der akuten Exsudation in der Zerebrospinalhöhle kein Zweifel bestehen kann und daß dieser Prozeß eine Analogie mit ähnlichen Ergüssen in andere Höhlen und Geweben darbietet (wie Gelenkergüsse, seltene Formen der prämenstrualen Aszites, akutes umschriebenes Haut- und Schleimhautödem, manche Urtikarien und Erythemformen). Die oft nachweisbaren Hyperämien und die sonstigen Erscheinungen, die manche dieser Exsudationen begleiten, lassen die Beteiligung einerseits der Gefäße, andererseits der Nerven an ihrer Entstehung vermuten. Zugunsten des Wechsels der Blutfülle und des Blutdruckes im Gehirn, im Zusammenhang mit der Funktion, würde die wechselnde Blutfülle der äußeren Kopfgefäße und der Wechsel der Wölbung der Fontanelle beim Kinde sprechen. Diese physiologischen Schwankungen wären durch den harten Schädel und den Liquor gehemmt. Wenn demnach ein reziprokes Verhältnis zwischen der Blutmenge und der Flüssigkeitsmenge im Schädel besteht, so käme es doch bei diesem Wechsel zu gewissen Schwankungen im Druck der Zerebrospinalflüssigkeit. Die kurzdauernden Druckschwankungen, selbst erheblichen Grades werden, nach **Quincke**, wahrscheinlich weniger empfunden, als länger dauernde geringfügige Abweichungen. Es könne vermutet werden, daß viele Kopfschmerzen und auch andere subjektive Empfindungen im Kopf von diesen intrakraniellen Druckschwankungen abhängen. Es wäre auch durchaus wahrscheinlich, daß zwischen diesen physiologischen Schwankungen und den entzündlichen Exsudationen Zwischenstufen bestehen. Wie die Lymphe nicht ein vom Blutdruck abhängiges Transsudat, sondern ein Sekret der Blutgefäßwandungen ist, so könne es sich in ähnlicher Weise mit dem Liquor verhalten. Wie andere Sekretionen, stände auch die der Lymphe unter dem Einfluß von Nerven, die von den motorischen Nerven der Gefäßmuskulatur als verschieden zu deuten wären und in diesem Sinne wird auch von **Quincke** das akute umschriebene Hautödem als eine Angioneurose beschrieben. In diesem Sinne will **Quincke** auch von einer angioneurotischen Sekretion der zerebrospinalen Flüssigkeit sprechen und die nicht eigentlich entzündlichen Fälle des gesteigerten Hirndruckes vielleicht als **angioneurotischen Hydrozephalus** bezeichnen.

Quincke vermutet weiter, daß es auch flüchtige Exsudate angioneurotischen Ursprungs in der Zerebrospinalhöhle gäbe und denkt dabei an die Migräne: „Den gewöhnlichen halbseitigen Formen dieses Leidens liegt ja wahrscheinlich vorwiegend Krampf oder Lähmung in der Muskulatur begrenzter Gefäßgebiete der Hirnhäute zugrunde. Die schweren Kopfsymptome aber, welche manche dieser Fälle begleiten (Schwindel, heftiges Erbrechen, Teilnahmslosigkeit, Unfähigkeit zum Denken) legen den Gedanken nahe, ob hier nicht ein akuter Meningealerguß mitspielt." Daß Chinin, Antipyrin und andere Mittel der Salizylgruppe günstig wirken, könne nur diese Annahme stützen. Das seröse Exsudat im Schädel ginge wahrscheinlich hauptsächlich von dem Plexus chorioideus aus. Die Beobachtungen von Krannhals bei Influenza, von Ayoama bei der Pest, sowie gewisse Fälle von Meningealtuberkulose scheinen zu zeigen, daß auch die Pia der Hauptsitz des serösen Exsudats sein kann.

Vor kurzem (1910) hat Quincke drei bemerkenswerte Fälle von typischer Migräne beschrieben, wo die während des Anfalles ausgeführte Lumbalpunktion in zwei Fällen einen lindernden Einfluß auf die Kopfschmerzen ausübte, und zwar war diese Erleichterung bereits während der Punktion konstatiert. Wenn auch der Spinaldruck in diesen Fällen eine nur mäßige Steigerung zeigte, so daß man außer dem Druck noch andere Momente (wie Hyperämie der Hirnhäute, Ödem der Dura) zur Erklärung der Kephalie heranziehen müßte, so zeigt doch dieser günstige therapeutische Einfluß der Punktion, daß der Liquordruck an der Erzeugung der Kopfschmerzen mitbeteiligt sein kann. Quincke meint, daß es sich sowohl bei den hemikranischen Schmerzen, wie auch bei der Kephalie der Chlorotiker und Neurastheniker wohl um seröse Exsudation flüchtiger Art, um Schwankungen in der Sekretion des Liquor handelt, die gewöhnlich auch von der Gefäßfülle der Hirnhäute begleitet werden und daß hier mit einem Worte ein angioneurotischer Hydrozephalus entsteht.

An diese Quinckesche Hypothese, auf deren nähere Analyse noch weiter unten eingegangen wird, läßt sich eine andere anschließen, welche ebenfalls zu den zentralen gerechnet werden muß, obgleich sie eigentlich weder in einem anatomisch gut begrenzbaren Hirngebiet lokalisiert wird, noch auf Mitbeteiligung der nicht serösen Hirnorgane beruht.

Es wird nämlich in einer unlängst (1908—1909) von Schüller vorgetragenen Hypothese gemeint, daß der Grund der Migräne in einem dauernden Mißverhältnis zwischen Schädelkapazität und Schädelinhalt liegt, und daß eine abnorme Größe des Gehirns an diesem Mißverhältnis Schuld trägt. Schüller hat somit die Reichardtsche Lehre von der Hirnschwellung auf den Begriff der Migräne übertragen.

Reichardt versteht nämlich unter der Hirnschwellung im engeren Sinne Volumensvergrößerung des Gehirns von verschiedenster Ätiologie, bei welcher die Volumenvermehrung nicht durch Hypertrophie, Hyperplasie, entzündliche Neubildung, Schwellung durch Hyperämie, Anwesenheit freier Flüssigkeit, auch nicht durch histologische Befunde erklärt werden kann. Das Wesen der Hirnschwellung ist dunkel. Es liegt aber nahe, derartige Volumensvergrößerung durch vermehrte Aufnahme von Wasser (und festen Stoffen?) in die lebende Substanz zu erklären. Das Liquorverhalten scheint bei Hirn-

schwellung große Verschiedenheit aufzuweisen. Man müsse, nach Reichardt, mit der
Möglichkeit rechnen, daß unter dem Phänomen der Hirnschwellung sich nach Lokalisation
und Wesen verschiedene Vorgänge und Hirnzustände verbergen. Denn der Ort der
Hirnschwellung kann verschieden sein, so können z. B. verschiedene Schichten der Hirnrinde, in anderen Fällen besonders die Hirnganglien, oder die weiße Substanz befallen
werden und die Schwellung könne sogar auf eine Hemisphäre, ja sogar auf Teile einer
Hemisphäre beschränkt bleiben und zu variablen Erscheinungen führen. Laut dieser
Theorie ist das Gehirn ein bewegliches Organ in dem Sinne, daß anscheinend primäre
innere Vorgänge und ebenso auch Infektionen und Intoxikationen tatsächliche Volumen-
vergrößerungen und Verkleinerungen bewirken können.

Um diesem Begriff der Hirnschwellung näher zu treten, zieht Reichardt den
physikalischen Begriff des Gehirns heran und betrachtet die „Hirnmaterie" vom rein
physikalischen Standpunkte aus. Das Gehirn besteht aus kolloidem Material. Es gelang nun mittelst der Wage bestimmte physikalische Zustandsänderungen des Gehirns
nachzuweisen und damit einen gewissen Einblick in das dynamische Geschehen in der
kranken Hirnmaterie zu gestatten. Speziell erschien dabei das Verhältnis der Schädelkapazität zum Schädelinhalt von großem theoretischem und praktischem Wert zu sein
und es gelang Reichardt die normalen Vergleichswerte zu bestimmen. Es ergab
sich, daß es akute (bis 200 g Schwankungen im Hirngewicht!) und chronische Gewichts-
und Volumenänderungen des Gehirns gibt, welche als direkte Lebenserscheinungen verglichen werden können, wobei der Ein- und Austritt des Wassers — der hauptsächlichen
Bestandteile der kolloiden Substanz — möglicherweise hierbei die Hauptrolle spielt, in
Analogie mit Vorgängen im Pflanzenprotoplasma während der Reizbewegungen.

Diese Reichardtsche Hirnschwellung würde also nach Schüller die
anatomische Grundlage der Migräne darstellen und zwar sowohl der symptomatischen (u. a. auch bei Turmschädel und anderen Arten der Kraniostenose),
wie auch der genuinen. Das oben betonte Verhältnis zwischen der Schädelkapazität und dem Schädelinhalt will Schüller auch an den Röntgeno-
grammen der an Migräne leidenden Individuen festgestellt haben (Druckusuren,
hypertrophische und destruktive Prozesse des Schädelskeletts). Das Nachlassen der Migräne im höheren Alter meint Schüller mit der allmählichen
Ausgleichung und Beseitigung dieses Mißverhältnisses erklärt wissen, indem allmählich die Schädelinnenfläche durch Wiederholung der hemikranischen Attacken usuriert wird und ein venöser kollateraler Kreislauf (in den
Diploevenen) zustande kommt.

Gegen die Schüllersche Hypothese wurden bereits von Marburg einige
Argumente angeführt und Fälle zitiert, wo bei vorhandener Migräne keine
von Schüller geschilderten Schädelveränderungen im Röntgenbild zu sehen
waren und wo dagegen in anderen Fällen, die ohne Migräne verliefen, die
exzessivsten von Schüller beschriebenen Alterationen nachzuweisen waren.
Auch warnte Marburg mit Recht vor den voreiligen therapeutischen Ein-
griffen (Trepanation), die angeblich aus dieser Hypothese resultieren sollten.

Trotz alledem scheint uns die Anwendung des Reichardtschen Be-
griffes von der Hirnschwellung auf den Krankheitsprozeß der Migräne einen
Fortschritt zu bedeuten, denn sie führt in die Pathogenese dieses Leidens
außer der rein mechanisch bedingten Reaktion seitens verschiedener Organe
(Spitzer, Deyl, Plavec), den Begriff einer substantiellen physikalischen
Änderung der Hirnmaterie ein.

4. Die toxische Theorie der Migräne.

Bereits im historischen Teil wurde darauf hingewiesen, daß man im
Mittelalter die Migräne als den Ausdruck einer Materia peccans auffassen

wollte. Im 17. Jahrhundert hat Charles Lepois eine gute Schilderung der Migräne gegeben und sagte dabei: „La sérosité est la cause de maladie, puisque son expulsion la fait cesser." Diese Vorstellung von einer schädlichen Flüssigkeit, die von einigen (z. B. von Fernel) als Galle gedeutet wurde und die, ins Blut angelangt, das Zentralnervensystem schädigt und zum Migräneanfall führt, wurde von den meisten Forschern der letzten Jahrhunderte geteilt. Es konnte aber zu jener Zeit, bei dem kläglichen Stande der Chemie, von einer näheren Analyse dieser Flüssigkeit keine Rede sein. Allein auch in der allerletzten Zeit begnügen sich manche mit der Behauptung, daß unter dem Einfluß verschiedener Noxen, sich im Organismus Stoffe ansammeln, die dann ins Blut gelangen, dem Gehirn zugeführt werden, auf die Kortexzellen einwirken, in denselben temporäre, molekulare Alterationen bewirken, die zum migränösen Anfall führen (Bielitzky).

Erst seit vorigem Jahrhundert hat man eine bestimmte Diathese, nämlich die Gicht als Grundlage der Stoffwechseländerungen aufgestellt, die mit der Migräne in einem engen Kontakt stehen. Es waren besonders die Arbeiten von Bouchard, Charcot und Trousseau, die bahnbrechend gewirkt haben.

Trousseau meinte (1865), daß die Migräne in der Mehrzahl der Fälle eine Manifestation der Gicht wäre, insofern als die beiden sich bei ein und derselben Person entwickeln. Dabei schwindet die eine, wenn die andere zum Vorschein kommt. Häufig stellt die Migräne den einzigen Ausdruck der hereditäten Disposition dar. Trousseau hat somit die Migräne zu der larvierten Gicht hinzugerechnet, analog der Angina pectoris, Vertigo, Asthma nervosum, Epilepsie, Nierenkolik und verschiedenen Hautkrankheiten (Ekzemen, Lichen chron. u. a.). In diesen Sätzen Trousseaus findet man eigentlich alles, was man in zahlreichen späteren Publikationen auseinandergesetzt hat und als hereditäre Transformation der Gicht in andere Syndrome, oder als verkappte Erscheinungen der Gicht usw. bezeichnet hat. Die große Rolle der Gicht für die Entstehung verschiedener nervöser Erkrankungen wurde dann durch zahlreiche Kliniker bestätigt (W. Ebstein, Dejerine, Haig, Stekel u. a.).

Von einer eminenten Bedeutung sind die letzten Arbeiten Goldscheiders über die atypische Gicht. Goldscheider vertritt hier die Meinung, daß die gichtische Erkrankung viel häufiger als die Fälle von der sog. echten Gicht wäre. Letztere stellt nur die stärkste Ausprägung des Krankkeitsbildes dar. Die atypische Gicht zeigt dasselbe Krankheitsbild wie die echte, nur daß die gichtischen Paroxysmen fehlen. Durch die relativ geringe Zahl schwerer Veränderungen der inneren Organe dokumentiere sich die atypische Gicht gleichfalls, als eine leichtere Form der gichtischen Erkrankung. Jedoch kämen immerhin sowohl Erkrankungen des Gefäßapparats, wie der Nieren, sowie die nervösen Komplikationen in starker Entwickelung, wie bei der echten Gicht vor, nur daß sie in etwa geringerem Prozentsatz zutage treten. Für die Diagnose der atypischen Gicht wäre der Nachweis sehr kleiner Tophi, die sehr häufig übersehen werden und nur bei sehr genauer Untersuchung zu finden sind, von Bedeutung. Man finde sie besonders im Schleimbeutel des Olekranons und in dem von der Kniescheibe gelegenen Schleimbeutel. Auch auf kleine Tophi am Kreuzbein, der Symphysis sacro-iliaca, ferner neben der Kniescheibe, am Schultergelenk wäre zu achten. Dieselben stellen sich als verschiebliche, meist schmerzlose, härtliche Körner von Stecknadel-kopf- bis Linsengroß. Oft wären es Konglomerate von kleineren und größeren Körnern. Sie wären fast nie zu sehen und können erst bei sehr genauer Palpation gefunden werden. Ferner wären viele Fälle von atypischer Gicht mit feinen Sandkörnchen in den Gelenken (besonders in den Knie-gelenken) verbunden. Dieses Symptom wäre aber nicht mit derselben Sicher-heit, wie die kleinen Tophi zu verwerten. Berücksichtigt man diese Zeichen, so wird man finden, daß die gichtische Erkrankung sehr häufig ist und in den verschiedensten Abstufungen vorkommt von der typischen Gicht bis zur fast symptomlosen, schwer als solche zu erkennenden und meist verkannten Abweichungen von der Norm.

Diese Ausführungen Goldscheiders erweitern somit sehr wesentlich die Diagnoseschranken der gichtischen Erkrankung.

Auf Grund eigener Erfahrung kam ich zu einer ähnlichen Auffassung. Ich fand nämlich sehr häufig bei den mit Migräne belasteten Personen eine ganze Reihe von Erscheinungen, die wohl am besten an Stoffwechselstörungen an-zureihen sind. Es treten nämlich zerstreute Schmerzen, hauptsächlich in den Gelenken auf, ferner Neuralgien (meistens Ischias), Angina pectoris, Asthma nervosum u. a. Auch zahlreiche Beschwerden aus dem Reiche der Neurasthenie gehören sicherlich hierher, besonders die leichte Ermüdbarkeit und der Stim-mungswechsel. Auch die häufigste Form der Depressionszustände, Zyklo-thymien oder leichte und variable Formen der Apathie, Niedergeschlagenheit, Energielosigkeit usw. alles dies sieht man sehr häufig bei den an Migräne leidenden Individuen, die gleichzeitig auch verschiedene Stoffwechselstörungen aufweisen.

Nicht selten und ebenfalls im Zusammenhang mit Stoffwechselstörungen begegnet man Alterationen seitens der Haut (besonders Ekzemen), dem früh-zeitigen Ergrauen der Haare, einer frühzeitigen Arteriosklerose, verschiedenen katarrhalischen Zuständen der Schleimhäute (Nasenkatarrhen, Hypertrophie der Muscheln und Polypen, Rachenkatarrhen, vergrößerten Mandeln, Laryngitis, Magendyspepsien, Darmkatarrhen, Fluorformen bei Frauen, Endometritis usw.). Auch werden hierhin verschiedene Stoffwechselkrankheiten wie Obesitas, Dia-betes gerechnet (Mathieu-Roux u. a.).

Wenn an dieser Stelle noch einmal alle diese Krankheitserscheinungen angeführt werden, so geschieht es aus dem Grunde, um die pathogenetische Be-deutung der Stoffwechselstörungen für die Migräne hervorzuheben und auf deren kaleidoskopische Natur hinzuweisen.

Es entsteht dabei die weitere Frage, ob man alle diese Störungen mit einer Diathese und speziell mit einer bestimmten Stoffwechselkrankheit in Beziehung bringen soll oder nicht?

Seit den Untersuchungen Garrods (1848), der im Blut der Gichtiker Sodaurat in abnormer Menge nachgewiesen hat, wurde für die Gicht ein fester wissenschaftlicher Boden geschaffen. Sie wurde dann auch als Arthritis urica (Urikämie nach Jaksch) bezeichnet. Wenn es auch, nach W. Ebstein, unmöglich ist, zu bestimmen, ob die Gicht auf einer abnorm reichlichen Harn-säurebildung oder einer pathologischen Verminderung der Harnsäurezerstörung resp. auf Kombination beider Faktoren beruht, so steht es doch fest, daß die-selbe auf einer Störung des intermediären Stoffwechsels und speziell des

Nukleinstoffwechsels begründet ist. Die Gicht wäre damit mit anderen Stoffwechselanomalien, wie Zystinurie und Alkaptonurie in Analogie zu setzen. Als gleichwertige Anomalien des Kohlehydratstoffwechsels wären dann, nach Ebstein, Diabetes und Pentosurie aufzufassen. Ferner dürfte wohl an die Gicht und an den Diabetes, als drittes Glied im Bunde dieser Trias, noch die Fettsucht, als eine Anomalie des Fettstoffwechsels, angereiht werden. Ebstein bezeichnet diese drei Störungen als vererbbare zelluläre Stoffwechselkrankheiten und bemerkt dazu, daß dieselben auch erworben werden können.

Auch führten die neueren Untersuchungen von Brugsch und Schittenhelm zu dem Ergebnis, daß es sich bei der Stoffwechselgicht um eine Anomalie des ganzen fermentativen Systems (welches den Umbau resp. die Oxydation der Purinbasen in Harnsäure zu bewerkstelligen hat), der Harnsäurebildung und Harnsäurezerstörung handelt und daß man es hier mit dreifachen Erscheinungen, nämlich mit verlangsamter Harnsäurebildung, verlangsamter Harnsäurezerstörung und verlangsamter Harnsäureausscheidung zu tun hat. Im Anschluß an Ebstein weisen die beiden letztgenannten Forscher darauf hin, daß vom allgemeinen Standpunkte des Stoffwechsels aus, die Harnsäure nicht die einzige Substanz bildet, die sich im Organismus ansammeln kann, denn es gäbe auch andere, die nämlich zur Zystinurie, Pentosurie und Alkaptonurie führen. Die ererbte Gicht bestände in einer Schwäche des Purinstoffwechsels, wobei durch gewisse Schädlichkeiten die Schwäche vergrößert wird, das Fermentsystem insuffizient und die Gicht manifest wird.

Für die hier in Frage kommenden Prozesse ist es von Wichtigkeit, daß die Gicht von Ebstein in zwei Haupttypen geteilt wird, nämlich in die primäre Gelenk(Extremitäten)gicht und in die primäre Nierengicht. Uns interessiert aber speziell, daß in derjenigen Form der Gicht, die von Ebstein als viszerale bezeichnet und zur primären Gicht hinzugerechnet wird, wir denjenigen Krankheitserscheinungen begegnen, die man besonders häufig bei mit Migräne belasteten Individuen anzutreffen pflegt (s. Symptomatologie der Begleit- und Interparoxysmalerscheinungen bei Migräne).

Von Ebstein werden nämlich zu der viseralen Gicht gerechnet:
a) Symptome seitens der Mund-Rachenhöhle, des Magens und des Darms (Mund-Rachenkatarrhe, Lockerwerden der Zähne, Alveolarperiostitis, Dyspepsien, Stuhlverstopfung, Enteritis mucosa);
b) Symptome seitens der Leber- und Gallenwege (Aufschwellung der Leber vor dem typischen Gichtanfall, Leberkoliken, z. T. Cholelithiasis);
c) Symptome seitens des Zirkulationsapparates und der Nieren (funktionelle Herzerscheinungen, wie Herzklopfen und unregelmäßige Herzaktion, Pseudoangina und wahre Angina pectoris, Arteriosklerose, Hämorrhoiden, Nephritis, meistens in Form der Schrumpfniere);
d) Erscheinungen seitens der Harnwege inkl. Urolithiasis;
e) Symptome seitens der Atmungsorgane (besondere Form von Schnupfen, manche Asthmaformen, häufige Bronchitiden u. s. w.);
f) Symptome seitens des Nervensystems (Ischias, Migräne häufig bei Gicht, neurasthenische Beschwerden, Depressionszustände). Ebstein macht dabei auf die Tatsache aufmerksam, daß ein nicht geringer Bruchteil der Neurastheniker gichtkranke Menschen sind, bei welchen sich früher oder später die wahre Natur der Krankheit entpuppt;
g) Symptome seitens der Augen (Konjunktivitis, gewisse Formen von Episkleritis, auch Iritis (Fuchs), manchmal Retinitis);
h) Symptome seitens des Gehörapparates (Schwindelanfälle, Ménièresche Komplexe);

i) Symptome seitens der Haut (Schweißvermehrung, Psoriaris, Ekzeme, vasomotorische, urtikariaartige Störungen, Pruritis, manchmal brüchige Nägel,
Alopecie).

Wie man sieht, gleichen diese Störungen denjenigen, die man sehr häufig
bei den Migränikern antrifft.

Wie dem auch sei, das eine scheint uns sichergestellt, nämlich, daß
auf Grund von Stoffwechselstörungen sowohl ganz variable nervöse Störungen
und darunter auch die Migräne, wie auch krankhafte Erscheinungen seitens
anderer Organe und Körperabschnitte zustande kommen können, die mit
diesen nervösen Symptomen in einem gewissen Konnex stehen. Es scheint
noch nicht die Zeit gekommen, alle diese Erscheinungen streng zu gruppieren
und sie speziellen Formen der Stoffwechselstörungen einzureihen. Es wäre
plausibel, die von Ebstein aufgestellte pathologische Stoffwechseltrias zu
akzeptieren und in derselben die vererbbaren, aber auch erworbenen zellularen
Stoffwechselkrankheiten zu erblicken. Man könnte speziell für die nervösen
Störungen, die auf diesem Boden erwachsen, den Bernheimschen Begriff
der autotoxischen, oft konstitutionellen Dyskrasie annehmen. Früher und
auch jetzt hat man die Bezeichnung Neuroarthritismus angewandt, die
hauptsächlich durch Charcot in die Terminologie eingeführt worden ist.
Diese Bezeichnung ist aber wenig zutreffend, da die entsprechenden Erscheinungen doch selten einen arthritischen Charakter aufweisen. Es wäre deshalb vielleicht am zweckmäßigsten, die auf dem Boden der Stoffwechselstörungen erwachsenden nervösen Störungen, darunter
auch die Migräne, mit dem Terminus eines **pathologischen Neurometabolismus** zu belegen.

Speziell in bezug auf die Hemikranie glauben wir vorläufig, uns mit der
Annahme dieses gestörten neurometabolischen Prozesses begnügen zu dürfen, da
wir es noch keineswegs für erwiesen halten, daß alle die krankhaften Symptome
von einer einzigen Stoffwechselstörung abhängig sind. Manche Forscher gehen
zwar bereits heute so weit, daß sie die Migräne direkt und ausschließlich mit
dem veränderten Umsatz der Harnsäure in Zusammenhang bringen und sie somit
in einen festen Zusammenhang mit der Gicht setzen. So will Rachford in mehr
als in der Hälfte der Fälle von Hemikranie Paraxanthin im Urin festgestellt
haben, wie es auch bei Epilepsie nach Ablauf der Attacke der Fall sein soll.
Haig hat wiederum gemeint, daß der „Harnsäurekopfschmerz" wohl mit der
Migräne identisch wäre und dem Durchgang des Harnsäureüberschusses durch
das Blut zuzuschreiben wäre. Er meinte ja, daß es durchaus nichts unge-
wöhnliches wäre, im Seziersaal Uratablagerungen in den Gelenken bei denjenigen Personen anzutreffen, welche während des Lebens sogar keine mani-
feste Erscheinungen von Gicht gezeigt haben, worunter aber viele gewesen
wären, die an „Harnsäurekopfschmerz" gelitten haben.

Leider sind diese, wenn auch so bestimmten Angaben Haigs noch durch
keine spätere Untersuchungen bestätigt worden. Von manchen wird sogar
behauptet, daß die lange Zeit hindurch und sehr genau durchgeführten Untersuchungen (während und außerhalb der hemikranischen Attacken) ganz normale Werte gezeigt haben (Shepherd Ivory Franz).

Die Migräne teilt hier das Schicksal einer anderen Erkrankung, nämlich
der Epilepsie, bei welcher man ebenfalls bei den Stoffwechseluntersuchungen

zu ganz verschiedenen Resultaten gelangte und wo auch die letzten genauen Untersuchungen Kaufmanns zu der bescheidenen Hypothese geführt haben, daß es sich hierbei um eine Autointoxikation handelt, die in einer Störung der Oxydation zu suchen wäre. Es käme, sagt Kaufmann, nicht darauf an, welche Zwischenprodukte des Stoffwechsels sich bilden, sondern bei einem darniederliegenden Oxydationsvermögen des Organismus sei eben eine Anhäufung mannigfacher körperfremder Stoffe zu erwarten. Wenn sich bei der Epilepsie eine gesteigerte Produktion von Säuren findet und damit eine Analogie mit Diabetes bestehen würde, so könnte man dies mit der gestörten Kohlenhydratstoffwechselstörung in Zusammenhang bringen. Gerade aber die Mannigfaltigkeit der Stoffwechselstörungen bei Epilepsie soll nach Kaufmann das Verständnis der Toxämie erschweren. Auch bei der toxämischen Epilepsie müsse man aber die angeborene Disposition des Gehirns voraussetzen.

Es wurden hier etwas näher diejenigen Diathesen besprochen, die auf Stoffwechselstörungen beruhen, weil man denselben wohl die Hauptrolle bei der Entstehung verschiedener nervöser Erscheinungen inkl. Migräne zuschreiben muß.

Die anderen Diathesen (syphilitische, tuberkulöse u. a.) sind bereits bei der Besprechung der Ätiologie erwähnt worden. Es ist vor allem fraglich, ob solche bakterielle Diathesen doch in letzter Linie und besonders in den nachfolgenden Generationen nicht in Stoffwechselstörungen auslaufen, die den Boden für die erwähnten nervösen Erscheinungen schaffen. Es wird jedenfalls auch heutzutage angenommen, daß z. B. zwischen der Tuberkulose und der gichtischen Veranlagung ein gewisses reziprokes Verhältnis besteht und ich konnte mich davon bei der Verfolgung von Krankheiten in ein und derselben Familie ziemlich häufig überzeugen. Auch die Lues, speziell deren hereditäre Form, spielt hierbei wahrscheinlich eine viel bedeutendere Rolle, als es sonst angenommen wird und dies gilt speziell für die Entstehung der Migräne in späteren Generationen.

In den drei zuerst geschilderten Theorien, nämlich in der reflektorischen, vasomotorischen und zentralen, wurde hauptsächlich der anatomisch-physiologische Angriffspunkt resp. der Sitz des migränösen Prozesses ins Auge gefaßt und in Vordergrund gerückt. Die toxische Theorie beschäftigt sich eigentlich mit einem anderen Problem, indem sie diejenigen Kräfte (Substanzen) zu entdecken hat, die diesen anatomisch-physiologischen Mechanismus der Hemikranie in Gang setzen sollen.

Nimmt man auch an, daß auf Grund gestörter neurometabolischer Vorgänge die variablen nervösen Symptome inkl. der Migräne entstehen, so fragt es sich, wie man sich den Einfluß der Diathese auf die Nervenapparate denken soll? Es wird nun von manchen angenommen, daß die hypothetischen Toxine die Nervenzellen in einen Reizzustand versetzen, der zu sensorischen und motorischen Entladungen führt. Diese von Cornu vertretene Ansicht entstammt eigentlich der bereits von Willis und R. Whytt angedeuteten, dann aber von Liveing ausgearbeiteten Hypothese von nervösen Entladungen oder nervösen Stürmen (Nerve stormes). Liveing meinte nämlich, daß die Ursache der Migräne weder im peripheren Reiz, noch in Zirkulationsstörung,

sondern in primärer, oft hereditärer krankhafter Veranlagung des Zentralnervensystems beruhe, welche die Tendenz zu irregulärer Ansammlung und
Entladung der nervösen Kräfte zeigt. Die Ausübung dieser Kräfte könne
sich auf ganz spezielle nervöse Gebiete (ideatorische, sensorische, motorische und vasomotorische Zentren) beschränken und dies solle den Charakter
der Neurose bestimmen. Der explosive Akt könne sich aber vom Gebiete
des primären Fokus nach verschiedenen Richtungen hin ausbreiten und auch
auf andere Foci übergehen und dadurch sowohl zu verschiedenen Neurosen,
wie auch zu deren Metamorphose führen. Bei der Migräne würde es sich um
eine Störung im sensorischen Gebiete handeln.

Liveing nahm im Anschluß an Wollaston an, daß der anatomische
Sitz der Migräne hauptsächlich im Thalmus i. e. in den sensorischen Bahnen
liegt, die vom Thalamus bis zum Vagus zu verfolgen sind. Dadurch wären
die Sehstörungen, die sensorischen und emotionellen Erscheinungen leicht
erklärlich und die Fortpflanzung des krankhaften Vorganges auf die Hemisphäre würde die psychische und die Sprachstörung zustande kommen lassen,
während durch Übertragung auf IX—X-Kerne Herzerscheinungen und durch
Übertragung auf Medulla oblongata das Erbrechen entstände.

Zugunsten dieser Nervensturmtheorie sollte folgendes sprechen: 1. der
explosive Charakter der Erscheinungen, 2. der intermittierende Charakter
der Störungen mit klaren Intervallen (allmähliche Ansammlung und dann Entladung der krankhaften Noxen), 3. die Abhängigkeit der Lucida intervalla
von der Intensität des Anfalles und das gute Vertragen verschiedener Noxen
gerade in diesen Intervallen, 4. die Analyse verschiedener exzitierender Ursachen (diese zeigt nämlich, daß die variablen, den Anfall auslösenden Momente,
wie Diätfehler, Emotionen u. a. nur dann ihre Wirkung entfalten können, wenn
sich entsprechende Gleichgewichtsstörungen in entsprechenden Hirnpartien
allmählich entwickelt haben, ähnlich wie eine leichte Vibration eine neue chemische Anordnung in einer explosiven Masse bedingt). Liveing bezeichnete
diese Tendenz des Nervensystems zu irregulärer Ansammlung und Entladung
nervöser Kräfte als eine nervöse Diathese und meinte, daß diese krankhafte nervöse Veranlagung zunächst in einer allgemeinen Störung bestehe
und daß erst später sich dieselbe in einem bestimmten Gebiet unter dem Einfluß verschiedener physikalischer und psychischer Momente lokalisieren würde.

Es ist aber bezeichnend, und dies ist der schwächste Punkt der ganzen
Theorie, daß Liveing sich die Noxen in der nichtssagenden Form von „nervösen Kräften“ vorgestellt hat, wie dies bereits früher von Holland gemeint wurde.

Der Begriff dieser nervösen Kräfte wurde mit der Zeit durch denjenigen
der Toxine verdrängt.

Was diese Toxine anbelangt, so darf wohl vorausgesetzt werden, daß
dabei nicht nur an die chemischen Substanzen zu denken wäre, die auf dem
Wege der Stoffwechselstörungen entstehen, sondern auch die Produkte der
endokrinen Organe ins Auge gefaßt werden sollen. Es ist doch anzunehmen,
daß diese beiden Kategorien in einem innigen Zusammenhang miteinander stehen.

Es gibt nämlich nach Biedl zweierlei Mechanismen, welche bei der geordneten Tätigkeit des Organismus mitwirken. Neben der nervösen Verknüpfung bestehe eine chemische Korrelation, indem jedes Organ und jede

Zelle durch den eigenen Charakter, durch spezifische Sekretionsprodukte unter Vermittelung des Blutes auf die übrigen Teile einen bestimmten Einfluß ausübt und die physiologische Wirkung von Organextrakten, und zwar sowohl der Blutdrüsen (Thyreoidea, Parathyreoidea, Thymus, Hypophysis, Glandula pinealis, Nebennieren, Karotis und Steißdrüsen), wie auch der sonstigen innersekretorischen Organe (Keimdrüsen, Pankreas, Nieren, Leber, Darm und Magenschleimhaut) erstrecke sich nicht nur auf den Zirkulationsapparat (Oliver und Schäfer), sondern auf den gesamten Stoffwechsel.

Ohne hier auf die Einzelheiten dieser Fragen einzugehen, mag nur beispielsweise auf die Tatsache hingewiesen werden, daß nach den Untersuchungen von Eppinger, Falta, Berterelli und Rudinger die Schilddrüse und das chromaffine System und auch der Infundibularteil der Hypophyse als eine Gruppe von Blutdrüsen zu betrachten wären, welche auf den Stoffwechsel steigernd wirken, während andere Drüsen, wie das Pankreas, die Parathyreoidea, den Stoffwechsel verlangsamen.

Die Wirkungen der innersekretorischen Organe auf den Stoffwechsel und die Wechselwirkungen der Blutdrüsen werden durch das Nervensystem vermittelt. Diese Organe sollen in zweifacher Beziehung zum vegetativen Nervensystem stehen. Einerseits soll, nach Biedl, jedes derselben von einem bestimmten Abschnitt des vegetativen Nervensystems innerviert werden, andererseits wirkt das innere Sekret wieder auf den Erregungszustand der entsprechenden Nerven ein. Die stoffwechselfördernde Gruppe hat eine sympathische Innervation und erregt sympathische Fasern, während sie gleichzeitig die autonomen Nerven hemmt. Umgekehrt besitzt die retardive Gruppe eine autonome Innervation, wirkt autonom fördernd und sympathisch hemmend. Nach Wegfall der Schilddrüse besteht ein geringerer Erregungszustand des Sympathikus: träge Zirkulation und trophische Störungen. Die Beeinflussung des Fettumsatzes durch den Ausfall der Schilddrüse sei experimentell bewiesen.

Die anderen Organextrakte, wie z. B. die Nebennierensubstanz, wirken tonisierend gerade auf das Gefäßsystem, nämlich auf die nervösen Zentren des Herzens, die Gefäßmuskeln, die Atmung und vielleicht auf die gesamte Muskulatur (Cybulski). Speziell soll das Adrenalin eine elektiv auf das sympathische Nervensystem wirkende Substanz darstellen, ferner aber auch auf die Blutbeschaffenheit und auf den Purinstoffwechsel einen Einfluß ausüben. Auch die Hypophyse soll auf den arteriellen Blutdruck einen Einfluß ausüben und ebenfalls mit dem Stoffwechsel in engem Kontakt stehen. So sollen die Untersuchungen von Franchini gezeigt haben, daß das Hypophysenextrakt bei Tieren schwere Stoffwechselalterationen hervorruft und zu einem starken Defizit an Kalzium, Magnesium und in geringerem Grade an Phosphor führt.

Auch die übrigen Drüsen, wie die Glandula pinealis, die Keimdrüsen, der Thymus, sollen ebenfalls eine gewisse Rolle bei dem Stoffwechsel spielen.

Dieser vielseitige Einfluß endokriner Organe und ihrer Hormone, die höchst wahrscheinlich sowohl in dissimilatorischer, wie auch in assimilatorischer Weise wirken können, wird noch dadurch verstärkt und beeinflußt, daß die Drüsen selbst einen reziproken Einfluß aufeinander ausüben. So sind z. B. Beziehungen zwischen der Hypophyse und der Glandula thyreoidea, Thymus, Nebennieren und vor allem den Keimdrüsen vorhanden (Biedl). Zum Teil auf Grund dieser Betrachtungen, zum Teil auf Grund einer gleichzeitigen Störung mehrerer Drüsen bei verschiedenen Krankheitszuständen, entstand dann der von Claude und Gougerot (1907) eingeführte Begriff der pluriglandulären Beeinflussung des Organismus, speziell derjenigen pathologischen Form, die von den beiden Autoren als eine pluriglanduläre Insuffizienz bezeichnet worden war.

Daß diese glanduläre resp. pluriglanduläre Störung bzw. Insuffizienz eine der wichtigsten Rolle bei der Entstehung einzelner Krankheitssyndrome spielt, das muß wohl heutzutage als eine feststehende klinische Tatsache betrachtet werden. Lundborg verlegte sogar den Grund der konstitutionellen Degeneration nicht in das Nervensystem selbst, sondern in die endokrinen Drüsen, welche die Funktion des Nervensystems beeinflussen und regeln. Er meinte, daß eine große Anzahl von Neurosen, Psychosen und konstitutionellen Zuständen (wie Fettsucht, Diabetes, Rheumatismus u. a.) von Funktionsstörungen dieser Drüsen abhängig sind.

Es war dabei ein besonderes Verdienst von Hertoghe (1899), den Begriff des benignen chronischen Hypothyreoidismus eingeführt zu haben. Bei der Schilderung dieses Typus machte Hertoghe auf die Kopfschmerzen aufmerksam, welche dabei ein fast konstantes Symptom darstellen sollen. Diese Kopfschmerzen können auch in der Form einer typischen Hemikranie verlaufen und wurden deshalb von diesem Forscher als Migraine dysthyreoidienne bezeichnet. Von dieser Theorie ausgehend, wandte Hertoghe Thyreoidpastillen an und wollte einen besonders günstigen Einfluß auf das Gesamtbild und speziell auf die Kopfschmerzen gesehen haben. Obgleich uns dieser therapeutische Effekt noch problematisch erscheint, so erblicken wir doch in der Aufstellung des hypothyreoiden Typus und dessen Kombination mit Migräne einen Fortschritt und zwar um so mehr, als viele Erscheinungen des Hertogheschen Bildes an die Begleiterscheinungen der Hemikranie in hohem Grade erinnern. Es ist auch von Interesse, daß Hertoghe die Entstehung des Hypothyreoidismus in einen engen Zusammenhang mit der hereditären Lues bringen will. Auch hier würde sich also die Infektionskrankheit in den späteren Generationen in eine Diathese umwandeln und zu nervösen Syndromen führen.

Diese Theorie, die dann von Parhon, L. Lévi und Rotschild akzeptiert wurde, ist dann zuletzt (1908) von Laignel und Lavastine ausgearbeitet worden, indem nicht bloß vom Hertogheschen Myxoedème fruste, sondern bereits vom hypothyreoiden Temperament und dessen verschiedenen Abstufungen gesprochen wird. Auch hier sollen die nervösen Erscheinungen von Kopfschmerzen begleitet werden.

Der Einfluß der Hertogheschen Arbeit war so groß und verführerisch, daß auch bald andere Organe an der Entstehung der Migräne beschuldigt wurden und so kam es z. B. zur Aufstellung einer ovariellen Form der Migräne (L. Lévi).

Bereits aus dieser Skizze ist ersichtlich, wie vielseitig die Beziehungen zwischen der Funktion der oben genannten Drüsen und dem Stoffwechsel, dem Nervensystem und der Migräne sein können. Manche gehen sogar so weit, daß sie überhaupt bei einer exo- oder endogenen Intoxikation das primäre Angreifen einer dieser Drüsen annehmen und erst an eine sekundäre Einwirkung dieser letzteren sowohl auf den Stoffwechsel wie auch auf das Nervensystem denken (Lundborg).

Für diese weitgehenden Schlüsse ist aber der Boden noch bei weitem nicht vorbereitet. Es fehlt vor allem an vorurteilsfreien Untersuchungen über die Störungen der endokrinen Drüsen bei verschiedenen Neurosen, Psychosen und bei Migräne. Andererseits fehlen systematisch durchgeführte experimentelle Untersuchungen über die Alterationen des Nervensystems bei Störung einzelner dieser Drüsen.

Man findet zwar die ersten Versuche in dieser Richtung bereits angestellt nnd speziell haben Claude und Schmiergeld (1909) diesbezügliche Untersuchungen (bei Epilepsie) ausgeführt, allein auch diese Forscher meinen, daß es der Zukunft vorbehalten wird, in alle diese Dinge einen tieferen Einblick zu gewinnen.

Wollte man die toxische Theorie mit der zentralen oder vasomotorischen verbinden und dadurch einen breiteren Boden für die Erklärung des hemikranischen Prozesses gewinnen, so würde man genötigt anzunehmen, daß die Neurotoxine entweder auf ein bestimmtes Gebiet des Nervensystems (Hirnrinde, Thalamus, Medulla oblongata) ihren Einfluß ausüben, oder aber daß dieselben dem Sympathikussystem einen Impuls geben, seine Wirkungen zu entfalten. Man könnte auch die beiden Vorgänge gleichzeitig entstehen wissen, wobei die Art der physiologischen und histologischen Prozesse, die sich dabei im Gehirn abspielen, vorläufig nur vermutungsweise angedeutet werden könnte.

Da bekanntlich in zahlreichen Neurosen die erste Attacke sehr häufig bestimmend auf die nächstfolgenden und somit auf das ganze Leben des betreffenden Individuums sein kann, so ist auch erklärlich, daß derjenige anatomisch-physiologische Mechanismus und auch zum Teil derjenige histopathologische Prozeß, der sich bei dieser ersten Attacke in einem bestimmten Nerventerritorium abspielt, dieses Territorium zu einem Locus minoris resistentiae stempelt und in ihm eine Disposition für die nächsten Attacken schafft. Dabei bleibt ohne Bedeutung, ob man es mit einem Gefäßspasmus, mit einer trophischen passageren Störung oder mit einem anderen Prozeß zu tun hat. Cornu vergleicht diese Prozesse mit den Phénomènes du rappel von Pierret.

Wodurch aber die erste Lokalisation bei der ersten Attacke der Neurose oder der Migräne bestimmt wird, warum entsteht in ein und derselben Familie bei einem Kinde die Migräne, bei einem zweiten die Epilepsie und bei einem dritten die Chorea — das läßt sich vorläufig gar nicht erklären. Will man auch hier die Diathese oder die nervösen Erscheinungen des gestörten Neurometabolismus ins Feld ziehen, so müßte man eine angeborene strukturelle Störung der Gefäße des Nervensystems (etwa im Sinne der arteriellen Heredität von Huchard, oder der zuletzt von Oppenheim aufgestellten neurovaskulären Diathese), oder aber eine Minderwertigkeit gewisser Abschnitte des Zentralnervensystems voraussetzen. Diese letztere könnte man sich etwa als ein Verbleiben auf embryonaler Stufe im Sinne von Arndt, H. Vogt, Rondoni vorstellen. Unter dem Einfluß des krankhaften Neurometabolismus, der Gelegenheitsursachen und andererseits des prädisponierten Bodens

würde dann die erste Attacke der Migräne (oder einer anderen Neurose)
entstehen können.

———————

Die Pathogenese der hauptsächlichsten Abarten der Migräne, nämlich der ophthalmischen und der ophthalmoplegischen Form, fällt eigentlich in das Gebiet der Pathogenese der einfachen
Migräne hinein und wenn sie hier speziell besprochen wird, so geschieht es aus
dem Grunde, weil die beiden Formen spezielle Symptome aufweisen, die dem
klinischen Bilde ein besonderes Gepräge verleihen und einer Erklärung bedürfen.

Was zunächst die Augenmigräne anbelangt, so wurden alle möglichen
Gebiete der Sehbahnen als Sitz der Erkrankung angegeben, so die Iris (Piorry),
die Retina (Brewster, Quaglino), Dura und Tractus opticus (Dianoux,
Mauthner und z. T. Baralt) usw. Auch Galęzowski meinte, daß es sich
bei der Augenmigräne um ein peripheres Leiden handelt. Er faßte diese Form
als Neurose eines der Trigeminusäste auf, welcher mit seinen vasomotorischen
Fasern sowohl die zentrale wie auch die periphere Optikusstätte versorgt (Corpora quadrigemina, Corpus geniculatum, Chiasma, N. opticus, Retina). Der
Reizzustand könne sich entweder ausschließlich in zentralen visuellen Gebieten
abspielen und es entstände dann die Hemianopsie, oder aber es käme nur zur
Reizung der vasomotorischen Fasern in der Retina und es entwickele sich dann
das Flimmerskotom. Käme es dabei zum Tränenfluß und zur Photophobie,
so würde es sich um die Erregung der Nervenfasern der Glandula lacrimalis
und der Ziliarnerven handeln.

Man nahm aber allmählich von dieser exklusiv peripheren Theorie Abstand, indem man sich bei der Erklärung der Sehstörungen immer mehr der
Hirnrinde näherte. So meinte Féré mit Recht, daß es besonders die Erscheinungen der Migraine accompagnée wären, die darauf hinweisen, daß die
Augenmigräne durch die Erkrankung der Retina nicht genügend geklärt wäre
und daß man sie deshalb in das Gehirn selbst verlegen müsse. Féré dachte
dabei allerdings eher an eine Läsion des Carrefour sensitif als an die Hirnrinde
selbst, weil die Erkrankung dieser letzteren sich schwer mit dem Hinzugesellen von Aphasie und Parästhesien ohne Erkrankung der intermediären
motorischen Zonen in Einklang bringen ließe. Das Carrefour sensitif erkläre
dagegen treffender das Zusammentreffen der sensorischen und sensiblen Erscheinungen.

Von den meisten wird aber heutzutage das Großhirn und speziell die
Hirnrinde (Sehsphäre) als Sitz der visuellen Störungen angenommen (Antonelli, Fuchs, Meyer, Sahli, Siegrist, Robiolis u. a.). Zugunsten dieser
Annahme spricht die Einleitung des Flimmerskotoms als einer Aura, die in
dieselbe Reihe paßt, wo auch sicherlich die kortikalen Störungen hinzugehören,
wie die Aphasie, die halbseitigen Parästhesien, halbseitige motorische Störungen, die Jacksonschen Anfälle, die bei der Augenmigräne zu Tage
treten können.

Die Licht- und Farbenerscheinungen, die sich bei den prägnantesten
Formen des Flimmerskotoms zeigen, können wohl bei den kortikalen Störungen
auftreten. Auch die Art des Skotoms spricht zugunsten dessen kortikalen
Ursprungs. Bekanntlich hat Dufour das negative Skotom („vision nulle",

„Nichtsehen“), von dem positiven („vision obscure“, „Dunkelsehen“) unterschieden und das erste auf die Läsion des kortikalen Sehzentrums (Fehlen des optischen Bewußtseins), das zweite auf die Störung der zuführenden Bahnen (der lichtbrechenden Medien, der Retina, N. N. optici, Tractus optici, Sehfasern) und somit auf fehlerhafte Zuleitung optischer Eindrücke zum intakten Sehzentrum zurückgeführt. Von den meisten wird nun angenommen, daß die Skotome bei der Augenmigräne einen negativen Typus aufweisen.

Die Hemianopsie, die übrigens in ausgeprägter Form sehr selten bei der Augenmigräne auftritt, kann nicht maßgebend sein, denn sie kann sowohl bei der kortikalen wie auch bei subkortikalen und endlich bei peripheren Sehstörungen entstehen. Nur das Freibleiben der Fixierpunkte, welches von manchen angenommen wird, könnte zugunsten der kortikalen Theorie sprechen, wie auch ferner die Tatsache, dass man bei Herleitung der Hemianopsie von anderen Gebieten aus (Thalamus, Corpora quadrigemina), ein Auftreten anderer Begleitsymptome erwarten müßte und daß man sich schwerlich das isolierte Betroffenwerden nur eines Tractus opticus vorstellen kann.

Gegen den peripheren Ursprung des Flimmerskotoms sprechen auch einige bemerkenswerte klinische Beobachtungen. So beschrieb z. B. Raullet einen Fall von Augenmigräne bei einer 28jährigen Frau, die gleichzeitig an Tabes zu leiden hatte. Bei dieser Frau traten nun trotz kompletter Optikusatrophie leuchtende Erscheinungen bei den hemikranischen Attacken auf.

Wenn wir somit für einzelne, wenn auch sehr wichtige visuelle Erscheinungen der Augenmigräne und zwar besonders für das Flimmerskotom, ferner für manche Arten der Skotome (nämlich für die negativen), eventuell auch für die wahren Hemianopsien und besonders für die assoziierte Form der Augenmigräne die kortikale Theorie zu akzeptieren geneigt sind, so glauben wir doch nicht, daß diese letztere sämtliche visuelle Erscheinungen dieser Form umfaßt.

Bei der Schilderung der Symptomatologie der Augenmigräne wurde darauf hingewiesen, daß man es bei dieser Form mit zwei großen Gruppen von Sehstörungen zu tun hat, nämlich 1. mit einfachen, transitorischen Störungen des Sehvermögens (transitorische Amblyopien) und 2. mit Sehstörungen flimmernder und oft spektraler Art. Die Sehstörungen der ersten Kategorie befallen aber das gesamte Gesichtsfeld, wenn auch die Skotome hemianopischer Natur vorkommen können. Bei der zweiten Kategorie könne es ebenfalls vorkommen, daß nur einfache Sehstörungen entstehen, die einen oszillatorischen Charakter tragen, oder aber es tritt das charakteristische Syndrom des Licht- oder Farbenflimmerskotoms auf. Aber auch bei diesem letzteren ist es noch keineswegs erwiesen, daß dabei stets symmetrische Teile beider Augen befallen werden. Wir glauben sogar, daß, wenn sich das genannte Syndrom gleichzeitig in beiden Augen abspielt, dann das gesamte Gesichtsfeld in Mitleidenschaft gezogen wird.

Aus dem oben Gesagten ist ersichtlich, daß es nicht unbedingt nötig ist, einzelne dieser visuellen Erscheinungen durchaus auf die Hirnrinde zu beziehen. Speziell lassen sich die einfachen Sehstörungen, die dabei vorkommen, wie Nebel, Wolken vor den Augen, vorübergehende Amblyopien oder Amaurosen, die das gesamte Gesichtsfeld befallen, ferner manche ganz unregelmäßige

Skotomarten wohl am besten mit einer Störung des peripheren Sehapparates in Verbindung setzen.

Ob speziell das Flimmern und besonders das spektrale Flimmern sich ebenfalls, wenigstens zum Teil, auf die peripheren Sehorgane beziehen läßt, das muß dahingestellt bleiben. Von Interesse wären die Untersuchungen von Calderaro (1910), die er an Menschen angestellt hat, bei welchen eine Bulbusenukleation ausgeführt worden war. Es zeigte sich nämlich, daß weder elektrische, noch mechanische, noch chemische Reizungen des N. opticus von irgendwelchen optischen Empfindungen begleitet wurden und daß deshalb die Umarbeitung der optischen Eindrücke durch die Retina ein unbedingtes Postulat für deren Zustandekommen bildet.

Auch hat Jolly (1902), der sich ablehnend gegen die kortikale Theorie verhielt, eine multilokuläre Lokalisation der Sehstörungen bei der Augenmigräne gefordert. Er verlegte nämlich den Sitz des Flimmerskotoms in den Tractus opticus und das Corpus geniculatum, während er für die binokularen zentralen und die die Mittellinie überschreitenden halbseitigen Skotome am wahrscheinlichsten das Chiasma und für die rein einäugigen Skotome den N. opticus oder die Retina als den anatomischen Sitz erblicken wollte.

Die weitere Frage ist es, welcher Natur der Prozeß ist, der bei entsprechender Lokalisation zu Sehstörungen bei Augenmigräne führt. Hier ist wohl die angiospastische Theorie am meisten einleuchtend (Quaglino, Latham, Charcot, Féré, Robiolis, Meige, Siegrist, Harris, Thomayer u. a.) und es wird fast allgemein angenommen, daß man mit einem Gefäßspasmus im Gebiete der Art. fossae Sylvii zu tun hat, und speziell in demjenigen der Art. cerebri posterior.

Diese Tatsache gewinnt eine spezielle Bedeutung, indem dieselbe Arterie auch den Okulomotoriuskern versorgt, dessen Erkrankung zu der zweitwichtigsten Migräneabart, nämlich zu der ophthalmoplegischen Hemikranie führt.

Siehle vertritt dagegen die Ansicht, daß nicht der Gefäßkrampf, sondern eine Störung der Kortexzellen die Ursache der visuellen Störungen bildet. Er meint, daß ein Kampf dieser Zellen mit einer chemischen Noxe stattfindet, wobei zunächst eine Hyperaktion der Zellen (Flimmern), dann aber Erschöpfung und Lähmung (Skotom), schließlich Erholung der Zellen (normales Sehen) zustande kommt.

Baralt huldigte wiederum der Reflextheorie der Migräne und meinte, daß die Grundursache der vulgären Hemikranie in einer Magen-Mastdarmstörung liegt, wobei sich der Reizzustand auf dem Wege der N. N. vagus und sympathicus auf die medullären Zentren fortpflanzt, um reflektorisch auf die optischen Zentren einzuwirken. Bei der Augenmigräne kämen dieselben Vorgänge zu statten, mit dem Unterschied, daß hier die Erregung anstatt vom Verdauungstraktus, vom Halssympathikus resp. von ziliospinalen Zentren beginnen würde, um von hier aus verschiedene vasomotorische Störungen und auch das Flimmerskotom herbeizuführen.

Es erscheint uns am plausibelsten, die Mehrzahl der visuellen Störungen mit der angiospastischen Theorie in Einklang zu bringen. Speziell lassen sich die oben genannten Erscheinungen mit dem Gefäßspasmus im Gebiete der Art. cerebri posterior (eventuell auch bei der Migraine accompagnée im Gebiete der Art. fossae Sylvii) verbinden.

Es ist auch möglich, daß einzelne Sehstörungen, die man zu den „einfachen" rechnet, ebenfalls auf einem Gefäßspasmus im Gebiete peripherer optischer Gefäße beruhen. Man sollte aber glauben, daß hier, in Analogie mit den hemikranischen Erscheinungen, auch die Druckschwankungen des Liquor cerebrospinalis eine Rolle spielen. Speziell wären es die flüchtigen Verdunkelungen des gesamten Gesichtsfeldes beider Augen oder die passagere Amaurose, die zum Teil an ähnliche Erscheinungen bei Hirntumoren, Meningitis serosa und Hydrocephalus erinnern, die gerade den Liquordruckschwankungen ihre Entstehung verdanken könnten.

In der Pathogenese der ophthalmoplegischen Migräne herrscht eine große Meinungsverschiedenheit und zwar sowohl in betreff des anatomischen Sitzes des Syndroms, wie auch der Art des pathologischen Grundprozesses selbst.

Was zunächst den Sitz der Ophthalmoplegie anbelangt, so wird von Einigen angenommen, daß man es mit einer Kernläsion zu tun hat (Charcot, Möbius, Seiffer, Leclezio, Rothmann, Trömner, Pflüger, Ballet, Dydyński-Bronowski), wogegen von Anderen der Sitz des Phänomens in den Oculomotoriusstamm verlegt wird (Mauthner, Graefe, Darkschewitsch, Joachim, Senator, Manz, Schmidt-Rimpler, Paderstein, Kljatschkin). Mingazzini, Marina nehmen einen vermittelnden Standpunkt ein, indem sie glauben, daß man hier mit einer Erkrankung der Wurzelfasern zu tun hat, die rasch nach dem Kern aufsteigt.

Zugunsten der Kernläsion soll nach Möbius die Tatsache sprechen, daß bei der ophthalmoplegischen Hemikranie der Kopfschmerz der Lähmung vorangeht und daß derselbe beim Eintritt der Lähmung nachläßt und schwindet. Bei peripherem Sitz müßte die Läsion gleichzeitig den I. und II. Trigeminusast erregen oder mit einer örtlichen Reizung der Dura einhergehen.

Zugunsten dieser Annahme würden, unserer Ansicht nach, auch diejenigen Fälle sprechen, in welchen die Lähmung sich auf einzelne äußere oder innere Muskeln beschränkt, ferner spricht in demselben Sinne die Tatsache, daß die rasche Restitution, die in manchen Fällen zu beobachten ist, eher mit einer Kernläsion als mit Beteiligung des Nervenstammes in Zusammenhang gebracht werden kann.

Auch diejenigen Fälle, in welchen bei der ersten Attacke nur vereinzelte Muskeln gelähmt werden und erst bei der folgenden eine totale Okulomotoriuslähmung eintritt, ferner Fälle, wo die totale III-Lähmung sich erst allmählich im Laufe einiger Tage entwickelt, oder Migränefälle, in welchen die hemikranischen Erscheinungen nicht ganz einseitig bleiben, sondern sich auf die andere Seite erstrecken oder schließlich Fälle, wo von vornherein keine vollständige Heilung eintritt — alle diese Tatsachen sprechen ebenfalls zugunsten der Kerntheorie.

Gegen diese nukleäre Theorie und für die Annahme einer peripheren (Okulomotorius-) Läsion, soll dagegen, nach Mauthner, sprechen, daß bei der Kernläsion häufig die inneren Augenmuskeln verschont bleiben, daß dabei die Muskeln beider Augen ergriffen und auch andere Nerven affiziert werden und daß die Kephalie häufig bei einer Kernläsion fehlt.

Es wäre leicht, alle diese Gründe zu widerlegen, es ist aber verständlich, daß zu der Zeit, wo Mauthner seine Ansichten zu verteidigen sich bemüht hat, ein noch so geringes kasuistisches Material vorlag (nur 14 Fälle), daß man leicht zu fehlerhaften Angaben verführt werden konnte. So entspricht z. B. das Argument, daß die übrigen Hirnnerven bei der ophthalmoplegischen Migräne nicht beteiligt werden, keineswegs den Tatsachen, denn abgesehen von der Möglichkeit einer Mitbeteiligung anderer Augenmuskelnerven (IV und VI), ließ sich eine Störung des Trigeminus in 17 Fällen nachweisen! Weiterhin können auch bei dieser Migräneform die inneren Muskeln ebenfalls verschont bleiben und gelegentlich, wenn auch sehr selten, die Lähmung auf beiden Seiten eintreten usw.

Auch die Argumente, die Plavec anführt (Intaktheit der III-Kerne bei der Sektion, Befallenwerden des M. obliquus inferior, der seinen Ursprung vom heterolateralen Kern nimmt, das Mitergriffensein des Trigeminus, besonders aber die — nach Bernheimer — von verschiedenen Bezirken herstammende Blutversorgung des Sphinkterzentrums auf einer Seite und aller übrigen III-Muskeln auf der anderen, was mit der totalen III-Lähmung bei der ophthalmoplegischen Hemikranie nicht in Einklang zu setzen wäre), erscheinen nicht ganz stichhaltig. Erstens sind die Sektionsfälle so selten, daß man daraus keine bestimmte Schlüsse ziehen kann, ferner läßt sich aus der histologischen Intaktheit der Kerne, bei dem heutigen Stande unserer Technik, noch kein zwingender Beweis führen, daß die Funktion dieser Kerne nicht gelitten hat. Was ferner die nicht einheitliche Blutversorgung der inneren und äußeren III-Muskeln anbelangt, so trifft dies in der Tat zu, aber es sind doch Fälle bekannt, wo ausschließlich eine interne Ophthalmoplegie bestand und andererseits Fälle, wo nur eine äußere Ophthalmoplegie entstanden war.

Trotz alledem muß zugegeben werden, daß manche Tatsachen sich schwer mit dem nukleären Sitz in Einklang bringen lassen. Gegen diese Annahme sprechen vor allem diejenigen Fälle, wo mehrere Augenmuskelnerven (III—VI, III—IV, III—IV—VI) gleichzeitig und einseitig ergriffen werden und wo ferner auch andere Hirnnerven (V, II, VII und sogar VIII und X) mitbeteiligt werden. Man müßte dann einen Gefäßspasmus in weit voneinander entfernten und dann noch nicht einheitlichen Gefäßbezirken annehmen. Auch die ganz einseitige Ophthalmoplegie, die trotz zahlreicher Rezidive auf die gegenüberliegende Seite nicht übergreift, wäre schwer mit der Kernläsion zu vereinbaren.

Aus allen diesen Gründen bleibt die theoretische Frage nach dem anatomischen Sitz der Erkrankung nicht ganz aufgeklärt. Sie scheint aber nicht von spezieller Bedeutung zu sein, besonders wenn man sich an die Tatsache erinnert, daß die Gefäßversorgung der Kerne und der Wurzeln der Hirnnerven von einem gemeinsamen Stamm aus erfolgt. Die Gefäßäste, von welchen die Brücke und die Medulla oblongata versorgt werden, stammen bekanntlich aus den Art. basilaris und vertebrales (und Art. spinalis anterior für den XII). Die Gefäßzweige zerfallen in Art. medianae, die in der Medianlinie zu den Nervenkernen ziehen und Art. radiculares, welche mit den Nervenwurzeln verlaufen und einen Zweig abgeben, der diese nach der Peripherie begleitet, einen anderen, der mit ihnen in den Kern eindringt (Oppenheim).

Aus dieser Schilderung wird begreiflich, daß ein Gefäßspasmus ein und desselben Arterienastes gleichzeitig zu Funktionsstörung sowohl des Nervenkernes, wie auch seiner Wurzeln führen kann. Es ist wohl möglich, daß in einzelnen Fällen, besonders in denjenigen, wo sich die Ophthalmoplegie auf vereinzelte oder topographisch am schärfsten begrenzte Augenmuskelgruppen beschränkt, man es hauptsächlich oder ausschließlich mit einer Kernläsion zu tun hat, wogegen in anderen Fällen von Anfang an totaler III-Lähmung oder von gleichzeitiger Lähmung verschiedener Nerven, man mit einer peripheren Läsion zu tun hat.

Viel wichtiger als die Frage nach dem anatomischen Sitze der Ophthalmoplegie scheint uns die Aufklärung desjenigen pathologischen Prozesses zu sein, welcher die Grundlage dieser Lähmung ausmacht. Auch hier wird auf einer Seite die Gefäßspasmushypothese angeführt (Charcot, Féré, Oppenheim, Molon, Lapersonne u. a.), während auf der anderen Seite organische Störungen an der Hirnbasis oder im III. Kern angenommen werden (Mauthner, Graefe — meningitische Störungen an der Basis; Massalongo — Entzündungsschübe oder Neubildungen an der Basis; Schionoya — fibromartige Bindegewebswucherung am N. III und serös-fibrinöse Entzündung der Meningen; Senator, Schmidt-Rimpler — hyperämische, ödematöse entzündliche Störungen am Nervenstamm; Mingazzini — Meningealreizung oder Neuritis der Wurzelfaser mit raschem Fortschreiten gegen den Kern; Marina, Kljatschkin, Paderstein, z. T. Wilbrand-Saenger — Neuritis; Plavec — Hypophysenschwellung; Seifert — Blutungen oder Erweichung im III. Gebiete; Trömner, Rothmann — Blutungen im III. Kern; Hudovernig — langsam fortschreitende Enzephalitis; Spitzer — Druck der migränös geschwellten Hemisphäre durch Vermittelung eines Tumors auf den III. Kern). In ätiologischer Hinsicht wird dabei auf kongenitale Störungen (Gefäßabnormitäten an der Hirnbasis — Molon, Manz), Trauma (Gubler), Menstruation (Hasner), Toxine (Schilling), Malaria (Kljatschkin), Hysterie (Senator — für die rein rezidivierenden III. Lähmungen) hingewiesen.

Den Anlaß zu der Annahme einer organischen Störung an der Hirnbasis gaben eigentlich die Sektionsfälle von Gubler, Thomsen-Richter, Weiß, Karplus, Schaw und Schionoya, wobei Gubler in seinem Fall einen meningitischen Prozeß an der Basis, die anderen eine Neubildung konstatiert haben (Schionoya — beides). Charcot meinte aber, daß die Neubildungsformation am N. III einen von der Migräne unabhängigen Prozeß darstellt, und daß die Attacken vielleicht einen Locus minoris resistentiae bilden, auf dem sich dann die Neubildung entwickeln kann. Zugunsten dieser letzteren Auffassung spricht die große Seltenheit einer organischen Störung, der Verlauf der ophthalmoplegischen Migräne, ihre Zugehörigkeit zu der großen Gruppe der Migräne und zwar auch in der Weise, daß zunächst nur einfache Migräne entsteht und erst späterhin sich die ophthalmoplegische hinzugesellen kann, oder aber, daß die ophthalmoplegische Form aufhört und der vulgären Platz räumt usw.

Alles dies berechtigt wohl, den Schluß zu ziehen, daß sich die Pathogenese der ophthalmoplegischen Migräne in ihren Grundprinzipien von der vulgären nicht wesentlich unterscheiden kann. Wenn fernerhin keine pathologisch-anatomischen Befunde bei der vulgären Migräne, trotz Tausenden und Abertausenden, die an derselben leiden, bisher eruiert werden konnten, so erscheint uns doch der Schluß berechtigt, daß bei der vulgären Migräne keine prägnanten organischen Alterationen vorkommen und daß, falls diese bei der ophthalmoplegischen Form entdeckt werden, dieselben sekundärer Natur sind.

Auch das Fehlen von anderen Tumor- oder Meningitissymptomen würde gegen eine organische Pathogenese der ophthalmoplegischen Hemikranie sprechen.

Aus allen diesen Gründen erscheint die Annahme vasomotorischer Störungen und speziell des Gefäßspasmus im III-Gebiete am plausibelsten zu sein.

Was die übrigen Abarten der Migräne anlangt (fazioplegische, epileptische, psychische), so scheint die Gesichtslähmungsform am besten in derselben Weise erklärt werden zu dürfen, wie die ophthalmoplegische.

Die Erklärung der epileptischen und der psychischen Form fällt aus dem Rahmen unserer Betrachtung. Es wäre nur darauf hinzuweisen, daß sämtliche sich auf dem Gebiete der Migränetheorie bekämpfenden Ansichten und Theorien ebenfalls auf dem Gebiete der Epilepsie obwalten. Laut den Ausführungen Redlichs wurden auch hier vasomotorische Störungen (Kußmaul-Tenner, Nothnagel) und zum Teil auch der Gefäßspasmus (Jackson), event. Thrombosenbildung im Gehirn (Turner), pathologische Liquordrucksteigerungen in der Schädelhöhle (House, Kocher), akute Hirnschwellung (Reichardt, Apelt), toxische Störungen (Krainskij, Voisin, Haig, Claus, van der Stricht, zum Teil auch Kaufmann), ferner die innersekretorischen Drüsen (Paris — Thyreoidea oder Keimdrüsen, Ohlmacher — Thymuspersistenz), schließlich auch toxische Einflüsse (Ceni) lebhaft diskutiert. Diese Koinzidenz der Theorien deutet ebenfalls auf die nahe Verwandtschaft hin, die zwischen der Epilepsie und der Migräne besteht.

Auf Grund der Durchsicht und der kritischen Beleuchtung der verschiedensten Migränetheorien kommt man zur Überzeugung, daß keine derselben sämtliche Erscheinungen des Leidens aufzuklären vermag. Wir gehen dabei von der Voraussetzung aus, daß man die Migräne nicht im Sinne einer eigenartigen Attacke, sondern als ein kompliziertes Syndrom auffassen muß, das nebst den Kardinalsymptomen auch ganz verschiedene Begleiterscheinungen der Attacken und mannigfaltige, zum Teil sehr entlegene interparoxysmale Symptome aufweisen kann und auch verschiedene Unterformen zeigt, die sich durch spezielle Merkmale auszeichnen.

Sowohl die Begleiterscheinungen des hemikranischen Anfalles, wie auch die interparoxysmalen Erscheinungen gehören einerseits zu dem migränösen Symptomenkomplex als solchem, andererseits aber betreffen dieselben auch entfernte Körpergebiete und befinden sich doch in einem Zusammenhang mit der Migräne und zwar durch Vermittelung und auf dem Wege einer gemeinsamen Ursache. Diese gemeinsame Ursache wird durch die kongenitale Prädisposition zu einem krankhaften Neurometabolismus geschaffen.

Bei der Analyse der Migräne müssen überhaupt zweierlei Prozesse voneinander unterschieden werden und zwar: 1. diejenigen krankhaften Stoffwechselstörungen (neurometabolischer Art), die sich ständig, i. e. nicht ausschließlich zur Zeit des Anfalles, im Gesamtorganismus der an Migräne Leidenden abspielen und sich zu gewissen Zeiten in Form von Anfällen manifestieren, und 2. diejenigen pathologischen Vorgänge im Gehirn, die den Mechanismus der hemikranischen Attacken selbst darstellen, welch letzterer, in Gang gesetzt, entweder das migränöse Syndrom in seinem vollen Umfange zustande bringt, oder aber nur einzelne Bestandteile desselben weckt.

Was das Grundphänomen der krankhaften neurometabolischen Vorgänge anbelangt, so glauben wir nicht berechtigt zu sein, heutzutage einen bestimmten Stoffwechselumsatz dem migränösen Prozeß zuschreiben zu dürfen. Man befindet sich vielleicht am nächsten der Wahrheit, indem man in den Vorgängen der innersekretorischen Drüsen das wichtigste und ausschlaggebende Moment für diejenigen neurometabolischen Vorgänge erblickt, die dann eine spezielle Affinität zu gewissen nervösen Zentren und Apparaten zeigen, von denen der Mechanismus eines migränösen Anfalles abhängig ist.

Diese nervöse Affinität könnte vielleicht im Sinne eines Neurotropismus gedacht werden, wie es etwa bei Wirkung des Tetanusgiftes oder des Strychnins der Fall ist, wobei man sich aber ohne Annahme einer angeborenen Prädisposition (im Sinne der Huchardschen arteriellen Heredität oder der Oppenheimschen neurovaskulären Diathese, oder einer angeborenen embryonalen Störung der nervösen Elemente usw.) nicht behelfen könnte.

Die Lehre von den endokrinen Drüsen läßt noch keineswegs einem speziellen Hormon eine spezielle Bedeutung für die Migräne einräumen. Es erscheint sogar wahrscheinlicher, daß man hier mit einer pathologisch veränderten pluriglandulären Beeinflussung zu tun hat, wobei sowohl das Gleichgewicht zwischen einzelnen Drüsen wie auch deren Einwirkung auf den chemischen Stoffwechsel gestört wird.

Andererseits könnte diese endokrine Wirkung auch eine intermediäre sein, indem sie zunächst zu chemischen Stoffwechselstörungen führen würde, die erst sekundär ihre Wirkung auf die nervösen Zentren entfalten könnten. Auch die Periodizität der Migräneanfälle läßt sich am besten mit der Dysfunktion dieser Drüsen in Einklang bringen.

Nimmt man also die Stoffwechselstörungen als die Grundlage der im ganzen Organismus obwaltenden Prozesse an, so werden auch die verschiedensten, die Migräne begleitenden und auch interparoxysmal auftretenden Erscheinungen leicht verständlich. Dieselben Vorgänge, die durch ihre Wirkung im Gehirn einen hemikranischen Anfall auslösen, können demnach auch in entfernten Körpergebieten variable Syndrome wecken.

Zu der zweiten Frage, der nach dem Gehirnmechanismus der einzelnen Migräneattacke übergehend, glauben wir nicht, daß man hier mit der sozusagen unitarischen Auffassung derselben auskommen kann, und zwar weder in bezug auf den anatomischen Sitz des Leidens, noch auf die Form, in der sich der ganze Vorgang äußert.

Geht man von den Kardinalsymptomen der Migräne und zwar von ihrer eigenartigen Kephalie aus, so erscheint es zweckmäßig, sich nach denjenigen Krankheiten umzusehen, die am besten dieses migränöse Symptom nachahmen und dies sind zweifellos die mit einem gesteigerten Hirndruck einhergehenden Krankheitsformen, wie Hirntumoren und die verschiedenen, als Meningitis serosa aufgefaßten Zustände. Bei der Besprechung der zentralen Theorien wurden bereits die hier zur Geltung kommenden Untersuchungen von Quincke hervorgehoben. Er hat nämlich auf die höchst wichtigen Exsudationsvorgänge in der Zerebrospinalhöhle hingewiesen und dabei auf die Grenzgebiete zwischen den physiologischen Schwankungen im Druck des Liquors und dessen pathologischer Exsudation aufmerksam gemacht, dabei auch die Zwischenstufen zwischen diesen beiden Vorgängen berücksichtigt. Er zählt die Migräne zu den angioneurotischen Vorgängen und meinte, daß es sich hierbei wohl um seröse Exsudationen flüchtiger Art, um Schwankungen in der Sekretion des Liquors mit einem Worte um einen angioneurotischen Hydrozephalus handelt.

Quincke war wohl der erste, der für die verschiedenen Erscheinungen der Migräne nicht identische krankhafte Prozesse anzunehmen geneigt war, indem er für den üblichen halbseitigen Kopfschmerz einen wahrscheinlichen Krampf oder Lähmung begrenzter Gefäßgebiete der Hirnhaut vermutete, während er die schweren Kopfsymptome (Schwindel, Erbrechen, Apathie, Unfähigkeit zum Denken) von einem akuten Meningealerguß ableiten wollte. Eine Angioneurose des Gehirns, in dem oben angeführten Sinne, scheint uns am besten sowohl die kardinalen wie auch die weniger wichtigen Symptome eines migränösen Anfalles zu erklären. Gerade die verschiedenen Zwischenstufen zwischen den physiologischen Liquordruckschwankungen und dessen pathologischen Exsudatergüssen entsprechen am besten der verschiedenen Intensität und Dauerhaftigkeit der migränösen Symptome.

Der Liquor cerebrospinalis stammt doch hauptsächlich aus dem Plexus chorioideus, den subependymären Gefäßen (intraventrikulärer Liquor) und aus den Gefäßen der Pia mater und des Gehirns resp. der Hirnrinde (subarachnoidaler Liquor). Die in den Ventrikeln sich ansammelnde Flüssigkeit befindet sich miteinander durch Vermittelung des Foramen Monroi und des Aquaeductus Sylvii in Verbindung und kommuniziert ferner mit den Subarachnoidealräumen an denjenigen Orten, wo sowohl die dünne epitheliale Wand des Gehirns, wie auch die diese letztere bedeckende Pia zum Schwund gebracht wurde (es sind dies das Foramen Magendie, die Öffnungen von Luschka und diejenigen von Bichat). Der Liquor fließt aus dem Gehirn hauptsächlich in das Venensystem ab (Sinus und Diploevenen) und zwar vorzugsweise durch Vermittelung der Pacchionischen Granulationen und außerdem auf dem Wege der arachnoidalen Scheiden der zerebrospinalen Nerven nach der Peripherie (i. e. nach der Nasenschleimhaut, dem Augenbulbus, den perilymphatischen Räumen des inneren Ohres usw.).

Nimmt man nun an, daß unter gewissen Bedingungen eine Vermehrung des Liquors stattfindet, so entsteht eine weitere Frage, wie die Wirkung dieser Vermehrung sich gestalten wird.

Die Experimente von Kocher und Cushing sollten gezeigt haben, daß der vermehrte extravaskuläre Druck innerhalb des Schädels, also z. B. der vermehrte Liquordruck als erste Wirkung eine Verengerung der Sinus und der Hirnvenen zur Folge hat, welche für den von der vermehrten Flüssigkeit eingenommenen Raum Platz schaffen müssen und dadurch, trotz Flüssigkeitsvermehrung, ein bleibendes Steigen der intrakraniellen Spannung bis zu einer gewissen Grenze verhüten mögen (Kompensationsstadium Kochers). Von dem Moment aber ab, wo die Kompression der Venen stark genug wird, um dem Blutstrom ein entsprechendes Hindernis zu setzen, beginnt auch eine

Stauung. Kommt es zu einer abnormen Vermehrung des Liquors, so können also auch Erscheinungen des Hirndruckes zutage treten.

Kocher nimmt nun mit Cushing an, daß bereits im Stadium des beginnenden Hirndruckes Reizerscheinungen seitens der peripheren Nerven im Schädel und zwar besonders der Durafasern des N. V stattfinden. Es würde demgemäß am plausibelsten erscheinen, den Kopfschmerz bei Migräne auf einen Reizzustand der Trigeminusfasern zu beziehen, welcher im ersten Stadium des Liquorhirndruckes entsteht.

Der entsprechende Vorgang läßt sich am besten mit der von Spina u. a. vertretenen Ansicht über die exzentrische Fortpflanzung des ventrikulären Liquordruckes in Einklang bringen.

Allein es läßt sich der eigenartige Charakter des migränösen Kopfschmerzes, und deren enge Verknüpfung mit Übelkeit und Erbrechen kaum von dieser Reizung der V-Fasern in der Dura ableiten, denn 1. findet man das migränöse Syndrom keineswegs bei den zahlreichen Erkrankungen der Dura und 2. zeigt uns die primäre Erkrankung des N. trigeminus, nämlich dessen Neuralgie weder den migränösen Charakter, noch die migränösen Begleiterscheinungen. Der Mechanismus der migränösen Attacke muß also anders konstruiert werden. Und in der Tat zeigten die Experimente von Kocher und Cushing, daß die seitens der Hirnnerven und speziell des Trigeminus im Beginnstadium des Hirndruckes zustande kommenden Reizsymptome bedeutungsvoll sind, weil sie zu den sog. Reflexerscheinungen seitens der Medulla oblongata führen. Die Untersuchungen von Maßland und Saltykoff haben auch gezeigt, daß diese Erscheinungen nach Kokainisierung der Dura wegfallen. Es ließe sich ferner noch ein anderer Weg zu den medullären Zentren aufstellen, indem der Liquordruck auf die sich in der IV. Kammer befindliche Flüssigkeit übertragen wird und die hier liegenden Zentren beeinflußt. Es können dadurch ganz verschiedene Kombinationen in Erscheinung treten, je nachdem dieses oder jenes Zentrum oder mehrere zugleich in Anspruch genommen werden (s. oben die medulläre Migränetheorie). Auch könnten ferner die normalen Kommunikationswege des Gehirnliquors mit peripheren Organen, wie z. B. mit den Lymphräumen des inneren Ohres, ebenfalls zur Klärung mancher migränöser Erscheinungen beitragen.

Auch die tieferen Störungen bei Migräne, die sich bereits auf dem psychischen Gebiete abspielen, nämlich die allgemeine Mattigkeit, Denkhemmung, Depression, ließen sich ebenfalls von der Einwirkung dieses gesteigerten Liquordruckes auf das gesamte Hirn ableiten, wobei nicht nur Hirndruckstörungen als solche, sondern vielleicht auch eine Änderung der Hirnmaterie im Reichardtschen Sinne stattfinden könnte.

Würde dies zutreffen, so könnte man darin einen gewissen Berührungspunkt zwischen den tieferen psychischen Störungen, die gelegentlich bei Migräne vorkommen und den von Reichardt bei seiner Hirnschwellung gefundenen Psychosen vermuten.

Ohne auf die Einzelheiten der Symptomatologie bei Migräne einzugehen, möchten wir nur diejenigen Symptome einer theoretischen Analyse unterziehen, die dem Krankheitsbilde ein spezielles Gepräge verleihen. Es werden damit die kortikalen Erscheinungen, wie manche Formen des Flimmerskotoms, die Hemianopie, die Aphasie, die Mono- und Hemiparesen, die epileptischen Halbseitenerscheinungen, ferner auch die Ophthalmoplegie gemeint.

Lassen sich nun diese hemikranischen Symptome ebenfalls mit der Annahme einer (angioneurotischen) Liquorvermehrung verbinden oder müssen hier noch andere Wege herangezogen werden?

Eine höchst wichtige Frage ist es, ob die Hirngefäße eigene Nerven (vasokonstruktorische und dilatatorische) besitzen oder nicht. Während z. B. Kocher dies verneint, vertritt auf Grund der neueren Literatur Lewandowsky die Ansicht, daß es solche Nerven gäbe, und mit dieser letzteren Annahme lassen sich manche passagere kortikale Symptome am besten erklären.

Kocher, der sich hauptsächlich auf die Untersuchungen von Cushing (mit der Ravina-Dondersschen Fenstermethode) stützt, meint, daß es beim Hirndruck schließlich zu einer Kapillaranämie kommt, wobei dieser Prozeß auf dem Wege der Auspressung entsteht. Das Gesetz Cushings lautet nämlich, daß das vollendete Bild des Hirndruckes mit der Zeit beginnt, wo dieser die Gefäße komprimiert, d. h. sich über die Höhe des Blutdruckes in denselben erhebt. Cushing hat ferner nachgewiesen, daß der Grad der Anämie je nach Ort und Art der Einwirkung eines Druckes an verschiedenen Stellen des Gehirns verschieden wäre und daß diese Tatsache in einem gewissen Zusammenhang mit einem bereits von Hill erhobenen Befund stände, wonach ein ungleichmäßiges Ausweichen des Gehirns und eine wechselnde Ausbreitung des Druckes dem Grade nach in verschiedenen Stellen des Gehirns abwechseln könne.

Würde man diese Hypothese der Kapillaranämie beim Hirndruck annehmen, so müßte man bei deren Anwendung auf die uns hier interessierenden Erscheinungen den Schluß ziehen, daß beim Hirndruck scharf umgrenzte Hirngebiete (Brocasches Zentrum, Calcarinarinde, Okulomotoriusgebiet auf einer Seite) von dieser Anämie betroffen sein könnten und zu entsprechenden Störungen führen würden. Eine solche Annahme sagt uns, trotz den Cushingschen Angaben, wenig zu. Man müßte dabei bei der Erörterung der sympathischen Symptome der Migräne annehmen, daß diese Kapillaranämie sogar in den vasomotorischen Medullarzentren sich spezielle Foci auswählt.

Wir neigen deshalb mehr zu derjenigen Ansicht, die erstens die physiologische Versorgung der Hirngefäße mit nervösen sympathischen Fasern akzeptiert und die zweitens sowohl die kortikalen Phänomene der Migräne, wie auch das ophthalmoplegische Syndrom von einem Gefäßspasmus ableitet. Ob man dabei an das vasomotorische sympathische Zentrum in der Medulla oblongata oder an den Halssympathikus denken soll, das ließe sich heutzutage schwer entscheiden. Diese letztere Annahme hätte speziell für diejenigen seltenen Fälle ihre Anwendung beanspruchen dürfen, wo es sich, wie z. B. bei Du Bois Reymond selbst, um das voll entwickelte Bild einer halbseitigen Sympathikusstörung handelt. Man müßte dann in solchen Fällen annehmen, daß neben den Vorgängen des angioneurotischen Hydrozephalus (nach Quincke), sich ein selbständiger Erregungsvorgang im Halssympathikus abspielt.

Aus allen diesen Gründen glauben wir behaupten zu dürfen, daß die Migräne keine (weder im klinischen, noch im pathologischen Sinne) autonome Krankheit bildet, sondern nur ein Syn-

drom darstellt, welches man als eine der Ausdrucksformen einer
angeborenen Veranlagung zu pathologischen neurometabolischen
Vorgängen, also einer angeborenen neurotoxischen Diathese auffassen muß. Den endokrinen Drüsen kommt dabei wahrscheinlich eine eminente Rolle zu. Der migränöse Vorgang selbst beruht auf einem pathologischen Hirnmechanismus, der weder in
einem Orte seinen Sitz hat, noch sich ausschließlich in einem
einzigen pathologischen Vorgang erschöpft. Vielmehr ist anzunehmen, daß dieser Hirnmechanismus einerseits ein multi-
lokularer ist, d. h. verschiedene Gebiete des Gehirns in Anspruch
nehmen kann, und andererseits sich in verschiedenen krankhaften
Vorgängen, und zwar hauptsächlich in denjenigen des vermehrten
Liquorhirndruckes (im Sinne des Quinckeschen angioneurotischen
Hydrozephalus) und unter der Form eines Gefäßspasmus abspielt.
Fernerhin wäre die Migräne als ein Leiden aufzufassen, bei dem
auf Grund einer analogen Prädisposition und wesensgleicher
krankhafter Vorgänge auch in anderen Hirn- und Körpergebieten
ganz variable Krankheitserscheinungen entstehen können, die
zur Ausbildung spezieller neurometabolischer Syndrome führen
können. Es kann in dieser Weise sowohl das kaleidoskopische
Bild der Migräne selbst, als auch der Polymorphismus der Begleit-
und Interparoxysmalsymptome der letzteren, wie auch schließlich
die Verknüpfung der Migräne mit anderen Krankheiten einer
Klärung näher gerückt werden.

V. Diagnose.

A. Die Verbindung der Migräne mit anderen Krankheiten.

Bereits bei der Schilderung sowohl der Begleiterscheinungen der Migräneanfälle wie auch deren Interparoxysmalsymptome und der Dauerstörungen wurde eine ganze Reihe von Symptomen und Syndromen angeführt, die einen engen Kontakt mit der Migräne aufweisen. Es zeigte sich nun, daß es kaum ein Organ gibt, das dabei nicht mitspielen könnte. Man begegnete Symptomen seitens des sympathischen Systems, der Hirnnerven, des Groß- und Kleinhirns, der Sinnesorgane. Auch die Psyche und der allgemeine Zustand der Kranken können mitergriffen werden. Wenn wir aber an dieser Stelle noch einmal auf diese Materie eingehen, so geschieht es aus dem Grunde, um nicht nur die symptomatologische Verknüpfung der Migräne mit Läsionen seitens einzelner Organe hervorzuheben, sondern um auch deren Verbindung mit einzelnen Krankheitseinheiten zum Ausdruck zu bringen.

Diese letztere Verbindung kann eine engere, innigere oder im Gegenteil eine lockere und mehr zufällige sein. Der Zusammenhang wird dann als ein inniger betrachtet, wenn sowohl die Migräne als auch die mit dieser in Verbindung tretende Krankheit eine gemeinsame oder nahe verwandte Ursache zur Schau tragen.

Als solche dürfen in erster Linie die Stoffwechselkrankheiten betrachtet werden.

In der Tat trifft man bei den migränösen Individuen in ihrer Ana- und Katamnese ganz verschiedene Störungen, die auf den gestörten Stoffwechsel hindeuten. In den Kapiteln über die Ätiologie und die Pathogenese der Migräne wird speziell darauf hingewiesen. Rechnet man zu den Stoffwechselkrankheiten auch die Störungen seitens der Kohlenhydrate und der Fettsubstanzen, so erhält man die Ebsteinsche Trias, die er als vererbbare zellulare Stoffwechselkrankheiten bezeichnet hat.

Auch von anderer Seite wurde auf die Verbindung der Stoffwechselkrankheiten mit der Migräne hingewiesen. Von den neueren Autoren wird speziell von Haig die enge Beziehung der Migräne zur Harnsäurediathese hervorgehoben. Soula betont wiederum den Kontakt der Hemikranie mit Fettsucht. Von 115 Personen, die an Fettsucht gelitten haben, sollten 48 der Migräne anheimgefallen sein. Diese Zahlen sind entschieden übertrieben. Eine ausgesprochene Fettsucht kann zwar bei Migräne vorkommen, aber verhältnismäßig selten. Andererseits habe ich einige Male eine übermäßige, periodische und passagere Abmagerung bei den Migränösen feststellen können.

So nahm eine 39jährige Frau in einigen Monaten 24 Pfund ab und bei einer anderen, 33jährigen und an Augenmigräne leidenden Frau ließ sich in der letzten Zeit eine rasche Abnahme (um 20 Pfund) konstatieren.

Im großen und ganzen läßt sich wohl sagen, daß, wenn wir auch noch weit davon entfernt sind, die chemische, endokrine und nervöse Grundlage der Stoffwechselstörungen entdeckt zu haben, so unterliegt es keinem Zweifel, daß zwischen diesen und der Migräne ein enger klinischer Zusammenhang besteht. Aus diesem Grunde haben wir uns bemüht, stets auf das Hineingreifen der entsprechenden Erscheinungen seitens ganz verschiedener Organe in das Leben der Migränösen hinzuweisen. Erst durch die volle Berücksichtigung dieser Tatsache wird das Leben und Leiden dieser Personen verständlich.

Es muß aber ausdrücklich davor gewarnt werden, in dem Auftreten dieser oder jener Erscheinung der Stoffwechselkrankheit bei einem Migränösen stets ein Äquivalent der Migräne zu erblicken. Dies läßt sich nur dann behaupten, wenn diese Erscheinung zu den kardinalen, oder wenigstens zu den wichtigen Symptomen der Hemikranie hinzugehört, oder aber, wenn dieses Symptom bei dem betreffenden Individuum häufig die Attacke begleitet hat resp. als deren Aura aufgetreten war. Sonst aber bilden diese Erscheinungen den Ausdruck der Stoffwechselkrankheit selbst und stehen nur insofern in Beziehung zur Migräne, als die beiden aus demselben pathogenetischen Boden entstammen. Aus demselben Grunde dürfte hier weder an eine Transformation (Metamorphose), noch an die gegenseitige Substitution der variablen Erscheinungen der Migräne und andererseits der Stoffwechselkrankheiten gedacht werden. Vielmehr hat man es mit einem Polymorphismus zu tun, wobei sowohl die Migräne wie auch die Erscheinungen des krankhaften Metabolismus zu verschiedenen oder auch zu gleichen Zeitabschnitten zutage treten, indem sie die latente und nicht selten larvierte metabolische Grundlage manifestieren. Erst bei einer genaueren Analyse des gesamten Lebenslaufes läßt sich gelegentlich feststellen, daß hierbei eine gewisse Regelmäßigkeit besteht und zwar sowohl bezüglich der Zeitperioden, in welchen sich alle diese Erscheinungen zeigen, als auch in bezug auf die Art der Erscheinungen selbst. Jedes Individuum hat aber seinen eigenen Krankheitszettel.

Trotz Untersuchungen, die ich angestellt habe, gelang es mir nicht, irgendwelche prägnanten, scharf ausgeprägten Gesetze aufzubauen, die in dieser Richtung gelten könnten. Es ließen sich höchstens einige allgemeine Merkmale oder Regelmäßigkeiten in denjenigen krankhaften Erscheinungen aufstellen, die den Lebensgang mancher an Migräne leidenden Individuen markieren.

Diese „Regelmäßigkeiten" könnten etwa folgendermaßen formuliert werden:

1. Getrenntsein der krankhaften metabolischen Prozesse. Falls z. B. ein Individuum an Migräne, Anginaanfällen, Agrypnie usw. leidet, so treten diese Syndrome meistens nicht in ein und derselben Zeit hervor, sondern zu verschiedenen Zeitperioden. Die betreffenden Individuen wissen oft ganz genau, daß sie z. B. ihre Angina- oder Pseudoanginaanfälle dann bekommen, wenn sie längere Zeit hindurch keine Migräneattacken durchgemacht haben. Bei anderen tritt die Periode der Schlaflosigkeit ebenfalls ganz unabhängig von der Hemikranie als solcher auf, aber in einem gewissen zeitlichen Verhältnis zu derselben. Bei noch anderen Personen betrifft das-

selbe Phänomen die Zeit der Obstipation, der hämorrhoidalen oder der Nasenblutungen (diese letzteren besonders bei Kindern) usw. Manche sagen, „wenn
ich meine Hämorrhoiden bekomme, so habe ich keine Migräne". Dies ist aber
nicht in dem Sinne zu deuten, daß die hämorrhoidale Blutung eine für die
Migräne eintretende Entlastung darstelle, sondern daß dieselbe ein von der
Migräne als solcher unabhängiges und mit dieser nur pathogenetisch verwandtes
Symptom bildet. Manchmal sind die hier zu treffenden Symptome so eigentümlich, daß ihre Verknüpfung mit der Migräne ganz paradox klingt, wie
z. B. das periodische Gähnen, die anfallsartig auftretende Somnolenz, die Anfälle von Depression usw. und doch treten diese Erscheinungen bei manchen
Migränösen sicherlich in einen Konnex mit der Hemikranie. Wenn auch
diese Erscheinungen meistens nicht gleichzeitig mit der Migräne aufzutreten
pflegen, so erscheint daraus noch keineswegs der Schluß berechtigt, daß dies
niemals der Fall sein kann. Bei manchen Individuen begegnet man in der
Tat einer dieser Erscheinungen während der hemikranischen Attacke.

2. **Individuelle Organauswahl seitens der krankhaft gestörten
metabolischen Prozesse.** Diese letzteren wählen sich sozusagen bei einem
bestimmten Individuum spezielle Organe aus, seien es die Gelenke, sei es das
Herz, die Nieren, die Leber usw. und äußern sich dann klinisch in einer entsprechenden Form. Ich habe Migränöse gesehen, die zu verschiedenen Zeitabschnitten
an Hautjucken, Hautekzemen oder z. B. Cholelithiasis laboriert haben und die
im Gegenteil niemals irgendwelche Erscheinungen seitens der Nieren, des
Herzens gezeigt haben. Bei anderen sind es gerade Herz- und Nierenerschei-
nungen, die außer der Migräne das Feld beherrschen. Besonders häufig begegnet man einer Kombination der Migräne mit der Herzangina (vera oder
spuria). In dieser Weise entsteht bei jedem einzelnen eine bestimmte Kette von
Syndromen, die sich an bestimmten Organen niedersetzen. Dadurch erhält auch
das Leben eines Einzelnen ein speziell markiertes klinisches Gepräge. Je höher
das Alter des betreffenden Individuums, desto deutlicher wird diese Kette,
denn die einzelnen Organe (die einmal von den oben erwähnten krankhaft
gestörten metabolischen Prozessen sozusagen gewählt wurden), verlieren allmählich ihre Resistenz gegen die krankhaften endogenen Stoffe und fallen
leichter dem Abbauprozeß anheim.

Diese klinische Kette läßt sich allerdings bis jetzt noch keineswegs
mit einer Glasperlenkette vergleichen, in welcher die verschiedenfarbigen Glas-
perlen in einer ganz bestimmten Reihenfolge aufeinander folgen. Das eine
läßt sich nur sagen, daß einzelne Krankheitssyndrome immer wiederkehren
und daß sich gelegentlich eine gewisse Zeitabhängigkeit mancher dieser Syndrome (wie der Depression, der Herzerscheinungen, des Schlafzustandes u. dgl.)
von der herannahenden oder sich entfernenden Migräneattacke ablesen läßt. So
zeigen sich z. B. bei manchen Migränösen die Herzerscheinungen einige Wochen
nach der Migräneattacke, bei anderen entstehen Magendarmstörungen, Appetitlosigkeit (Dyspepsien, Obstipation) beim Herannahen des Anfalles und klingen
dagegen ab, nachdem derselbe abgelaufen ist. Alle diese Vorkommnisse sollten
aber stets mit großer Vorsicht beurteilt werden und jedenfalls kann ein solches
Kettensystem von Krankheitserscheinungen bei jedem einzelnen Individuum
erst nach Durchführung einer genauen und langjährigen Ana- und Katamnese
aufgebaut werden.

3. Zeichen des Abklingens der krankhaften metabolischen Prozesse, das an Nervenstürme von Liveing, Jackson u. a erinnert und sowohl die Migräneattacken als auch andere Erscheinungen des gestörten Stoffwechsels betrifft. Der Organismus ruht nämlich nach Abklingen einer jeden Erscheinung aus diesem Gebiete eine gewisse Zeit lang aus, unabhängig davon, ob es Migräne, Cholelithiasis, Gelenkschmerz, Neuralgie usw. gewesen ist. Allerdings muß daran gedacht werden, daß manche dieser Erscheinungen sich sozusagen in die Länge ziehen, so daß sie mitunter wochen- und monatelang andauern, ehe der Prozeß abzuklingen beginnt.

Alle diese hier kurz skizzierten Tatsachen erschöpfen noch keineswegs das Problem der Regelmäßigkeit und der Gesetze auf dem Gebiete des gestörten Stoffwechsels. Dazu wären genaue Studien über den Chemismus, dessen Abhängigkeit von den endokrinen Organen, vom Nervensystem und vor allem über die Reaktion des Organismus auf alle diese Prozesse nötig. Vom klinischen Standpunkte aus zeigen die eben angedeuteten Regelmäßigkeiten, daß auf dem Gebiete der polymorphen Äußerungen des krankhaft gestörten Metabolismus kein so großes Chaos besteht, wie es auf den ersten Blick scheinen könnte.

Außer den Stoffwechselkrankheiten sensu strictiori gibt es eine Reihe von Krankheiten, die auf demselben Boden aufwachsen können und einen Zusammenhang mit der Migräne aufweisen. Zu diesen gehört vor allem die Arteriosklerose. Die spastischen Gefäßerscheinungen im Gehirn, die bei den Migräneattacken vorkommen, schaffen insgesamt mit den Stoffwechselstörungen einen labilen Boden für den arteriosklerotischen Prozeß. Andererseits kann es bei Migränösen auch zur Sklerose peripherer Gefäße kommen und es entsteht dann das Bild des intermittierenden Hinkens (Goldbladt, Sterling).

Eine weitere Verknüpfung ist zwischen der Migräne und den Erkrankungen der Nieren vorhanden und es ist besonders die Schrumpfniere, die dabei verhältnismäßig häufig entsteht (W. Ebstein, Haig). Nicht selten tritt hierbei auch Urolithiasis auf.

Seitens des Verdauungstraktus wird bei Migränösen verschiedenen Dyspepsien, Magen- und Darmkatarrhen begegnet. Am häufigsten tritt die habituelle Verstopfung, Flatulenz und das hämorrhoidale Leiden zutage. Auch der Cholelithiasis begegnet man hier häufig.

Nicht selten lassen sich ferner bei den an Hemikranie leidenden Personen Nasen- und Rachenkatarrhe (auch Nasenblutungen, Polypen) nachweisen. Hierzu wäre vielleicht auch Otosklerose hinzuzurechnen (Escat). Schließlich beobachtet man bei der Migräne verschiedene Hautkrankheiten (Ekzem, Akne, Furunkulosis, Pruritus, frühzeitiges Ergrauen der Haare, rasches Wachstum der Nägel, deren Längsschraffierung und Auftreten von weißen Querstreifen, Erkrankung der Zähne, wie Karies, Periostitis und Pyorrhöen).

Auf die Beziehung der Migräne zu Neurosen und Psychosen wurde bereits seit langem hingewiesen. Liveing und besonders die französische Schule wollte alle diese Erscheinungen unter die Hauptgruppe des Neuroarthritismus bringen. Auf die klinischen Beziehungen der Migräne zur Epilepsie, Hysterie und Psychose wurde bereits oben hingewiesen. Sowohl dort, wie auch an anderen Orten wurde speziell die nahe Beziehung der Migräne

zur Epilepsie hervorgehoben. Auch weisen die Migränösen häufig neurasthenische Erscheinungen auf. Will man nun die Ansicht von Ebstein, Bernheim
u. a. akzeptieren, wonach die Neurasthenie in letzter Linie auf gestörtem Stoffwechsel (neurotoxischer Diathese), oder nach Biernacki auf abnormen Oxydationsprozessen beruht, so würde dadurch eine Brücke zwischen derselben
und der Migräne gebaut. Auch soll daran erinnert werden, daß sowohl bei
Migräne wie auch bei Neurasthenie häufig die verschiedentlich nuancierten
und zum Teil verkappten Depressionszustände auftreten, die wahrscheinlich
auf analogen Hirnprozessen beruhen.

Auf die Beziehungen der Migräne zu den Psychasthenien wurde bereits
oben des öfteren hingewiesen.

Auf das Verhältnis der Migräne zur Chorea wird von Schobad hingewiesen, der sogar die Meinung vertrat, daß die Migräne in die Chorea übergehen kann (?!). Auf 500 Fälle konnte ich allerdings nur einmal (bei einem
12 jährigen Mädchen) die Verknüpfung der Migräne mit Chorea beobachten.

Von den übrigen funktionellen Nervenleiden wird noch auf die Verknüpfung der Hemikranie mit Trigeminusneuralgie (Putnam, Soula),
ferner mit dem Schreibkrampf, Tic convulsif (Oppenheim) hingewiesen.
Von den Neuralgien tritt hier am häufigsten die Ischias, die Trigeminusneuralgie,
seltener die Okzipital- und Interkostalneuralgie auf, am seltensten wohl die
Meralgia paraesthetica. Den Tic convulsif konnte ich nur einmal feststellen.

Einmal fand ich eine Kombination der Migräne mit Tremor manuum
congenitalis; mehrmals — mit der von Bornstein beschriebenen paroxysmalen Asthenie.

Auf dem vasomotorischen Gebiete begegnet man häufig Erscheinungen,
die bereits oben geschildert worden sind (passageren Hautschwellungen, Dermographie usw.).

Außer den Verbindungen, bei denen ein gemeinsamer, krankhaft gestörter metabolischer Boden angenommen wird, gibt es andere, die auf einer
Läsion anderer Organe, z. B. des Sympathikus beruhen. Es wurde auf
die Möglichkeit der Verknüpfung der Migräne mit der Basedowschen Krankheit verwiesen (Jacobsohn, Oppenheim, E. Mendel). In meiner Kasuistik
fand ich analoge Fälle und es ist auch nicht ohne Interesse, daß in fünf Fällen
meiner Kasuistik ein passagerer Exophthalmus während der Migräneattacke
vorkam. Ob der Kontakt der Migräne mit der Hemiatrophia faciei
(Cornu, Oppenheim, Bruns, M. Herz, Holtzapple) hierher gehört, muß
dahingestellt bleiben.

Es wurde ferner ein Zusammenhang zwischen der Migräne und einer
Gruppe von Krankheiten angenommen, wo die berechtigte Frage entsteht,
ob man hier nicht eher mit einer zufälligen Kombination zu tun hat. Zu
diesen gehört die Thomsensche Krankheit (Altwood) und das Karzinom
(Lebert. Verneuil). Was dieses letztere anbetrifft, so wurde allerdings
bei der Besprechung der Ätiologie auf den verhältnismäßig hohen Prozentsatz der an Karzinom (und Tuberkulose) verstorbenen Eltern der an Migräne
leidenden Personen hingewiesen.

Bei den migränösen Frauen konnte ich nicht selten verschiedene Menstruationsstörungen feststellen (verspätete oder gehäufte Perioden, Dysmenorrhöa, Amenorrhöa usw.).

Eine ganz aparte Stellung nehmen schließlich diejenigen Fälle ein, wo die Migräne nur eine symptomatische Rolle spielt (siehe darüber bei der Diagnose).

B. Differentialdiagnose.

Bei einer Differentialdiagnose der Migräne soll vor allem an die sog. symptomatische Migräne (Liveings Pseudomigräne) gedacht werden, wo die Migräne nur als Symptom einer heterogenen Krankheit auftritt. Es kommen dabei hauptsächlich folgende Erkrankungen in Betracht:

a) Kopfschmerzen bei Intoxikationen, Infektionen und bei Erkrankungen allgemeiner Natur. Von den Intoxikationen spielt der Alkohol die Hauptrolle. Die Kopfschmerzen tragen bei der akuten und chronischen Alkoholvergiftung einen diffusen Charakter. Der Alkohol kann aber auch ein Agent provocateur für die Migräneattacken bilden.

Außer bei Alkoholintoxikation treten Kopfschmerzen auch bei Nikotin-, Koffein-, Morphium-, Chloroform-, Äthervergiftung und bei Metallwirkung bei Bleiarbeitern, Kohlendunst und Schwefelwasserstoff auf (Oppenheim, Bernhardt), sie tragen aber meistens keinen migränösen Charakter.

Auch bei Störungen des Verdauungskanals und speziell bei chronischer Verstopfung können Kopfschmerzen erscheinen, andererseits aber können diese Verdauungsstörungen nur Begleiterscheinungen einer Migräne darstellen.

Auch der urämische Kopfschmerz ist auf Intoxikation zurückzuführen, da aber die Schrumpfniere sich der Migräne hinzugesellen kann, so ist hier Vorsicht geboten und zwar um so mehr, als der Kopfschmerz bei der Urämie alle Charaktere eines migränösen darbieten und auch der Augenmigräne gleichen kann.

Die bei verschiedenen Infektionskrankheiten auftretenden Kopfschmerzen geben keinen Anlaß zur Verwechselung mit der Migräne. Die Migräne kann aber auf malarischer Basis entstehen (R. Whytt, Tissot, Macculoch) und gelegentlich soll dieselbe nur eine larvierte Malaria darstellen (Thomas).

Von den Erkrankungen allgemeiner Natur sind Anämie und Chlorose zu nennen, bei welchen Kopfschmerzen meist in der Scheitel-, aber auch in der Stirn- und Schläfengegend entstehen, die häufig mit Schwindel, Ohrensausen und Hämmern einhergehen (Bernhardt).

Von den Stoffwechselkrankheiten wird speziell auf Gicht hingewiesen und in der Tat handelt es sich häufig bei den Kopfschmerzen der Gichtiker um verschiedene Formen der Hemikranie, wenn auch hier anders geartete Schmerzen (hysterische, neurasthenische, neuralgieartige usw.) auftreten können. Die bei Diabetes und anderen Stoffwechselkrankheiten entstehenden Kopfschmerzen geben kaum Anlaß zur Verwechselung mit der Migräne.

b) Kopfschmerzen bei funktionellen nervösen Erkrankungen. Der neurasthenische Kopfschmerz ist meistens diffus, zeigt keinen ausgesprochenen paroxysmalen Typus und wird nicht von Erbrechen begleitet.

Auch der Kopfschmerz bei Hysterie bietet meistens genügende Unterscheidungsmerkmale. Es kommen aber Fälle vor, wo die Hysterischen, die auch an Migräne zu leiden haben, gelegentlich eine migränöse Attacke direkt simulieren.

Wichtig ist es, die Migräne von der Trigeminusneuralgie zu differenzieren. Der Schmerz ist zwar dabei ein lokalisierter und kann territorial, beim Befallenwerden des ersten Astes, der Hemikranie entsprechen, er unterscheidet sich aber wesentlich von dem migränösen sowohl durch seinen Charakter (scharfer, stechender, zahnschmerzähnlicher Schmerz), wie auch durch das Fehlen von Übelkeit, Erbrechen, Schwindel und von psychischer Prostration, die alle der migränösen Attacke ein spezielles Gepräge verleihen.

Auch der unter der Form einer rheumatischen Myalgie auftretende Kopfschmerz ist leicht von der Migräne zu unterscheiden (Sitz in den Kopfmuskeln, Steigerung beim Druck und bei Bewegungen, Bildung von Knötchen und Schwielen — Edinger, Auerbach, Norström).

Rosenbach und Peritz benutzten diese Erscheinungen in den Muskeln, um eine spezielle Theorie der Migräne aufzustellen. Nach eigener Erfahrung kommt aber diese Form der Kopfschmerzen nur selten vor. Die als rheumatisch bezeichnete Kephalie gehört wohl meistens zur Neurasthenie oder zur Migräne.

Es muß zuletzt noch auf die Kopfschmerzen bei Psychosen hingewiesen werden, wo sie sogar als Vorläufer einer Geisteskrankheit gelten können, so z. B. bei der Dementia praecox (Kraepelin, Trömner, Jahrmärker). Auch können die Kopfschmerzen einen remittierenden und exazerbierenden Charakter bei der Dementia praecox zeigen (Tomaschny). Sie können auch die höchste Intensität erreichen, so daß sie an Hirntumorschmerz erinnern (Sérieux, Halberstadt). Auch beim manisch-depressiven Irresein können Kopfschmerzen auftreten und sollen dann speziell die depressiven Phasen begleiten (Diehl). Da andererseits die echte Migräne oft von Depressionszuständen begleitet wird, so ist hier Vorsicht geboten. Die reziproken Beziehungen sowohl der Migräne wie auch verschiedener Psychosen zu den Stoffwechselstörungen erklären genügend den eventuellen nahen Zusammenhang zwischen allen diesen Erkrankungen.

c) Kopfschmerzen bei Erkrankungen des Gehirns. Die bei aktiver Hirnhyperämie (Einatmen von Amylnitrit, Alkoholismus, geistige Überanstrengung, Cephalalgia vasomotoria Eulenburgs) auftretenden Kopfschmerzen zeigen einen klopfenden Charakter, nehmen bei niedriger Lage des Kopfes zu, werden von Pulsation der Kopfadern, ferner von Schwindel, Ohrensausen, Rötung des Gesichts und der Konjunktiven begleitet (Bernhardt, Oppenheim). Die Kopfschmerzen bei passiver Hirnhyperämie (chronische Herz- und Lungenkrankheiten) zeigen einen dumpfen Charakter und sind von der Erkrankungsphase der Grundkrankheit abhängig.

Die bei Hirnarteriosklerose auftretenden Kopfschmerzen geben kaum Anlaß zur Verwechselung mit Migräne. Dagegen können die starken und auch periodischen Schmerzen, die bei Erkrankungen der Hirnhäute erscheinen, manchmal irrtümlicherweise für Migräne gehalten werden. Hierher gehören die chronische Pachymeningitis, die traumatische hämorrhagische Pachymeningitis, die syphilitischen Hirnhautstörungen sekundärer oder tertiärer Art, die chronische tuberkulöse Meningitis, die Meningitis serosa circumscripta, die diffusen, infiltrativen, neoplastischen (sarkomatösen, karzinomatösen) Meningitisformen.

Es sind aber besonders die Hirntumoren, die nicht selten mit den schweren Formen der Migräne verwechselt werden (Abercrombie, Lebert, Liveing, Wernicke, Lilienfeld, Thomas, Möbius, Oppenheim, Frankl-Hochwart, Schüller, Karplus, Spitzer u. a.). Ich habe selbst Fälle beobachtet, wo die paroxysmalen Kopfschmerzen mit Übelkeit und Erbrechen das einzige Symptom eines in Entwickelung begriffenen Hirntumors dargestellt haben und wo sich erst nach einigen Wochen oder Monaten die objektiven Zeichen (Stauungspapille u. a.) eines Tumors gezeigt haben. Da solche Kranke sich zunächst in den freien Intervallen ganz wohl fühlen und ihrem Beruf nachgehen, so ist hier eine Verwechselung mit der Migräne leicht möglich. Als ein Warnungszeichen können die erst im späteren Alter auftretenden Kopfschmerzen gelten, die von vorneherein eine große Intensität zeigen und bei Individuen entstehen, die nie früher an Migräne oder überhaupt an Kephalie zu leiden hatten und wo auch die Heredität fehlt. In solchen Fällen kann nicht oft genug ophthalmaskopiert werden! Speziell sollen die Hypophysistumoren nicht selten unter dem Bilde einer Augenmigräne verlaufen (Frankl-Hochwart).

Ähnliche diagnostische Schwierigkeiten bestehen auch bei der Meningitis und speziell bei der Meningitis serosa ventriculorum, die nicht selten die Grundlage des Hydrocephalus internus acquisitus bildet. Hier muß auf den ganzen Verlauf, ferner auf die Form des Schädels, die Angaben in der Anamnese (Trauma, Infektionskrankheiten, Tuberkulose) und andere Momente Bezug genommen werden.

Auch Hirnabszesse können mit Migräne verwechselt werden, besonders wenn sie in eine latente, inkapsulierte Phase eingetreten sind (Anamnese, Ohrbefund, Trauma, Temperatursteigerungen!).

Die Frage, ob man im Kopfschmerz selbst und in dessen Begleiterscheinungen genügende differentialdiagnostische Merkmale (z. B. gegen eine Hirngeschwulst) erblicken kann oder nicht, wurde bereits von Wernicke aufgeworfen. Er meinte, daß der organische Kopfschmerz den Kranken überwältigt, ihn egoistisch und stumpf macht, wogegen die Migräne dank psychischen Einflüssen vorübergehend besiegt, ja sogar vergessen werden könne und in freien Intervallen keine gemütlichen oder intellektuellen Störungen hinterlasse. Bei der Hemikranie wären die Intervalle absolut frei, bei Tumoren höchst selten. Die erstere würde durch Ruhe, Fernhalten aller Sinnesreize erleichtert, der Hirntumorschmerz würde dagegen durch diese Momente nicht besänftigt.

Diese Wernickeschen Angaben haben leider ein mehr theoretisches Interesse als einen praktischen Wert, denn aus der ganzen Schilderung der Migräne geht zur Genüge hervor, daß die von diesem Forscher angegebenen Merkmale nicht scharf genug sind. Andererseits gibt es, wie gesagt, beginnende Tumorfälle, wo sich die Kranken in den Intervallen vollständig wohl fühlen und auch psychisch ganz normal erscheinen.

Eine andere Kategorie von Hirnkrankheiten, bei denen die Migräne ziemlich häufig symptomatisch auftritt, sind die syphilitischen und die metasyphilitischen Erkrankungen des Gehirns. Es sind Fälle beschrieben worden, in deren Anamnese keine Migräne vorhanden war und wo die Migräne (auch Augenmigräne) eine gewisse Zeit nach der spezifischen Infektion entstanden war und z. B. nach einer spezifischen Kur schwand (Nonne). Auch soll die Migräne als Zeichen einer hereditären Lues entstehen können (Halban, Nonne) und wir glauben, daß diesem Moment eine viel größere Rolle zukommt, als es sonst angenommen wird.

Von einer besonderen Bedeutung für die Frage der symptomatischen Migräne sind aber die metaluetischen Erkrankungen, nämlich die progressive Paralyse und die Tabes.

Sander hat im Jahre 1876 auf das häufige Auftreten der Migräne, als eines prämonitorischen Zeichens der Paralyse, hingewiesen und dies wurde dann von Parinaud, Lemos, Marie, Charcot, Blocq, Féré, Krafft-Ebing, Fuchs, Sommer bestätigt. Häufig tritt dabei die Migräne unter der ophthalmischen und auch assoziierten Form auf. Auch bei der juvenilen Paralyse kann die Migräne eine symptomatische Rolle spielen (Krafft-Ebing, Karplus).

Auf die symptomatische Bedeutung der Tabes machte bereits Duchenne (1858—1859), vor allem aber Pierret (1876) aufmerksam. Féré (1881) beschrieb ebenfalls einen Fall von Augenmigräne, deren Anfälle mit dem Auftreten der Tabes seltener wurden, jedoch gleichzeitig mit der Tabes in assoziierter Form aufzutreten pflegten. In der These von Raullet (1883) findet man das gleichzeitige Vorkommen der Migräne und Tabes bei einem Manne erwähnt, der seit 20 Jahren an Augenmigräne gelitten hat und dabei Erscheinungen von Tabes zeigte (Observ. XXII und vielleicht auch XXIII). Später wurde dasselbe Thema von Berger, speziell aber von Oppenheim (1884) behandelt. Dieser letztere fand von 85 Tabeskranken bei 12 Anfälle von Migräne und meinte, daß die Beziehungen beider Krankheiten zueinander verschiedenartig sein können: Die Migräne könne viele Jahre oder Jahrzehnte vor Tabes bestehen, dabei in immer kürzeren Intervallen und größerer Intensität auftreten, solle dann mit der Entwickelung anderer tabischer Symptome oder schon längere Zeit vorher gänzlich aufhören oder aber es sollen nur die Kopfsymptome zurücktreten, während das Erbrechen hartnäckiger werde und so ein unmittelbarer Übergang in die Crises gastriques stattfinde. Seltener solle die Migräne zur Zeit der voll entwickelten Tabes fortbestehen oder erst im weiteren Verlauf der Tabes entstehen.

Auf analoge Beziehungen der Migräne zur Tabes wurde auch von Antonelli, Krafft-Ebing, Karplus, Halban und Pappenheim hingewiesen, wobei die Migräne auch dem Augentypus angehörig sein sollte. In der Beobachtung von Halban war die assoziierte Augenmigräne bei einem 21 jährigen Mädchen entstanden, deren Vater auf Paralyse verdächtig war und welches selbst Zeichen einer Tabes (hereditaria) gezeigt hat. In einem bemerkenswerten Fall von Pappenheim handelte es sich um einen 42 jährigen Mann, der seit Kindheit an hereditärer Migräne zu leiden hatte, dann Anfälle von periodischer Melancholie kombiniert mit Hysterie zeigte. Der Mann akquirierte Lues und es entwickelte sich bei ihm die Tabes. Es entstanden nun merkwürdige Attacken (Kitzeln im äußeren Gehörgang, Sausen und Rauschen, unverständliches Hören, Verdunkelung auf dem rechten Auge und Flimmern, Rötung der rechten Stirn, der oberen Gesichtshälfte und der Konjunktiva,

Verengung der rechten Pupille, Pulsverlangsamung, Übelkeit, Erbrechen, Schwindel, dann heftiger Kopfschmerz in der Schläfengegend und um das Auge), die als Migräneattacken imponierten, die aber von Pappenheim, (im Anschluß an die Bonnierschen Ausführungen) auf eine tabische Erkrankung des rechten Akustikus zurückgeführt worden sind. Pappenheim meint allerdings, daß diese Anfälle doch in einer gewissen Beziehung zu der früheren einfachen Migräne gestanden sind, insofern, als sich auf einem prädisponierten migränösen Boden tabische Akustikuskrisen entwickelt haben.

Auf Grund eigener Erfahrung muß ich doch darauf bestehen, daß die Migräne höchst selten als Symptom der Tabes entsteht und eine ähnlich reservierte Stellung wird von Möbius und Nonne eingenommen. Möbius behauptet mit Recht, daß, falls man die Migräne nebst anderen Zeichen bei der Taboparalyse auffindet, sie erst dann als tabisch aufzufassen wäre, wenn sie erst nach Infektion oder kurz vor oder mit anderen Symptomen begonnen hat. Es kann selbstverständlich vorkommen, daß gerade bei der großen Häufigkeit der Migräne und bei einer nicht geringen Zahl von Tabikern, die beiden Krankheiten bei ein und derselben Person koinzidieren können. Viel seltener wird es aber vorkommen, daß die Tabes oder die Paralyse eine Hirnveränderung hervorrufen, die den Boden zur Entwickelung einer echten Migräne schaffen.

Außer den oben genannten, werden andere Hirnkrankheiten, wenn überhaupt, so höchst selten, von der symptomatischen Migräne begleitet. Zu diesen soll z. B. die Enzephalomalazie gehören. Fuchs fand in der ganzen Literatur (bis zum Jahre 1900) bloß 21 Fälle der sog. Krafft-Ebingschen symptomatischen Hemikranie, von welchen in 9 eine Enzephalomalazie vorhanden war (in 3 war Lues cerebri vorhanden, in einem Gliom und in den übrigen blieb die organische Grundlage unbekannt). Auch hier scheint uns die primäre Ursache nicht genügend von der sekundären geschieden zu sein. Seitdem von Charcot, Infeld, Oppenheim u. a. eine entsprechende Kasuistik gesammelt worden ist, unterliegt es wohl keinem Zweifel, daß die an Hemikranie leidenden Personen gelegentlich von Hemiplegie befallen werden können. Dies ist aber, wenigstens in den meisten Fällen, nicht so zu deuten, daß die Hemikranie ein Symptom einer organischen Hirnkrankheit darstellt, sondern daß sich auf dem Boden der Migräne und des supponierten Hirngefäßspasmus allmählich Gefäßstörungen entwickeln, die schließlich zu einer Enzephalomalazie führen. Viel seltener trifft hier ein anderes Verhalten zu, indem eine erst im späteren Alter entstandene Migräne, speziell aber die Augenmigräne (auch deren assoziierte Form) als Vorläufer einer Hirnerweichung gelten kann, die auf dem Boden einer Hirngefäßsklerose oder einer Schrumpfniere entsteht.

Das in der letzten Zeit modern gewordene Fahnden nach den allerfeinsten, objektiven, kongenital entstehenden Zeichen der bisher als funktionell geltenden Krankheiten, erstreckte sich auch in das Gebiet der Migräne. So beschrieb R. Stern (1911) Fälle von typischer Hemikranie, in welchen er mehrere objektive Symptome (einseitige Gesichtshypoplasie, die mit der Extremitätenbeteiligung gekreuzt war und daneben eine eigentümliche, ebenfalls alternierende Sensibilitätsstörung zeigte) nachgewiesen haben wollte, welche auch unabhängig von den hemikranischen Anfällen, also dauernd, vorhanden waren und auf eine infantile, zerebrale Läsion hinzudeuten schienen. R. Stern macht darauf aufmerksam, daß bereits Marburg auf die Halbseitenerscheinungen bei Hemikranie hingewiesen hat, analog den Beobachtungen Redlichs bei Epilepsie.

Diese Hypothesen entbehren vorläufig eines beweisenden Materials. Eine einseitige Gesichtsatrophie kommt doch höchst selten bei der Migräne vor und was die etwa angeborene Halbseitenerscheinungen anbelangt, so sind dieselben bis jetzt von keinem Forscher bestätigt worden.

d) Kopfschmerzen bei Erkrankungen anderer Organe, speziell der Augen, der Nase und der Nebenhöhlen.

Es wurde bereits bei der Besprechung der Ätiologie und der Pathogenese darauf hingewiesen, daß von manchen Forschern ein inniger Zusammenhang zwischen der Migräne und den Augen, resp. der Nase und den Nebenhöhlen angenommen worden ist. Es ist aber kaum daran zu denken, daß hier ein tatsächlicher kausaler Zusammenhang besteht.

Es kann zwar vorkommen, daß sowohl die Migräne wie auch eine entsprechende Augenstörung (Refraktionsanomalie, Akkomodationsstörung), oder eine Erkrankung der Nase und der Nebenhöhlen (Polypen, Schleimhauthypertrophie, Empyem der Nebenhöhlen, Erkrankung der Keilbeinhöhle usw.) auf einem gemeinsamen pathogenetischen Boden entstehen können, sonst aber bilden diese Prozesse ganz unabhängige Erscheinungen. Es kann auch vorkommen, daß eine dieser Erkrankungen gelegentlich als Agent provocateur der Migräne dienen kann. Schließlich können diese Krankheiten zu Kopfschmerzen führen, die aber grundverschieden von der Migräne sind.

Speziell sollte bei den in Frage kommenden Anfällen (von Augenmigräne) an das Glaukom gedacht werden, denn einerseits kann die Augenmigräne irrtümlicherweise für ein Glaukom gehalten werden und andererseits kann das Glaukom fälschlich als Migräne aufgefaßt werden.

Parisotti hat im Jahre 1898 einen Fall beschrieben, der einen 25 jährigen Mann betraf, bei welchem im linken Auge Erscheinungen entstanden, die den glaukomatösen ähnlich waren (plötzlicher Nebel im linken Auge, der sich dann aufklärte und sich wiederum einige Male in den folgenden 7—8 Tagen gezeigt hat, ferner Hyperämie der linken Konjunktiva, grauliche Verfärbung der Kornea, gesteigerte Tension im linken Auge, linksseitiger Kopfschmerz). Eine nähere Analyse soll aber gezeigt haben, daß es sich doch um eine Augenmigräne gehandelt hat (faux glaucome).

Ein anderes Verhalten zeigte der Fall von Trousseau (1898). Der 53 jährige Mann bekam Anfälle von Schwindel, heftigen Kopfschmerzen in der linken Kopfhälfte und Flimmerskotom. Bei einer dieser Attacken merkte man Hyperämie der Konjunktiva, Korneatrübung und vermehrte Tension des Auges. Nach drei Tagen schwanden diese Erscheinungen unter Pilokarpinbehandlung. In diesem Fall meinte Trousseau zunächst, daß es sich um Augenmigräne gehandelt hat. Als aber die Glaukomsymptome kamen, wurde das Glaukom erkannt und eine Iridektomie ausgeführt. Trousseau benannte diese Fälle als Glaucome à forme migraineuse. Eine ähnliche Beobachtung findet man ebenfalls bei Holmström. (Möbius meinte sogar, daß das Glaukom sich an Migräne, besonders beim Vorhandensein visueller Aura, anschließen könne.)

Gałęzowski machte ferner auf diagnostische Schwierigkeiten aufmerksam in den Fällen, wo die Augenmigräne bei einer organischen Augenerkrankung, wie z. B. bei Chorioiditis atrophicans entsteht.

Aus alledem ist ersichtlich, daß man mit der Diagnose Migräne vorsichtig sein muß, besonders wenn die ersten Attacken erst im späteren Alter auftreten und wenn sie die Form der Augenmigräne zeigen. In diesen Fällen ist an die wiederholte Untersuchung des Augenhintergrundes, des Urins und an das Fahnden nach einer luetischen Infektion nicht oft genug zu mahnen. Auch das Auftreten der assoziierten Form der Migräne und besonders der Jacksonschen Anfälle dürfte ebenfalls mit der größten Sorgfalt abgewogen werden.

Andererseits sollte besonders in den migränösen Familien an larvierte Formen der Migräne und deren Äquivalente gedacht werden und zwar kann hier, speziell bei Kindern, auch manches unerwartete und merkwürdige Symptom ein Licht werfen (z. B. das plötzliche oder zyklische Erbrechen, manche kolikartige Bauch-, Brust- auch Herzschmerzen u. a.).

Einer speziellen diagnostischen Besprechung bedarf noch die ophthalmoplegische Migräne, da hier mannigfache, anderweitige Erkrankungen von demselben Syndrom begleitet werden können. Laut den Ausführungen von Wilbrand-Saenger kämen hier folgende Erkrankungen in Betracht, bei welchen eine periodische III-Lähmung vorkommen kann: Intrakranielle Tumoren (im III. Stamm — Türck und im Cerebellum — Gianelli), Aneurysma der basalen Hirngefäße (Fiedler, Rauchfuß), Schwellung des Sinus cavernosus (Luzenberger), Hirnlues (Adams, de Bono), Tabes (Pel, Ormerod, Howard, Marina), Syringomyelie (Jolly), Meningitis chronica (Weiß, Massalongo, Gubler, bei Ohrkrankheiten — Wadswort, Saundby, Schmidt-Rimpler, bei Nasenleiden — Coombs Knapp), multiple Neuritis (Dejerine), chronisch isolierte Ophthalmoplegie (Birdsall, Dufour, Eliasberg, Ormerod und Holmes Spicer), chronische und subchronische Ophthalmoplegie, kombiniert mit Bulbärkern- und Vorderhornerkrankung (Dufour), asthenische Ophthalmoplegie (Karplus, Camuset), multiple Sklerose, Hysterie (Gasparini, Eissen, Cantalamessa).

VI. Prognose.

Die Prognose der Hemikranie resultiert zum großen Teil aus der Schilderung des Verlaufes sowohl der vulgären wie auch der schweren Migräneformen (s. oben bei der Symptomatologie). Das Leiden dauert meistens bis zum 50. Lebensjahre und nimmt dann rasch ab. Die entsprechende Tabelle zeigt auch in der Tat, daß in diesem Alter die Zahl der an Migräne Leidenden deutlich abnimmt (s. oben bei der Ätiologie). Bei den Frauen schwindet oft das Leiden im Klimakterium (und auch während der Schwangerschaft). Vom 56. bis zum 60. Jahre leiden nur sehr wenige an Migräne und ich fand von 500 eigenen Beobachtungen nur eine einzige Frau, die in einem höheren, als 60 jährigen Alter an Hemikranie litt.

(Allerdings gibt es auch hier Ausnahmen und es soll sogar eine spezielle Migräneart geben, die im späteren Alter an Zahl, Dauer und Intensität der Anfälle zunehmen soll, „Migraine tardivement aggravée" nach Mathieu Roux, „Migraine augumentée" nach Abadie.)

Im Laufe der Zeit nimmt die Migräne ab und zwar sowohl in bezug auf die Zahl, wie auch die Dauer und die Intensität einzelner Anfälle. Nicht selten schwinden einzelne besonders peinliche Erscheinungen, wie der Schwindel und das Erbrechen. Mitunter dissoziiert sich aber die Migräne und die Schwindelerscheinungen können dann im höheren Alter besonders peinlich werden. Manche zufällige Krankheiten üben angeblich einen evidenten Einfluß auf die Migräne aus. So kann dieselbe nach akuten Infektionskrankheiten auf lange Jahre schwinden (Tissot, Oppenheim). So sah Oppenheim, daß die Migräne 12 Jahre lang nach überstandenem Typhus ausblieb. Auch ein Kopftrauma soll mitunter einen ähnlichen Einfluß ausgeübt haben (Oppenheim).

Im großen und ganzen läßt sich sagen, daß die Prognose der vulgären Migräne sich günstiger gestaltet als diejenige der schweren Formen und speziell der Augenmigräne, der ophthalmoplegischen und mit Epilepsie und Psychose einhergehenden Formen. Bei den schweren Formen ist augenscheinlich die Anlage eine tiefere, die ganze Persönlichkeit ist und wird mehr verändert und es kommt leichter zu einer dauernden Störung der geistigen und körperlichen Funktionen. Auch scheint hier öfter ein apoplektischer Insult aufzutreten, besonders dann, wenn die Migräne eine tardive gewesen war und sich mit organischen Störungen (Arteriosklerose, Schrumpfniere) verband.

Die von manchen vertretene Ansicht, daß das plötzliche Aufhören der Migräne ein Signum mali ominis bedeute, scheint wenig begründet zu sein, denn es gibt zahlreiche Fälle, wo das Leben dadurch nicht im mindesten gefährdet wird. Nur bei den tardiven und mit Arteriosklerose einhergehenden Formen kann dieses lange Ausbleiben der Anfälle eine Gefahr in sich bergen.

Die symptomatische Migräne (bei Tabes, Paralyse, Hirntumoren usw.) ist prognostisch schwer zu beurteilen und ihre weitere Entwickelung hängt von dem Grundleiden ab.

VII. Therapie.

Da die Migräne eine konstitutionelle Krankheit darstellt, so kann eigentlich eine rationelle Therapie nur in Bekämpfung dieser Konstitution bestehen. Da aber der eigentliche Kern der Prädisposition uns noch dunkel geblieben ist, so ist auch der Angriffspunkt der Therapie ein ziemlich vager. Es läßt sich nur im allgemeinen behaupten, daß die Migräne auf Grund einer Autointoxikation entsteht, wobei die Stoffwechselstörungen und darunter die sog. gichtische Veranlagung häufig in den Vordergrund treten. Bei der Betrachtung der Pathogenese wurde auch darauf hingewiesen, daß bei der Autointoxikation wahrscheinlich die inneren Sekrete eine Rolle spielen.

Es wurde ferner die Vermutung ausgesprochen, daß der pathologische Prozeß, welcher dabei zustande kommt, auf Störungen beruht, die sich teils auf dem Gebiete der Hirngefäße, teils aber in der Zerebrospinalflüssigkeit abspielen.

Die Therapie der Migräne muß sich somit in den angegebenen Schranken unserer Auffassung bewegen. Sie zerfällt in zwei große Gruppen, nämlich in A. die Behandlung der angeborenen Disposition und B. die Behandlung der migränösen Attacke selbst.

A. Die Behandlung der Disposition zur Migräne
(allgemeine Behandlung).

Da man bei der Migräne sehr häufig Stoffwechselstörungen auffindet, dabei hauptsächlich im Sinne des von Brugsch und Schittenhelm eingeführten Terminus der Stoffwechselgicht, so erscheint es zweckmäßig, ein Régime anzuordnen, welches demjenigen bei der Stoffwechselgicht analog wäre.

Hier spielt vor allem die Diät eine große Rolle. Auf Grund eigener Erfahrung kam ich bei der Auswahl der Diät zu der Überzeugung, daß bei der Migräne diejenige Diät am günstigsten wirkt, die der antigichtischen analog ist, i. e. die purinarme, resp. die vegetabilische. Dieselbe Ansicht wurde bereits früher von Möbius, Mathieu-Roux, Haig, A. Herzfeld u. a. ausgesprochen.

Noorden, Umber, Brugsch und Schittenhelm betonen mit aller Schärfe, daß der erste und wichtigste Faktor der Gichttherapie eine strenge Diät wäre, die nicht nur fleischfrei, sondern wirklich purinarm oder sogar purinfrei ist, um den Harnsäurespiegel des Blutes dauernd niedrig zu halten. Dieser letztere Satz erscheint besonders wichtig zu sein. Um einen tatsächlichen Erfolg bei den Migränösen zu erzielen, soll man die Kranken stets darauf aufmerksam machen, daß die entsprechende Diät monate- und sogar jahrelang beibehalten werden muß.

Puringehalt der Nahrungsmittel nach J. Schmid und G. Bessau.

(Therapeutische Monatshefte 1901. S. 116.)

100 g	Basen N in g	Harnsäure in g	100 g	Basen N in g	Harnsäure in g
Fleischsorten:			**Eier:**		
Rindfleisch	0,037	0,111	Hühnerei.	0	0
Kalbfleisch	0,038	0,114	Kaviar	0	0
Hammelfleisch	0,026	0,078			
Schweinefleisch . . .	0,041	0,123	**Milch und Käse:**		
Gekocht. Schinken . .	0,025	0,075	Milch	0	0
Roher Schinken . . .	0,024	0,072	Edamer Käse	0	0
Lachsschinken	0,017	0,051	Schweizer Käse . . .	0	0
Zunge (Kalb)	0,055	0,165	Limburger Käse . . .	Spuren	Spuren
Leberwurst	0,038	0,114	Tilsiter Käse	0	0
Braunschweiger Wurst .	0,010	0,030	Roquefort	0	0
Mortadellenwurst . . .	0,012	0,036	Gervais	0	0
Salamiwurst	0,023	0,069	Sahnenkäse	0,005	0,015
Blutwurst	0	0	Kuhkäse	0,022	0,066
Gehirn (Schwein) . . .	0,028	0,084			
Leber (Rind)	0,093	0,279	**Gemüse:**		
Niere	0,080	0,240	Gurken	0	0
Thymus (Kalb) . . .	0,330	0,990	Salat	0,003	0,009
Lungen (Kalb) . . .	0,052	0,156	Radieschen	0,005	0,015
Huhn	0,029	0,087	Blumenkohl	0,008	0,024
Taube	0,058	0,174	Welschkraut	0,007	0,021
Gans	0,033	0,099	Schnittlauch	Spuren	Spuren
Reh	0,039	0,117	Spinat	0,024	0,072
Fasan	0,034	0,102	Weißkraut	0	0
Bouillon (100 g Rind			Mohrrüben	0	0
fleisch 2 St. lang ge			Grünkohl	0,002	0,006
kocht)	0,015	0,045	Braunkohl	0,002	0,006
			Rapunzel	0,011	0,033
Fische:			Kohlrabi	0,011	0,033
Schellfisch	0,039	0,117	Sellerie	0,005	0,015
Schlei	0,027	0,084	Spargel	0,008	0,024
Kabeljau	0,038	0,114	Zwiebel	0	0
Aal (geräuchert) . . .	0,027	0,081	Schnittbohnen	0,002	0,006
Lachs (frisch)	0,024	0,072	Kartoffeln	0,002	0,006
Karpfen	0,054	0,162			
Zander	0,045	0,135	**Pilze:**		
Hecht	0,048	0,144	Steinpilze	0,018	0,054
Bückling	0,028	0,084	Pfefferlinge	0,018	0,054
Hering	0,069	0,207	Champignons	0,005	0,015
Forelle	0,056	0,168	Morcheln	0,011	0,033
Sprotten	0,082	0,246			
Ölsardinen	0,118	0,354	**Obst:**		
Sardellen	0,078	0,234	Bananen	0	0
Anchovis	0,145	0,465	Ananas	0	0
Krebse	0,020	0,060	Pfirsiche	0	0
Austern	0,029	0,087	Weintrauben	0	0
Hummern	0,022	0,066	Tomaten	0	0
			Birnen	0	0

100 g	Basen N in g	Harn- säure in g	100 g	Basen N in g	Harn- säure in g
Pflaumen	0	0	Zerealien:	0	0
Preißelbeeren	0	0	Grieß	0	0
Apfelsinen	0	0	Graupe	0	0
Aprikosen	0	0	Reis	0	0
Blaubeeren	0	0	Tapioka	0	0
Äpfel	0	0	Sago	0	0
Mandeln	0	0	Hafermehl	0	0
Haselnüsse	0	0	Hirse	0	0
Walnüsse	0	0			
Hülsenfrüchte:			Brote:		
Frische Schoten	0,027	0,081	Semmel	0	0
Erbsen	0,018	0,054	Weißbrot	0	0
Linsen	0,054	0,162	Kommißbrot	Spuren	Spuren
Bohnen	0,017	0,051	Pumpernickel	0,003	0,009

Bei der Aufstellung entsprechender Diätzettel soll man sich an die Nahrungstabellen halten, in welchen der Gehalt von Stickstoff und Harnsäure angegeben wird. Solche Tabelle wurde z. B. von Schmid und Bussan in vorgehender anschaulicher Weise (s. S. 218) aufgestellt.

Was die üblichen warmen Getränke anbelangt, so enthält

Harnsäure

1 Tasse	Tee (Ceylon)	. . . .	0,0805
1 „	(indischer)	. . . .	0,0700
1 „	(chinesischer)	. . . .	0,025—0,046
1 „	Kaffee	. . . .	0,110—0,250
1 „	Schokolade	. . . .	0,268—0,572
1 „	Kakao (10 g)	. . . .	0,130

Aus dieser Tabelle ist ersichtlich, daß außer dem Fleisch und Fisch die Hülsenfrüchte (frische Schotten, Erbsen, Linsen, Bohnen) und Pilze (besonders die Steinpilze und Pfefferlinge) zu meiden sind. Von den Fleischsorten haben Hammelfleisch, Huhn, Schinken und einzelne Wurstsorten verhältnismäßig niedrige Werte. Von den Fischen sind die Anchovis, Ölsardinen, Sprotten und Sardellen am meisten zu vermeiden. Eier und Kaviar besitzen keine Purinquellen, desgleichen Milch, fast sämtliche Käsesorten, Obst, Zerealien und Brot (mit Ausnahme von Pumpernickel). Auch Gemüse zeigen nur sehr geringe Purinwerte. Was speziell Tee, Kaffee, Schokolade und Kakao anbelangt, so enthalten dieselben große Mengen von Purinkörpern, die jedoch Methylpurine darstellen und nur zum kleinsten Teil als Harnsäurebildner in Betracht kommen (Brugsch).

Die Tabelle zeigt also, daß die Diät bei den Migränösen eine ovolakto-vegetabilische sein soll und daß das Fleisch, Fische, auch Hülsenfrüchte vermieden werden sollen. Auch Schokolade, Kakao, Kaffee soll möglichst vermieden werden, eventuell kann der Gebrauch von koffeinfreiem Kaffee gestattet werden. Der Tee kann bei uns zulande nicht ganz verboten werden, soll aber nicht gesättigt getrunken werden.

Als Muster einer purinarmen Diät, die durch reichliche Zugaben von Butter, Sahne, Speck oder durch Fortlassen dieser beliebig kalorisch verändert werden kann, ist von Brugsch folgendes Beispiel der Kostordnung aufgestellt worden:

Morgens: Koffeinfreier Kaffee mit 50 g Sahne oder 100 g Milch, 150 g Weißbrot; 25—50 g Butter, 25—50 g Honig, Fruchtgelee, Marmelade.

II. Frühstück: 2 Eier oder 50—100 g Käse (Emmentaler, Quark, Limburger, Holländer, Fromage de Brie, Sahnenkäse, Roquefort, Kuhkäse, Edamerkäse etc.), Weißbrötchen (50—75 g), 25 g Butter.

Mittags: 300 g einer sämigen Suppe (Grieß, Graupen, Reis, Tapioka, Sago, Hafermehl oder Fruchtsuppe), (cave Bouillon!), 150 g Kartoffeln ev. als Kartoffelmus, 150 g grüne Gemüse (durchs Sieb geschlagen) ev. Salate, 200 g Pudding (Grieß, Reis, Mondamin) mit Fruchtsauce oder Kompott (in das gesamte Mittagessen lassen sich 50—100 g Butter verarbeiten).

Nachmittags: Koffeinfreier Kaffee mit Milch oder Sahne, 50—100 g gerösteten Zwieback mit Butter (25—50 g) und Marmelade.

Abends: Omelette mit Marmelade oder Rührei oder Eier in sonstiger Form (ev. auch eine Mehl-, Grieß- oder Reisspeise mit Fruchtsaucen), 100 g Brot mit 25 g Butter, 50 g Käse, 100 g Obst.

(Eventuell mittags und abends: 2mal 20 Tropfen Acid. hydrochl. dilut. Tafelgetränk: erdige Säuerlinge z. B. Selters, Römerbrunnen, Wildunger Georg Viktorquelle, Reinhardshausener Reinhardsquelle u. a. m., ca. $\frac{3}{4}$—1 Liter.)

Brugsch ging dabei von der Voraussetzung aus, daß diese Diät den normalen Kalorienbedarf deckt und den von Voit, Rubner u. a. aufgestellten Prozentzahlen für das Eiweiß, Fett und Kohlehydrate entspricht, wobei ca. 15—20 % dem Eiweiß zukommt.

Für das praktische Leben bediene ich mich einer Diätvorschrift, die vom Kranken leicht befolgt werden kann. Man verordnet folgende ovo-lakto-vegetabilische Diät: Morgens zum ersten Frühstück zwei weiche Eier, leichter Tee mit Sahne (oder koffeinfreier Kaffee), Brot, Butter, Fruchtmarmelade, Honig und Käse; zum zweiten Frühstück ein Glas Milch oder Kefir, Brot, Butter; dann folgt ein üblicher, etwa der Brugschschen Vorschrift entsprechender vegetabilischer Mittag; zum Vesper eine Tasse Tee mit Sahne oder Kaffee ohne Koffein, Brot, Butter, Käse, resp. Kuchen, Honig, Fruchtmarmelade und abends ein Teller saure Milch mit Bratkartoffeln, Brot, Butter, Käse, eventuell Rühreier, Omelette, Pudding. Außerdem wird Obst zweimal täglich (zum Mittag und vor dem Schlafengehen) empfohlen. Da der Haushalt nicht immer die Zubereitung eines vegetarischen Mittags für eine einzelne Person zuläßt und es dabei schwer fällt, für den Wechsel der Speisen zu sorgen, so erscheint es häufig am zweckmäßigsten, die Kranken an ein vegetarisches Restaurant zu weisen. Leider bereitet man dort zu viel Pilze und Hülsenfrüchte.

In den meisten Fällen läßt sich eine solche Diät leicht durchführen, besonders wenn nach den ersten Wochen die Gewohnheit und die Erinnerung an die Fleischkost allmählich verschwindet. Es soll aber dabei stets die Individualität der betreffenden Kranken berücksichtigt werden, denn eine zu scharfe Anweisung kann gelegentlich eine Anorexie und Unterernährung herbeiführen.

Es soll ferner stets auf die Schmackhaftigkeit und den Wechsel der Speisen geachtet werden. In manchen Fällen läßt sich die purinarme Diät erst allmählich durchführen, indem man zunächst einmal am Tage den Fleisch- oder Fischgebrauch gestattet und dann erst zum völligen Vegetarismus übergeht.

Wird diese Diät von dem Betreffenden gut vertragen, fühlt er sich dabei wohl und verliert nicht an Gewicht, so kann und soll dieselbe monate- und jahrelang beibehalten werden. Tritt aber nach einer gewissen Zeit eine gewisse Abneigung gegen vegetarische Küche auf, so ist eine zeitweise und beschränkte Fleischeinführung gestattet, wobei aber die Toleranzbestimmung für die Purinkörper (nach Noorden und Schliep) festgestellt werden soll. Nach einer gewissen Zeit kehrt man wieder zum Vegetarismus zurück.

Was die Zahl der Tagesmahlzeiten betrifft, so erscheint uns ratsamer, dieselben häufig und in kleinen Portionen einzunehmen, als selten und sehr viel auf einmal zu essen. Die Vorschriften von Dewey und Haig, nur zwei Mahlzeiten am Tage zu genießen, verfolgt den Zweck, ein richtiges Hungergefühl und die Ansammlung von Magensaft herbeizuführen. Gerade aber bei der Migräne kann ein zu starkes Hungergefühl eine Attacke provozieren, ferner wird von manchen eine zu große Magenüberfüllung schlecht vertragen, denn sie bekommen dabei Herzklopfen, Atembeschwerden und werden überhaupt schwerfällig und müde.

Alkohol und das Tabakrauchen soll streng verboten werden. Das Rauchen ist mindestens so schädlich, wie der Alkoholgenuß. Wenn auch dieser letztere als Agent provocateur eines Anfalles dienen kann, so darf nicht vergessen werden, daß das Nikotin auf die Gefäße einen höchst schädlichen Einfluß ausübt, Anstoß zum Gefäßspasmus gibt und allmählich zur Ausbildung der Arteriosklerose wesentlich beiträgt.

Als Getränke sind alkalische Wässer (z. B. Vichy), erdalkalische Säuerlinge (z. B. Selters, Wildunger Georg Viktorquelle), Limonaden, besonders Obstlimonaden, zu empfehlen.

Eine forzierte Zitronen- oder Traubenkur erscheint uns zwecklos zu sein.

Wir sind weit davon entfernt, in der vegetarischen Kost eine Panazee für die Migräne zu erblicken, wie es z. B. Haig tut. Ich habe niemals gesehen, daß diese Diät den Kranken von seiner Migräne völlig befreit hätte. Dagegen konnte ich mich oft überzeugen, daß dabei das Leiden viel erträglicher wurde, und daß einzelne peinliche Erscheinungen geringer werden. Die Anfälle nehmen sowohl an Häufigkeit wie auch an Intensität ab. Speziell wird das Erbrechen geringer, tritt seltener auf oder schwindet sogar gänzlich und dasselbe läßt sich vom Schwindel behaupten. Einen evidenten Einfluß übt ferner die vegetarische Kost auf die Verdauung. Die habituelle Verstopfung schwindet bereits nach 1—2 Wochen. Die Kranken fühlen sich leichter, freier und ermüden weniger. Auch nimmt sowohl der interparoxysmale Kopfdruck, wie auch das eigentümliche Gefühl „der Benebelung" entschieden ab. Auch bei den schweren Hemikranieformen, nämlich bei der Augenmigräne und bei der epileptischen Form wirkt diese Kost günstig.

Neben der Diät ist auf die Muskelbewegung eine große Sorgfalt zu legen und zwar in einer Form, die streng der Individualität des betreffenden Kranken angemessen werden darf. Man empfiehlt verschiedene Sporte (Kegelschieben, Reiten, Turnen, Fechten, Lawn tennis, Fußball u. a.), ferner Spaziergänge. **Besonders zu empfehlen sind Abendspaziergänge, direkt vor dem Schlafengehen.** Ich empfehle häufig Zimmergymnastik, mit kalten Abreibungen und Automassage verbunden (System von J. P. Müller). Alle diese Maßnahmen werden erst dann von Erfolg gekrönt, wenn sie sehr lange Zeit angewandt werden und allmählich zu Lebensgewohnheiten werden.

Weniger Erfolg sah ich von der Massage und speziell von der Kopfmassage. Jedoch ist dieselbe den korpulenten Personen (speziell den fettleibigen Frauen) zu empfehlen, die schwer zum Sport oder zur Gymnastik anzuspornen sind.

Von Naegeli wurde eine spezielle Mechanotherapie empfohlen und zwar als Kopfstütz-Kopfstreck-Zungenbeingriff verbunden mit Dehnung der schmerzenden Stirn-Scheitel-Hinterhaupt. Ewer (1897) wandte wiederum einen tragbaren Erschütterungsapparat an, der mit einer Dynamomaschine verbunden war. Neale und Bays wollen durch die Behandlung mit einem Perkutor (Vibrator) einen günstigen Erfolg erzielt haben.

Häufig werden bei den Migränösen verschiedene hydropatische Prozeduren angewandt. Ich muß offen gestehen, daß ich mich von der günstigen Wirkung einer regelrechten Kaltwasserkur nicht überzeugen konnte, wie dies von Möbius, Grasset-Rauzier, Pelizaeus, A. Herzfeld u. a. behauptet wird. Auch Oppenheim verhält sich ablehnend gegen diese Kur. Die betreffenden Personen fühlen sich erfrischt, die Migräneattacken selbst werden aber nur in seltenen Fällen auf die Dauer beeinflußt. **Auch soll stets daran gedacht werden, daß, je höher das Alter, desto vorsichtiger man mit der Kaltwasserkur sein soll (Urinanalysen!).** Dagegen sind die hydropathischen Morgenabreibungen des ganzen Körpers, besonders mit Beimischung von Alkohol (Eau de Cologne, Franzbranntwein, Spiritus aromaticus) zu empfehlen und es ist wohl am besten, dieselben mit der Zimmergymnastik zu vereinigen.

Bei deutlichen Gichterscheinungen ist die heiße Luftbehandlung nicht selten von gutem Erfolg. Die einfachste Form derselben, die auch von Wenigbemittelten angewandt werden kann, besteht darin, daß man 1—2 Spirituslampen unter einen Stuhl stellt, auf welchen sich der nackt ausgezogene Kranke hinsetzt, sich ringsum mit einem Plaid bedeckt und $\frac{1}{2}$—$\frac{3}{4}$ Stunde ruhig bleibt, bis er tüchtig schwitzt. Er wird dann mit einem warmen Bademantel abgetrocknet, eventuell mit Spiritus abgerieben und ins Bett gelegt. Dasselbe läßt sich in einer Badewanne durchführen. Es ist wohl zweckmäßig, auch diese Behandlung in protrahierter Form anzuwenden, indem man etwa jeden zweiten Tag ca. zwei Monate lang diese Schwitzkur durchmacht und dieselbe dann 2—3 mal im Jahre wiederholt. Auch feuchte Einpackungen wurden empfohlen (Buxbaum, Stekel).

Seit längerer Zeit verordne ich bei hartnäckiger Migräne, speziell bei deren Komplikation mit Schwindel, feuchte Kopfkompressen, die einige Wochen lang und mehrere Male im Jahre fortgesetzt werden. Der behaarte Kopf wird mit kaltem, nassem Tuch, darüber mit Wachstuch und einer wollenen Mütze bedeckt und die Kompresse liegt die ganze Nacht hindurch. Morgens wird die letztere abgenommen und der behaarte Kopf mit 2—4 %igen Mentholspiritus (Mentholi 1,0—2,0 : Spirit. aromat. 50,0) abgerieben.

Die an Migräne Leidenden sollen ferner große Sorgfalt auf ihre Erholung und den Schlaf legen. Wenn es nur geht, soll $\frac{1}{2}$—1 Stunde nach dem Mittag ausgeruht werden. Das späte Schlafengehen und besonders das späte Nachtwachen sind sehr schädlich. Es ist wohl am besten, wenn die Migränekranken sich etwa um 11 Uhr hinlegen und um 8 Uhr früh aufstehen. Das Nachtkaffeeleben, welches leider in den großen Städten sich eingebürgert hat, soll vermieden werden. Auch die nächtliche geistige Arbeit schadet den meisten migränösen Personen.

Bei der Regelung der Berufsarbeit ist auch stets an das völlige Ausruhen einmal im Jahre (Ferienreise) zu denken. Den besser situierten Patienten ist eine zweimalige kürzere Erholungsreise im Jahre zu empfehlen. Der Aufenthalt an der See oder in Gebirgen wirkt günstig, die Migräneanfälle treten zu dieser Zeit seltener auf und sind nicht so heftig. Selbstverständlich soll man keine zu große Hoffnungen auf diesen Aufenthalt setzen, obgleich ich vereinzelte Fälle gesehen habe, wo nach einem längeren Aufenthalte an der See und Gebrauch von Seebädern die Migräneanfälle mehrere Jahre hindurch ausgeblieben waren (besonders bei Kindern und Jünglingen). Was die Frage anbelangt, ob die See oder die Gebirge vorzuziehen wären, so neigen die meisten Ärzte zu der Ansicht, daß die letzteren einen günstigeren Einfluß ausüben als die See. (Es ist dabei nicht ohne Interesse, daß der Kalorienumsatz im Hochgebirge deutlich gesteigert wird [Brugsch]).

Bei der Auswahl der Berge können höhere Gebirgsorte gewählt werden, so besonders das Engadin (St. Moritz, Sils Maria, Pontresina, Silvaplana, Campfèr), ferner verschiedene Örtlichkeiten im Berner Oberland, in der Umgebung des Vierwaldstätter- und Genfersees, in Tirol, im Tatragebirge usw.). Manche fürchten die Schlaflosigkeit in den Hochgebirgen. Ich habe mich aber davon nicht überzeugen können, auch in den sehr hoch gelegenen Orten, wie z. B. in St. Moritz. Dagegen hatte ich Gelegenheit, nicht selten Personen anzutreffen, die gerade in den niedrigeren Orten (600—800 m) über schlechten Schlaf zu klagen hatten.

Von den übrigen physikalischen Methoden ist noch die Elektrotherapie zu erwähnen. Ich muß offen gestehen, daß trotz zahlreicher Proben mit ganz verschiedenen Behandlungsmethoden (Galvanisation, Franklinisation, Galvano-Faradisation des Kopfes, Quergalvanisation durch den Kopf, Galvanisation des Halssympathikus) ich mich niemals von einer evidenten Wirkung auf die Migräne überzeugen konnte. Von anderen wird z. B. die Franklinisation mit Glockenvorrichtung (Eulenburg-Gutmann), faradische Hand am Kopf und Sympathikusgalvanisation (E. Mendel), Anodenbehandlung bei tonischer Migräne und Kathodenanwendung bei paralytischer Form (Holst), quere Galvanisation von einem Processus mastoideus zu dem anderen (Benedikt) usw. empfohlen und gelobt.

Damit würde man die physikalischen Methoden erschöpft haben, wobei noch einmal nachdrücklich betont werden soll, daß die Diät, die Muskelbewegung und die Hygiene der Arbeit wohl von der größten Bedeutung sind.

Außer auf dem physikalischen, suchte man auch auf dem psychischen Gebiete auf den Verlauf der Hemikranie einzuwirken und speziell wurde hier an die Hypnose gedacht. Oppenheim meint, daß außer der hysterischen Form der Migräne Fälle vorkommen können, in denen neben den seltenen echten Anfällen auch psychogene Attacken von ähnlichem Charakter auftreten, gegen die die Hypnose sich wirksam erweisen kann. Im großen und ganzen

bleibt doch der Wirkungskreis der Hypnose bei der Migräne ein äußerst be-
schränkter.

Von den pharmakologischen Mitteln, die den Verlauf der Migräne
beeinflussen sollen, wird seit langem auf die Purgantia hingewiesen. Es
wurde nämlich ein periodisches Abführen (etwa einmal im Monat oder einige
Tage hintereinander in jedem Monat) empfohlen (v. Swieten, Gałęzowski,
Gowers, Neftel). Manche Patienten geben in der Tat mit Bestimmtheit
an, daß sie sich bei diesem Behandlungsmodus besser fühlen. Und speziell
ist diese systematische purgative Methode bei denjenigen Migränösen zu
empfehlen, die gleichzeitig an hartnäckiger Obstipation zu leiden haben.
Als Abführmittel sind am besten Mineralwässer anzuordnen (Hunyadi Janos,
Apenta, Püllna, Friedrichshall u. a.) und zwar etwa in der Weise, daß man
einmal im Monat 1—1¼ Glas früh morgens einnehmen läßt und diesen Tag
eine flüssige Diät verordnet.

Auch sonst werden Mineralwässer in prolongierter Art gebraucht,
um etwa auf den Stoffwechsel einzuwirken. Bei deutlichen Störungen seitens
dieses letzteren und speziell bei einer gichtischen Veranlagung ist diese Therapie
sicherlich angezeigt. Es können dabei alkalische Säuerlinge (Vichy, Bilin,
Fachingen, Gießhübel, Neuenahr, Salzbrunn), alkalisch-muriatische Quellen
(Karlsbad, Ems, Luhatschowitz, Selters), alkalisch-erdige Quellen (Wildungen,
Contrexeville) empfohlen werden und zwar in der Weise, daß die Patienten
1—2—3 mal im Jahre eine milde Mineralwasserkur durchmachen.

Allerdings wird von verschiedenen Seiten vor einem forzierten Gebrauch von
alkalischen Wässern gewarnt (Ebstein, Brugsch). Es wird dabei z. B. auf die
Untersuchung von Loghems verwiesen, welcher experimentell durch große Gaben von
Alkalien die Uratablagerungen herbeiführen konnte.

Bei einer vorsichtigen Anwendung dieser Mineralwasserkur wird außer der
chemischen Einwirkung eine Durchspülung des Organismus erzielt; es ist auch
möglich, daß hier das Radium eine Rolle spielt (Gudzent, His).

An den Gebrauch von Mineralwässern schließt sich die Anwendung verschiedener, auf chemischem Wege gewonnener Alkalimedikamente an.
Auch hier wurden die Mittel der Gichttherapie entlehnt. Man hat nämlich
verschiedene Diamine (Piperazin u. a.) empfohlen, in der Meinung, daß dieselben mit der Harnsäure leicht wasserlösliche Salze bilden. Diese Annahme
hat sich aber nicht bestätigt und die ganze Alkalitherapie scheint bis jetzt
noch wenig begründet zu sein. Trotz alledem läßt sich der günstige Einfluß
mancher dieser Präparate nicht leugnen, wobei nicht auszuschließen ist, daß
hier der ekkoprotischen Wirkung derselben eine Rolle zukommt. Aus diesen
Gründen mögen einzelne dieser Präparate (Uricedin, Sidonal, Urodonal
u. a.) in mäßigen Gaben aber mit Unterbrechungen mehrmals im Jahre verordnet werden.

Über der Wirksamkeit der antigichtischen Falkensteinschen Salzsäuretherapie
(50—100 Tropfen Salzsäure pro die, auf einzelne Mahlzeiten verteilt) bei der Migräne
fehlen uns jede Angaben.

Von den Medikamenten sollen an dieser Stelle nur jene erwähnt werden,
die auf den Verlauf des Leidens einen Einfluß ausüben können.

Es unterliegt wohl keinem Zweifel, daß an der Spitze der medikamen-
tösen Behandlung die Brompräparate stehen und zwar besonders bei den
schweren Formen der Migräne, wo die Anfälle sehr heftig und häufig auftreten

oder sich unter der Form der ophthalmischen und epileptischen Abart manifestieren.

Diese bereits von Liveing und dann besonders von Charcot empfohlene Brombehandlung besteht darin, daß man das Mittel in prolongierter Weise und in großen Dosen verabreicht. Charcot behauptet mit Recht, daß man z. B. den an Augenmigräne Leidenden genau so, wie einen Epileptiker behandeln solle, indem man ihm 3,0—6,0 Brom täglich 6—12 Monate lang einnehmen läßt. Bei der vulgären Form, bei der übrigens unserer Ansicht nach das Brom weniger günstig wirkt, kann die Dosis herabgesetzt werden.

Im Laufe der Zeit wurden die verschiedensten Kombinationen des Broms mit anderen Mitteln ersonnen. Eine zweckmäßige Formel, die ich oft mit gutem Erfolg angewandt habe, war von E. Mendel vorgeschlagen:

Rp. Natr. brom. 2,5
,, Salicyl. 0,25
Aconitini Gehe 0,0001
u. f. pulv. d. t. Dos. N XX
S. 1 Pulver in einer Tasse Baldriantee nach dem Frühstück.

Nach 20 Tagen 10 Tage aussetzen und dann wiederholen.

Bei heftigen Kopfschmerzen verordne ich anstatt Natr. salicyl. (in dieser Mendelschen Formel) Aspirin oder Zitrovanille (0,35—0,5).

Gowers empfiehlt wiederum 1,0—1,5 Brom zweimal täglich in Kombination mit kleinen Dosen von Phenazon (0,25) oder mit Cannabis indica.

Nach Sarbó verordne man Brom mit Jod zusammen (Kal. jodati, Kal. brom aa 6,0 : 180,0 Aquae einen Eßlöffel abends, wochen- und monatelang).

Es lassen sich auch Brompräparate in Verbindung mit verschiedenen sedativen Mitteln (Valeriana, Hyoscyamus, Belladonna) verordnen, etwa in folgender Weise: Infus. rad. vallerianicae 6,0 : 200,0. Natr. brom. 6,0, T-ra nuc. vomic. 2,0. drei Eßlöffel täglich; oder Sol. Natr. brom. 6,0 : 180,0, Codeïn phosph. 0,15, Extr. belladon. 0,075—0,1 oder Extr. hyoscyami 1,0, drei Eßlöffel täglich usw.

Oft werden Brompräparate in Verbindung mit Arsen verabreicht.

An zweiter Stelle ist die Arsenbehandlung zu nennen. Es wird dadurch der allgemeine Zustand gehoben, die Migräne selbst wird aber wenig beeinflußt; ich konnte mich wenigstens trotz sehr geduldiger Arsentherapie niemals von deren direkter Einwirkung auf die hemikranischen Attacken überzeugen. Oppenheim vertritt eine entgegengesetzte Meinung, indem er in vielen Fällen Besserung, in einigen Heilung beobachtet haben will.

Am zweckmäßigsten scheint die subkutane Arsenapplikation zu sein, indem man zwei- bis dreimal im Jahre eine Serie von etwa 30 Injektionen anordnet (Natr. arsenicicum oder arsenicosum 0,01, Natr. kokodylicum 0,05 bis 0,075 bis 0,1, Arsykodylum 0,05—0,075—0,1, Arrhenal 0,01—0,1 usw.).

Noch weniger gesichert ist die Eisentherapie, welche entweder allein oder in Verbindung mit Arsenpräparaten angeordnet wird.

Ob auch andere Metalle einen Einfluß auf die Migräne ausüben, läßt sich heutzutage nicht sagen. Es würde sich aber lohnen, die von Kaufmann für die Epilepsie in Aussicht genommene katalytische Wirkung mancher edler Metalle wie Platin, Palladium u. A. auch bei der Hemikranie zu erproben. Die Metallotherapie war bereits von Sigaud de la Fond zur Bekämpfung der Migräne vorgeschlagen und Dufraigne wandte im Jahre 1865 das Kupfer angeblich mit Erfolg an. Haig verordnete dann zu demselben Zweck das Kolomel (0,013 — 2—3 mal alle ½ Stunden), darauf für kurze

Zeit Natr. salicylicum. Haig empfahl bereits vorher zur Behandlung der Gicht verschiedene Metalle, wie Kupfer, Zink, Silber und Gold, indem er meinte, daß die tonische Wirkung dieser Metalle ihren Einfluß der Löslichkeit der Harnsäure zu verdanken hätte.

Um den tonisierenden Einfluß des Arsens oder des Eisens zu heben, bedient man sich gerne des Strychnins in verschiedenen Formen, entweder subkutan (0,001—0,002 Strychnini nitrici, oder Strychnini kakodylici 0,0005 mit Natr. glycerophosphoricum 0,1 in Ampullis) oder in Pillenform (ich empfehle folgende Formel:

Extr. Kolae siccum 5,0, $\left.{\text{Magn.}\atop\text{Natr.}}\right\}$ Glycerophosphorici aa 1,0—2,0, Extr. nuc. vomic. spirit. 0,5, Acidi arsenicosi 0,05, Extr. liquir. q. s. ut f. Pil. N. 50, obduc. argento, (S. 3 Pillen täglich nach den Mahlzeiten).

Aus demselben Grunde werden auch Phosphorpräparate verordnet (Glycerophosphate, Phytin, auch Natr. glycerophosphorici 15,0, Aq. dest. 25,0, dreimal täglich à 15 Tropfen usw.).

Bei manchen Migräneformen (besonders bei den malarischen) wird Chinin verordnet.

Diejenigen Forscher, die die Grundlage der Migräne in einem Gefäßspasmus (oder Gefäßlähmung) erblicken, ohne tiefer auf den gestörten Metabolismus einzugehen, empfehlen gern entsprechende Gefäßmittel, wie das Nitroglyzerin, Natr. nitrosum resp. das Ergotin und das Adrenalin (s. unten bei der symptomatischen Behandlung).

Ein wichtiger Weg zu der prinzipiellen Migränetherapie würde sicherlich eröffnet werden, falls man aus der Art der gestörten Funktion der endokrinen Drüsenorgane endlich den Schlüssel zu den geheimnisvollen metabolischen Vorgängen finden würde, die auch das Grundphänomen der Migräne darstellen. Leider sind wir noch weit davon entfernt und befinden uns noch in einer Vorperiode der Forschung. Das größte Verdienst gebührt hier Hertoghe, der zuerst auf die „Migraine dysthyroidienne" hingewiesen hat und dieselbe mit Thyreoidin günstig beeinflussen wollte (½—1 Pastille). In der letzten Zeit haben L. Lévi und H. Rotschild denselben Weg eingeschlagen und dabei gute Erfolge vermerkt. Diese Angaben wurden auch von Parhon, Consiglio bestätigt.

Von den übrigen Drüsenpräparaten ist von Stekel das Spermin empfohlen worden, als ein den Stoffwechsel steigerndes Mittel.

Ich habe das Thyreoidin vielfach bei Migräne angewandt und zwar sowohl bei deren vulgären Form als auch bei den schweren Abarten der Hemikranie, habe aber bis jetzt keinen evidenten Erfolg erzielen können. Immerhin ist dieses Mittel bei den von Hertoghe beschriebenen benignen Formen des Hypothyreoidismus, die mit Migräne einherlaufen, wohl angezeigt, allerdings stets unter der Kontrolle des Arztes, denn es können sich hier sogar bei kleinen Dosen krankhafte Störungen (übermäßige Abmagerung, Herzsymptome) einstellen.

Zuletzt sollen noch die chirurgischen Methoden erwähnt werden, die entweder auf das Gehirn selbst abzielen oder aber sich auf entfernte Organe beschränken, die sich in einem innigen Kontakt mit dem migränösen Prozeß befinden sollen.

Von Schüller wurde zuletzt (1909) die chirurgische Hirnbehandlung der Migräne in Aussicht genommen, worunter er nicht nur die Lumbalpunktion, sondern auch die Schädeltrepanation, Kraniotomie und sellare Palliativtrepanation mit Punktion des III. Ventrikels rechnet.

Schüller verweist dabei auf die große Bedeutung der Röntgenaufnahmen, die die Zeichen eines gesteigerten Druckes bei den Migränösen geben können.

Gegen diese Methode wandte sich eine scharfe Opposition und doch ist dieser kühne Gedanke nicht von der Hand zu weisen. Man soll nur die Indikationen ausarbeiten, ähnlich wie dies bei der Epilepsie angestrebt wird.

Von großem Interesse sind die von Quincke festgestellten Tatsachen. Quincke hat nämlich in drei Fällen von Migräne resp. von periodischen Kopfschmerzen während des Anfalles lumbalpunktiert und in zwei dieser Fälle eine Linderung der Schmerzen erzielt und zwar bereits während der Ausführung der Punktion. Diese Angabe Quinckes konnte ich in folgendem Fall bestätigen, den ich im Krankenhaus beobachtet habe: Ein 10jähriger Knabe, dessen Mutter an Augenmigräne und dessen eine Schwester an Epilepsie zu leiden hatten, fing an in den letzten Tage über heftige Kopfschmerzen mit Erbrechen zu klagen. Sonst keinerlei Erscheinungen. Nach der Lumbalpunktion fühlte er sich besser und am nächsten Tage schwanden die Kopfschmerzen gänzlich. Andererseits muß daran erinnert werden, daß die Lumbalpunktion von manchen, besonders von schwächlichen, bleichsüchtigen Personen, schlecht vertragen wird und gelegentlich heftige Kopfschmerzen bedingen kann.

Von den übrigen chirurgischen Methoden wurde noch die Sympathektomie nach Jonnescu ausgeführt (Exzision beider Halssympatici und des ersten Ganglions des Brustsympathikus). Ettinger meint, daß dabei Heilung eintreten kann, was uns zweifelhaft erscheint.

Auch eine ableitende Methode durch das Haarseil wurde seit langem angewandt. Oppenheim will von dieser einige Male einen durchgreifenden Erfolg gesehen haben. Auch wurde diese Methode von Whitehead, Finten u. a. gelobt. Ich habe häufig diese Methode in prolongierter Art angewandt, indem zweimal im Monat eine Mouche de Milan am Nacken angebracht und dies einige Monate hindurch wiederholt wurde. In manchen Fällen und zwar besonders da, wo die Anfälle sehr häufig sind oder wo sich eine Neigung zum Status hemicranicus ausbildet, ferner wo der Kopf auch interparoxysmal eingenommen und wie benebelt erscheint, sah ich von dieser Methode einen durchaus günstigen Erfolg.

Es ist daran zu erinnern, daß Quincke bei der chronischen Meningitis eine künstliche Eiterung der Scheitelhöhe durch Einreibung von Tartarus stibiatus Salbe herbeiführte und dabei auch bei hartnäckigen Kopfschmerzen einen Nutzen sah.

Es wurden ferner Operationen an nicht nervösen Organen vorgeschlagen, um in dieser Weise teils reflektorisch auf das Zentralorgan, teils in unbekannter Weise auf die Migräne einzuwirken. Oppenheim sah Milderung der Hemikranie bei Behandlung der chronischen Nasenaffektionen und in einem Fall sogar Heilung des Leidens nach einer Tonsillotomie. Auch ist von Hartmann behauptet worden, daß bei Kindern nach Entfernung adenoider Vegetationen die Migräne heilt. Derselbe Effekt soll auch bei Behandlung der Nasenpolypen oder chronischer hyperplastischer Rhinitis erzielt worden sein (M. Schäfer).

Bereits oben wurde auseinandergesetzt, daß die Nasenerkrankungen, die
bei Migränösen auftreten, kein direkt von der Migräne abhängiges Symptom
darstellen, sondern als ein autonomes Leiden zu betrachten sind, das nur auf
einem mit der Migräne gemeinsamen Grundboden entsteht. Aus diesem Grunde
ist es kaum zu glauben, daß die Migräne durch die nasale Therapie geheilt
werden könne. Der Enthusiasmus wird hier eben so schnell sinken, wie es
bei der nasalen und pharyngealen Behandlung der Epilepsie der Fall gewesen
war. Dagegen erscheint es nicht ausgeschlossen, daß die Migräne in manchen
Fällen durch die Entfernung von Nasenpolypen oder der hypertrophischen
Schleimhaut gemildert werden kann, zum Teil reflektorisch, zum Teil aber
aus dem Grunde, weil dadurch bessere Zirkulationsverhältnisse für das Blut
und für den Liquor cerebrospinalis geschaffen werden.

Zum Schluß dieser allgemeinen Behandlung der Migräne soll nachdrücklich daran erinnert werden, daß man nebst der Migräne auch andere Erkrankungen bei der betreffenden Persönlichkeit im Auge behalten soll. Hierher
gehören vor allem die Krankheiten des Verdauungstraktus (die habituelle
Verstopfung, Dyspepsien, Darmkatarrhe), ferner die Krankheiten des Herzens,
der Gefäße und die sich oft einschleichenden Nierenstörungen.

Es wird von manchen die Ansicht vertreten, daß die Behandlung der
Refraktionsfehler und der Akkomodationsstörungen von prinzipieller
Bedeutung wäre. Die wahre Migräne kann dadurch kaum beseitigt werden,
dagegen ist es nicht ausgeschlossen, daß dieselbe gelegentlich bei vorhandenen
Augenstörungen durch die Verordnung von Gläsern gemildert werden kann
und daß andererseits manche Kopfschmerzen nicht migränöser Natur (Schläfen-
Augendruck usw.) dadurch beseitigt werden können.

B. Die Behandlung der migränösen Attacke selbst
(symptomatische Behandlung).

Es muß vor allem auf die Vermeidung derjenigen Momente hingewiesen
werden, die bei dem betreffenden Individuum als Agents provocateurs einen
Anfall zu bewirken pflegen. Dieselben sind bereits bei der Besprechung der
Ätiologie angeführt worden.

Tritt aber die Attacke ein, so entsteht die wichtige Frage, ob man hier
gleich durch Anwendung eines pharmakologischen Mittels dieselbe kupieren
soll oder ob man dieselbe ausklingen läßt. Wir huldigen der letzteren Anweisung und meinen, daß man die sog. Migränemittel möglichst vermeiden
und sie nur im Notfall verordnen soll. Diejenigen Personen, die bei jedem,
auch dem schwächsten Anfall, sofort nach. Antipyrin, Pyramidon und dergleichen greifen, vernachlässigen die einzig rationelle allgemeine Behandlung.
Auch bleiben diese Mittel mit der Zeit nicht ohne Einfluß auf den Gesamtorganismus und speziell auf das Herz. Die Häufigkeit der Anfälle nimmt bei
Anwendung dieser Mittel keineswegs ab, vielmehr erweckt es den Anschein,
als ob die Anfälle, wenn auch nicht häufiger, so doch heftiger werden. Auch
werden die Intervalle nicht so frei von den Begleitsymptomen, wie es beim
natürlichen Austoben der Attacke der Fall ist.

Zu Beginn der Attacke soll man vor allem den Kranken in diejenigen
Verhältnisse bringen, die sein Sensorium möglichst schonen (Verbleiben in
Horizontallage in einem ruhigen verdunkelten Zimmer!).

Von den pharmakologischen Mitteln wurde von Gowers zu Beginn des Anfalles eine einmalige große Bromdosis (2,5) empfohlen. Dieselbe wirkt günstig bei der Augenmigräne und bei der epileptischen Form. Dagegen scheint sie die vulgäre Form weniger zu beeinflussen.

Ich lasse zu Beginn des Anfalles, wo jeder Kranke bereits seine Prodrome fühlt, ein Purgans einnehmen und zwar am besten 1—1¼ Glas Bitterwasser (Hunyadi Janos, Apenta u. a.). Dadurch wird der Anfall sicherlich günstig beeinflußt. An diesem Tage muß eine strenge Diät eingehalten werden, was bei der Anorexie leicht durchzuführen ist.

Herter empfiehlt Magenausspülung mit warmem Wasser oder läßt viel heißes Wasser trinken mit nachträglicher Einnahme eines katartischen Mittels oder eines hohen Klysmas.

Es sollen außerdem kalte oder warme Kopfkompressen angewandt werden (je nach der empirischen Erfahrung des Einzelnen). Nach Oppenheim soll ein heißes Fußbad gut wirken und Bonnal empfahl heiße Luftbehandlung im Anfall.

Der Kopf und besonders die Schläfen sollen mit Spiritus abgerieben werden (Mentholi 1,0—2,0, Spirit. aromat. 50,0 oder mit Kölnischem Wasser); es können auch die Antimigränestifte, das Baume Bengué, Coryfin u. a. empfohlen werden.

Alle diese Regeln können nicht immer befolgt werden, speziell deshalb nicht, weil viele Kranke ihrem Beruf nachgehen müssen. Nur selten begegnet man dabei der erfreulichen, wenn auch paradoxen Tatsache, daß der Migräneanfall sich in der Arbeit auflöst. Dies betrifft nur die leichten Attacken, denn die schwereren werden durch die Kopfarbeit noch quälender, ja unerträglich.

Die schweren Lebensbedingungen und auch die Art der Berufsarbeit (so z. B. diejenige der Rechtsanwälte, Parlamentarier, Ärzte, Schriftsteller usw.) zwingt häufig den Betreffenden, zu einem der vielen pharmakologischen Mittel zu greifen.

Die Anzahl dieser Mittel ist eine sehr große und zieht man noch die verschiedensten Kombinationsformen derselben in Betracht, so wächst dieselbe ins unendliche. Es sind hauptsächlich Mittel aus der Salizylsäuregruppe, deren günstige Wirkung auf die Kopfschmerzen nach Quincke in der Beeinflussung der Exsudation des Liquor cerebrospinalis durch Vermittelung der Gefäße beruhen soll.

Die am meisten gebräuchlichen Mittel sind folgende:
Antipyrin (0,5 1—2 mal täglich); Aspirin (0,5 1—2 mal täglich); Migränin (1,0); Phenazetin (0,5—0,75 1—2 mal täglich oder nach Gowers 1,0 auf einmal); Pyramidon (0,5 1—2 mal täglich); Coffeinum natro-salicylicum (0,25) oder citricum (0,1—0,2), meistens als Zusatz zum Antipyrin oder Pyramidon.

Weniger häufig werden verordnet: Antifebrin (0,3); Analgen (0,5—1,0); Exalgin (0,25); Laktophenin (0,3—0,5); Kryofin (0,5—1,0); Trigemin (0,5 bis 1,0); Salophen (1,0); Cytisin (0,003—0,005); Phenocollum hydrobromicum (0,5).

Häufig werden verschiedene Kombinationen verordnet, so z. B. Guaranae, Coffeini natro-salicylici ā̄ 0,25, Antipyrini 0,5, 1—2 mal täglich ein Pulver.

Das Methylenblau (0,1), welches mit Muskatnuß gepulvert in Kapseln (4 mal täglich nach Lewy) verordnet wird, wirkt unsicher auf den Anfall.

Ebensowenig sicher wirkt die Guarana (0,1—0,25).

Von der Annahme der angiospastischen und angioparalytischen Migräneformen ausgehend, wurden zur Bekämpfung der Anfälle einerseits Amylnitrit und Nitroglyzerin, andererseits Ergotin und Adrenalin empfohlen.

Das Amylnitrit wird zu 2—5 Tropfen auf ein Tuch geträufelt eingeatmet. Das Mittel soll auch bei Augenmigräne wirksam sein (M. Rosenthal).

(Nebenbei sei bemerkt, daß Latham zur Bekämpfung des Anfalles der Augenmigräne Acidum hydrocyanatum dilutum drei Tropfen auf Sodawasser mit Eis einnehmen läßt.)

Das Nitroglyzerin wird in Dosen von 0,0002—0,0004 dreimal täglich nach dem Essen verabreicht. Die Formel von E. Mendel lautet: Nitroglycerini 0,1, Spirit. vini, Acidi phosphorici āā 10,0, zweimal täglich zwei Tropfen.

Bei der paralytischen Migräneform wurde das Ergotin (0,25 3—4 mal täglich) und das Secale cornutum (Extr. sec. cornuti aquosum 0,6, später 0,9 in Pillen nach Eulenburg) empfohlen. Diese Gefäßmittel sind aber bei der Migränebehandlung entbehrlich.

Noch ein Mittel bedarf einer speziellen Besprechung und das ist das Morphium, von welchem Möbius sagt, daß es das einzige sicher wirkende Mittel wäre. Wenn dies auch richtig sein sollte, so wäre daraus noch keineswegs die Folgerung berechtigt, dasselbe mit solcher Bereitwilligkeit anzuordnen, wie das noch heutzutage geschieht. Ich fühlte mich niemals genötigt, bei der Bekämpfung auch der schwersten Attacken an das Mittel zu greifen. Auch Oppenheim vertritt die Meinung, daß auf das Morphium fast immer verzichtet werden kann.

Von manchen wurde eine medikamentöse Behandlung nicht per os, sondern durch den Konjunktivalsack oder die Nase empfohlen und zwar als Einträufelung von Kokain (Dobisch).

Von den übrigen Mitteln, die den Anfall kupieren sollen, wird häufig die Elektrizität in ihren verschiedenen Formen angewandt. Benedikt will bei Sympathikusgalvanisation einen glänzenden Erfolg gesehen haben. Von anderen wird wiederum der Franklinische Strom (Determann) gepriesen. Ich hatte mehrmals Gelegenheit gehabt, den elektrischen Strom während der Attacke anzuwenden, habe mich aber niemals von dessen günstigem Effekt überzeugen können.

Ein mehr historisches Interesse darf wohl die Karotiskompression beanspruchen, die von Merz (1859) empfohlen worden ist. Möllendorf meinte dann (1869), daß eine starke Kompression der Art. carotis communis in der Höhe des Schildknorpels den Kopfschmerz zum Schwinden bringt, welcher aber beim Nachlassen des Drucks sich von Neuem einstellt. Eine Kompression des N. supraorbitalis wird von Liveing erwähnt.

Auf Grund der Analyse aller uns zu Gebote stehenden Mittel fühlen wir uns berechtigt, den Satz auszusprechen, daß die Therapie der Migräne nicht in der liberalen Verordnung von pharmakologischen Mitteln im Anfall bestehen soll, sondern sich auf das Régime im weitesten Sinne des Wortes zu stützen hat. Hierbei spielen die Diät, die Muskelübungen, die Hygiene des Ruhens die Hauptrolle, wobei stets die Individualität des Leidenden und zwar sowohl in bezug auf seinen Körper, wie auch in bezug auf seine Lebensverhältnisse berücksichtigt werden muß.

Der Satz Marmontels, man solle bei der Migräne wenig essen, Übungen treiben und Wasser trinken, klingt zwar etwas anachoretisch. Will man aber denselben im Sinne der modernen Stoffwechsellehre korrigieren, so wird er auch heutzutage Gehör finden müssen.

Die Zukunft der Therapie bleibt der Erforschung der wahren Grundlage der Disposition zur Migräne und der tieferen Erkenntnis deren pathologischer Vorgänge vorbehalten.

Literatur.

Agostini, Contrib. allo studio delle nevrosi convulsive per auto intossicazione. Il Policlinico. A. III. 3. F. 4 (zit. nach Mingazzini).

Ahlström, The ophthalmic Review, Juli 1896 (Zentralbl. f. Augenheilk. 1896. S. 558).

Airy, On a distinct form of transient hemiopsia. Philosoph. Transact. of the royal Soc. of London. 1870. 160. S. 247.

Albrand, Deutsche med. Wochenschr. 1893. S. 297 (zit. nach Wilbrand und Saenger).

d'Alché, De la migraine ophthalmoplégique (paralysie oculomotrice périodique). Thèse de Paris. 1896.

Alger, To what extent is migraine amenable to treatment of the eyes. New York med. Journ. 6. June 1908.

Allbutt, The Practitionner 1873 (zit. nach Grasset-Rauzier).

Anderson and Jack, Recurrent paralysis of the third nerve and hemicrania. Glasgow med. Journ. April 1894 (zit. nach Möbius).

Antonelli, L'amblyopie transitoire. Arch. de neurologie. 1892. T. 24. S. 203 u. 423.

Aretaeus, De morbis chronicis opera omnia (Ausg. v. Kühn). 24. S. 68 (zit. nach Thomas).

Atwood, Un cas de myotonie congénitale (maladie de Thomsen) associée à la migr. ophthalmique. The Journal of nerv. a. mental dis. Sept. 1907. S. 598 (zit. nach Revue neurolog. 1909. S. 1289).

Auld, Hemicrania hysterica. Lancet 15. April 1903. 1. S. 850.

Babinski, De la migr. ophthalmique hystérique. Arch. de Neurol. 1890. 20. S. 305.

Ballet, La migraine ophthalmoplégique. La médecine moderne 1896. Nr. 18, 19.

Baralt, Contribution à l'étude du scotome scintillant ou amaurose partielle temporaire. Thèse de Paris. 1880.

Baron, Etude clinique sur les troubles de la vue chez les hystériques et les hystéro-épileptiques. Thèse de Paris. 1878.

Bary, Zur Frage von den Äquivalenten der Migräne. Neurol. Zentralbl. 1895. 6. S. 251.

Beevor, 1885. Zit. nach Mauthner.

Benedikt, Über elektrische Untersuchung und Behandlung. Wiener Med. 1864 (Schmidts Jahrb. 1865. 126. S. 82).

Berbez, Les migraines. Gaz. hebdomad. de méd. et de chir. 1889. 2—4. S. 19, 34, 50.

Berger, Berliner klin. Wochenschr. 1871.

Berger, Zur Pathogenese der Hemikranie. Virch. Arch. 1874. 59. S. 315.

Berger, Über Bromäthyl und Nitroglyzerin. Breslauer ärztl. Zeitschr. 1883. 8. (Schmidts Jahrb. 1883. 198. S. 125).

Berger, Zur Symptomatologie der Tabes dorsalis. Breslauer ärztl. Zeitschr. 1884. 13. (Schmidts Jahrb. 1884. 203. S. 298).

Bernhardt, Die Erkrank. der periph. Nerven. 1897. 2. S. 407.

Bernhardt, Zur Lehre von den nukl. Augenmuskellähm. und den rezidivir. III und VII Lähm. Berliner klin. Wochenschr. 1889. 47. S. 1009.

Bernhardt, Zur Frage von dem Zusammenhang der Migr. mit der Epilepsie. Deutsche Ärztezeitung. 15. Juli 1900 (Schmidts Jahrb. 1900. 268. S. 23).

Bernheim, Conception pathogén. des états dits neurastheniques, psychasthén., psycho-neurasthéniques liés à une dyscrasie toxique souvent constitutionnelle et native. Revue de médecine 1909. 29. S. 257 (Revue neurolog. 1910. S. 174).

Bernheimer, Graefe-Saemisch Handbuch der gesamten Augenheilkunde. 2. Aufl. 39. Lief. 1902. S. 87 (zit. nach Plavec).

Betz, Migräne bei einem 13 Monate alten Mädchen. Memorabilien 1894. 38. S. 79.
Beyer, Über Verlagerungen im Gesichtsfeld bei Flimmerskotom. Neurolog. Zentralbl. 1. 1895. S. 10.
Biedl, Innere Sekretion. 1910.
Bielitzky, Etiologie de la migraine. Revue (russe) de psych., de.neurol. et de la psychol. expèrim. 1905. 10—11. S. 657 (Rev. neurolog. 1907. S. 567).
Biernacki, Zur Ätiologie der funktionellen Neurosen. Neurolog. Zentralbl. 1898. Nr. 6.
Binswanger, Die Epilepsie. Spezielle Pathol. und Therapie, herausgeg. von Nothnagel. 1899.
Bioglio, Contributo allo studio clinico dell' emicrania. Roma 1905.
Bioglio, Les éliminations urinaires dans la migraine. Rivista sperimentale di Freniatria. 1907. 33. F. 1 (Rev. neurolog. 1907. S. 1193).
Blocq, Migraine ophthalmique et paralysie générale. Arch. de neurolog. 1889. 18. S. 321.
du Bois Reymond, Zur Kenntnis der Hemikranie. Arch. f. Anat. u. Physiol. 1860. 4. S. 461.
Boone, Hemikranie mit epileptischen Anfällen, geheilt durch hypodermische Morphiuminjektionen. Amer. med. Times 1860 (Schmidts Jahrb. 1861. 109. S. 291).
Bordoni, Sull' epilessia emicranica. Policlinico 1897. 6. (Deutsche med. Wochenschr. 1898. Literaturbeilage 14. S. 90).
Bordoni, La emicrania. Conf. clin. ital. Serie I. 1. Conf. 6 (zit. nach Krafft-Ebing).
Bordoni, Un caso importante di emicrania (forma psychica). Riforma medica 1898 Bd. 14. (Schmidts Jahrb. 1898. 259. S. 129).
Borthen, Klin. Monatsblätter f. Augenheilkunde 1893 31. (zit. nach Wilbrand-Saenger).
Bonnier, Un nouveau syndrome bulbaire. Presse médicale 1903. S. 174, 621, 861.
Bornstein, M., Migraine ophthalmoplégique. Monatsschr. f. Neurol. u. Psych. 25. H. 3 und Gazeta lekarska 1907. S. 75.
Bouchaud, Un cas de migraine ophthalmoplég. Presse médicale 1897. 34. S. 190.
Brackmann, Migräne und Psychose. Allg. Zeitschr. f. Psych. 1897. 53, S. 554.
Brasch und Levinsohn, Ein Fall von Migräne mit Blutungen in die Augenhöhle während des Anfalls. Berliner klin. Wochenschr. 1898. 52. S. 1146.
Bresgen, Der Kopfschmerz bei Nasen- und Rachenleiden. Münchner med. Wochenschr. 1893. 5. S. 81.
Brewster, On hemiopsy or Half-vision. Edinburgh Transactions. 24. Part 1. and Philosophical Magazine 1865. 29. S. 503 (zit. nach Airy).
Brissaud, Leçons sur les maladies nerveuses. 1895. S. 364—445 (zit. nach Wilbrand-Saenger).
Brugsch und Schittenhelm, Der Nukleinstoffwechsel und seine Störungen. 1910.
Brugsch, Diätetik innerer Krankheiten. 1911.
Brunner, Zur Kasuistik der Pathologie des Sympathikus. Petersburger med. Wochenschr. 1871. S. 251.
Brügelmann, Die Migräne. 1909.
de Buck, Pathogénie et diagnostic de l'épilepsie. Bull. de la Soc. de méd. ment. de Belgique 1907. S. 111 (Rev. neurolog. 1907. S. 1286).
Bum, R., Über die Wirkung des Phenocollum hydrobromicum. Wiener med. Presse 1892. 33. (Schmidts Jahrb. 1892. 235. S. 128).
Bum, A., Über die mechanische Behandlung der Hemikranie. Neurolog. Zentralbl. 1895. 10. S. 479.
Buxbaum, Zur Behandlung der Hemikranie. Blätter f. klin. Hydrotherapie 1897. 2. (zit. nach Stekel).
Buring Boekhoudt, Psych. afwijkingen bij migraine. Festbundel d. Nederl. Vereen voor Psych. 1896 (Schmidts Jahrb. 1897. 253. S. 131).
Caelius Aurelianus, Morb. chronic. lib. 1, cap. 1 in Halleri Artis medicae principes. 11. S. 4 (zit. nach Thomas).
Calderaro, Recherches expérim. sur l'excitabilité du n. optique chez l'homme. Archivio farmacologia sperimentale e scienze affini. 1910. 10. Fasc. 1. S. 11—20 (Revue neurolog. 1911. S. 429).
Calmeil, Migräne. Dictionnaire de médecine. 20. Paris 1839. S. 3.

Campbell, Headache considered in relation to certain problems in cerebral physiology. Brit. med. Journ. 1. 1893. S. 735.

Cantalamessa, Bolletino di scienze mediche. Bologna 1891 (zit. nach Wilbrand-Saenger).

Carron de la Carrière, Le traitement de la migraine et le cannabis indica. Presse médic. 1905. 57. S. 449 (Rev. neurolog. 1905. S. 1169).

Chabbert, Sur un cas d'ophthalmopl. nucléaire transitoire, consécutive à une migraine ophthalmique. Progrès médical. 1895. 15. S. 241.

Charcot, Leçons du Mardi. 1887—1888. S. 10 und 1892. T. 1. S. 16.

Charcot, Migraine et blépharoptose. Gaz. hébdomad. 1889. Nr. 49 (zit. nach Wilbrand-Saenger).

Charcot, Sur un cas de migr. ophthalmoplég. Progrès médical. 1890 (Schmidts Jahrb. 228. 1890. S. 140).

Charcot, J. B., Contribution à l'étude de la migr. ophthalmoplégique. Revue neurolog. 1897. Nr. 8. S. 217.

Chaumier, Une observ. de migraine, traitée par l'arrhénol. Bull. génér. de Thérapie. 1902. T. 144. S. 3 (Schmidts Jahrb. 1902. 277. S. 48).

Cheney, Ocular Headaches. Boston med. and surg. Journ. 1892. T. 127. S. 10 (zit. nach Möbius).

Chiarini, La emicrania oftalmoplegia. Riforma medica. 1895. S. 160, 171 (zit. nach Wilbrand-Saenger).

Chiarini, Riforma medica. 1896. T. 3. S. 219 (Zentralbl. f. Augenheilkunde 1896. S. 691).

Claus, Arthritische Diathese, Migräne und Salophen. Therap. Monatshefte 1895. Nr. 11. S. 598.

Claude et Schmiergeld, Les glandes à sécrétion interne chez les épileptiques. Encéphale. 1909. Nr. 1. S. 1.

Clérambault, Migraine. Aphasie et parésie transitoire. Une seule attaque (éthylisme). Fugue inconsciente. Fugue consciente. Tendance au suicide. Bull. de la soc. clin. de méd. mentale. 1909. Nr. 2. S. 41—47 (Rev. neurolog. 1909. S. 1193).

Collins, A contribution to the study of headaches with particular refer. to their etiology and treatment. New York med. Journ. 1892. T. 41. S. 25 (zit. nach Möbius).

Colman W. Cutler, Migraine and sick headache. Medical News. 1904. T. 85. S. 5 (Schmidts Jahrb. 1905. 285. S. 44).

Consiglio, Traitement thyroïdien dans un cas de migraine ophthalmique. Gazetta della ospedale e della cliniche. 1904. S. 1478 (Rev. neurolog. 1905. S. 311).

Consiglio, Policlinico 1905 (zit. nach Oppenheim).

Cornu, Contribution à l'étude de migraines et de leurs rapports avec les états épileptiques et délirantes. Thèse de Lyon. 1902.

Cotoni, Les glandes parathyroïdes. Rev. de médicine. 1909. T. 29. S. 615.

Critzmann, Traitement de l'accès de migraine. Presse med. 1896. S. 185.

Curschmann, H., Über Angina pectoris. Deutsche Zeitschr. f. Nervenheilkunde 38. 1910. S. 211.

Dana, On chronic headaches of functional origin. Medic. News. 1889. S. 291.

Darkschewitsch, Über rezidivierende Okulomotoriuslähmung. Deutsches Arch. f. klin. Med. 1891. 49. S. 457.

Darquier, Annales d'oculistique. T. 110. S. 257 (zit. nach Wilbrand-Saenger).

Dejerine, L'hérédité dans les maladies du système nerveux. Paris 1886.

Demicheri, Migr. ophthalmoplég. alternante. La Clinique ophthalmol. 1899. 5. S. 18 (Schmidts Jahrb. 1900. 265. S. 31).

Determann, Kasuistischer Beitrag zur Kenntnis der Migräne. Deutsche med. Wochenschr. 1896. Nr. 10—11.

Deyl, Explication anatomique de la migraine. XIII. Congrès internat. de Médecine. Paris 1900. Séction de neurologie. S. 571.

Diehl, Der Kopfschmerz beim manisch-depressiven Irresein. Monatsschr. f. Psych. u. Neurol. 1904. 15. S. 419.

Dobisch, Über Migräne. Prager med. Wochenschr. 1898. Nr. 46 (Neurol. Zentralbl. 1899. S. 882.)

Dobson, On migraine. Brit. med. Journ. 8. Febr. 1908. S. 314.

Dufour, Sur la vision nulle dans l'hémiopie. Rev. Suisse. 1889. Nr. 8. S. 445 (Virchow-Hirsch Jahresber. 1889. 2. S. 568).

Dydyński und Bronowski, Ein Fall von Migr. ophthalmopleg. Neurol. Zentralbl. 1909. Nr. 7. S. 396.

Ebstein, Die Natur und Behandlung der Gicht. 1906.

Edinger, Von den Kopfschmerzen und der Migräne. Deutsche Klinik am Eingang des XX. Jahrhunderts. 1901. Lief. 5.

Emerson, Eyestrain as a factor in headache. New York med. Journ. 1907. S. 1270 (Virchow-Hirsch Jahresber. 1907. 2, S. 59).

Epstein, Migräne und Epilepsie. Psych. u. neurol. Sektion d. Budapester Ärztevereins. 18. April 1904 (Neurol. Zentralbl. 1904. S. 973 und 1905. S. 225).

Escat, De la migraine othique. VII. Congrès internat. d'otiologie. Bordeaux 1904 (Rev. neurol. 1904. S. 1176).

Ettinger, Die Behandlung der Migräne durch die Sympathectomia cervico-thoracica. Revista de Chir. 1902. T. 6. S. 8 (Schmidts Jahrb. 1902. 277. 48).

Eulenburg, Zur Pathologie des Sympathikus. Berliner klin. Wochenschr. 1873. Nr. 15. S. 169.

Eulenburg, Zur Ätiologie und Therapie der Migräne. Wiener med. Presse. 1887. Nr. 1—2.

Eulenburg und Guttmann, Die Pathologie des Sympathikus. Arch. f. Psych. 1868. S. 421 (Schmidts Jahrb. 1868. 139. S. 291).

Ewer, Ein Apparat zur Behandlung der Migräne. Berliner klin. Wochenschr. 1897 (Schmidts Jahrb. 1898. 257. S. 235).

Fabre, La migraine chez les enfants. Thèse de Paris 1904 (Rev. neurol. 1905. S. 49).

Faust, Antifebrin gegen Kopfschmerz. Deutsche med. Wochenschr. 1887. Nr. 26 (Schmidts Jahrb. 1887. 215. S. 139.

Faye, Über die Anwendung der Massage (Schmidts Jahrb. 1877. 173. S. 85).

Fenten, The seton in migraine and allied affections. Brit. med. Journ. 1902. 8 March. (Schmidts Jahrb. 1902. 275. S. 253).

Fenwick, Paroxysmal hyperacidity in children simulating migraine. Lancet 8. Jan. 1898 (Neurol. Zentralbl. 1899. S. 413).

Féré, Contribution à l'étude de la migr. ophthalmique. Revue de médecine. 1881. T. I. S. 625.

Féré, Note sur un cas de migr. ophthalmique à accès répétés et suivis de mort. Rev. de médecine. 1883. T. III. S. 194.

Féré, Les Epilepsies et les épileptiques. Paris 1890.

Féré, De l'état de mal migraineux. Revue de méd. 1892. T. 12. S. 25.

Féré, Note sue quelques signes physiques de la mig. et en particulier sur un cas de migr. ophthalmospasmodique. Revue de méd. 1897. T. 17. S. 954.

Féré, Note sur un cas de psychose migraineuse. Rev. de méd. 1897. T. 17. S. 390.

Féré, Sur les rêves précurseurs de la migr. ophthalmique. Rev. de médecine. 1903. T. 23. S. 127 (Schmidts Jahrb. 1903. 279. S. 169).

Féré, Migraine et épilepsie. Belgique médicale. 1906. T. 13. S. 38 (Schmidts Jahrb. 1906. 292. S. 161).

Fernel, Universa medica. Ed. Poster, Genève. S. Stöhr. 1637. S. 363 (zit. nach Thomas).

Filehne, Das Äthoxy-Caffein als Substitut des Koffeins bei Migräne. Arch. f. Psych. 1888. 17. S. 274 (zit. nach Möbius).

Findeisen, Ein Fall von periodischer Okulomotoriuslähmung. Diss. Jena 1889 (zit. nach Wilbrand-Saenger).

Fink, Des rapports de la migr. ophtalmique avec l'hysterie. Thèse de méd. Paris 1891.

Flatau, G., Über einen bemerkenswerten Fall von Hemikranie. Zentralbl. f. Nervenheilk. 1902. 25. S. 2 (Schmidts Jahrb. 1902. 277. S. 47).

Förster, Handbuch der ges. Augenheilkunde, herausgeg. von Graefe-Saemisch 1877. 7. S. 123.

Fordyce, Historia febris miliaria et de hemicrania. Diss. London 1758 (zit. nach Berger).

Forni, Les phénomènes psychiques de la migraine et des rapports de la migr. avec l'épilepsie. Riv. speriment. di Freniatria 1907. T. 33. Fasc. I. (Rev. 1907. S. 1193).

Forsbrooke, Antipyrin in the treatment of migraine. Lancet 1887. 10. Dez. S. 1163.

Fothergill, Remarks on the sick-headache read before the select society of Licentiate 1778. 14. Dez. (zit. nach Airy).

Fothergill, Remarks on that complaint commonly known unter the name of the sick headache. Med. observ. and Inquiries. T. 6. S. 103 (zit. nach Gubler-Bordier).

Fox, Nerve storms. Lancet 1890. 1. S. 345.

Franz, Shepherd, Ivory, The physiological study of a case of migraine. Amer. Journ. of Phys. 19. Nr. 1 (Neurol. Zentralbl. 1909. S. 758).

Freud, S., Wiener klin. Rundschau 1895 (Schmidts Jahrb. 1896. S. 249).

Frieser, Über Migräne und deren Behandlung. Münchner med. Wochenschr. 1898. Nr. 35. S. 1121.

Fuchs, E., Lehrb. d. Augenheilk. 1897.

Fuchs, Klinische Erwägungen aus der Beobachtung sensibler Jackson-Anfälle. Jahrb. f. Psychiatrie. 1900. 19. S. 1.

Fürst, Beitrag zur Kasuistik der rezidivierenden Okulomotoriuslähmung. Zentralbl. f. prakt. Augenheilk. 12. S. 211.

Galliard, Traitement de certaines céphalées rebelles par le calomel. Gaz. hebdomad, de méd. et de chir. 1896. Nr. 21. S. 241.

Gałęzowski, Etude sur la migr. ophthalmique. Arch. générales de médecine. 1878. T. 1. S. 669 u. T. 2. S. 36.

Gałęzowski, Soc. de Biol. 1881. 26. Nov. (zit. nach Robiolis).

Gałęzowski, Migraine ophthalmique avec thrombose des vaisseaux rétiniens. Récueil d'ophthalmologie. 1882. S. 10.

Gałęzowski, Quelques mots sur la migr. ophtalmique. Récueil d'ophthalm. 1883. Nr. 1 ff.

Giebler, Über rezidivierende Okulomotoriuslähmung. Diss. Dresden 1897 (zit. nach Paderstein).

Gill, Transient recurrent attacks of lateral hemianopsia. Brit. Med. Journ. 1890. 1. S. 233.

Gilles de la Tourette, Traité de l'hysterie. S. 379.

Gilles de la Tourette, L'application de la méthode dite de la dose suffisante en traitement de quelques maladies du système nerveux. Semaine méd. 1901 (Schmidts Jahrb. 1901. 270. S. 59).

Gilles de la Tourette et Blocq, Sur le traitement de la migraine ophthalmique. Progrès méd. 5. 24. 1887. 2s (Schmidts Jahrb. 1887. 215. S. 147).

Goldbladt, Kasuistisch-therapeutische Mitteilungen über intermittierendes Hinken. Deutsche med. Wochenschr. 1909. Nr. 45 (Neurol. Zentralbl. 1910. S. 218).

Goldscheider, Über atypische Gicht. Zeitschr. f. physikal. und diätet. Therapie 1912. Juniheft.

Gowers, On the borderland of epilepsy. Brit. Med. Journ. 1906. 8. Dez. S. 1617 bis 1623 (Deutsche Broschüre 1908).

Gradle, The causes and treatment of migraine. Med. News. 1904. March. 3. S. 230.

Gray, The correlation and convertability of migraine and epilepsy. Path. Brooklyn. 1881 4. (zit. nach Féré).

Grasset, Le névropathie psychosplanchnique (Psychonévrose de vago-sympathique). La province méd. 1909. 27. Feb. S. 91 (Encéphale 1909. S. 194).

Grasset et Rauzier, Traité pratique des maladies du système nerveux. Paris 1894. 2. S. 160.

Greene, The treatment of migraine with indian Lemp. Practitionner. 1888. 41. S. 35 (zit. nach Möbius).

Griesinger, Wagners Arch. f. Heilk. 8. (zit. nach Mingazzini).

Grout, De la migraine (dentaire). Gaz. des hôpit. 1887. S. 876.

Gubler, Paralysie de la III paire droite, récidivante pour la troisième fois. Gaz. des hôpit. 1860. Nr. 17. S. 65.

Gubler et Bordier, Migraine. Dictionnaire encyclopédique de sciences méd. 1873. 2. Série. T. VII. S. 626.

Guido Guidi, Symptomes psychiques prémonitoires de l'accès de migraine. Riv. sperim. di Freniatria 1907. T. 33. S. 440—448 (Rev. neurol. 1908. S. 544).

Guthrie, On migraine. Lancet 1903. 1. S. 139.

Hack, Reflexneurose und Nasenleiden. Berliner klin. Wochenschr. 1882. Nr. 49—51 (Schmidts Jahrb. 1883. 199. S. 249).

Hack, Über die operative Radikalbehandlung bestimmter Formen von Migräne, Asthma, sowie zahlreicher verwandter Erscheinungen. Wiesbaden 1884. (Schmidts Jahrb. 1884. 201. S. 111).

Haig, Beitrag zu der Beziehung zwischen gewissen Formen von Epilepsie und der Ausscheidung von Harnsäure. Neurol. Zentralbl. 1888. Nr. 5. S. 127.

Haig, Harnsäure als ein Faktor bei der Entstehung von Krankheiten. Berlin 1910.

Halban, Über juvenile Tabes nebst Bemerkungen über symptomatische Migräne. Jahrb. f. Psychiatrie. 1901. 20. S. 343.

Halberstadt, Le céphalalgie dans la démence précoce. Rev. neurol. 1909. Nr. 17. S. 1090.

Hamill, A case of migraine with aphasia and numbness in one arm. Univ. med. Magazine. 1900. 13. S. 422. (Schmidts Jahrb. 1900. 268. S. 23.)

Handford, Migraine and the vasomotor theory. Edinb. Med. Journ. 4, 3. 1898. S. 244. (Schmidts Jahrb. 1899. 261. S. 18.)

Harris, Hemianopsia with especial reference to its transient varieties, Brain 1898 (Neurol. Zentralbl. 1898. S. 221).

Harris, The periodicity of hemicrania in the male. Edinb. Med. Journ. N. S. 12, 1. 1902. S. 35 (Schmidts Jahrb. 1902. 275. S. 252).

Harris, The causation and treatment of some headache. Lancet. 1907. 1. S. 270 (Jahresber. d. Neurol. u. Psych. 11. S. 844).

Hartenberg, La migraine est une névralgie paroxystique du sympathique cervical. Encéphale 1908. Nr. 9. S. 329 und Neurol. Zentralbl. 1909. Nr. 3. S. 175.

Haskovec, Petit mal et migraine ophthalmique. Rev. Neurol. 1904. S. 1149.

Hasner, Prager med. Wochenschr. 1883. Nr. 10 (zit. nach Ballet).

Hatschek, Über rezidivierende Fazialislähmung. Wiener med. Presse. 1894. 4. S. 146.

Hauber, Migräne und Schmerzdämmerzustände. Diss. Berlin 1909 (Virchow-Hirsch Jahresber. 1909. 2. S. 71).

Head, Die Sensibilitätsstörungen der Haut bei Viszeralerkrankungen. Berlin 1898.

Hecker, Zur Ätiologie der Hemikranie. Bayer. ärztl. Intelligenzbl. 1880. Nr. 36 (Schmidts Jahrb. 1881. 189. S. 127).

Heldenbergh, Un cas de migr. ophthalmique à aura nasale. Belgique méd. 1900. T. VII. 4 (Schmidts Jahrb. 1900. 268. S. 23).

Herschell, Familiär lectures on scientific subjects, Lecture 9. S. 406. Philosophical and literary Soc. of Leeds. 1858. 30. Sept. (zit. nach Airy).

Herter, The pathology and treatment of migraine. Journ. of nerv. and ment. dis. 1896. 24. S. 112.

Hertoghe, De l'hypothyroïdie bénigne chronique ou myxoedème fruste. Nouv. Iconogr. de la Salpêtr. 1899. T. XII. S. 261.

Herzfeld, Zur Behandlung der Migräne. Therap. Monatsh. 1908. S. 243 (Neurol. Zentralbl. 1908. S. 973).

Heyerdahl, Studier over den nervose Hovedpine med saerligt Hensyn til de palpatoriske Fund og Behandlingen med Massage. Kopenhavn. (Jahresber. d. Neurol. u. Psych. 11. S. 853).

Hilbert, Zur Pathologie des Flimmerskotoms. Zentralbl. f. Augenheilk. 1891. 15. S. 330 (Virchow-Hirsch Jahresber. 1891. 2. S. 638).

Hilbert, Das atypische Flimmerskotom. Zentralbl. f. Augenheilk. 1898. 22. S. 105. (Schmidts Jahrb. 1898. 259. S. 129).

Hinde, New York Med. Record. 1887. T. 32. 17. S. 536 (zit. nach Wilbrand-Saenger).

Hinde und Moyer, New York Med. Record. 1887. 32. S. 418 u. 536 (zit. nach Möbius).

Hinshelwood, Ocular Headache. Glasgow Med. Journ. 1900. Nov. (Neurol. Zentralbl. 1901. S. 757).

Hobbs, Note sur un cas de nodosités cutanées avec migraine concomitante apparaissante à chaque époque menstruelle chez une arthritique. Arch. clin. de Bordeaux. 1894. Nr. 8 (Neurol. Zentralbl. 1896. S. 31).

Hoeflmayr, Eine merkwürdige Komplikation eines Migräneanfalles. Neurol. Zentralbl. 1903. Nr. 3. S. 102.

Holmström, Ein Fall von Migräne kompliziert mit Glaukom nebst einigen Bemerkungen zur Lehre vom Glaukom. Nord. med. Ark. 1899. Nr. 21 (Arch. f. Augenheilk. 1900. 40. S. 155).

Holovtschiner, Kombination von spast. und paralyt. Hemikranie. Allg. med. Zentralztg. 1885. Nr. 95 (Virchow-Hirsch Jahresber. 1885. 2. S. 82).

Holtzapple, Zit. nach Jendrassik im Handb. f. Neurol. von Lewandowsky. 1911. 2. S. 412.

238   Literatur.

Horstmann, Migräne und Epilepsie. Psychiatr. neurol. Wochenschr. 1903. Nr. 34 (Neurol. Zentralbl. 1904. S. 518).

Hubbell, Relations entre la migraine ophthalmique et l'épilepsie. Journ. of the americ. med. assoc. 1908. **51**. S. 480 (Rev. neurol. 1909. S. 37).

Hudovernig, Migräne und Epilepsie. Elme-es Idegkórtan. 1907. Nr. 4 (Neurol. Zentralbl. 1908. S. 270).

Hudovernig, Ein Fall von migraine ophthalmoplégique. Orvosi Hetilap. 1904 (Neurol. Zentralbl. 1905. S. 954).

Jack, A case of recurrent paralysis of the oculomotor nerve. Boston med. and chirurg. Journ. **129**, 25. 1893. S. 617 (zit. nach Möbius).

Jackson, Case illustrating the relation betwixt certain cases of migraine and epilepsy. Lancet 1875. **2**. S. 244.

Jackson, Notes of cases of disease of the nervous system. Lancet 1875. **2**. S. 51.

Jacobi-Schäfer, Arch. f. Kinderheilk. 1884. S. 417.

Jacobsohn, Über einen Fall von Hemikranie, einseitiger Lähmung des Halssympathikus und Morb. Basedowii. Deutsche med. Wochenschr. 1898. Nr. 7. S. 107.

Jacqueau, Une observation de migraine ophthalmique. Lyon méd. 1897 (Schmidts Jahrb. 1897. **256**. S. 230).

Jacquet et Jourdanet, Etude étiologique, pathogénique et thérapeutique de la migraine. Rev. de méd. 1909. Nr. 4 (Neurol. Zentralbl. 1909. S. 758).

Jessop, Practitionner. 1888. Nov. (zit. nach Grasset-Rauzier).

Infeld, Zur Kenntnis der bleibenden Folgen des Migräneanfalles. Wiener klin. Wochenschr. 1901. S. 28 (Schmidts Jahrb. 1902. **273**. S. 254).

Joachim, Ein Fall von periodischer III-Lähmung. Jahrb. f. Kinderheilk. 1888 **28**. u. Deutsches Arch. f. klin. Med. 1889. **44**.

Jolly, Über Flimmerskotom und Migräne. Berliner klin. Wochenschr. 1902. Nr. 42 bis 43.

Jones, Migraine and arthritis. Lancet. 1898. 1. S. 320 (Schmidts Jahrb. 1898. **259**. S. 130).

Junker, De hemicrania horologica. Halle 1747 (zit. nach Gubler-Bordier).

Karplus, Zur Kenntnis der periodischen Okulomotoriuslähmung. Wiener klin. Wochenschr. 1895. Nr. 50—52.

Karplus, Über asthenische Ophthalmoplegie. Jahrb. f. Psychiatrie. 1897 (zit. nach Schmidt-Rimpler).

Karplus, Fall von periodischer Okulomotoriuslähmung. Wiener klin. Wochenschr. 1899. Nr. 10.

Karplus, Ein Fall von Migräne mit Augenmuskellähmung. Neurol. Zentralbl. 1899. Nr. 4.

Karplus, Zur Kenntnis der Aneurismen an den basalen Hirnarterien. Arbeiten aus dem neurol. Institut an der Wiener Universität. 1902. H. 8.

Karplus, Migräne und Augenmuskellähmung. Jahrb. f. Psychiatrie. 1902. **22**. S. 158.

Karplus, Über Diagnose und Therapie der Migräne. Wiener klin. Wochenschr. 1903. Nr. 12—15.

Katz, Glaznaja migren. Russkij wratsch 1908. Nr. 6. S. 181.

Kaufmann, Beitrag zur Pathologie des Stoffwechsels bei Psychosen. Zweiter Teil: Die Epilepsie. Jena 1908.

Kayser, Über rezidivierende Okulomotoriuslähmung. Diss. Berlin 1892.

Keller, De la cephalée des adolescents. Arch. de neurol. 1883. **6**. Nr. 16. S. 1.

Kellog, Die Diät bei der Behandlung der Migräne. Blätter f. d. klin. Hydrotherapie. **5**, 8. 1895 (Schmidts Jahrb. 1896. **251**. S. 130).

Kljatschkin, Ein Fall von periodisch rezidivierender III-Lähmung. Neurol. Zentralbl. 1897. Nr. 5.

Knapp, Recurrent oculomotor paralysis. Boston med. and surg. Journ. **131**, 13. 1894 (zit. nach Möbius).

Kocher, Hirnerschütterung, Hirndruck und chirurgische Eingriffe bei Hirnkrankheiten. Spezielle Pathol. u. Ther. Nothnagels. Wien 1901.

Köppen, Über Migränepsychosen. Zentralbl. f. Nervenheilk. 1898. Nr. 100. (Schmidts Jahrb. 1898. **259**. S. 129.)

Kohnstamm, Neurol. Zentralbl. 1910. S. 710.

Kollarits, Über migraine ophthalmoplégique. Deutsche Zeitschr. f. Nervenheilk. 1904. **26**. S. 128.

Kovalevsky, Podagra und Migräne. Zentralbl. f. Nervenheilk. 1902. S. 198. (Schmidts Jahrb. **275**. 1902. S. 253).

Kovalevsky, La migraine et son traitement. Paris 1902.

Kovalevsky, Epilepsie et migraine. Rev. neurol. 1904. S. 691 und Arch. de neurol. 1906. **21**. Nr. 125 (Neurol. Zentralbl. 1907. S. 314.)

Kraepelin, Cytisin gegen Migräne. Neurol. Zentralbl. 1888 (Schmidts Jahrb. 1888. **217**. S. 232).

Kraepelin, Psychiatrie. 1904.

Krafft-Ebing, Über transitorische Geistesstörung bei Hemikranie. Wiener klin. Rund-

Krafft-Ebing, Über Migräne und akute Geistesstörung. Neurol. Zentralbl. 1895. Nr. 21. schau. 1895. Nr. 46. S. 721.

Krafft-Ebing, Über transitorische Geistesstörung bei Hemikranie. Arbeiten a. d. Gesamtgebiete d. Psych. u. Neurol. 1897. I. Heft. Leipzig.

Krafft-Ebing, Über Hemikranie und deren Beziehungen zur Epilepsie und Hysterie. Daselbst. 1897. I. Heft.

Krafft-Ebing, Über Migränepsychosen. Jahrb. f. Psychiatrie. 1902. **21**. S. 38.

Labarraque, Essaí sur la céphalalgie et la migraine. Thèse de Paris. 1837.

Laignel-Lavastine, Des troubles psychiques par perturbation des glandes à secrétion interne. Encéphale 1908. Nr. 10. S. 398.

Lamacq, Un cas d'équivalent clinique de la migraine. Presse médicale 1896. S. 412.

Lambranzi, Stati di emicrania. Rif. medica 1900. S. 134—135 (Schmidts Jahrb. 1900. **268**. S. 23).

Lapersonne, Migraine ophthalmoplégique. Progrès médical 1903. Nr. 10. S. 161.

Laquer, Zur Behandlung der Hemikranie. New Yorker med. Monatsschr. 1898. März. (Neurol. Zentralbl. 1898. S. 517.)

Lasègue, De la migraine. Arch. génér. de médic. 1873. **2**. S. 580.

Latham, Revue des sciences, médicales. **1**. S. 687; **7**. S. 127 (zit. nach Grasset-Rauzier).

Latham, On nervous or sick head-ache. Cambridge 1873 (zit. nach Antonelli).

Lebert, Zit. nach Liveing.

Leclerc, Note à propos d'un cas de migraine ophthalmoplégique. Lyon médical 1909. T. I. S. 488. (Rev. neurolog. 1810. S. 476.)

le Clerc, Migraine ophthalmique chez les adolescents. Année médicale de Caen. 1904. Nr. 4 (Rev. neurolog. 1909. S. 235).

Leclezio, Contrib. à l'étude de migr. ophthalmoplégique. Thèse de Bordeaux. 1904—1905 (zit. nach Oppenheim).

Lerch, Migraine, vomissement périodique et Epilepsie. Medical Record. 1910 Nr. 2060. S. 746 (Rev. neurol. 1910. S. 476).

Lévi, L., La migraine commune, syndrome bulbo-protubérential à étiologie variable. Rev. neurol. 1905. Nr. 3. S. 166.

Lévi et Rotschild, Migraine thyroïdienne. Bull. et mém. Soc. méd. des hôpit. de Paris. 1906. S. 481—495 (Rev. neurol. 1907. S. 385).

Lévi et Rotschild, Etudes sur la physiopathologie du corps thyroïde et de l'hypophyse. Paris 1908.

Lévi et Rotschild, Corps thyroïde et vaso-motricité. Rev. neurol. 1909. Nr. 4. S. 209.

Lévi et Rotschild, Corps thyroïde et névralgiees. Rev. neurol. 1909. Nr. 8. S. 518.

Lévy, F., Névralgies faciales et migraine. Rev. neurol. 1910. S. 243.

Lewandowsky, Der Kopfschmerz. Handb. d. Neurol. 1910. **1**. S. 802.

Lewandowsky, Anatomie des sympath. Systems. Daselbst.

Lewin und Benda, Über Erythromelalgie. Berliner klin. Wochenschr. 1894. 3—6.

Lewy, Die Behandlung von Kopfschmerzen mit Methylenblau. Berliner klin. Wochenschr. 1896. Nr. 45. S. 996.

Lilienfeld, Zwei Fälle von scheinbar einfacher Hemikranie mit tödlichem Ausgang. Wiener med. Presse. 1876. Nr. 50. S. 1603 (zit. nach Thomas).

Lighty, Les troubles gastro-intestinaux associés avec la migraine. New York med. Journal. 1906. S. 797 (Rev. neurol. 1907. S. 346).

Lithgow-Douglas, R. A., Lancet 1875, oct. 16. (Schmidts Jahrb. 1876. **170**. S. 18).

Liveing, On megrim, sick-headache and some allied disorders. London 1873.

Löwenfeld, Zur Kasuistik der transit. psych. Stör. Neurol. Zentralbl. 1882. Nr. 12. S. 268.

240 Literatur.

Löwenfeld, Beiträge zur Lehre von der Jacksonschen Epilepsie. Arch. f. Psych. 1890.
21. S. 1 u. 411.
Lopez, La migraine. Recueil d'ophthalmologie. 1906. S. 347 (Rev. neurol. 1908. S. 72).
Lublinski, Über die therapeutische Verwendung der Nitrite und des Nitroglyzerins.
Deutsche med. Wochenschr. 1885. Nr. 5 (Schmidts Jahrb. 1885. 208. S. 127).
Luzenberger, Manicomio 1897 (zit. nach Paderstein).
Mader, Über die physiologische und therapeutische Wirkung der Amylnitrits. Bericht
aus dem Rudolfsspital in Wien. 1875 (Schmidts Jahrb. 1878. 177. S. 140).
Maillard, Vomissement périodique tabétique et vomissment essentiel. Encéphale 1910.
Nr. 7. S. 84.
Malmsten, Hemicr. ophthalmica. Svenska läkare sällsk. förh. 1889. S. 117 (Virchow-
Hirsch Jahresber. 1889. 2. S. 125 und Neurol. Zentralbl. 1890. S. 92).
Mangelsdorf, Über ein Phänomen am Magen bei Migräne und Epilepsie. Berliner klin.
Wochenschr. 1903. Nr. 44. S. 1004.
Mantoux, Über Hypothermie infolge von Migräneanfällen bei Tuberkulösen. Wiener
med. Presse. 1907. S. 550 (Neurol. Zentralbl. 1907. S. 1123).
Manz, Ein Fall von periodischer III-Lähmung. Berliner klin. Wochenschr. 1885. Nr. 40.
S. 637.
Manz, Über das Flimmerskotom. Neurol. Zentralbl. 1893. Nr. 14. S. 474.
Marburg, Jahrb. f. Psych. 1910. 30. S. 292—297.
Marcus, Die Ursachen der Migräne und ihrer einzelnen Anfälle. Berliner klin. Wochen-
schr. 1896. Nr. 12. S. 264.
Marina, Über multiple Augenmuskellähmungen. 1896 (zit. nach Schmidt-Rimpler).
Martin, Annales d'oculistique. 1888 (zit. nach Grasser-Rauzier).
Massalongo, Dell' emicrania oftalmoplegia period. Riforma medica. 1891. Nr. 34 (Schmidts
Jahrb. 1891. 232. S. 37).
Mathieu et Roux, La migraine tardivement aggravée. Gazette des hôpitaux. 1903. Nr. 130.
S. 1281.
Mathis, Un cas de migraine ophthalmoplégique. Rev. de médic. 1901. S. 992 (Schmidts
Jahrb. 1902. 273. S. 167).
Mauthner, Die Lehre von den Augenmuskellähmungen. Wiesbaden 1889.
Maximowitsch, Petersburger med. Wochenschr. 1878. S. 91 (Schmidts Jahrb. 1878.
177. S. 141).
Meige, Migraine ophthalmique avec hemianopsie et aphasie transitoires. Hémiface suc-
culente. Photophobie et tic de clignement. Rev. neurol. 1904. Nr. 16. S. 912.
Mendel, E., Die Migräne. Deutsche med. Wochenschr. 1906. Nr. 20. S. 785.
Mendel, K., Die Wechseljahre des Mannes. Neur. Zentralbl. 1910. S. 1124.
Merz, Zur Ätiologie und Behandlung der Hemikranie. Ärztl. Mitteil. a. Baden. 1858
(Schmidts Jahrb. 1859. 101. S. 48).
Mingazzini, Sui rapporti fra l'emicrania oftalmica e gli stati psicopatici transitorii. Rivista
sperim. di Freniatria. 19. (Neurol. Zentralbl. 1895. S. 836).
Mingazzini, La paralysi recidivante del nervo oculomotorio. Roma 1897 (Neurol. Zen-
tralbl. 1897. S. 560 u. Wilbrand-Saenger).
Mingazzini, Fernere klinische Beobachtungen über geistige Störungen infolge von Hemi-
kranie. Monatsschr. f. Psych. 1897. 1. S. 122. — (Kasuistik Mingazzinis, zit. z. T. nach
Krafft-Ebing.)
Mitchell, J. K., Headache with visual hallucinations. Journ. of ment. a. nerv. dis. 1897.
24. S. 620 (Neurol. Zentralbl. 1898. S. 381).
Mittendorf, One thousand cases of ocular headaches and the different states of refraction,
connected therewith. New York med. Record. 1891. 15 (zit. nach Möbius).
Möbius, Die Migräne. Spez. Pathol. u. Therapie Nothnagels. 1894. 12. 3. Teil. 1. Abt.
Möbius, Über periodisch wiederkehrende III-Lähmung. Neurol. Beitrag von Möbius.
Leipzig 1895. H. 4. S. 75 und Berl. klin. Wochenschr. 1884. Nr. 38.
Möbius, Zur Pathologie des Halssympathikus. Neurol. Beitr. von Möbius. Heft 4. 1895
u. Berliner klin. Wochenschr. 1884. 21. S. 1—10.
Möllendorf, Über Hemikranie. Virchows Arch. 1867. 41. S. 385.
Molon, Della emicrania oftalmoplegica periodica. Gazetta degli Ospedali 1903. 27 Dec.
(Rev. neurol. 1904. S. 243).

Monro, Praelect. ex Cronii Institut. 1771, 1775. London (zit. nach Berger).

Müller-Lyer, Über ophthalmische Migräne. Berliner klin. Wochenschr. 1887. Nr.42. S. 787.

Nason, Megrim accompanied with paralysis of the III nerve. Lancet 1891. 1. (Schmidts Jahrb. 1891. **232**. S. 37).

Navarre, Migraine par autointoxikation. Lyon médical. 1892. T. 69. S. 323.

Neale and Bays, Neuralgie and migraine treated by the use of the percuteur. Lancet 1903. **2**. S. 1125.

Neftel, Beiträge zur Symptomatologie und Therapie der Migräne. Arch. f. Psych. 1890. **21**. S. 117.

Neumann, Du rôle de la prédisposition nerveuse dans l'étiologie de la paralysie faciale à frigore. Arch. de Neurol. 1887. T. 14. S. 1 und 1888 T. 15. S. 354.

Nicati et Robiolis, Contribution à l'étude de la migraine. Compt. rend. de la soc. de biol. à Paris. 1884. 23 Févr. S. 109.

Nicolas, Histologie générale du système nerveux. Traité d'anatomie humaine, par. P. Poirier. Paris. T. 3.

Nonne, Syphilis und Nervensystem. 1909. 2. Aufl.

Nordensson, Hemicr. ophthalm. Svenska läkare sällsk. förh. 1889. S. 117 (Virchow-Hirsch Jahresber. 1889. **2**. S. 125).

Oertel, Augenmigräne und Stirnhöhlenerkrankung. Berliner klin. Wochenschr. 1910. Nr. 24 (Neurol. Zentralbl. 1910. S. 867).

Ogilvey, Antipyrine in migraine. Brit. med. Journ. 1888. 1. S. 75.

Oppenheim, Die Beziehungen der Hemikranie zur Tabes dorsalis. Berliner klin. Wochenschr. 1884. Nr. 38. S. 603.

Oppenheim, Kasuistischer Beitrag zur Prognose der Hemikranie. Char.-Ann. 1890. **15**. S. 298.

Oppenheim, Zur Lehre von der Periodizität nervöser Krankheitserscheinungen. Neurol. Zentralbl. 1908. Nr. 1. S. 7.

Oppenheim, Lehrbuch der Nervenkrankheiten. 1908. S. 1352.

Oppenheim, Zur Lehre von den neuro-vaskulären Erkrankungen. Deutsche Zeitschr. f. Nervenheilk. 1911. **41**. S. 376.

Oppenheim, Über Dauerschwindel (Vertigo permanens). Neurol. Zentralbl. 1911. Nr. 6 u. Monatsschr. f. Psych. u. Neurol. 1911. **29**. S. 275.

Oppenheimer, Headaches and other nervous symptoms caused by functional anomalies of the eyes. Boston med. and surg. Journ. 1888. 119. Nr. 26 (Virchow-Hirsch Jahresber. **23**. S. 546).

Ormerod, 1885 (zit. nach Mauthner).

Ormerod and Spicer, Brit. med. Journ. 1895. Dec. 21 u. 1896. March 21 (Zentralbl. f. Augenheilk. 1896. S. 112 u. 241).

Otto, Über das angioneurotische Ödem. Petersburger med. Wochenschr. 1906. Nr. 6. S. 59.

Overlach, Migränin. Deutsche med. Wochenschr. 1893. Nr. 47. S. 1245.

Paderstein, Beitrag zur Kasuistik d. ophthalmopleg. Migräne. Deutsche Zeitschr. f. Nervenheilk. 1899. **15**. S. 418.

Päßler, Über einige seltene Fälle von Migräne. Münchner med. Wochenschr. 1902 (Schmidts Jahrb. 1902. **275**. S. 253).

Pal, Die Gefäßkrisen. 1906.

Pappenheim, Über einen Fall von periodischer Melancholie, kombiniert mit Hysterie und Tabes dorsalis mit eigenartigen Migräneanfällen. Arbeiten aus der deutschen psych. Univers.-Klinik in Prag, herausgeg. von A. Pick. 1908. Berlin. S. 118.

Parenteau, Récueil d'ophthalmologie. 1894. S. 400 (zit. nach Paderstein).

Parhon, Contrib. à l'étude de la pathogénie et du traitement de la migraine. Rev. neurol. 1910. Nr. 17. S. 257.

Parhon et Cazacou, Sur un nouveau cas de trophoedème chronique. Nouv. Jconogr. de la Salpêtr. 1907. **20**. S. 448.

Parinaud, Migr. ophthalm. au début d'une paral. générale. Arch. de neurol. 1883. T. 5. S. 57.

Parinaud, Annales d'oculist. 1885. S. 121 (zit. nach Wilbrand-Saenger).

Parinaud et Marie, Névralgie et paralysie oculaire à rétour périodique. Arch. de neurologie. 1886. T. 11. S. 15.

Parisot, Lerôle des modifications de pression du liquide céphalo-rachidien dans la symptomatol. des diverses affections. Rev. médic. de l'Est. 1910. S. 97—115, 139—153 (Rev. neurol. 1911. S. 189).

Parisotti, Faux glaucone, Migraine ophthalmique. Ann. d'ocul. 1898. **119**. S. 321 (Schmidts Jahrb. 1898. **258**. S. 129).

Pelizaeus, Zur Therapie der Migräne. Deutsche med. Zeitschr. 1887 (Virchow-Hirsch Jahresber. 1887. **2**. S. 114).

Pembertom, Peake, W., A few observations on the pathology and treatment of migraine. Lancet 1890. **2**. S. 666.

Peritz, Über die Ätiologie und Therapie des neurasthen. Kopfschmerzes, des neurasthen. Schwindels und der Migräne. Med. Klin. 1906. N. 44—46.

Pezzi, Sur un cas de syndrome de Bonnier et sur les crises bulbaires. Gazzetta degli Ospedali e della Cliniche. 1907. **28**. Nr. 54. S. 567 (Rev. neurol. 1907. S. 1248).

Pick, Zur Symptomatologie der funktionellen Aphasien nebst Bemerkungen zur Migraine ophthalmique. Berliner klin. Wochenschr. 1894. Nr. 47. S. 1060.

Pierret, Essai sur les symptomes céphaliques du tabes dorsalis. Paris 1876 (zit. nach Oppenheim).

Pineles, Über Kopfschmerz. Wiener klin. Rundschau. 1907. Nr. 2.

Piorry, Traité de médecine pratique et de la pathologie jatrique ou médicale. Paris 1850. T. 8. S. 75.

Pison, Zit. nach Tissot.

Plaut und Göring, Untersuchungen an Kindern von Paralytikern. Münchner med. Wochenschr. 1911. S. 1959.

Plavec, Beitrag zur Erklärung der ophthalmopleg. Migräne. Deutsche Zeitschr. f. Nervenheilk. 1907. **32**. S. 183.

Plönies, Die Verminderung des Gedächtnisses und der geistigen Leistungen durch gastrogene Toxine mit besonderer Berücksichtigung der Anämie und Unterernährung. Deutsche Zeitschr. f. Nervenheilk. 1908. **35**. S. 74.

Pravaz, Arch. de médecine. 2 série. T. 8. S. 59 (zit. nach Gałęzowski).

Putnam, On periodical neuralgies of the trigeminal nerve and their relation to migraine, with special relation to the intermittent supraorbital neuralgia. Boston med. and surg. Journal. 1896. **135**. (Schmidts Jahrb. 1897. **253**. S. 130).

Putnam, The relation between the trigeminal neuralgia and migraine. Journ. of. nerv. and ment. dis. 1900. **27**. S. 129 (Neurol. Zentralbl. 1901. S. 962).

Quaglino, Annal. della oftalmologia. 1871 [zit. nach Gałęzowski).

Quincke, Über Meningngitis serosa und verwandte Zustände. Deutsche Zeitschr. f. Nervenheilk. 1897. **9**. S. 149.

Quincke, Zur Pathologie der Meningen. Daselbst. 1910. **40**. s. 78.

Rachford, Beziehungen der Migräne zur Epilepsie. The americ. Journ. of the med. sc. 1898. Apr. (Münchner med. Wochenschr. 1898. S. 699).

Radziwiłłowicz, Über Cytisin. Arbeiten d. pharmakolog. Instituts zu Dorpat, herausgeg. von Kobert. 1888 (Schmidts Jahrb. 1889. **221**. S. 23).

Raecke, Über epileptische Wanderzustände. Arch. f. Psych. 1908. **43**. S. 398.

Raullet, Etude sur la migraine ophthalmique. Thèse de médecine. Paris 1883.

Redlich, Über die Beziehungen der genuinen zur symptomatischen Epilepsie. Deutsche Zeitschr. f. Nervenheilk. 1909. **36**. S. 197 und Neur. Zentralbl. 1909. S. 387 u. 389.

Reichardt, Über die Hirnmaterie. Monatsschr. f. Psych. u. Neurol. 1908. **24**. S. 279.

Reichardt, Über Hirnschwellung. Zeitschr. f. d. ges. Neurol. u. Psych. (Referate. 1911. 3. H. 1).

Reiß, Konstitutionelle Verstimmung und manisch-depressives Irresein. • Zeitschr. f. d. ges. Neurol. u. Psych. 1910. **2**. H. 3—4.

Remak, Neurol. Zentralbl. 1884. S. 548.

Renner, Über vorübergehende Hemiplegien bei Migräne. Deutsche med. Wochenschr. 1909. Nr. 21 (Neurol. Zentralbl. 1909. S. 759).

Renous, Thèse de Paris. 1892 (zit. nach Grasset-Rauzier).

Reuß, Kasuistische Beiträge zur Kenntnis des Flimmerskotoms. Wiener med. Presse. 1876. Nr. 1—9 (Schmidts Jahrb. 1877. **173**. S. 64).

Richter, Arch. f. Psychiatrie. 1886 16. (zit. nach Thomsen).

Riedel, Der Kopfschmerz und seine physikalische Behandlung. Berliner klin. Wochenschr. 1907. Nr. 20. (Neurol. Zentralbl. 1907. S. 1121).

Rivière, De la migraine tardivement aggravée. Thèse de Bordeaux. 1911 (Neurol. Zentralbl. 1911. S. 1168).

Robertson, Antipyrine in migraine. New Yorker med. Record. 1887. 31. May 19 (Virchow-Hirsch Jahresber. 1887. 1. S. 411).

Robiolis, Contribution à l'étude de la migraine dite ophthalmique et de ses diverses manifestations. Thèse de Montpellier. 1884.

Rodiet, Des rapports de la migraine et de l'épilepsie. Gazette des hôpitaux. 1909. Nr. 51. S. 637.

Römer, Beitrag zur Lehre von der epileptischen Verstimmung. Monatsschr. f. Psych. u. Neurol. 1909. 26. S. 237.

Römheld, Über die leichteren Formen der periodischen Störungen des Nerven- und Seelenlebens (Cyklothymie). Klinik f. psych. u. nerv. Krankh., herausgeg. von Sommer. 1908. 2. S. 449.

Romano, Gaz. degli Ospedali. 1896 (zit. nach Paderstein).

Rose, Céphalée musculaire. Sémaine médicale. 1911. Nr. 13. S. 145—148.

Rosenbach, Über die auf myopathischer Basis beruhende Form der Migräne und über myopathische Kardialgie. Deutsche med. Wochenschr. 1886. Nr. 12 u. 13.

Rosenthal, M., Untersuchungen und Beobachtungen über Arzeneimittel. Anz. der k. k. Ges. d. Ärzte zu Wien. 1883/84. Nr. 12 (Schmidts Jahrb. 1884. 204. S. 133).

Robson, A. W. Mayo, Brit. Med. Journ. 1880. Apr. 10. (Schmidts Jahrb. 1882. 193. S. 133).

Rossolimo, Rezidivierende Fazialislähmung bei Migräne. Neurol. Zentralbl. 1901. Nr. 16. S. 744.

Rothmann, Über Kontraktur des Sphincter iridis lichtstarrer Pupillen bei Akkommodation und Konvergenzreaktion. Neurol. Zentralbl. 1903. Nr. 6. S. 242.

Runge, Über Kopfdruck. Arch. f. Psychiatrie. 1876. 6. S. 627.

Russel, J. W., Case of migraine with ophthalmoplegia. Brit. Med. Journ. 1903. Mai 2. (Neurol. Zentralbl. 1905. S. 955).

Russel, R., Recurrent paralysis of third nerve with migraine. Brit. Med. Journ. 1895. Dec. 21. S. 1561 (Neurol. Zentralbl. 1896. S. 279).

Ryba, Sborník klinicky. 4. S. 391 (zit. nach Plavec).

Sahli, Über die klinischen Untersuchungsmethoden. 1909. 5. Aufl. S. 1095 u. 1151.

Sander, Über prämonitor. Symptome der paralytischen Geistesstörung. Berliner klin. Wochenschr. 1876. Nr. 21. S. 289.

Sarbó, Einige Worte über Migränebehandlung. Budapesti Orvosi ujság. 1903. Nr. 16 (Neurol. Zentralbl. 1905. S. 955).

Sarda, Des migraines. Gaz. des hôpit. 1886. Nr. 51. S. 403.

Saundby, Lancet. 1882. T. II. Nr. 9 (zit. nach Ballet) und Lancet. 1885. I. S. 51 (zit. nach Wilbrand-Saenger).

Savage, Brain. 1881 (zit. nach Cornu).

Schabad, Chronische Chorea nach Migräne. Deutsche med. Wochenschr. 1909. Nr. 22 (Neurol. Zentralbl. 1909. S. 760).

Schäfer, M., Nasenleiden und Reflexneurosen. Deutsche med. Wochenschr. 1884. Nr. 23 u. 24 (Schmidts Jahrb. 1884. 203. S. 26).

Schaw, Ptosis produced by intracranial lipoma. Lancet. 1899. Nov. 25 (Schmidts Jahrb. 1900. 265. S. 32).

Scheinmann, Habitueller Kopfschmerz als Hauptsymptom verschiedener Nasenleiden. Berliner klin. Wochenschr. 1893. Nr. 49—51.

Schilling, Zur Frage der rezidivierenden III-Lähmung. Münchner med. Wochenschr. 1903. Nr. 18. S. 776.

Schittenhelm, Natur und Wesen der Gicht. Beihefte zur med. Klinik. 1907. 3. H. 4.

Schmidt-Rimpler, Rezidivierende III-Lähmung. Nothnagels spez. Path. u. Therap. 1898. 21. S. 167.

Schwimmer, Kasuistische Mitteilungen aus dem Gebiete der Syphilis. Wiener med. Wochenschr. 1871 (Schmidts Jahrb. 1872. 156. S. 172).

Schneider, Zur Ätiologie der Hemicrania ophthalmica. Münchner med. Wochenschr. 1909. Nr. 27. S. 1368 (Virchow-Hirsch Jahresber. 1909. **2.** S. 72).

Schröder, Th., Über bleibende Folgeerscheinungen des Flimmerskotoms. Klin. Mon.-Blätter f. Augenheilk. 1884. **22.** S. 531 (Schmidts Jahrb. 1885. **207.** S. 285).

Schwarz, Ein Fall von scheinbarer Hemikranie mit tödlichem Ausgang. Wiener med. Presse. 1878. Nr. 9. S. 270.

Schweinitz, Americ. ophthalm. Soc. Transact. 1895 (Zentralbl. f. Augenheilk. 1896. S. 708).

Schüller, A., Röntgenogramme der Schädel zweier Kinder mit typischen Migräneanfällen. Neurol. Zentralbl. 1908. S. 1184.

Schüller, A., Über genuine und symptomatische Migräne. Wiener med. Wochenschr. 1909. S. 913 (Neurol. Zentralbl. 1909. S. 760) und Jahrb. f. Psychiatrie 1909. **30.** S. 292 u. 297.

Schüller, A., Sellare Paliativtrepanation und Punktion des III-Ventrikels. Wiener med. Wochenschr. 1911. Nr. 3 (Neurol. Zentralbl. 1911. S. 394).

Sciamanna, Nevrosi emicraniche. Atti dell' XI. Congresso med. internation. 1893. **4.** (zit. nach Mingazzini).

Sciamanna, Bulletin della soc. Lancis. 1896. **16,** 2. S. 89 (Schmidt's Jahrb. 1897. **253.** S. 130).

Sée, Du traitement des maux de tête (céphalées, migraines, neuralgies faciales) par l'antipyrine. Bull. de l'acad. de méd. à Paris. 1887. 2. Sér. T. 18. S. 259.

Seifert, Hemikranie und okulomotorische Lähmung. Neurol. Zentralbl. 1900. S. 539.

Seige, Periodische Indikanurie bei zirkulärer Psychose. Monatsschr. f. Psych. u. Neurol. 1908. H. 2. (Neurol. Zentralbl. 1909. S. 716).

Seige, Stoffwechselstörungen bei Melancholie und zirkulären Psychosen. Neurol. Zentralbl. 1909. S. 550.

Seguin, Vorlesungen über einige Fragen in der Behandlung von Neurosen. Leipzig 1892.

Senator, Über periodische III-Lähmung. Zeitschr. f. klin. Med. 1888. **13.** H. 3. S. 252.

Shionoya, Ein Fall von rezidivirer Okulomotoriuslähmung (Migraine ophthalmoplégique) mit Autopsie. Deutsche Zeitschr. f. Nervenheilk. 1911. **42.** S. 155.

Siegrist, Beiträge zur Kenntnis vom Wesen und Sitz der Hemicrania ophthalmica. Mitteilungen aus Kliniken und medizin. Instit. der Schweiz. 1894. 1. Reihe. H. 10.

Sihle, Zur Pathologie und Therapie der Migräne. Wiener klin. Wochenschr. 1901. Nr. 13. S. 309.

Sil, Ein Fall ophthalmoplegischer Migräne mit einer Hypoglossusparalyse. Arch. bohém. de méd. clin. 1907. **8.** S. 357.

Sinclair, Journ. of Amer. Med. Assoc. 1887. Febr. 26. (zit. nach Grasset-Rauzier).

Sinclair, Migraine in Childhood. Amer. Med. News 1887. Oct. 29. (Virchow-Hirsch Jahresber. 1887. **2.** S. 747.)

Snell, Lancet. 1893. **2.** July 3. (zit. nach Möbius).

Sommer, Referat über die Arbeit Chalmers da Costa. Neurol. Zentralbl. 1890. S. 374.

Sonntag, Die Migräne, der kongestive und der nervöse Kopfschmerz. Wiesbaden. (Virchow-Hirsch Jahresber. 1892. **2.** S. 305).

Soula, Contribution à l'ètude de la migraine. Migraine et arthritisme. Thèse de Paris. 1884.

Spiller, The relation of migraine to epilepsy. Amer. Journ. of Med. Sc. 1900. **119.** S. 24 (Schmidts Jahrb. 1900. **268.** S. 23).

Spiller und Posey, Recurrent oculomotor palsy. Amer. Journ. of Med. Sc. 1905.

Spitzer, Über Migräne. Jena 1901.

Steenhuisen, Recidiveerende oculom. Verlamming. 1893. Diss. Leiden (zit. nach Paderstein).

Stekel, Die moderne Pathologie und Therapie der Migräne. Wiener med. Wochenschr. 1897. Nr. 46—48.

Stekel, Migräne und Wärmebildung. Wiener med. Wochenschr. 1900. Nr. 32—34.

Sterling, Ein Fall von paroxysmaler Onanie, als eines selteneren epileptischen Äquivantes. Neurologia polska. 1910. H. 5. S. 111.

Sterling, Ein Fall von zerebraler und peripherer Klaudikation. Neurologia polska. 1910. H. 5. S. 114.

Stern, R., Erscheinungen bei Hemikranie. Neurol. Zentralbl. 1911. Nr. 8. S. 463.

Stertz, Über periodisches Schwanken der Hirnfunktionen. Arch. f. Psych. 1911. **48**. H. 1.

Stewart, Quatre cas de tumeur de la région de l'hypophyse. Review of neurology and psych. 1909. **7**. S. 225 (Rev. neurol. 1910. S. 71).

Stock, Ein Fall von periodisch rezidivierender okulomotorischer Lähmung. Diss. Tübingen 1898 (zit. nach Paderstein).

Strohmayer, Über die Beziehungen zwischen Epilepsie und Migräne. Neurol. Zentralbl. 1902. S. 1086 und Münchner med. Wochenschr. 1903. Nr. 10. S. 423.

Strzeminsky, Récueuil d'ophthalmologie 1897 (zit. nach Paderstein).

Suckling, Migraine attacks followed by temporary paral. of the III nerve. Brain. 1887. S. 241 (zit. nach Möbius).

Szokalski, Monatsschr. f. Augenheilk. 1870 und Sitzung der Warschauer med. Gesellsch. 1872.

Teed, Über Migräne. Journ. of nerv. a ment. dis. 1876. S. 241. (Schmidts Jahrb. 1877. **174**. S. 242).

Thiemich, Funktionierende Krankheiten des Nervensystems. Handb. d. Kinderheilk. von Pfaundler und Schloßmann. 1906.

Thomas, L., La migraine. Paris 1887.

Thomas, J. J., Migraine and Hemianopsia. Journ. of nerv. a ment. dis. 1907. March. (Neurol. Zentralbl. 1907. S. 1122).

Thomsen, Neurol. Zentralbl. 1884. S. 548.

Thomson, W. H., Pathology and treatment of migraine. New York med. Record 1901. **60**. S. 20 (Schmidts Jahrb. 1902. **273**. S. 254).

Tissot, De la migraine. Oeuvres complèts. Nouvelle édition. Paris 1813. **11**. S. 83.

Tissot, Traité des nerfs. Edition Bayle. S. 383, 400 (zit. nach Liveing).

Tomaschny, Der Kopfschmerz bei der Dementia praecox. Allgem. Zeitschr. f. Psych. 1908. **65**. S. 778.

Trepsat, Epilepsie et menstruation. Encephale 1908. Nr. 6. S. 486.

Trömner, Ein Fall von kompletter akuter Ophthalmoplegia interna des rechten Auges während eines Migräneanfalls. Neurol. Zentralbl. 1899. S. 559.

Trousseau, Clinique médicale de l'hôtel-Dieu de Paris. 1865. **3**. S. 337.

Trousseau, Glaucome et migraine ophthalmique. Annales d'oculist. 1898. **120**. S. 253.

Turner, Epilepsy, a study of the idiopathic disease. London 1907 (Neurol. Zentralbl. 1907. S. 730).

Ulrich, Über einen Tumor im rechten Temporalhirn. Deutsche Zeitschr. f. Nervenheilk. 1910. **40**. H. 1—2.

Ungar, Antipyrin bei Hemikranie. Zentralbl. f. klin. Med. 1886. Nr. 45 (Schmidts Jahrb. 1887. **213**. S. 25).

Vater, Dissertatio de duobus vituis visus altero duplicatio, altero dimidiato. 1713 (zit. nach Kovalevsky).

von den Velden, Beobachtungen an Epileptikern. Deutsche Zeitschr. f. Nervenheilk. 1909. **38**. S. 68.

Vogel und Holst, Über Hemikranie. Arch. f. path. Anat. **41**. S. 835 (zit. nach Berger).

Voß, Über die Diagnose des Kopfschmerzes. Petersburger med. Wochenschr. 1910. **26**, 9. (Schmidts Jahrb. 1901. **270**. S. 185).

Wadsworth, New York med. Record. **32**, 6. S. 168 (zit. nach Möbius), und Boston med. and surg. Journ. 1887. **117**, 5. S. 110.

Walton, Constitutional headaches. Journ. of the amer. med. Assoc. 1906. Nr. 10 (Virchow-Hirsch Jahresber 1908. **2**. S. 233).

Weiß, Ein Fall von periodisch auftretender totaler linksseitiger okulomotorischer Lähmung. Wiener med. Wochenschr. 1885. Nr. 17. S. 522.

Wepfer, Observationes de affectibus capitis internis et externis. Schaffouse 1720. Obs. 49 u. folg. (zit. nach Thomas).

Wernicke, Lehrbuch der Gehirnkrankheiten. 1881. S. 278, 296.

Westphal, Hemicrania ophthalmica mit anfallsweise auftretender Pupillenstarre. Neurol. Zentralbl. 1911. Nr. 19. S. 1148.

Wesphalen, Über Kopfschmerz gastrischen Ursprungs. Berliner klin. Wochenschr. 1891. Nr. 37. S. 912.

Whitehead, The surgical treatment of migraine. Brit. med. Journ. 9. Febr. 1901. S. 335.

Widal et Vaucher, Amaurose subite au cours d'une nephrite aigüe avec oedéme, sans
    azotémie. Bull. et mém. de la soc. méd. des hôpit. 15. Avril 1910 (Rev. neurol.
    1910. S. 407).
Wilbrand und Saenger, Die Neurologie des Auges. 1900. **1.** S. 483.
Wilks, Epilepsy and Migraine. Lancet. 6. Aug. 1888. **2.** (Virchow-Hirsch Jahresber.
    23, 2. S. 91).
Woakes, Nutzen des secale cornutum gegen Neuralgie. Brit. med. Journ. 1868 (Schmidts
    Jahrb. 1869. **142.** S. 164).
Wood, Epileptoid migraine. Med. News. 1894 **65.** 26. Dez. (zit. nach Mingazzini).
Worbs, Der Kopfschmerz und seine Massagebehandlung nach Cornelius. Deutsche med.
    Wochenschr. 1908 (Neurol. Zentralbl. 1908. S. 973).
Wurm, Württembergisches Korrespondenzblatt. 1875 (Schmidts Jahrb. 1875. **168.**
    S. 231).
Zacher, Über einen Fall von Migraine ophthalmique mit transitorisch-epileptischer
    Geistesstörung. Berliner klin. Wochenschr. 1892. Nr. 28 (Neurol. Zentralbl. 1893.
    Nr. 1. S. 21).
Ziehen, Korrespondenzblatt des allgemeinen ärztlichen Vereins in Tübingen. 1889.
    Nr. 4 (Neurol. Zentralbl. 1889. S. 685).
Ziehen, Über einen Fall alternierender Ophthalmoplegia externa, kompliziert mit Geistes-
    krankheit. Korrespondenzblatt des allgemeinen ärztlichen Vereins von Thüringen.
    1889. **18.** (Neurol. Zentralbl. 1899. S. 173).
Ziem, Über die Abhängigkeit der Migräne von Krankheiten der Nasenhöhle und der
    Kieferhöhle. Allgem. med. Zentr.-Zeitung 1886. **55.** Nr. 35—36 (Schmidts Jahrb.
    1886. **211.** S. 23).
Zylberlast, Troubles mentaux dans un cas de méningite séreuse. Revue neurolog. 1912.
    Nr. 8. S. 535.

Sachregister.

Namenregister.

Springer-Verlag Berlin Heidelberg GmbH

Monographien aus dem Gesamtgebiete der Neurologie und Psychiatrie

Herausgegeben von

A. Alzheimer-München und M. Lewandowsky-Berlin.

Heft 1:

Über nervöse Entartung

von

Prof. Dr. med. Oswald Bumke,

I. Assistent an der psychiatrischen und Nervenklinik der Universität zu Freiburg i. B.

Preis Mk. 5,60.

(Für die Abonnenten der „Zeitschrift f. d. gesamte Neurologie und Psychiatrie"
Preis Mk. 4,50.)

Inhaltsverzeichnis: I. Einleitung. II. Begriffsbestimmung. III. Normale
Vererbung und Entartung. IV. Die Übertragung von Geisteskrankheiten auf die
nervöse Entartung. V. Auslese und Entartung. VI. Kultur und Entartung.

Handbuch der Neurologie.

Bearbeitet von

Prof. Dr. G. Abelsdorff-Berlin, Privatdozent Dr. R. Bárány-Wien, Dr. M. Bielschowsky-Berlin,
Prof. Dr. R. du Bois-Reymond-Berlin, Prof. Dr K. Bonhoeffer-Breslau, Prof. Dr. H. Boruttau-
Berlin, Dirig. Arzt Dr. W. Braun-Berlin, Privatdozent Dr. K. Brodmann Tübingen, Prof. Dr. O.
Bumke-Freiburg i. Br., Privatdozent Dr. R. Cassirer-Berlin. Dr. T. Cohn-Berlin. Prof. Dr. A. Cramer-
Göttingen, Privatdozent Dr. H. Eppinger-Wien, Prof. Dr. R. Finkelnburg-Bonn, Dr. E. Flatau-
Warschau, Dr. G. Flatau-Berlin, Privatdozent Dr. E. Forster-Berlin, Prof. Dr. H. Gutzmann-Berlin,
Dr. H. Haenel-Dresden, Prof. Dr. Fr. Hartmann-Graz, Prof. Dr. K. Heilbronner-Utrecht, Prof. Dr.
R. Henneberg-Berlin, Prof. Dr. S. E. Henschen-Stockholm, Dr. R. Hirschfeld-Berlin, Prof. Dr. E.
Jendrassik-Budapest, Dr. O. Kalischer-Berlin, Dr. S. Kalischer-Berlin, Privatdozent Dr. M. Kauff-
mann-Halle a. S., Privatdozent Fr. Kramer-Breslau, Prof. Dr. A. Léri-Paris, Prof. Dr. M. Lewan-
dowsky-Berlin, Dr. F. H. Lewy-München, Privatdozent Dr. O. Marburg-Wien, Prof. Dr. P. Marie-
Paris, Dr. Fr. Mohr-Coblenz, Prof. Dr. E. Neißer-Stettin. Dr. E. Phleps-Graz, Dr. F. H. Quix-Utrecht,
Prof. Dr. E. Redlich-Wien, Prof. Dr. K. Schaffer-Budapest, Dr. H. Schrottenbach-Graz, Privatdozent Dr. A. Schüller-Wien, Prof. Dr. P. Schuster-Berlin, Privatdozent Dr. W. Spielmeyer-Frei-
burg i. Br., Prof. Dr. H. Vogt-Wiesbaden, Dr. W. Vorkastner-Greifswald, Prof. Dr. O. Vulpius-
Heidelberg, Prof. Dr. E. Weber-Berlin, Prof. Dr. K. A. Wertheim-Salomonson-Amsterdam, Privat-
dozent Dr. I. Wickman-Stockholm, Privatdozent Dr. Josef Wiesel-Wien, Prof. Dr. K. Wilmanns-
Heidelberg.

Herausgegeben von Prof. Dr. M. Lewandowsky, Berlin.

Erster Band. Allgemeine Neurologie.

1618 S. gr. 8⁰. 322 Textabbildungen und 12 Tafeln. 1910.

Preis Mk. 68.—; in 2 Halblederbänden gebunden Mk. 73.50.

Zweiter Band. Spezielle Neurologie I.

1170 S. gr. 8⁰. Mit 327 Textabbildungen und 10 Tafeln. 1911.

Preis Mk. 58.—; in Halbleder gebunden Mk. 61.50.

Dritter Band. Spezielle Neurologie II.

1169 S. gr. 8⁰. Mit 196 Textabbildungen und 8 Tafeln. 1912.

Preis Mk. 58.—; in Halbleder gebunden Mk. 61.50.

(Der vierte (Schluß-) Band, enthaltend „Spezielle Neurologie III" erscheint im
Herbst 1912.)

Zu beziehen durch jede Buchhandlung.

Springer-Verlag Berlin Heidelberg GmbH

Lehrbuch der Nervenkrankheiten

von Prof Dr. **G. Aschaffenburg**-Köln, Oberarzt Dr. **H. Curschmann**-Mainz, Prof.
Dr. **R. Finkelnburg**-Bonn, Prof. Dr. **R. Gaupp**-Tübingen, Prof. Dr. **C. Hirsch**-
Göttingen, Prof. Dr. **Fr. Jamin**-Erlangen, Privatdozent Dr. **J. Ibrahim**-München,
Prof. Dr. **Fedor Krause**-Berlin, Prof. Dr. **M. Lewandowsky**-Berlin, Prof. Dr. **H.
Liepmann**-Berlin, Oberarzt Dr. **R. L. Müller**-Augsburg, Privatdozent Dr. **Fr. Pineles**-
Wien, Privatdozent Dr. **F. Quensel**-Leipzig, Privatdozent Dr. **M. Rothmann**-Berlin,
Prof. Dr. **H. Schlesinger**-Wien, Privatdozent Dr. **S. Schoenborn**-Heidelberg, Prof.
Dr. **H. Starck**-Karlsruhe, Privatdozent Dr. **H. Steinert**-Leipzig.

Herausgegeben von

Dr. Hans Curschmann,

Dirigierendem Arzt der Inneren Abteilung des St. Rochus-Hospitales in Mainz.

Mit 289 Textabbildungen. 1909. In Leinwand geb. Preis Mk. 24.—.

Klinik und Atlas der chronischen Krankheiten des Zentralnervensystems

von

Professor Dr. August Knoblauch,

Direktor des Städtischen Siechenhauses zu Frankfurt a. M.

Mit 350 z. T. mehrfarbigen Textfiguren. 1909.

In Leinwand geb. Preis Mk. 28.—.

Taschenbuch zur Untersuchung nervöser und psychischer Krankheiten und krankheitsverdächtiger Zustände

von

Dr. W. Cimbal.

1909. In Leinwand gebunden Preis M. 3.60.

Praktische Neurologie für Ärzte

von

Professor Dr. M. Lewandowsky in Berlin.

Mit 20 Textfiguren. 1912. Preis M. 6.80; in Leinwand gebunden M. 7.60.

Zu beziehen durch jede Buchhandlung.

Springer-Verlag Berlin Heidelberg GmbH

Über Ruheübungen und Ruheübungsapparate. — Zur Psychologie und Hygiene des Denkens.
Zwei Vorträge. Von Dr. med. et phil. Leo Hirschlaff, Nervenarzt in Berlin. Mit 4 Textfiguren. 1911. Preis Mk. 1.—.

Neurasthenie.
Eine Skizze von Dr. Otto Veraguth, Nervenarzt, Privatdozent an der Universität Zürich. 1910. Preis Mk. 3.60.

Charakter und Nervosität.
Vorlesungen über Wesen des Charakters und der Nervosität und über die Verhütung der Nervosität gehalten im 1. Semester des Jahres 1910/11 an der medizinischen Fakultät in Budapest von Dr. Jenö Kollarits, Privatdozent, Adjunkt der II. Med. Universitätsklinik (Direktor: Hofrat Prof. Dr. E. Jendrassik). Mit 3 Textfiguren. 1911. Preis Mk. 7.—; in Leinwand geb. Mk. 8.40.

Die Neuralgien der täglichen Praxis.
Von Dr. O. Schellong in Königsberg i. Pr. 1911. Preis Mk. 1.80.

Technik der mikroskopischen Untersuchung des Nervensystems.
Von Dr. W. Spielmeyer, Privatdozent und Assistent an der Psychiatrischen und Nervenklinik in Freiburg i. Br. 1911. In Leinwand gebunden Preis M. 4.40.

Der Einfluß psychischer Vorgänge auf den Körper,
insbesondere auf die Blutverteilung. Von Professor Dr. Ernst Weber, Oberassistent am Physiologischen Institut der Universität Berlin. Mit 120 Textfiguren. 1910. Preis M. 14.—; in Leinwand gebunden M. 16.—.

Untersuchung der Pupille und der Irisbewegungen beim Menschen.
Von Dr. Karl Weiler, Assistent der Kgl. Psychiatrischen Klinik in München. Mit 43 Figuren im Text und auf 3 Tafeln. 1910. Preis M. 6.60.

Der vestibuläre Nystagmus und seine Bedeutung für die neurologische und psychiatrische Diagnostik.
Von Prof. Dr. M. Rosenfeld, Oberarzt der Psychiatrischen und Nervenklinik zu Straßburg i. E. 1911. Preis Mk. 2.40; in Leinwand gebunden Mk. 3.20.

Die elektrische Entartungsreaktion.
Klinische und experimentelle Studien über ihre Theorie. Von Dr. Emil Reiß, Oberarzt an der Medizinischen Klinik des Städtischen Krankenhauses zu Frankfurt a. M. Mit 8 Textabbildungen. 1911. Preis Mk. 4.80; in Leinwand gebunden Mk 5.60.

Zu beziehen durch jede Buchhandlung.

Springer-Verlag Berlin Heidelberg GmbH

Konstitutionelle Verstimmung und manisch depressives Irresein.

Klinische Untersuchungen über den Zusammenhang von Veranlagung und Psychose. Von Privatdozent Dr. **Eduard Reiß**, Oberarzt an der Kgl. Universitätsklinik für Gemüts- und Nervenkrankheiten zu Tübingen. 1910. Preis Mk. 10.—.

Abhandlungen aus dem Gesamtgebiete der Kriminalpsychologie

(Heidelberger Abhandlungen) herausgegeben von Geh. Hofrat Prof. Dr. **K. von Lilienthal**, Prof. Dr. **F. Nissl**, Prof. Dr. **S. Schott**, Prof. Dr. **C. Willmanns**.

Heft 1. **Die Ursachen der jugendlichen Verwahrlosung und Kriminalität.** Studien zur Frage: Milieu oder Anlage von Dr. **Hans W. Gruhle**, Heidelberg. Mit 23 Figuren im Text und 1 farbigen Tafel. 1912.
Preis M. 18.—; in Leinwand gebunden M. 20.—.

Heft 2. **Lebensschicksale geisteskranker Strafgefangener.** Katamnestische Untersuchungen nach den Berichten L. Kirn's über ehemalige Insassen der Zentralstrafanstalt Freiburg i. B. (1879—1886) von Privatdozent Dr. med. **August Homburger**, Arzt der Poliklinik an der psychiatrischen Universitätsklinik zu Heidelberg. In Vorbereitung.

Die Psychologie des Verbrechens.

Eine Kritik von Dr. med. et phil. **Max Kaufmann**, Privatdozent an der Universität Halle a. S. Mit zahlreichen Porträts. Preis M. 10.—; in Leinwand gebunden M. 11.—.

Zeitschrift für die gesamte Neurologie und Psychiatrie.

Herausgegeben von A. **Alzheimer**-München, R. **Gaupp**-Tübingen, M. **Lewandowsky**-Berlin, K. **Wilmanns**-Heidelberg. Redigiert von A. **Alzheimer** und M. **Lewandowsky**. — A. Originalien. B. Ergebnisse und Referate. Der Preis jedes Bandes beträgt Mk. 24.—.

Ergebnisse der Inneren Medizin und Kinderheilkunde.

Herausgegeben von Proff. DDr. F. **Kraus**-Berlin, O. **Minkowski**-Breslau, Fr. **Müller**-München, H. **Sahli**-Bern, A. **Czerny**-Straßburg, O. **Heubner**-Berlin. — Redigiert ven Proff. DDr. Th. **Brugsch**-Berlin, L. **Langstein**-Berlin, Erich **Meyer**-Straßburg, A. **Schittenhelm**-Erlangen. Jährlich 2 Bände. Bis Sommer 1912 sind erschienen Band I bis IX.

Ergebnisse der Chirurgie und Orthopädie.

Herausgegeben von Geh. Medizinalrat Professor Dr. E. **Payr**, Direktor der Chirugischen Universitätsklinik in Leipzig und Geh. Medizinalrat Professor Dr. H. **Küttner**, Direktor der Chirurgischen Universitätsklinik in Breslau. Jährlich 2 Bände. Bis Sommer 1912 erschienen Band I—IV.

Zu beziehen durch jede Buchhandlung.